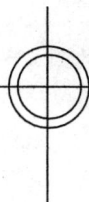

新世纪全国中医药高职高专规划教材

常见疾病康复学

（供康复治疗技术专业用）

主　编　黄学英（山东中医药高等专科学校）
副主编　王　彤（南京医科大学）
　　　　张　泓（湖南中医药大学）
　　　　徐晓霞（山东济宁医学院）

中国中医药出版社
·北　京·

图书在版编目（CIP）数据

常见疾病康复学/黄学英主编.—北京：中国中医药出版社，
2006.6（2020.8 重印）
新世纪全国中医药高职高专规划教材
ISBN 978－7－80156－999－8

Ⅰ．常… Ⅱ．黄… Ⅲ．常见病－康复医学－高等学校：
技术学校－教材 Ⅳ．R49

中国版本图书馆 CIP 数据核字（2005）第 037316 号

中 国 中 医 药 出 版 社 出 版
北京经济技术开发区科创十三街 31 号院二区 8 号楼
邮政编码：100176
传真：64405750
廊坊市晶艺印务有限公司印刷
各地新华书店经销

*

开本 787×1092 1/16 印张 32.25 字数 610 千字
2006 年 6 月第 1 版 2020 年 8 月第 7 次印刷
书 号 ISBN 978－7－80156－999－8

*

定价：88.00 元
网址 www.cptcm.com

前 言

随着我国经济和社会的迅速发展，人民生活水平的普遍提高，对中医药的需求也不断增长，社会需要更多的实用技术型中医药人才。因此，适应社会需求的中医药高职高专教育在全国蓬勃开展，并呈不断扩大之势，专业的划分也越来越细。但到目前为止，还没有一套真正适应中医药高职高专教育的系列教材。因此，全国各开展中医药高职高专教育的院校对组织编写中医药高职高专规划教材的呼声愈来愈强烈。规划教材是推动中医药高职高专教育发展的重要因素和保证教学质量的基础已成为大家的共识。

"新世纪全国中医药高职高专规划教材"正是在上述背景下，依据国务院《关于大力推进职业教育改革与发展的决定》要求："积极推进课程和教材改革，开发和编写反映新知识、新技术、新工艺和新方法，具有职业教育特色的课程和教材"，在国家中医药管理局的规划指导下，采用了"政府指导、学会主办、院校联办、出版社协办"的运作机制，由全国中医药高等教育学会组织、全国开展中医药高职高专教育的院校联合编写、中国中医药出版社出版的中医药高职高专系列第一套国家级规划教材。

本系列教材立足改革，更新观念，以教育部《全国高职高专指导性专业目录》以及目前全国中医药高职高专教育的实际情况为依据，注重体现中医药高职高专教育的特色。

在对全国开展中医药高职高专教育的院校进行大量细致的调研工作的基础上，国家中医药管理局科教司委托全国高等中医药教材建设研究会于2004年6月在北京召开了"全国中医药高职高专教育与教材建设研讨会"，该会议确定了"新世纪全国中医药高职高专规划教材"所涉及的中医、西医两个基础以及10个专业共计100门课程的教材目录。会后全国各有关院校积极踊跃地参与了主编、副主编、编委申报、推荐工作。最后由国家中医药管理局组织全国高等中医药教材建设专家指导委员会确定了10个专业共90门课程教材的主编。并在教材的组织编写过程中引入了竞争机制，实行主编负责制，以保证教材的质量。

本系列教材编写实施"精品战略"，从教材规划到教材编写、专家审稿、编辑加工、出版，都有计划、有步骤地实施，层层把关，步步强化，使"精品意识"、"质量意识"始终贯穿全过程。每种教材的教学大纲、编写大纲、样稿、全稿都经专家指导委员会审定，都经历了编写启动会、审稿会、定稿会的反复论证，不断完善，重点提高内在质量。并根据中医药高职高专教育的特点，在理论与实践、继承与创新等方面进行了重点论证；在写作方法上，大胆创新，使教材内容更为科学化、合理化，更便于实际教学，注重学生实际工作能力的培养，充分体现职业教育的特色，为学生知识、能力、素质协调发展创造条件。

在出版方面，出版社严格树立"精品意识"、"质量意识"，从编辑加工、版面设计、装帧等各个环节都精心组织、严格把关，力争出版高水平的精品教材，使中医药高职高专教材的出版质量上一个新台阶。

在"新世纪全国中医药高职高专规划教材"的组织编写工作中，始终得到了国家中医药管理局的具体精心指导，并得到全国各开展中医药高职高专教育院校的大力支持，各门教材主编、副主编以及所有参编人员均为保证教材的质量付出了辛勤的努力，在此一并表示诚挚的谢意！同时，我们要对全国高等中医药教材建设专家指导委员会的所有专家对本套教材的关心和指导表示衷心的感谢！

由于"新世纪全国中医药高职高专规划教材"是我国第一套针对中医药高职高专教育的系统全面的规划教材，涉及面较广，是一项全新的、复杂的系统工程，有相当一部分课程是创新和探索，因此难免有不足甚至错漏之处，敬请各教学单位、各位教学人员在使用中发现问题，及时提出宝贵意见，以便重印或再版时予以修改，使教材质量不断提高，并真正地促进我国中医药高职高专教育的持续发展。

全国中医药高等教育学会
全国高等中医药教材建设研究会

新世纪全国中医药高职高专规划教材
《常见疾病康复学》编委会

编写说明

　　康复医学是一门新兴的学科，是医学体系的重要组成部分，作为改善患者功能、提高生活质量的康复治疗手段，已经成为了整个医疗过程中不可缺少的核心内容。近年来，许多医学院校都开设有康复医学课程，不同版本的康复医学教材应运而生，得到了大家的厚爱。但对于中医药高职高专院校来说，迫切感到缺乏合适的、具有中西医特色的康复医学教材，为了促进我国中医药高职高专教育的发展，为了适应新世纪对培养创新型、应用型中医药专业人才的需要，我们组织编写了《常见疾病康复学》。

　　本教材编写依据现代康复医学的"功能训练，全面康复，重返社会"的三项基本原则，以中西医结合的康复治疗模式为出发点，充分反映现代康复治疗技术、体现中国传统医学特色，使学生通过学习后，能够运用现代康复治疗技术和中国传统医学中的康复治疗方法，为残疾者、老年人、慢性病患者和急性病恢复期的患者提供服务。

　　本教材共分二十四章，主要包括四大部分，即绪论、康复评定方法、康复治疗方法和常见疾病的康复治疗。其中第一章、第三章（第1~8节）由黄学英编写；第三章（第9~12节）、第七章、第十八章、第二十四章（第5节、第8节）由王彤编写；第二章、第四章（第7节）、第八章、第二十四章（第1节）及第五、六、七、九、十、十六、十八、二十一、二十二、二十三章中医康复治疗部分由张泓编写；第九章、第十章由徐晓霞编写；第四章（第1~6节）、第二十一章由马悦华编写；第五章、第二十四章（2~4节）由郭京伟编写；第六章、第十六章由陈旗编写；第十一、十二、十三、十四、十五、十七章由林成杰编写；第十九章、第二十章、第二十四章（第6节）由张洪斌编写；第二十二章、第二十三章、第二十四章（第7节、第9节）由吕晶编写。

　　本教材在编写过程中，参考了许多专家学者编写的有关康复医学专著，并得到了各编者所在单位的大力支持和帮助，在此一并表示衷心感谢！

　　由于学术水平和工作经验所限，书中难免存在缺点和不足之处，敬望各位专家及广大师生给予批评指正，不胜感谢。

《常见疾病康复学》编委会

2006 年 6 月

目 录

第一章

绪 论

　　医学科学的发展与社会和患者的需要紧密相连，随着我国经济的快速发展和科学技术的不断进步，医学模式已经从单纯以疾病为中心的生物医学模式转变成以人为中心的生物－心理－社会医学模式，人们也从单一以"治病救人"为基本要求的疾病治疗的认识水平，逐渐提高到小仅要治好病，而且要求治疗后人的整体功能和生存质量能达到尽可能高的水平，为社会发挥自己应有的作用。因此，依据现代康复医学的"功能训练，全面康复，重返社会"的三项基本原则，中西医结合式的康复治疗模式，及其先进实用的康复治疗技术、鲜明的中国特色，以及综合性、整体性、连续性的治疗特点，已成为康复临床工作中不可忽视的重要部分，适应了社会对康复医学的更新需求。

第一节　疾病康复学的基本概念

一、康复

（一）定义

　　康复（rehabilitation）一词有"复原"、"重新获得能力"、"恢复原来的良好状态"、"恢复原来的地位、权利、身份、财产、名誉、健康及正常生活"之意。在医学领域，1969 年世界卫生组织（WHO）医疗康复专家委员会给康复下的定义是："康复是指综合、协调地应用医学的、社会的、教育的和职业的措施，对患者进行训练和再训练，使其活动能力达到尽可能高的水平"。经过十余年的发展，1981 年，WHO 医疗康复专家委员会又对康复的定义进一步作出补充："康复是指应用各种有用的措施以减轻残疾的影响和使残疾人重返社会。康复不仅是指训练残疾人使其适应周围的环境，而且也需要调整残疾人周围的环境和社会条件，以利于他们重返社会。在拟订康复实施计划时，应有残疾者本人和家属以及他们所在的社区参与。"1994 年，康复专家 Hellendar 对康复的解释是："康复应包括所有措施，以减少残疾的影响，使残疾者达到自立，成为社会的整体（回归社会），有较好的生活质量，能实现其抱负。"我国康复学者对康复作了如下定义："康复是综合、协调地应用各种措施，减少病伤残者身、心、社会功能障碍，以发挥其身体、解剖的最高潜能，使病伤残者能重返社会，提高生活质量。"

（二）康复领域

康复的领域包括四方面，①医疗康复（medical rehabilitation）：是通过各种医疗和训练手段促进康复；②教育康复（educational rehabilitation）：是通过对残疾人的特殊教育和培训促进康复；③职业康复（vocational rehabilitation）：是通过对残疾人重新就业能力的评定和就业前的训练以恢复其就业能力；④社会康复（social rehabilitation）：是协助残疾人解决在社会生活中遇到的各种社会问题，为其在社会保障、接受教育及劳动就业等方面创造有利的条件。

二、康复医学

（一）定义

康复医学（rehabilitation medicine）是医学的重要分支，是研究有关功能障碍的预防、评定、治疗和训练，促进病伤残者康复的医学学科。康复医学具有独立的理论基础、功能评定方法及治疗技术。

WHO 定义为："康复医学是对残疾者和精神障碍者，在身体上、精神上和经济上使其尽快恢复所采取的全部措施。"

（二）与其他医学学科的关系

康复医学理论的研究核心是功能医学，它主要涉及功能障碍和功能恢复的有关问题，康复医学与临床医学、预防医学和保健医学并重，共同构成全面医学，成为现代医学的主体，四者紧密联系，相互渗透，互相促进。

1. 康复医学与预防医学关联　康复医学的首要任务就在于预防残疾的发生，康复医学与预防医学共同承担着预防疾病和促进健康的任务。预防为主的方针不仅体现在预防疾病方面，同样体现在预防残疾方面，康复预防是通过对残疾的原因、种类、程度、地区分布、发生率等进行调查与统计分析，按照 WHO 专家提出的三级康复预防原则，在不同层面（国家、地方、社区、家庭）及不同时期

（胎儿、儿童、成年、老年）从医疗卫生、安全防护、宣传教育、职业咨询等方面，提出积极的预防措施，提高人群自我保健能力，以防止和减少疾病与伤残的发生。例如，控制高血压的危险因素是预防脑血管疾病的重要对策，提倡限制盐量饮食、适当运动、避免精神紧张和肥胖等预防性措施，能有效地使疾病发展得到控制。

2. 康复医学与临床医学关联 在临床治疗过程中，需要康复治疗的尽早介入，以缩短患者住院时间，促进功能恢复。康复治疗应该在功能障碍发生之前或功能障碍发生的早期介入，通过康复处理（治疗、训练）不仅能够恢复、重建已丧失或减弱的功能，还能够对引起功能改变的病理变化进行干预。但是，必须明确康复医学不是临床治疗后的延续，也不是临床医疗的重复，两者的区别见表1-1。

表1-1　　　　　　　　　　康复医学与临床医学的区别

	临床医学	康复医学
治疗对象	各类病人	功能障碍者
治疗核心	人体疾病	功能障碍
评估项目	疾病诊断和系统功能	躯体、精神、言语、生活/社会功能
治疗手段	以药物、手术为主	功能训练和再训练为主
治疗目的	治疗疾病、挽救生命	提高功能与生活质量、回归社会
患者角色	被动接受治疗为主	主动参与训练
工作模式	分工模式	团队模式

3. 康复医学与保健医学关联 保健医学强调积极健身、主动锻炼，以提高人们身体素质，减少各种疾病的发生，避免发生原发性残疾。例如为了预防发生脑血管疾病或冠心病，应该尽早的注意运动锻炼和培养合理的生活方式与工作规律，以预防残疾发生。

康复医学有着自己的独到之处，它的治疗需要与相关学科紧密合作，不仅强调学科内和学科间多轴向的、治疗团队的相互交流与协作，同时还注重发挥患者参与训练的积极性和主动性。

三、疾病康复学

（一）定义

疾病康复学是康复医学的重要组成部分，是研究各种疾病、伤残等因素造成的身体、心理等功能障碍，针对所存在的康复问题，进行康复预防、康复评定和康复治疗，最大限度地使病伤残者重获独立能力，以提高生存质量，回归社会。

（二）对象

疾病康复服务对象十分广泛，包括任何原因造成的影响身体任何系统的功能或能力丧失的各种伤病。即由损伤以及急、慢性疾病和老龄带来的有功能障碍者和先天发育障碍者。其中主要有四种人群：各类残疾者、各种慢性病患者、年老体弱者和急性伤病后及手术后患者。

功能障碍（dysfunction）是指身体、心理不能发挥正常的功能，可以是潜在的或现存的，可逆的或不可逆的，部分的或完全的；可以与疾病共存，也可以是疾病的后遗症。

在我国，有不少人往往将"康复"一词看作疾病后的完全恢复，认为得病后经过治疗和休养所达到的完全恢复就等同于康复，这种理解是不全面的，那些由于损伤、疾病、老龄和先天性发育缺陷等因素所导致的有功能障碍者及遗留有不同程度残疾的人群，更需要得到康复的治疗。随着康复医学理论与实践的深入进展，人们越来越认识到许多疾病的治疗仅仅依靠临床治疗是不够的，必须借助康复等综合治疗模式才能尽快地提高功能，使患者最终实现回归社会的康复目标。

第二节　疾病康复学的理论基础

疾病康复学所涉及的基础理论范围广泛，尤其以运动学基础、生理学基础和发育学基础为主要内容。同时，营养学和中医学的基础理论对于疾病康复治疗也具有重要的作用。

一、运动学基础

运动学（kinesiology）是通过位移、速度、加速度等物理量，来描述和研究物体随时间变化的关系。对人体运动而言，运动学是研究人体活动的科学，在康复治疗中运用的运动治疗等训练涉及到生物力学和运动学的理论。

（一）人体生物力学的概念

1. 人体力的种类　力是一物体与另一物体之间的相互作用，是运动产生和控制的决定因素，力具有大小与方向两个要素。与人体运动有关的力主要有内力和外力两种。

（1）内力：是指人体内部各种组织器官相互作用的力。如肌肉收缩所产生的主动拉力，是维持人体姿势和产生运动的动力；各种器官的被动阻力，包括肌肉、骨、软骨、关节囊、韧带、筋膜等受压力或拉力作用时，而产生的对抗变形的阻力、躯体的惯性力、内脏器官间的摩擦力及其固定装置（如腹膜、肠系膜、大血管等）的阻力等。

（2）外力：是指外界环境作用于人体的力。主要有以下几种：

1）重力：是指人体保持直立姿势及运动时必须克服的负荷，其方向垂直向下，大小与人体及重物质量相等。

2）支撑反作用力：人体在静态下，地面或器械通过支撑点作用于人体对重力的反作用力，称为静力支撑反作用力，其大小与重力相等，方向相反。人体作加速度运动时所承受的支撑反作用力、再加上与加速度运动力的大小及方向相反的反作用力，称为动力支撑反作用力。

3）器械的阻力：是指人体或肢体在推（拉）物体时，需要克服所推（拉）物体的重力、惯性力、摩擦力或弹力所产生的阻力，其大小与肢体的推（拉）动力相等，方向相反。

4）摩擦力：是指人体或肢体在地面或器械上滑动时所受到的摩擦阻力。其大小因人体或肢体重量及地面或器械表面质量而异，方向与运动方向相反。

5）流体作用力：是指人体在流体中运动时所受到的流体阻力。其大小与运动速度、流体密度成正比。

康复治疗中经常将各种外力作为运动训练的负荷，是肌力训练的方法学理论基础。

2. 人体杠杆 人体的许多关节、肌肉活动与杠杆原理相符合。杠杆包括支点、力点和阻力点。支点到力点的垂直距离为力臂，支点到阻力点的垂直距离为阻力臂。根据杠杆的支点、力点和阻力点的不同位置关系，将人体杠杆分为三类（如图 1-1）。

（1）第一类杠杆（平衡杠杆）：其支点位于力点和阻力点之间。这类杠杆既产生力又产生速度，其主要作用是传递动力与保持平衡，故称为平衡杠杆。如头颅与脊柱的连结（低头与抬头动作）为此类杠杆，其支点位于寰枕关节的额状轴上，力点（如斜方肌、肩胛提肌等作用点）位于支点的后方，阻力点（头的重心）位于支点前方。

（2）第二类杠杆（省力杠杆）：其阻力点位于支点和力点之间。这类杠杆由于力臂始终长于阻力臂，主要产生力，可用较小的力克服较大的阻力，有利于做功，故称为省力杠杆。如人体站立位提踵动作属于此类杠杆，其支点位于跖趾关节，力点在小腿三头肌附着于跟骨上的支点处，阻力点是人体的重力通过距骨形成的点。

（3）第三类杠杆（速度杠杆）：其力点位于支点和阻力点之间。这类杠杆由于阻力臂始终长于力臂，有利于使较轻的物体移动，主要产生速度，但不省力，故又称为速度杠杆。此类杠杆在人体最为普遍。如肘关节屈曲动作，其支点在肘关节中心，力点在肱二头肌附着于桡骨粗隆上的支点处，阻力点为手及所持物体的重心。

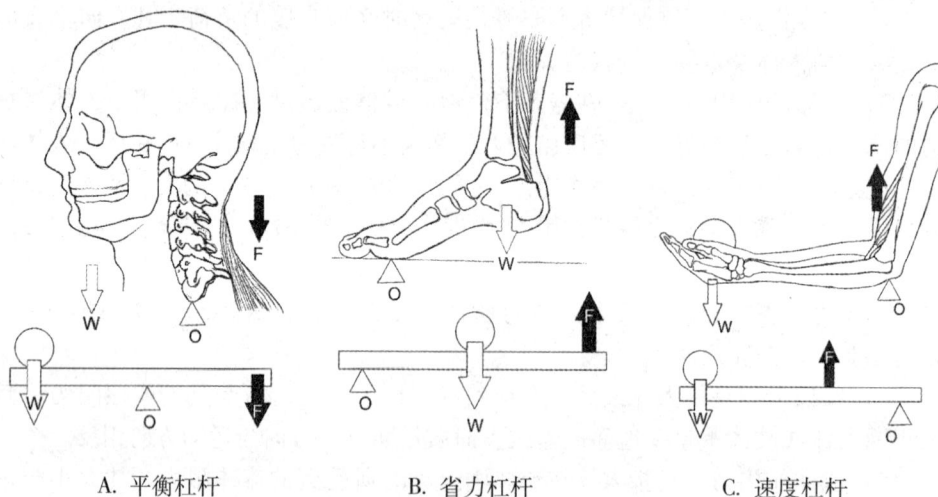

A. 平衡杠杆   B. 省力杠杆   C. 速度杠杆

图 1 - 1   人体运动的三类杠杆

（二）运动面与运动轴

关节面的形态及结构决定了关节可能活动的轴，按照人体解剖学姿势位可将人体运动分为三个相互垂直的运动平面和运动轴。

人体解剖学姿势位：是阐述人体各部位结构位置关系时采用的体位。即身体直立，两眼向前平视，两脚跟靠拢，足尖向前，两上肢垂于躯干两侧，手掌向前。

1. 人体的基本运动平面   人体的三个基本运动平面为矢状面、额状面（冠状面）和水平面，三个平面相互垂直。

（1）矢状面：沿身体前后径所作的与地面垂直的切面，把人体分为左右两部分。

（2）额状面（或称冠状面）：沿身体左右径所作的与地面垂直的切面，把人体分为前后两部分。

（3）水平面：沿直立的身体所作的与地面平行的横切面，把人体分为上下两部分。

2. 人体的基本运动轴 与基本运动平面相适应，每两个面相交叉的线即为轴。人体有三个基本运动轴，即矢状轴、额状轴和垂直轴，三个轴相互垂直。

（1）矢状轴：沿前后方向垂直通过额状面的轴。是矢状面与水平面交叉所形成的前后方向的线（轴）。

（2）额状轴：沿左右方向垂直通过矢状面的轴。是额状面与水平面交叉所形成的左右方向的线（轴）。

（3）垂直轴：沿上下方向垂直通过水平面的轴。是矢状面与额状面交叉所形成的上下方向的线（轴）。

（三）关节运动的方向

关节运动的方向包括屈曲和伸展、内收和外展、旋转、翻转。

1. 屈伸运动 关节在矢状面、绕额状轴的运动。致相关关节的两骨彼此接近，关节间的夹角变小为屈；反之，相关关节的两骨彼此离开，关节之间的夹角变大为伸。

2. 内收、外展运动 关节在额状面、绕矢状轴的运动。致骨向正中线（如身体中线、手正中线）移动为内收，相反方向则为外展。

3. 旋转运动 关节在水平面、绕垂直轴的运动。向身体前方旋转为内旋，向身体后方旋转为外旋，如肩关节和髋关节的内旋和外旋。在上肢，上臂置于体侧、屈肘90°位时，做前臂旋转运动，当前臂旋转使手掌朝下时为旋前，反之，前臂旋转使手掌朝上为旋后。

4. 翻转运动 是踝和足的联合运动。足底转向内侧、足的内侧缘抬起为内翻；足底转向外侧、足的外侧缘抬起为外翻。

（四）关节的生理运动和附属运动

1. 生理运动 是指关节在其自身生理允许范围内发生的运动，通常为主动运动，如屈曲和伸展、内收和外展、旋转、翻转运动等。

2. 附属运动 是指关节在生理范围之外、解剖范围之内完成的一种被动运动，通常不能自己主动完成，由他人或健侧肢体帮助完成。如关节的分离、牵拉、相邻腕骨或跗骨间关节的滑动等。但是，附属运动在康复治疗过程中，往往是促进关节发挥功能时不可缺少的运动。

（五）关节的活动度和稳定性

关节的活动方式和运动幅度有赖于关节的形态结构，而形态结构又决定关节的功能。一般来说，稳定性大的关节活动度小，如髋关节；而活动度大的关节稳定性则差，如肩关节。除此之外，关节活动度和稳定性还受到关节解剖结构的影响，如关节囊的厚薄与松紧度、关节韧带的强弱与多少、关节周围肌群的弹性与伸展性等。

二、运动生理学基础

康复治疗中所采用的各种功能训练，对人体各个系统和器官可产生相应的影响。现代运动理论认为：运动能够提高中枢神经系统和自主神经的调节能力，提高代谢能力，改善心肺功能，提高机体耐力，改善关节活动范围和提高神经肌肉功能的恢复。

（一）运动单位

运动神经元及其所支配的肌纤维合称为运动单位。运动单位是肌肉活动的最小单位，包括脊髓前角细胞、轴突、神经肌肉接头和肌纤维。有的一个运动神经元仅支配五条肌纤维（如眼肌），有的则支配千条以上肌纤维（如肱二头肌、腓肠肌）。每一块肌肉可包含很多的运动单位，单个运动单位可以保持功能的、形态的和营养方面的相对独立性。同一块肌肉的运动单位越多，动作的精细程度越高。

（二）肌肉的收缩形式

肌肉收缩是指肌肉纤维在受到刺激后所发生的机械反应，表现为两种收缩形式：

1. 等长收缩 是指肌肉收缩时，肌肉张力增加达最大值，而肌肉长度基本不变，不引起关节运动，称等长收缩或静力收缩。如半蹲位时股四头肌收缩。但在对抗固定物体做等长收缩时，肌肉张力的改变要根据主观用力程度而定。

2. 等张收缩 是指肌肉收缩时，肌肉张力基本不变，只有肌肉长度改变，引起明显的关节运动，称等张收缩或动力收缩。等张收缩又分为向心性收缩和离心性收缩。

（1）向心性收缩（又称等张缩短）：肌肉收缩时，肌肉的起止点相互接近，长度缩短。

（2）离心性收缩（又称等张延伸）：肌肉收缩时，其起止点相互远离，肌肉恢复到静止时的正常长度。

（三）肌肉的协同作用

任何一个动作都需要多组肌肉的合作才能完成。根据肌肉在完成动作中的作用，分为原动肌、拮抗肌、固定肌和中和肌。

1. 原动肌 直接完成动作的肌群称原动肌。其中起主要作用者称主动肌，协助完成动作或仅在动作的某一阶段起作用者称副动肌。例如，在屈肘动作中参与的肌肉有肱二头肌、肱肌、肱桡肌和旋前圆肌，其中起主要作用的是肱二头肌和肱肌，为主动肌；肱桡肌和旋前圆肌为副动肌。

2. 拮抗肌 与原动肌作用相反的肌群，称拮抗肌。如在屈肘动作中，肱三头肌和肘肌是肱二头肌和肱肌的拮抗肌。在原动肌收缩时，拮抗肌应协调地放松或做适当的离心收缩，以保持关节活动的稳定性，防止关节损伤。

3. 固定肌 为了发挥原动肌对肢体的动力作用，需有其他肌群将肌肉近端所附着的骨骼作充分固定，参加固定作用的肌群即为固定肌。例如，在上臂体侧下垂的屈肘位，做腕关节屈伸负重运动时，起固定肩、肘关节的肌群即为固定肌。

4. 中和肌 其作用为抵消原动肌收缩时所产生的一部分不需要的动作。例如，做扩胸运动时，斜方肌和菱形肌都为原动肌，而斜方肌收缩使肩胛骨下角外旋，菱形肌收缩则使肩胛骨下角内旋，两者互相抵消、又互为中和。

肌肉的协作关系随着动作的改变发生变化，例如，腕关节作伸腕动作时，其原动肌为桡侧伸腕肌（甲）和尺侧伸腕肌（乙），而桡侧屈腕肌（丙）和尺侧屈腕肌（丁）为拮抗肌。甲与乙使腕向桡侧及尺侧屈曲的作用互相抵消，因此，又互为中和肌。腕关节作桡侧屈曲动作时，甲与丙为原动肌，乙与丁为拮抗肌，甲与丙使腕伸和腕屈作用互相抵消，又互为中和肌。

（四）运动对机体功能的影响

1. 对心血管系统的影响 当持续运动数秒钟后，心血管系统为了满足运动肌群氧的需求和废物清除（代谢）的需要，会自动进行复杂的功能调节，其调节程度取决于运动的强度。

（1）心率和心输出量：心率的变化受神经和体液的调节。由于机体在运动时需要更多的氧量和能量，通过心率加快、增加心每搏出量来满足机体的需要，从而保证肌肉、呼吸和全身脏器的需求。心率增加与强度增加是一致的，临床上可通过心率变化来衡量运动强度的大小。

（2）血压和血管阻力：血压是心输出量和总外周阻力的乘积。运动时由于心输出量增多和血管阻力因素会相应引起血压增高。

（3）静脉血回流：运动时由于骨骼肌血管床扩张而引起大量血液灌注，当肌肉收缩时，静脉受挤压，使静脉血向心脏回流增多。同样，吸气时胸腔扩大，胸内压下降，膈肌收缩，腹内压增高的呼吸动作，也有利于静脉血回流入心脏。

另外，运动时交感神经兴奋，使容量血管收缩，静脉系统中血流量减少，也是保证回心血量增加的重要因素。

2. 对中枢神经系统的影响 运动是一系列生理性条件反射的综合，运动是中枢神经最有效的刺激形式，所有的运动都向中枢神经提供感觉、运动和反射性传入，随运动复杂性的增加，大脑皮层将建立暂时性的联系，运动可提高中枢神经系统的兴奋性、灵敏性和反应性，可调节人的精神和情绪。

3. 对呼吸系统的影响 肺的功能在于进行气体交换、调节血容量及分泌某些激素。运动可增加呼吸容量，改善 O_2 的吸入和 CO_2 排出；正确的膈肌训练有利于肺容量的增加，摄氧量也随之增加，经常进行呼吸锻炼能保持肺组织的弹性，增强呼吸肌力量，增大肺活量。健康人大运动后对呼吸的影响见表1-2。

表1-2 健康人大运动前后对呼吸的影响

观察项目	安静时	大运动量后
呼吸频率	10 次/min	50 次/min
潮气量	0.6 L/min	3.2 L/min
每分通气量	6 L	160 L
每分吸氧量	0.25 L	4.57 L
每分二氧化碳排出量	0.20 L	0.52 L
呼吸商	0.79	1.21
通气耗氧值	6ml/（L·min）	120 ml/（L·min）
肺泡通气率	0.30	0.12
肺血流量	4 L/min	26 L/min
肺动脉平均压	14mmHg（1.87 kPa）	27 mmHg（3.60 kPa）
肺泡-动脉氧压力梯度	10mmHg（1.33 kPa）	30 mmHg（4.00 kPa）

4. 对运动器官的影响

（1）运动对维持骨结构的作用：运动时的应力负荷是维持骨骼正常代谢的重要因素，不仅可维持骨代谢的正平衡，还能够促进骨皮质增厚，骨密度增加，使骨小梁结构更趋向"受力型"，预防和延缓骨质疏松。

（2）运动对软骨的作用：软骨的营养主要来自软骨下骨组织的血液和关节液，关节的活动可对软骨起到挤压效应，从而保持关节液的营养成分，使软骨获得足够的营养。

（3）运动对骨骼肌的影响：肢体固定一段时间后，由于制动引起骨骼肌肌力和耐力的下降，出现废用性肌萎缩，而在伤后早期进行相对低强度下的肌肉反复收缩活动，可增加肌耐力，抗阻训练可增强肌力。

5. 对代谢的影响 为了满足运动时肌肉收缩所需要的较多能量，运动中除了能量代谢发生变化外，物质代谢也发生变化。

（1）糖类代谢：肌糖原是运动中的主要能源，在一定强度下，运动开始时肌糖原的降解较快，以后随着运动持续时间的延长呈曲线相关，在任何时间内，运动强度越大，肌糖原利用越多。

（2）脂肪代谢：脂肪酸是肌肉做功时最重要的脂质原料，在最大摄氧量为40%的强度下运动时，脂肪酸的氧化约占肌肉能量来源的60%。同时，运动可提高脂肪组织的脂蛋白酶的活性，加速富含甘油三酯乳糜和极低密度脂蛋白的分解，因此，运动可降低血脂。

（3）蛋白质代谢：生理学家过去认为运动中蛋白质提供的能量可不予计算，但最近研究表明，剧烈运动中蛋白质也分解提供能量，其供能可通过分解产物丙氨酸、谷氨酸、天门冬酸在肝脏中脱氨基分别形成丙酮酸、α - 酮戊二酸、草酰乙酸参与三羧酸循环，提供 ATP，也可以通过糖的异生作用形成葡萄糖供应能量。

此外，运动还对内分泌系统、消化系统及泌尿系统等产生影响。

三、人体发育学基础

人体发育学是研究人体发育各阶段特点和规律的一门学科。儿童的正常运动发育是以正常的姿势反射为基础的，儿童的姿势反射是按时间顺序而表现，其出现、消退或保留时间具有一定规律，而推迟出现或消退，甚至终身保留低水平的神经姿势反射等多属于不正常现象。成人脑损伤后，一些儿童时期较原始的反射活动也会重新出现，因此，研究人体运动发育及神经系统对躯体运动功能的调节等理论，对康复治疗具有重要的指导意义。

本章主要介绍神经反射的发育。

（一）脊髓水平的反射

出生 2 个月以内反应阳性者为正常；若阳性反应持续存在则为异常表现。

1. 屈肌反射 仰卧位，下肢伸展，刺激伸侧足底，诱发出该侧下肢不协调性屈曲动作，为阳性反应。

2. 伸肌反射 仰卧位，令一侧下肢屈曲，另一侧下肢伸展，刺激屈侧足底，出现该侧下肢不协调性伸直动作，为阳性反应。

3. 对侧伸肌反射 仰卧位，令一侧下肢屈曲，另一侧下肢伸展，当被动使伸展侧下肢屈曲，对侧（屈侧）下肢出现不随意的伸展动作，为阳性反应。

4. 节间反射（或长脊髓通路反射） 指脊髓动物上下肢活动常常表现出一定程度的协调性。如牵拉一侧肢体近端伸肌或屈肌，可引起该肌和同侧肢体的伸肌或屈肌收缩。

联合反应和协同运动均属于脊髓水平的较为原始的运动模式，在小儿或成人中枢神经病损时可表现出来。

（二）延髓水平的反射

1. 阳性支撑反射　当足底及跖趾关节接触地面时，由于刺激本体感受器，呈现下肢伸肌张力过高状态。正常人出生后 3～8 个月内出现。小儿脑性瘫痪、脑卒中偏瘫患者可见到此种反射。

2. 紧张性颈反射　该反射主要是维持各种姿势，而调整四肢、躯干肌张力的变化。包括非对称性紧张性颈反射和对称性紧张性颈反射两种，此类反射可在幼儿期有一过性短暂出现，脑卒中偏瘫时也可发现。

（1）非对称性紧张性颈反射：患者仰卧位，头居中，四肢伸展，当颈部扭转时，出现头转向一侧肢体的伸肌、对侧肢体屈肌张力过高，称为非对称性紧张性颈反射。

（2）对称性紧张性颈反射：患者膝手位，当头前屈时，可诱发上肢屈肌、下肢伸肌张力过高；当头后伸时，诱发上肢伸肌、下肢屈肌张力过高，称为对称性紧张性颈反射。

3. 紧张性迷路反射　由于头在空间的位置改变，致使内耳（迷路感受器）的传入冲动变化，而调整躯体肌紧张性的反射，该反射中枢主要是前庭核。仰卧位时，上下肢伸肌张力过高；俯卧位时，屈肌张力过高。

在脑卒中偏瘫时该反射的影响表现在：当患者取仰卧位时，下肢伸肌群痉挛加重，尤其在抬头翻身时会妨碍翻身动作的进行；长期乘坐轮椅者，当患者抬头看物时，常会由于抬头时引发的下肢伸肌张力增高，影响患者的坐姿或从轮椅上滑下。

4. 抓握反射　当压迫刺激手掌或手指腹侧（本体感受器和触觉感受器）时，而引起的手指屈曲内收活动。见于出生 1～4 个月内的婴儿。小儿脑性瘫痪、脑卒中偏瘫、额叶损伤患者可见到该反射。如在患者手掌中放置物体时，可刺激腕、指屈肌张力增加，诱发抓握反射，导致无法松开手中物体。

（三）中脑水平的反射

小儿出生 5～6 个月后逐渐学习翻身、起坐等高层次的平衡活动，在空间保持头与躯体正常位置关系中，翻正反射（或翻正反应）起着重要的作用。

翻正反射是指正常动物可以保持站立姿势，如将其推倒则可翻正过来的反射，称为翻正反射。翻正反射的机理是使机体恢复头与躯体在运动时正常位置。可分为视觉翻正反射、迷路翻正反射、颈翻正反射和躯干翻正反射四种。

1. 视觉翻正反射　当躯干位置倾斜时，是通过视觉而使头部保持正常位置的反射。若无视觉或将双眼遮住，就不易保持头的正常位置。

2. 迷路翻正反射 当躯干位置倾斜时，通过迷路感受而调整头部保持正常位置的反射。该反射与躯干位置无关，当切断颈髓后根后，遮住双眼，只要迷路正常，头部就能调整到正常位置。迷路和视觉翻正反射在出生后第1~2个月出现且持续终生。

3. 颈翻正反射 当头部转动使头部与躯干之间的位置变化时，刺激颈部感受器而反射性伴发躯干的转动。例如，在仰卧位时，将头转向一侧保持该状态，由于颈部感受器受刺激，出现躯体按照颈、胸、腰部顺序随之转向与头部相同的方位。该反射在出生后6个月内存在。

4. 躯干翻正反射 即使头部位置不正常，但躯干亦能力图保持正常位置的反射。是通过体表触觉刺激而诱发的非对称性反射。例如，俯卧位，上、下肢伸展，当抬起骨盆一侧，该侧上、下肢出现自动屈曲。该反射在出生后6个月~1年内出现。

康复治疗中，可借助翻正反射来调整姿势，保持静态平衡，促进翻身、起坐、站立等日常生活动作的改善。

（四）大脑水平的反射

指获得立位姿势的人类特有的平衡反应，为了适应急速的身体重心变化或四肢相对躯干位置变化，而对全身肌紧张进行不间断地调整，属于全身性自动反射，出现后可保持终身。常见大脑水平的平衡反应如下：

1. 降落伞反应 人体在垂直位置急剧下落时，出现四肢外展、伸直、足趾展开，呈现与地面扩大接触的状态，称为降落伞反应。

2. 防御反应 指在水平方向急速运动时产生的平衡反应。包括卧位反应、坐位反应、立位反应等。例如，坐位下将上肢向一侧牵拉时，使身体重心移位，对侧肢体出现外展、伸直的反应。如站立时，突然将身体推向后方，则踝关节、足趾背屈，上肢向前上方举起。推力较大时，还可产生迈步或跳跃反应。

3. 倾斜反应 人体在支撑面上取某种姿势，当改变支撑面的倾斜角度时而诱发出躯体的姿势反应称为倾斜反应。例如，仰卧位于平板，四肢伸展，将平板向一侧倾斜，抬高侧肢体出现外展、伸直的反应。在乘船或汽车急转弯时可诱发该反应。

四、神经功能恢复的理论基础

有关中枢神经损伤后恢复的理论研究，已成为康复领域中重要的研究项目之一。中枢神经系统在损伤后，神经组织的再生非常困难，然而，却具有结构和功能上重组的能力或可塑性。其功能恢复与下列机制有关。

（一）自发恢复机制

1. 局部因素 自发恢复是指发病后无须治疗而发生的一定程度恢复。脑损伤后，由于病灶周围水肿，因压迫、缺氧及代谢障碍而出现一过性症状。在疾病的恢复期，局部水肿消退，病灶局部循环及缺氧状态改善，血管反射性痉挛消失，某些侧支循环的开放和形成等，均有利于坏死组织代谢产物吸收及缺血神经元损害的修复，这是脑损伤后早期的自发恢复，通常在发病后 3～6 个月出现。

2. 神经功能联系不能的消退 Luria 提出：神经功能联系不能是指在中枢神经系统中某部出现病灶时，与此有联系的远隔部位功能即停止，一段时间后又可重新恢复，神经功能联系不能多在急性期过后消退。此种抑制具有保护作用，是发生在正常脑区的保护性抑制。

此外，目前研究最多的是存在于中枢神经细胞内的一些特殊物质，如神经营养因子、神经节苷脂等，对神经细胞具有保护、营养、促进损伤修复的作用。

（二）非自发恢复机制

非自发恢复是指自然恢复后的恢复。自发恢复与非自发恢复可能同时进行。当高级中枢功能出现缺损后，最容易出现的代偿就是低级中枢活动增强，表现在最早恢复的"运动"是由脊髓控制的联合反应和共同运动，它是一种固定的异常运动模式，以异常姿势反射和痉挛为基础。这些异常运动模式的出现主要是由于高级中枢损伤后，失去或减弱了对低级中枢的控制，从而使低级中枢的活动释放出来。

（三）影响中枢神经可塑性的因素

中枢神经系统损伤后的恢复机制主要与脑的可塑性有关。Bethe 首先提出可塑性理论，认为可塑性是生命机体所共有的，是指脑在结构和功能上，能够修改自身以主动适应和反映外界各种改变的能力。脑的可塑性是中枢神经病损恢复的形态学和生理学等方面的基础。研究证明，中枢神经系统损伤后主要通过如下机制来恢复其功能：

1. 神经解剖学方面 通过轴突出芽与突触更新、潜伏通道的改变等方式达到功能重组。因此，中枢神经损伤后，通过康复训练，刺激与促进相关神经细胞的轴突出芽，形成新的突触连接，启用潜伏的神经通道来起代偿作用。

2. 神经生理学方面 通过同侧大脑半球病灶周边组织功能代偿、对侧大脑半球相对应的部分代偿、皮层下低位水平的神经结构代偿等方式代偿。

3. 神经病理学方面 通过失神经过敏的作用完成重组。通过神经递质受体调节，增加对残留递质水平敏感性，则部分神经连接可重新执行正常水平的功能。

4. 神经生物学方面 主要有热休克基因及即刻早期反应基因完成重组。

五、营养学基础

营养素具有维持机体正常生长、发育、生殖及健康的作用。主要由食物提供。保证食物的营养成分与合理组成，对维护和促进人体健康、预防和治疗疾病以及加速疾病的康复具有重要的作用。

人体需要的营养素有七类：碳水化合物、蛋白质、脂类、维生素、无机盐、水和膳食纤维。其中碳水化合物、蛋白质和脂肪是人体中三大产热、供能的营养素，每克碳水化物在体内氧化可产生 16.7kJ 的热能，每克脂肪在体内氧化可产生 37.7kJ 的热能，蛋白质的体内氧化产物除了 CO_2 和 H_2O 外，还有一些含氮的物质，如尿酸、尿素、肌酐等，每克可产能 16.7kJ。三者供能比例为：碳水化合物 60%～70%、蛋白质 10%～15%、脂肪 20%～25%。另外，这三种营养素还是参与构成人体组织的重要物质，如细胞膜的糖蛋白、结缔组织中的黏蛋白、神经组织中的糖脂、核糖和脱氧核糖都有碳水化合物参与构成；机体所有重要组成部分如组织、酶、激素、血红蛋白、抗体、肌纤凝蛋白、胶原蛋白、核蛋白及各种血浆蛋白等都需要蛋白质参与；人体内的脂肪、细胞膜、脑髓及神经组织、固醇类激素都有脂类参与构成。

维生素是维持机体正常生理功能及细胞内代谢反应所必需的有机化合物，主要作为酶的辅助因子，以支持人体代谢的需要。可分为脂溶性和水溶性两大类：脂溶性维生素有 VitA、VitD、VitE 和 VitK，不溶于水，而易溶于有机溶剂，多存在于植物油、坚果类和动物性食品中；水溶性维生素有 B 族维生素和 VitC，B 族维生素包括：$VitB_1$、$VitB_2$、$VitB_6$、$VitB_{12}$、尼克酸、叶酸、泛酸、胆碱、生物素等。主要存在于动物和植物性食品中，可溶于水，多数对光和热敏感，易被破坏。

无机盐在体内是构成人体组织、维持生理功能与生化代谢所必需。

人体很多元素除 C、H、O、N 主要构成有机化合物外，其他的则构成无机盐。无机盐的主要功能有：维持水、电解质和酸碱平衡；构成人体组织的重要成分；调节细胞膜的通透性和细胞内外液的渗透压；维持神经肌肉的正常兴奋性；构成酶的辅基、激素、维生素、蛋白质和核酸的成分，或参与酶系的激活。

水是人类赖以维持最基本生命活动的物质。具有构成身体组织、作为各种物质的载体、调节体温及润滑作用。

膳食纤维包括纤维素、半纤维素、树胶、果胶、木质素等，来源于植物性食物，如根茎类、绿叶蔬菜、水果、谷类和豆类等。可预防大肠疾病、癌症、心血管病、胆石症、肥胖、糖尿病及高脂血症。

合理的饮食与营养，不论是对健康人群、疾病患者、还是由疾病所致的残疾者都极为重要。人体对各种营养素的需要量请参照中国营养学会 1988 年 10 月修订的《推荐每日膳食中营养素供给量》。

第三节　疾病康复的工作内容与工作模式

疾病康复学作为康复医学的重要组成部分，主要针对患者的功能障碍，研究如何克服残疾给患者带来的影响。因此，在工作内容和工作方法上有其自己的特色。

一、工作内容

疾病康复学的主要任务是研究患者的功能障碍和残疾的有关康复问题，采取康复预防、康复评定和康复治疗手段，以预防和解决患者存在的各种康复问题。

（一）康复预防

康复预防（rehabilitation prevention）是从医疗卫生、安全防护、健康教育和社会管理等诸方面，对预防残疾的发生所提出的综合性预防措施，是全球有关残疾工作的首要任务。康复预防分为三级。

1. 一级预防　指预防叫能导致残疾的各种病损的发生。一级预防是康复预防的基础和关键，可减少 70% 的残疾发生率。主要预防措施有：

（1）预防性咨询：如婚前教育、优生优育、预防先天性残疾等知识咨询。

（2）预防接种：如针对脊髓灰质炎、乙型脑炎、麻疹等致残性传染病采用疫苗注射预防。

（3）预防性保健：如产前检查、孕期保健、围产期保健、婴儿健康发育及老年人定期的体检等。

（4）积极防治：要积极防治慢性病和老年病（如脑血管疾病、心肌梗死、慢性阻塞性肺疾患、类风湿、肿瘤等）发生，定期体检，早诊断、早治疗。

（5）健康的生活方式和精神卫生：合理营养，防止肥胖，避免酗酒、戒烟，体育锻炼，劳逸结合，保持心理平衡，预防抑郁、焦虑等。

（6）安全防护：培养安全意识，遵守安全规则，预防意外事故（交通事故、工伤、运动损伤、产伤等），维护安全环境（防火、防污染、防噪音等），避免危险因素（如物理、化学、生物和机械因素等）。

2. 二级预防 指患者发生疾病或损伤后，应限制或逆转由病损造成残疾。将病损的影响控制在最低水平，对常见的致残病因做到早发现、早诊断、早治疗，二级预防可使残疾发生率降低 10% ~ 20%。如及早治疗高血压，以避免发生脑卒中偏瘫发作而影响个体活动能力；骨关节疾患手术后，要尽早康复治疗，防止关节功能障碍等。

3. 三级预防 指患者已经发生残疾，应防止残疾加重转化成为残障。应积极开展康复治疗，尽量减少残障给个人、家庭和社会带来的影响，提高患者在家庭和社会的适应能力。

（二）康复评定

康复评定（rehabilitation evaluation and assessment）即康复功能评定，是对病伤残者功能障碍进行客观、准确、量化地评定和分级，通过康复评定估计功能障碍的发展、转归和预后，判定功能恢复的潜力，制定康复治疗方案。康复评定是制订康复计划的前提和基础，贯穿于康复治疗的全过程。

1. 康复评定的内容 主要包括躯体功能评定（如关节活动度、肌肉力量、感觉、协调与平衡等功能的评定）、言语功能评定（如失语症、构音障碍等功能的评定）、精神心理功能评定（如情绪、心理、精神等状态的评定）和社会功能评定（如社会生活能力、生活质量和就业能力等评定）四大方面。

康复评定具有以下几方面特点：①康复评定主要是针对功能障碍（功能障碍的原因、性质、部位、范围、程度、发展、转归和预后）；②评定方法标准化、定量化；③由康复治疗小组各成员参与评定；④评定是多次进行，分为初期、中期和后期评定；⑤康复治疗始于评定，止于评定。

2. 康复评定的分期 康复评定分为初期、中期和后期的评定。

（1）初期评定：对于初入院的患者，在康复治疗实施前进行。目的是了解患者功能障碍的程度和康复潜力，确定近期康复目标和方案。

（2）中期评定：在康复治疗实施中进行。目的是评定患者通过康复治疗后的功能状况，评价康复疗效，调整康复治疗计划。中期评定可进行多次。

（3）后期评定：在康复治疗结束前或出院前进行。目的是评定患者的功能状况，评价康复效果，提出返回家庭和社会后的康复治疗建议。

（三）康复治疗

康复治疗（rehabilitation treatment，rehabilitation care）是使病伤残者身心健康与功能恢复的重要手段。根据康复评定所明确的患者功能障碍，综合康复评定会议小组各成员的治疗处理意见，从而规划、设计出康复治疗方案。常用的康复治疗方法如下：

1. 物理疗法（physical therapy，PT） 包括运动疗法和理疗。运动疗法是物理疗法中的主要治疗部分，是通过手法操作或各种运动方法以及患者的自身参与，改善患者局部或整体功能，提高身体素质，促进康复的治疗方法。如应用神经促通技术、被动运动、助力运动、主动运动、对抗阻力运动等方法促进异常模式向正常模式转变；增强肌力和耐力；改善关节活动范围；调节运动的协调性和平衡能力等。

理疗是使用电、光、声、磁、热、冷和压力等各种物理因子治疗疾病的方法。具有减轻炎症、缓解疼痛、促进局部血液循环、改善肌肉瘫痪等治疗作用。

2. 作业疗法（occupational therapy，OT） 根据患者的功能障碍，有针对性地从日常生活活动、手工操作劳动或文体娱乐活动中，选择一些能恢复患者功能、促进发育、增强生活自理能力等作业活动，让患者按照指定的要求进行训练，使其逐步恢复功能和技巧，适应家庭和社会。如选用进食、梳洗、穿衣、用厕、转移等自理生活方面的作业活动；选用木工、刺绣、编织等手工操作方面的作业活动；在文体娱乐方面可选用绘画、下棋、滚球、套圈等作业活动。

3. 言语疗法（speech therapy，ST） 又称言语矫治。针对因脑卒中、颅脑外伤或小儿脑瘫等所致的语言障碍患者进行矫治的方法。如针对失语症、构音障碍的患者，采用发音器官练习、构音结构练习、读字练习、物品命名练习和情景会话练习等。

4. 心理疗法（psychotherapy） 是通过观察、谈话、实验和心理测验法，对心理、精神、情绪和行为有异常的患者作出诊断和进行心理治疗。常采用精神支持疗法、松弛疗法、暗示疗法、催眠疗法、行为疗法、音乐疗法和心理咨询等。

5. 中国传统康复疗法 是指以中医理论为基础，以整体观念和辨证论治为特点，运用中医传统的技术和方法，达到治疗和减轻患者病痛、改善功能、提高生活能力及生活质量的方法。其主要手段有针灸、推拿、拔罐、太极拳、气功、导引、中药及饮食治疗等。至今，这些传统的康复治疗方法，仍然以其独特的作用在临床康复中被广泛应用，并为世界医学所瞩目。

6. 康复工程 康复工程是应用现代工程学原理和方法，恢复、代偿或重建患者功能的科学。如研制功能恢复训练器（各种训练用具）；研制功能代偿用品（拐杖、助行器、轮椅、矫形器、自助器具等）；研制功能重建性用品（如人工喉、人工耳蜗等）；为残疾者设计制造假肢，进行环境改造等。

7. 康复护理 康复护士是康复治疗组重要成员之一，主要任务是配合其他康复专业人员，对各种功能障碍患者所进行的除基础护理以外的功能促进的护理。如观察残疾情况；预防感染、压疮、萎缩、挛缩、畸形等并发症；防止继发性残疾；进行日常生活自理能力的再训练；指导患者使用康复辅助用具；做好患者的心理康复工作等。

8. 就业咨询和职前训练 根据患者的身体状况、个人能力和专长，对其就业潜力和可能性做出分析，提出适宜患者从事何种工作的建议，对需要进行就业适应的训练者，给予就业前训练。

二、工作模式

（一）治疗组成员

康复医学是多专业和跨学科的学科，需要采用"多专业的联合作战"方式工作。治疗组是由上而下地组合多个学科和专业的人员进行诊疗工作的协作团队，相关学科包括：康复医学科（或物理医学与康复科）、神经内科、神经外科、运动医学科、骨科、心胸外科、老年医学科、呼吸科、心脏科、风湿科、内分泌科等。康复治疗小组的领导者为康复医生（师），相关医护成员有物理治疗师、作业治疗师、言语治疗师、心理治疗师、康复护士（师）、假肢与矫形器师、文体疗法师、职业顾问和社会工作者等。参与康复治疗的人员都可以是康复治疗组的成员，不仅是康复医疗相关的医护人员，还包括患者及其他对治疗有影响的人员。

（二）工作模式

治疗组模式即是康复医疗的基本工作形式。包括治疗组会议、查房和会诊。
1. 治疗组会议 治疗组会议是康复医疗工作的一种重要形式。一般由康复医师主持召开，由康复治疗小组成员将各自对患者的评定分析结果、康复治疗目标（包括近、中、远期）、治疗方案实施的效果、确定出院时间和出院后康复去向建议等情况进行说明，然后，小组各成员对患者的评定结果和治疗充分发表意见和对策，通过相互交流、最后达成共识。治疗组会议可根据实际情况确定，可以定期或不定期。
2. 查房和会诊 以治疗组的形式查房已经成为综合医院康复科的常用方式，相关治疗师和护士同时参加医师的查房，对患者的特殊问题，邀请相关学科专业人员进行会诊，一同讨论治疗方案，即"多专业联合作战"，不仅可以直接观察患者，讨论其康复的问题，而且可提高工作效率。

（三）康复医疗工作流程

康复医疗工作流程与一般临床医疗工作类似，但有其独特性，充分体现出三期康复评定。从对患者的接诊开始直至出院的整个工作流程如下：康复科门诊或由临床各科转诊患者→接诊→临床观察、影像检查、实验室检查及有关专科会诊→初期康复评定→制定康复治疗计划→门诊或住院康复治疗→治疗中期康复评定、修订康复治疗计划→进一步康复治疗→治疗后期康复评定和结局评定→出院后的安排、建议。

第四节　社区康复

社区康复（community – based rehabilitation，CBR）是社区卫生服务的重要组成部分，具有因地制宜、廉便有效、服务可连续、覆盖面积大等优势，是广大残疾者在社区和家庭得到的一种行之有效的康复服务方式。

1994 年由联合国三大机构：世界卫生组织（WHO）、国际劳工组织（ILO）和联合国教科文组织（UNESCO）共同制定了关于残疾人社区康复的联合意见书，提出了 CBR 的定义、目标、方法、持续发展的条件、加强部门间的合作等要点。CBR 的定义为："CBR 是社区发展的一项策略，是使所有残疾人得到康复、具有平等的机会和达到社会一体化。"其目标是"确保残疾人能充分发挥其身心能力，能够获得正常的服务与机会，能够完全融入所在社区与社会之中"。强调 CBR 应该是社区所有，由社区力量进行，为社区服务，残疾人参与、残疾人受益。

目前提倡的社区康复模式主要有三种：①世界卫生组织模式：以家庭为基地进行残疾人的治疗和训练为主，以基层康复员指导治疗和训练为主，以身心功能（特别是日常生活活动功能）训练为主，利用初级卫生保健网络，并建立转诊和咨询系统进行社区康复的模式。②社会福利保障模式：是把社区康复纳入到社会福利和社会保障工作中，以职业康复以及对老、幼、残疾者的收容和康复为主要内容的模式。③残疾初级医疗模式：是由医院、康复机构、开业医务人员、社区医务人员，对社区内患有慢性病、老年病及残疾的患者，给予初级医疗护理，改善其健康和功能状况的模式。此模式又可分为社区单项康复医疗、社区康复家庭病床、社区康复站服务、社区开业医生和治疗师康复服务四种形式。

在社区康复工作中，可根据各地具体情况和条件不同，因地制宜地采用适合本社区情况的社区康复模式。但必须包括转介系统，以便将一些康复技术由康复机构向基层下传；而基层遇到的一些康复疑难问题，必须转送到上面的转介服务。

第二章
中医康复学理论

中医康复学是在中医学理论指导下，具有独特的康复理论与治疗方法的一门医学分支学科，是祖国医学的重要组成部分。几千年来，在中医基本理论的指导下，经过长期实践形成了颇具特色的理论和方法，对我国老年病人、慢性病人的身体康复及部分残疾人的功能改善做出了巨大贡献。

第一节　中医康复学的概念和主要内容

一、中医康复学的概念

中医康复学的概念是在 20 世纪 80 年代后提出的，虽然它的出现晚于现代康复医学，但中医康复医疗则有着悠久的历史，可以说自从有了医疗活动，中医康复疗法也就产生了，它随着中医学的发展而发展。

（一）定义

中医康复学是在中医学理论指导下，研究康复医学理论、医疗方法及其运用的一门学科。具体地说，它是一门以中医理论基础为指导，运用调摄情志、娱乐、传统体育、沐浴、饮食、针灸推拿、药物等多种方法，针对病残、伤残诸证、老年病证、慢性病证、恶性肿瘤及急性病后期等的病理特点，进行辨证康复的综合应用学科。其目标在于使患者机体生理功能上的缺陷得以改善或恢复正常，帮助他们最大限度地恢复生活和劳动能力，使之重返社会。

（二）中医康复学与现代康复医学的比较

中医康复学与现代康复学相比较，在研究对象及部分康复手法等方面是有相同之处的。其不同之处在于，现代康复医学是建立在现代医学理论基础上的一门医学分支学科，以生理学、病理学、运动解剖学、运动生物力学、神经生理学、假肢学等为基础，其康复方法的确立是建立在上述理论认识的基础之上，在功能障碍的认识、评定、治疗以及运用矫形、假肢学及其他人工装置等功能补偿诸方面占有优势。而中医康复学的建立是在中医临床学、中医养生学并吸收现代康复医学特点的基础上，以阴阳五行学说、脏腑经络学说、病因病机学说、气血津液学说等为基础，以中医学整体观念和辨证论治为指导，在强调整体康复的同时，主张辨证康复，康复方法的选择应用均在上述理论指导下进行，创造出中药、针灸、推拿、沐浴、气功、食疗等行之有效的方法。

二、中医康复学的主要内容

中医康复学的主要内容包括中医康复学的概念与目标、基本观点、中医康复的基本步骤、主要康复方法、康复在临床常见疾病中的具体应用等。

第二节 中医康复学的基本观点

中医康复的理论与临床始终贯穿着四个基本观点，一是整体康复观，二是辨证康复观，三是功能康复观，四是康复预防观。这四个基本观点是古代医家经过长期的康复医疗实践，在朴素的唯物论和辩证法思想的指导下逐步总结出来的，对中医康复医疗具有重要的指导作用。

一、整体康复观

（一）整体康复观的概念

整体观是中医学的理论基础，也是中医康复理论与实践的出发点，是中医整体观念在中医康复学中的具体体现。整体观包括人与自然一体观，人与社会一体观，形体与精神一体观等方面。由此而形成的整体康复观认为人体康复的主要途径是指导或帮助康复对象顺应自然，适应社会，使构成人体的各个组成部分之间协调统一，形体与精神协调统一。这种康复医学中通过顺应自然，适应社会，整体调治，达到人体形神统一，全面康复的思想，称为整体康复观。

（二）整体康复观的内容

1. 人体康复与自然环境相统一 中医学的整体观念强调人的生理活动、病理变化均受自然环境的影响，中医的康复方法，大多源于自然，是借助自然界的一切有益因素来发挥其康复作用的，故顺应自然、因时因地制宜是中医康复临床的重要法则。①因时制宜：人体功能与自然界气候变化相适应，随四时阴阳之气而升降，寒热温凉而变化，脏腑功能、气血运行、精神活动等都随之作出适应性的调节，因此，人体的康复也与自然界气候变化的影响密切有关，康复医疗要顺从四时气候的变化规律来调理脏腑，调畅气血，调摄精神，以适应自然界的生、长、收、藏的变化，保持人体内外阴阳的相对平衡，从而达到康复的目的。②因地制宜：地域条件的差异往往也影响着人体的康复。地域的不同，地势高低的差异，其自然气候、水土人情、饮食起居、生活习惯等也各有别，这些差异对人体生理体质、病理变化乃至于寿命均有一定影响，因而康复医疗还须注意适应地域条件的变化，相应的康复医疗措施也应随之而异。即使是同一种病证，由于患者所处地域的差异，亦需采取不同的康复医疗方法才能奏效。例如，同是痹证后期肢体功能轻度障碍，西北方地高气寒，可采用舞蹈疗法以促使其肢体功能的康复，而东南方低湿温暖，则可取游泳运动的方法来进行康复医疗。

2. 人体康复与社会环境相统一 社会环境包括个人在社会中的地位、职业、经济状况、文化程度、语言行为、与亲友或同事等的人际关系，以及整个社会能为康复医疗提供的条件和帮助等方面。个人地位的高低、经济状况贫富的变化、个人欲望的满足与否，以及人际之间的关系，都直接影响着人体精神活动，产生喜怒哀乐等情志变化，进而影响脏腑气血的生理功能及病理变化。良好的社会环境，有利于健康；不良的社会环境，则可成为致病因素。从临床实践证明，高血压、心肌梗死、脑血栓形成、溃疡病、支气管哮喘等疾病的发生，都与社会、心理紧张因素有关。因而，康复医疗时必须注意这些因素的影响，要求患者淡泊名利，知足常乐，搞好人际关系，使其能有一个良好的精神状态，促进气血的调畅和脏腑功能的恢复，进而使机体渐趋康复。

社会能为康复医疗提供条件的好坏和帮助的多少，往往直接影响着患者的康复。全社会的重视、优良的社会环境也是促进患者早日康复的重要因素之一。

3. 形体与精神康复相统一 从中医学的基本理论出发，中医康复学将人体视作一个高度复杂而完善的统一体，认为人体由"形"与"神"组成。"形"指形体结构，包括五脏六腑、经络、四肢百骸等组织结构和气血津精等基本营养物质；"神"是机体生命及情感意识的体现，是人体精神、意识、知觉、运动等一切生命活动的最高主宰。形体与精神之间是相互联系、相互依存的，健全的形体是精神充沛的物质保证，乐观舒畅的精神状态又是形体强健的根本条件，形体与精神之间这种相互统一的关系是生命存在的重要保证。这种关系若被破坏，就会导致疾病，甚则危及性命。因此，康复医疗也离不开从形体与精神两方面进行调理，恢复形体与精神的协调统一，使形体健壮以促进精神康复，精神健旺以有利于形体康复，二者相辅相成，相得益彰，从而使患者能重返社会，进而达到形体、精神、职业等整体康复的目的。

二、辨证康复观

（一）辨证康复观的概念

辨证康复观是建立在中医学辨证论治观念基础之上的一种基本理论，在康复医学中依据临床辨证结果，制定相应的康复治疗措施，选择恰当的康复治疗方法促使患者康复的思想，称之为辨证康复观。辨证康复观是中医学辨证论治特点在中医康复学中的具体体现。

（二）辨证康复观的内容

辨证与康复之间有着密切的关系，辨证是决定康复的前提与基础，康复则是根据辨证的结果确定相应的康复治疗原则和方法。病异证同，康复亦同，病同证异，康复亦异，以及辨证与辨病相结合指导康复医疗等都是辨证康复观的主要内容。

辨证是从整体出发，对病变本质的揭示。同一疾病，由于患者体质的差别，致病因素、季节、地区的不同，以及疾病的不同阶段等因素，可能会产生不同的病理变化，因而出现不同的证候。临床就要辨别不同的证候，进而确定适当的康复原则，选择有效的康复方法。例如，同为偏瘫，若为肝肾亏虚证，则以补养肝肾、疏通经络为原则，当选用具有补肝肾、通经络功用的康复方法；若为脾虚痰湿证，则宜取健脾化痰、疏通经络的原则，应选用具有健脾胃、化痰湿、通经络功用的康复方法。这就是病同证异，康复亦异。还有异病可以同证者，病虽不同，而病机变化则一，临床往往可出现相同的证候，临床即可采用基本相同的原则和方法，这就是病异证同，康复亦同。

中医临床不仅重视辨证，同样重视辨病，强调辨证与辨病相结合，从纵横多方位、多角度辨别疾病的病理变化及其临床表现。辨病不仅要辨中医的病，也要辨西医的病，同时应结合辨别病史、病程及现代理化检查等。在康复阶段，往往辨病已较明确，临床应在辨病明确的基础上进行辨证，从而正确把握患者内在的病机变化，选择正确的康复原则与康复方法。

辨证康复观认为，在康复过程中既要辨证，又要辨病，而辨证更为重要。辨病的目的是为了更好地辨证，也只有建立在辨病基础上的辨证才能对疾病的认识更准确，故而要特别注意掌握好病与证的关系，这也是中医康复学的特色所在。

三、功能康复观

（一）功能康复观的概念

功能康复观是中医康复学中的又一重要的基本观点。在中医康复临床中注重患者功能训练，运动形体，促使精气流通，使患者最大限度地恢复脏腑组织生理功能，恢复日常生活、社会生活及职业工作能力思想，称之为功能康复观。

（二）功能康复观的内容

康复医学以功能障碍者为基本治疗对象，因此，功能康复是其主要治疗目的。功能康复观是建立在中医学恒动观基础之上的。中医恒动观认为，生命在于运动，而精气是构成生命的物质基础，人的五脏六腑、四肢百骸、五官九窍的活动以及精神、意识、思维活动等都是以精气为源泉和动力的。人体新陈代谢的过程，实际上是精气流通，升降出入的过程。若精气流通出现紊乱或停止，则人体新陈代谢的生理活动亦会出现紊乱或停滞，生命活动也就会出现异常或停止。因而人体康复当注重功能训练，运动形体，促使精气流通，不仅使脏腑组织的生理功能得以协调正常，而且使患者最大限度地恢复适应个人生活、家庭和社会生活以及职业工作的能力。由于在康复医学范畴内的功能活动，并不是单指某一脏腑器官的具体生理功能，更重要的是从总体上综合生理、心理、智能的因素，看一个人日常生活、社会生活以及职业劳动的适应能力如何，因此功能康复观主要包括最大限度地恢复脏腑组织生理功能、恢复日常生活、社会生活及职业工作能力等内容。

功能康复观的意义在于，为了促使患者尽可能恢复日常生活和职业工作能力，在采取整体、辩证、综合调理的康复医疗措施中，尤其要重视采取多种方式进行功能训练，保存和恢复患者运动、认知、言语、交流、日常生活和职业等方面的能力。历代医家都十分重视功能训练的康复医疗作用。如传统体育康复法中的五禽戏、洗髓易筋经、八段锦、太极拳等都是源于生活，其中包含了日常生活及工作能力训练的诸多内容。

四、康复预防观

（一）康复预防观的概念

中医在强调临床康复的同时，亦强调康复预防。康复预防观是指未病先防、既病防变、病后防复的康复预防思想，这是中医康复学的另一重要基本观点。

（二）康复预防观的内容

早在《黄帝内经》中就大力倡导"预防为主"的思想。唐代孙思邈把疾病分为未病、欲病、已病三阶段。经过历代医家的反复实践，逐步形成了未病先防、既病防变、病后防复的预防程序。中医丰富多样的康复方法，不仅能广泛用于病伤残者的临床康复，而且也可用于伤病的预防。

近年来，人们已越来越清楚地感受到预防在康复医学中的重要意义，认识到预防是更为主动、经济、有效的医疗服务方法。只要伤病得到预防和控制，就可能防止及逆转伤病演变为残疾，或者大大减轻伤残的程度。即使残疾一旦发生，也有利于阻止残疾转化为残障，或可避免发展成永久残疾。这方面，中医康复已积累了丰富的经验。像中风偏瘫康复中常用的放松功、太极拳、易筋经等功法，亦常被用于心脑血管疾病、高血压病、中风先兆等的预防。按照现代三级预防结构学说，临床康复相当于残疾的第二、三级预防，并在中医的整个康复过程中得以体现。

第三节　中医康复治疗的基本步骤和方法

一、中医康复治疗的基本步骤

适宜采用中医康复的病证较多，虽然不同病证、不同患者的具体情况可以不一样，但其康复医疗的步骤大致相同，一般包括选择康复对象、进行康复辨证、确定康复医疗原则、正确运用康复方法等基本步骤。

1. 选择康复对象　此时应掌握中医康复的适应病证及其病理特点，明确康复问题。

2. 进行康复辨证　运用各种辨证方法对康复适应证进行辨证，以辨明康复对象的证候类型，结合康复评定，进而指导康复医疗方案的制定。

3. 确定康复医疗原则　由于康复对象具有气血衰少、津液亏虚、脾肾不足、血瘀痰阻等病理特点，故临床康复医疗多以调补虚损、扶正祛邪、通经活络、活血化瘀等为原则。其调阴阳重在理虚；理虚损要在脾肾；祛邪气有赖扶正；通经络、理气机着眼痰瘀，并注意因人、因时、因地制宜。这些原则对临床的康复医疗具有较重要的指导意义。

4. 运用康复方法　中医康复方法多种多样，临床可随证选用。

二、中医康复适应病证的主要病理特点及辨证方法

由于康复医疗对象多属于疾病的恢复期、缓解期，或是慢性疾病缠绵难愈者，或是因病因伤致残，或是在手术治疗、放疗、化疗以后，或是老年疾病，这就决定了康复适应证的病理不外虚实两端，虚在脏腑气血津液之不足，实在痰饮瘀血之停滞，而往往有气血虚少、津液亏虚、脾肾虚弱、血瘀痰阻等主要病理特点。

（一）中医康复适应病证的主要病理特点

气血虚少的病理特征主要有气血两亏、肺脾气虚、肺肾气虚、肝血虚少、中气下陷等几种情况；津液亏虚的病理变化包括津液耗伤和气不布津两种证型；脾肾虚弱的病理变化，既可脾虚、肾虚分别出现，也可脾虚、肾虚同时并见，主要有脾失健运、肾阴亏损、脾肾阳虚等几种证型；血瘀痰阻的病理特点主要有经脉痹阻、气滞血瘀、血脉瘀滞、痰饮内伏及痰瘀交阻等表现。这些临床证候在康复治疗时需仔细辨证。

（二）中医康复临床中的常用辨证方法

对康复适应证常用的辨证方法，仍然是以八纲辨证为基础，以脏腑辨证、经络辨证为核心。通过八纲辨证，辨别适应证的性质，再采用脏腑辨证、经络辨证的方法以确定康复适应证的部位，同时结合气血津液辨证，进一步明确病在气、在血、在津、在液、在上、在下、在内、在外等。因此，八纲辨证、脏腑辨证、经络辨证、气血津液辨证、三焦辨证等辨证方法仍是康复病证辨证中的常用方法。一般慢性病证多采用脏腑辨证，而伤残病证多采用经络辨证方法。在康复适应证的辨证过程中，尤其应当重视判别阴阳属性，观察脏腑强弱，明辨经络虚实，区分邪正盛衰。

三、中医康复的治疗原则及主要治疗方法

（一）中医康复的治疗原则

中医康复的治疗原则是在整体康复观、辨证康复观、功能康复观及康复预防观的指导下而确定的，它对康复医疗具有普遍的指导意义，是临床选择康复方法必须遵循的总原则。临床上特别强调调补虚损、扶正祛邪、三因制宜等原则。康复阶段每多脏腑阴阳、气血、津液不足，因而调理阴阳侧重在理虚损，而理虚损则重在扶脾肾，祛瘀滞重在通经络。即便要祛除未尽之邪气，亦须借助扶正而祛

邪，从而能恢复人体气血的正常运行；而疏理气机又应着眼于祛瘀化痰。此外，还需根据康复对象年龄、性别、体质的不同，以及季节时令、地理环境的差异等，做到因人、因时、因地制宜。

（二）中医康复的主要治疗方法

中医康复的方法多种多样，内容丰富。如药物康复法、针灸推拿康复法、传统体育康复法、饮食康复法、调摄情志康复法、娱乐康复法及沐浴康复法等都是中医康复临床中经常使用的方法，它们有各自的适应范围，在临床时应随证运用。在具体运用各种康复方法时，还应遵循以下几条原则：

（1）治疗与预防相结合。

（2）调神与养形相结合。

（3）内治与外治相结合。

（4）动与静相结合。

（5）药与食相结合。

第三章

康复评定方法

第一节　残疾评定

残疾（disability）问题是全球性普遍存在的社会问题。据 WHO 统计，目前全世界各种残疾者约占总人口的 10%，且每年平均以 1500 万人的速度增加。我国目前残疾者（主要按五类残疾标准分类）总数已达到 6000 万，约占人口总数的 5%，如果再加上慢性病、职业病、老年退行性病所致某种程度上的功能障碍者，则与 WHO 统计的比例数相近。

一、定义

（一）残疾

残疾（disability）是指因外伤、疾病、发育缺陷或精神因素造成明显的身心功能障碍，以致不同程度持续或永久地丧失正常生活、工作和学习的一种状态。残疾与疾病不同，残疾可造成不能正常生活、工作和学习的身体上、精神上的功能缺陷，包括程度不同的肢体残缺、感知觉障碍、活动障碍、内脏器官功能不全、精神情绪和行为异常、智能缺陷。

（二）残疾人

残疾人（disabled person）或残疾者是指心理、生理、人体结构上某种组织缺失、功能丧失或异常，使得部分或全部失去以正常方式从事个人或生活能力的人。

（三）残疾学

是一门研究残疾的原因、流行、表现特点、发展规律、后果及评定、康复与预防的学科。是以残疾人及残疾状态为主要研究对象。

二、致残原因

（一）原发性残疾

指由于各类疾病、损伤、先天性异常等直接引起的功能障碍。导致原发性残疾的常见原因有：①疾病（包括某些传染性疾病、先天性发育缺陷、慢性病和老年病）；②营养不良；③意外和交通事故；④精神、心理因素；⑤物理、化学因素。

（二）继发性残疾

指由于原发性残疾后并发症所导致的功能障碍。即器官、系统功能进一步减退、甚至丧失。如常见有肢体活动障碍、肌肉萎缩、关节挛缩、心肺功能失用性改变等继发性残疾。

三、残疾分类

（一）国际分类法

1. ICIDH 分类 1980 年世界卫生组织颁布《国际残损、残疾和残障分类》它根据残疾的性质、程度和影响，将残疾分为残损、残疾和残障三个独立类别。

（1）残损（impairment）：为结构功能缺损，是指因疾病或外伤引起的解剖结构、生理功能及心理功能的丧失或异常。其影响在器官系统水平，为生物器官系统水平上的残疾。

（2）残疾（disability）：又称为失能，为个体活动能力受限。由于残损使个体行为能力受限或缺乏，患者不能按正常的行为、方式和范围内进行活动。是个体水平上的残疾。

（3）残障（handicap）：又称为社会能力障碍，为参与限制。是由于残损或失能，限制或妨碍了个体（根据年龄、性别、社会和文化等因素）应当进行的正常社会活动。是社会水平的残疾。

（4）残损、失能、残障之间的关系：我国习惯上把残损、残疾、残障合称为残疾。残损、残疾、残障之间没有绝对的界限，其程度可以相互转化。残损者未经合适的康复治疗，可在原发病损基础上进一步转化为失能甚至残障；而残障或失能者因合适的康复治疗也可向较轻程度转化。一般情况下，残疾的发展是按照残损、失能、残障顺序进行，也可能发生跳跃。一些残损患者，因心理障碍而自我封闭，从而发展到与社会隔绝，达到残障程度，但此类患者经积极康复、心理治疗后，完全有可能重新转化为残损。

2. ICF 分类 1997 年 3 月 WHO 公布了新的 ICIDH 分类 "International Classi-fication of Impairments, Activities and Participation, ICIDH – 2", 1999 年 7 月改为 "International Classification of Functioning and Disability ICIDH – 2", 随着康复医学的发展，ICIDH 经过 20 年的实际应用，对这种分类方法有了进一步理解，2001 年 5 月世界卫生大会正式公布，称为 "International Classification of Functioning, Disability and Health, ICF", 中文译为《国际功能、残疾和健康分类标准》。

ICF 将残疾和功能分类作为一种相互作用和演进的过程，提供了一种多角度的分类方法，制定了一种全新的模式图（见图 3 - 1）。

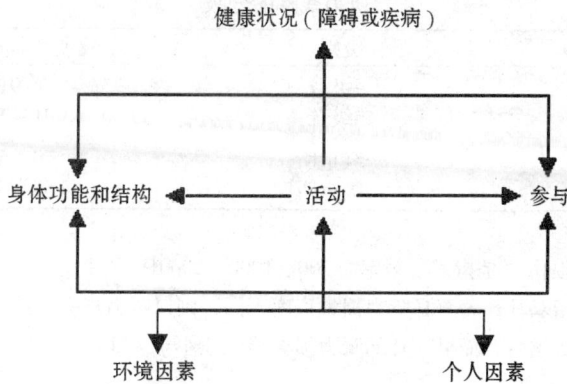

图 3 - 1 ICF 新模式图

ICIDH 分类是一种疾病后果的分类，着眼于"患者"这一特殊的群体；而 ICF 是一种健康及其相关领域的分类，把健康情况、功能和残疾情况以及背景因素表述为一种可以双向互动的统一体系。

（二）我国残疾分类

1987 年在全国范围内对各类残疾人抽样调查时，将我国的残疾分为五类，包括视力残疾、听力语言残疾、智力残疾、肢体残疾和精神残疾，各类再进一步分级。主要依据残疾部位分类，暂未包括内脏残疾在内。

1. 视力残疾分级（见表 3 - 1）

表 3 -1　　　　　　　　　　　　　视力残疾的分级

类别	级别	最佳矫正视力
盲	一级盲	<0.02 ~无光感；或视野半径 <5°
	二级盲	<0.05 ~0.02；或视野半径 <10°
低视力	一级低视力	<0.1 ~0.05
	二级低视力	<0.3 ~0.1

注：

①盲或低视力均指双眼而言；若双眼视力不同，则以视力较好的一眼为准。

②如仅有一眼为盲或低视力，而另一眼的视力达到或优于0.3，则不属于视力残疾范围。

③最佳矫正视力，是指以适当镜片矫正所能达到的最好视力，或以针孔镜所测得的视力。

2. 听力、语言残疾的分级

（1）听力残疾的分级（见表3-2）。

（2）单纯的语言残疾不分级。

表3-2 听力残疾的分级

类别	级别	听力损伤程度
聋	一级聋	>91 dB
	二级聋	91～71 dB
重听	一级重听	70～56 dB
	二级重听	55～41 dB

注：

①上述"听力损伤"是指语言频率为500、1000、2000Hz的平均数。

②聋和重听均指双耳；若双耳听力损失程度不同，则以听力损失轻的一耳为准。

③若一耳系聋或重听，而另一耳的听力损失等于或小于40dB的，不属于听力残疾范围。

3. 智力残疾的分级（见表3-3）

表3-3 智力残疾的分级

级别	分度	与平均水平差距（SD）	智商（IQ）值	适应能力
一级	极重度	≥5.01	20～25 以下	极重适应缺陷
二级	重度	4.01～5	20～35 或 25～40	重度适应缺陷
三级	中度	3.01～4	35～50 或 40～55	中度适应缺陷
四级	轻度	2.01～3	50～70 或 55～75	轻度适应缺陷

注：

①智力迟缓（MR），是根据美国智能迟缓协会1983年的诊断标准：a. 智力明显低于平均水平，IQ值在人群均值的两个标准差以下，即70、75以下；b. 适应行为（包括生活和对社会应尽的责任）不良；c. 年龄在18岁以下。

②智力商数（IQ），是指通过某种智力量表所测得的智龄和实际年龄的比，即 IQ =（智龄/实际年龄）×100。不同的智力测定方法，有不同的IQ值，但诊断的主要依据是社会适应行为。

4. 肢体残疾的分级

（1）一级

1）四肢瘫痪，完全性截瘫，双髋关节无自主活动能力，偏瘫，单侧肢体功能全部丧失。

2）四肢在不同部位截肢或先天性缺肢，单全臂（或全腿）和双小腿（或前臂）截肢或缺肢，双上臂和单大腿（或小腿）截肢或缺肢，双全臂（或双全腿）截肢或缺肢。

3）双上肢功能极重障碍，三肢功能重度障碍。

（2）二级

1）偏瘫或截瘫，残肢仅保留少许功能。

2）双上肢（上臂或前臂）或双大腿截肢或缺肢，单全腿（或全臂）和单上臂（或大腿）截肢或缺肢，三肢在不同部位截肢或缺肢。

3）两肢功能重度障碍，三肢功能中度障碍。

（3）三级

1）双小腿截肢或缺肢，单肢在前臂、大腿及其上部截肢或缺肢。

2）一肢功能重度障碍，两肢功能中度障碍。

3）双拇指伴有示指（或中指）缺损。

（4）四级

1）单小腿截肢或缺肢。

2）一肢功能中度障碍，两肢功能轻度障碍。

3）脊椎（包括颈椎）强直，驼背畸形 >70°，脊椎侧凸 >45°。

4）双下肢不等长，差距 >5cm。

5）单侧拇指伴有示指（或中指）缺损，单侧保留拇指，其余四指截除或缺损。

以下情况不属于肢体残疾范围：

①保留拇指和示指（或中指）而失去另外三指者；②保留足跟而失去足的前半部者；③双下肢不等长，差距 <5cm 者；④<70° 的驼背或 <45° 的脊椎侧凸。

肢体残疾者的整体功能评价：在未加康复措施的情况下，以能否实现日常生活活动的不同能力来评价。日常生活活动分为 8 项，即：端坐、站立、行走、穿衣、洗漱、进餐、大小便、写字。能实现一项算 1 分；实现有困难的算 0.5 分；不能实现的算 0 分。据此划分 4 个等级（见表 3-4）。

表 3-4　　　　　　　　　　肢体残疾者整体功能的分级

级别	程度	计分
一级	完全不能实现日常生活活动	0~2
二级	基本上不能实现日常生活活动	3~4
三级	能够部分实现日常生活活动	5~6
四级	基本上能够实现日常生活活动	7~8

5. 精神残疾的分级

按照 WHO 提供的《社会功能缺陷筛选表》所列 10 个问题的评分，来划分精神残疾的等级。

一级（极重度）：10 个问题中有 3 个或 3 个以上问题被评为"2 分"的。

二级（重度）：10 个问题中有 2 个问题被评为"2 分"的。

三级（中度）：10 个问题中只有 1 个问题被评为"2 分"的。

四级（轻度）：10 个问题中有 2 个或 2 个以上问题被评为"1 分"的。

以下情况不属于精神残疾范围：①精神患者持续患病时间不满 1 年的；②在《社会功能缺陷筛选表》10 个问题中，只有 1 个问题被评为"1 分"或各题均被评为"0 分"的，不属于精神残疾的范围。

四、残疾评定

（一）意义

通过残疾评定，可了解被检查者残疾的性质、范围、类别及严重程度；了解残疾的进展程度对劳动能力的影响，从而确定是否需要康复医疗，需要何种康复的帮助，能否继续参加工作或劳动，是否需要改变工种和特殊照顾等。

（二）残疾评定

1. 残损的评定　主要包括肌肉损伤的评定、关节损伤的评定、骨损伤的评定和神经损伤的评定。

2. 失能的评定　主要包括日常生活能力评定、功能独立性评定和上下肢能力评定。

3. 残障的评定　主要包括患者社会交往能力评定、就业能力评定。

（三）步骤

残疾的评定主要包括：

1. 询问病史。

2. 体格检查。

3. 综合性功能检查。

（1）总体功能评定：综合多项功能表现作出的总体评价。常用的如 PULSES 评定表等。

（2）专项功能评定：可根据临床需要选择相关的专项功能检查和评价，如日常生活活动能力评定、认知能力评定等。

（3）以疾患或残疾为中心的功能评定：如偏瘫的 Brunnstrom 评定、颅脑损伤的格拉斯哥结局量表等。

4. 专科会诊：对于复杂病例，应请有关专科进行会诊，在诊疗方面听取专家意见。

5. 实验室检查及影像检查：必要时可进行相关检查。

6. 汇总资料、写出残疾评定报告。

五、康复医学病历

康复医学病历是根据对患者的问诊、体格检查、功能评定以及各种实验室检查、影像学检查等资料，进行综合分析、整理后书写成的具有康复医疗专业特点的病历。与临床病历比较，康复病历既有与临床病历相似的共性，又体现康复专业特色的个性。康复病历具有以下 3 个特点：①是以残疾为中心的病历；②是以功能评定为主的综合性评定病历；③是跨学科性评定的病历。由于康复医学由多个专业科室和人员组成的协作组形式工作，对患者的康复评定则需要协作组成员分工合作，共同完成。

康复医学病历的内容主要包括病史采集、体格检查与功能评定、问题小结和康复治疗计划四大项内容。

（一）病史采集

病史采集包括患者的主诉、病残史、过去史、家族史、个人社会生活史、职业史和心理行为史。

1. 主诉 是患者叙述的主要功能障碍所在和发生时间。是患者感受最明显、最痛苦的或来就诊的主要原因及其发生时间和病程持续时间，对主诉的概括应简明扼要。

2. 病残史（即现病史） 是病史的主体部分，记录患者患病或损伤的发生时间、原因和发展过程；所接受检查、治疗的经过及并发症等情况；功能障碍对患者生活能力和工作的影响及其影响程度；伴随症状出现的时间、特点及演变。

3. 过去史（即既往史） 应着重记录患者以往的健康状况以及曾患疾病，尤其要注意过去的心肺疾患、神经及骨关节肌肉疾患；过去伤病与本次疾病所致功能障碍的相互关系。

4. 家族史 询问家庭成员的健康与疾病情况，特别要注意有无与遗传有关的疾病，如精神疾患、高血压等。

5. 个人社会生活史 了解患者的生活方式、居住环境与居住条件；家庭生活及邻里、社区情况，是否喜欢社交活动等。

6. 职业史　了解患者文化程度、职业兴趣、职业培训经历、职业变动情况及原因。

7. 心理行为史　了解患者的性格、情绪心态，有无抑郁、焦虑、自杀等精神和行为的异常。

（二）体格检查与功能评定

康复医疗中对患者的体格检查目的有 3 个：①寻找可能存在的引起功能障碍的器官组织缺陷；②寻找可能存在的继发于疾病的身体缺陷；③评估尚存在的能力，明确康复训练的重点和目标。

1. 体格检查　检查内容与临床体格检查相同，但在检查上要注意的重点内容是：外表与生命体征、皮肤和淋巴结、头部、胸部、腹部、神经系统、骨关节肌肉系统、泌尿生殖系统和直肠功能。

2. 功能评定　功能评定是运用康复评定方法对患者的运动功能、平衡功能、日常生活功能、认知功能、语言交流能力、职业能力、社会生活能力、心理状态等方面的功能和能力进行综合性地详细检查与评定。

（三）问题小结和康复治疗计划

在采集病史、体格检查和综合性功能评定的基础上，针对患者的疾病、功能障碍和有关实验室、影像学检查以及专科会诊等资料，康复医师将这些材料加以汇总、整理分析，写出康复医学病历，并且按照医学诊断和康复功能评定相结合的原则，为患者作出疾病诊断和列出存在的问题，确定近期与长期目标，制定和实施康复计划。

第二节　肌力测定

肌力是指肌肉收缩的力量。肌力测定是康复评定的一项重要内容，是测定受试者在主动运动时肌肉或肌群产生的力量，藉以评定肌肉的功能状态。肌力检查在肌肉骨骼系统、神经系统，尤其是周围神经系统的病变评价中十分重要。肌力测定的主要目的和作用：①检查肌肉本身的发育和营养状况，注意肌肉有无萎缩、痉挛或挛缩；②判断有无肌力低下及肌力低下的原因、程度与范围；③为制定治疗计划提供依据；④检验治疗和训练的效果。

临床上常用的肌力测定方法有三种：徒手肌力检查（manual muscle test，MMT）、应用简单器械的肌力测试、等速肌力测试（isokinetic muscle testing）。

一、徒手肌力检查

（一）特点

是根据受检肌肉或肌群的功能，让患者处于不同的受检体位，嘱患者在减重、抗重力或抗阻力的不同状态下做一定的动作，并使动作达到最大活动范围，观察其完成动作的能力，按肌力分级标准来评价肌力级别。

（二）优点

1. 不需特殊的检查仪器，不受场所的限制。
2. 以自身各肢段的重量作为肌力的评价基准，能够表示出与个人体格相对应的力量，比用测力计等方法测得的肌力绝对值更具有实用价值。
3. 只要正确掌握检查方法、也能获得准确、可靠、有效的结果。

（三）缺点

1. 手法检查只能表明肌力的大小，不能表明肌肉收缩耐力。
2. 定量分级标准较粗略。
3. 较难以排除测试者主观评价的误差。
4. 一般不适用于由上运动神经元损伤（如脑卒中）引起痉挛患者的肌力评定。

（四）分级标准

Lovett 的 6 级分级法将肌力分为 0、1、2、3、4、5 级，其中 3 级是手法检查的中心，以各级能否抵抗所在肢体的重力而达到正常关节全范围活动，作为是否达到 3 级肌力的标准。各级肌力的具体标准见表 3 - 5。

表 3 - 5　　　　　　　　　　Lovett 肌力分级标准

级别	名称	标准	相当于正常肌力的%
0	零（zero，O）	无可测知的肌肉收缩	0
1	微缩（trace，T）	有轻微收缩，但不能引起关节活动	10
2	差（poor，P）	在减重状态下能做关节全范围的活动	25
3	可（fair，F）	能抗重力作关节全范围运动，但不能抗阻力	50
4	良好（good，G）	能抗重力，抗一定阻力运动	75
5	正常（normal，N）	能抗重力，抗充分阻力运动	100

目前，国际上普遍应用的肌力分级方法是手法肌力检查的补充 6 级分级法

（见表 3 – 6）。

表 3 – 6　　　　　　　　　　　　手法肌力检查补充分级法

分级	标　　准
0	没有可以测到的肌肉收缩
1	有轻微肌肉收缩，但不产生关节运动
1^+	有较强肌肉收缩，但没有关节运动
2^-	不抗重力时关节能完成大部分活动范围（ROM > 50%）
2	不抗重力时关节能完成全范围活动
2^+	抗重力时可完成小部分活动范围（ROM < 50%）
3^-	抗重力时关节不能完成全活动范围（ROM < 100%，但 > 50%）
3	抗重力时关节能完成全范围活动
3^+	抗重力关节能完成全范围活动，抗较小阻力时关节能完成部分范围活动（ROM < 50%）
4^-	抗部分阻力时关节能完成大部分范围活动（ROM > 50%，但 < 100%）
4	抗部分阻力时关节能完成全范围活动
4^+	抗充分阻力时关节能完成小部分范围活动（ROM < 50%）
5^-	抗充分阻力时关节能完成大部分范围活动（ROM > 50%，但 < 100%）
5	抗充分阻力时关节能完成最大活动范围（ROM100%）

（五）主要肌肉的手法检查

1. 上肢部分肌肉的手法检查（见表 3 – 7）。
2. 下肢部分肌肉的手法检查（见表 3 – 8）。

表 3 – 7　　　　　　　　　　　　上肢部分肌肉的手法检查

肌肉	检查与评定		
	1 级	2 级	3、4、5 级
三角肌前部 喙肱肌	仰卧，试图屈肩时可触及 三角肌前部收缩	向对侧侧卧，上 侧上肢放滑板上， 肩可主动屈曲	坐位，肩内旋，肘屈，掌心 向下：肩屈曲，阻力加于上 臂远端
三角肌后部 大圆肌 背阔肌	俯卧，试图伸肩时可触及 大圆肌、背阔肌收缩	向对侧侧卧，上 侧上肢放滑板上， 肩可主动伸展	俯卧，肩伸展 30° ~ 40°， 阻力加于上臂远端
三角肌中部 冈上肌	仰卧，试图肩外展时可触 及三角肌收缩	同左，上肢放滑 板上，肩可主动 外展	坐位，肘屈：肩外展至 90°，阻力加于上臂远端
冈下肌 小圆肌	俯卧，上肢在床缘外下 垂：试图肩外旋时在肩胛 骨外缘可触及肌收缩	同左，肩可主动 外旋	俯卧，肩外展，肘屈，前臂 在床缘外下垂：肩外旋，阻 力加于前臂远端

（续表）

肌肉	检查与评定		
	1级	2级	3、4、5级
肩胛下肌 大圆肌 胸大肌	俯卧，上肢在床缘外下垂：试图肩内旋时在腋窝前、后皱襞可触及相应肌肉收缩	同左，肩可主动内旋	俯卧，肩外展，肘屈，前臂在床缘外下垂：肩内旋，阻力加于前臂远端
背阔肌 肱二头肌 肱肌 肱桡肌	坐位，肩外展，上肢放滑板上：试图肘屈曲时可触及相应肌肉收缩	同左，肘可主动屈曲	坐位，上肢下垂：前臂旋后（测肱二头肌）或旋前（测肱肌）或中立位（测肱桡肌），肘屈曲，阻力加于前臂远端
肱三头肌 肘肌	坐位，肩外展，上肢放滑板上：试图肘伸展时可触及肱三头肌收缩	同左，肘可主动伸展	俯卧，肩外展，肘屈，前臂在床缘外下垂：肘伸展，阻力加于前臂远端
肱二头肌 旋后肌	俯卧，肩外展，前臂在床缘外下垂：试图前臂旋后时，可于前臂上端桡侧触及肌收缩	同左，前臂可主动旋后	坐位，肘屈90°，前臂旋前：前臂旋后，握住腕部施加反方向阻力
旋前圆肌 旋前方肌	俯卧，肩外展，前臂在床缘外下垂：试图前臂旋前时可在肘下、腕上触及肌收缩	同左，前臂可主动旋前	坐位，肘屈90°，前臂旋后：前臂旋前，握住腕部施加反方向阻力
尺侧腕屈肌	向同侧侧卧，前臂旋后45°：试图腕掌屈及尺侧偏时可触及其止点活动	同左，前臂旋后45°，可见大幅度腕掌屈及尺侧偏	同左，肘屈，前臂旋后：腕向掌侧屈并向尺侧偏，阻力加于小鱼际
桡侧腕屈肌	坐位，前臂旋前45°：试图腕掌屈及桡侧偏时可触及其止点活动	同左，前臂旋前45°，可见大幅度腕掌屈及桡侧偏	同左，前臂旋后45°：腕向掌侧屈并向桡侧偏，阻力加于大鱼际
尺侧腕伸肌	坐位，前臂旋前45°：试图腕背伸及尺侧偏时可触及其止点活动	同左，前臂旋前45°，可见大幅度腕背伸及尺侧偏	同左，前臂旋前：腕背伸并向尺侧偏，阻力加于掌背尺侧
桡侧腕长、短伸肌	坐位，前臂旋后45°：试图腕背伸及桡侧偏时可触及其止点活动	同左，前臂旋后45°，可见大幅度腕背伸及桡侧偏	同左，前臂旋前45°：腕背伸并向桡侧偏，阻力加于掌背桡侧

表 3－8 下肢部分肌肉的手法检查

肌肉	检查与评定		
	1 级	2 级	3、4、5 级
髂腰肌	仰卧，试图屈髋时于腹股沟上缘可触及肌活动	向同侧侧卧，托住对侧下肢，可主动屈髋	仰卧，小腿悬于床缘外：屈髋，阻力加于股远端前面
臀大肌 腘绳肌	俯卧，试图伸髋时于臀部及坐骨结节下方可触及肌活动	向同侧侧卧，托住对侧下肢，可主动伸髋	俯卧，屈膝（测臀大肌）或伸膝（测腘绳肌）：髋伸10°~15°，阻力加于股远端后面
内收肌群 股薄肌 耻骨肌	仰卧，分腿 30°，试图髋内收时于股内侧部可触及肌活动	同左，下肢放滑板上，可主动内收髋	向同侧侧卧，两腿伸，托住对侧下肢：髋内收，阻力加于股远端内侧
臀中、小肌 阔筋膜张肌	仰卧，试图髋外展时于大转子上方可触及肌活动	同左，下肢放滑板上，可主动外展髋	向对侧侧卧，对侧下肢半屈：髋外展，阻力加于股远端外侧
股方肌 梨状肌 臀大肌 上、下孖肌 闭孔内外肌	仰卧，腿伸直：试图髋外旋时于大转子上方可触及肌活动	同左，可主动外旋髋	仰卧，小腿在床缘外下垂：髋外旋，阻力加于小腿下端内侧
臀小肌 阔筋膜张肌	仰卧，腿伸直：试图髋内旋时于大转子上方可触及肌活动	同左，可主动内旋髋	仰卧，小腿在床缘外下垂：髋内旋，阻力加于小腿下端外侧
腘绳肌	俯卧，试图屈膝时可于腘窝两侧触及肌腱活动	向同侧侧卧，托住对侧下肢，可主动屈膝	俯卧，膝从伸直到屈曲，阻力加于小腿下端后侧
股四头肌	仰卧，试图伸膝时可触及髌韧带活动	向同侧侧卧，托住对侧下肢，可主动伸膝	仰卧，小腿在床缘外下垂：伸膝，阻力加于小腿下端前侧
腓肠肌 比目鱼肌	侧卧，试图踝跖屈时可触及跟腱活动	同左，踝可主动跖屈	俯卧，膝伸（测腓肠肌）或膝屈（测比目鱼肌）：踝跖屈，阻力加于足跟
胫前肌	仰卧，试图踝背屈，足内翻时可触及肌腱活动	侧卧，可主动踝背屈并足内翻	坐位，小腿下垂：踝背屈并足内翻，阻力加于足背内缘

（六）注意事项

1. 徒手肌力检查前，先检查患者的被动关节活动范围和主动运动情况。
2. 采取正确的测试姿势和肢体位置。

3. 固定近侧关节，防止某些肌肉对受试无力肌肉替代动作的发生。

4. 对于 4 级以上肌力测试时，抗阻力不能应用于 2 个关节以上，应施加在被测关节远端，并与患者主动运动的方向相反。

5. 测试时应做左右两侧对比。

6. 做好检查记录：姓名、年龄、日期、检查结果及检查者等。

二、简单器械的肌力测试

应用简单器械的肌力测试，适用于 3 级以上肌力的检查，可获得较准确的定量资料。包括等长肌力测试、等张肌力测试及等速肌力测试。

（一）等长肌力测试

1. 握力测试　将把手调全适当宽度，使用握力计测定 2 ~ 3 次，取其最大值。测试姿势为上肢体侧下垂，肘伸直。用握力指数来评定，握力测定反映屈指指力。握力指数 = 握力（kg）/体重（kg）×100，正常值一般为体重的 50%。

2. 捏力测试　可用捏力计测试拇指与其他手指的捏力大小。反映拇对掌肌肌力及屈指肌肌力，正常值约为握力的 30%。

3. 背肌力测试　一般使用拉力计测背部肌肉的力量。测试时受试者双膝伸直，将把手调节到膝关节高度，双手握住拉力计把手，然后用力伸直躯干上拉把手。用拉力指数来评定：拉力指数 = 拉力（kg）/体重（kg）×100。正常值男性为 150 ~ 200，女性为 100 ~ 150。

4. 四肢各组肌群肌力测试　在拟测定肌肉的标准姿势下，通过钢丝绳及滑轮拉动固定的测力计，可测定四肢各组肌群的等长肌力。

（二）等张肌力测试

等张肌力测试是测定肌肉进行等张收缩使关节做全范围运动时所能克服的最大阻力。运动负荷可用重锤、砂袋、哑铃或可定量的运动装置进行。只适用于 3 级以上肌力。只能完成 1 次运动的最大阻力称为 1 次最大阻力（1 repetition maximum，IRM），能完成 10 次连续运动的阻力称为 10 次最大阻力（10 RM）。

三、等速肌力测试

等速肌力检查是借助于特定的等速测试仪，对肌肉运动功能进行动态评定，并记录分析其各种力学参数。等速运动是在整个运动过程中运动速度（角速度）保持不变的一种肌肉收缩方式，预先可在等速测定系统上设置使运动的角速度保持恒定。被测者的用力程度只能改变阻力和力矩输出，不能改变角速度。但由于该方法需特殊的测试仪器，且仪器价格昂贵，在我国目前尚无广泛应用。

第三节　肌张力评定

肌张力（muscle tone）是指肌肉在静息状态下所保持紧张状态的程度。肌张力是维持身体各种姿势以及正常活动的基础。肌肉或结缔组织本身由于弹性特征，具有一定的韧性，肌肉与神经节段存在反射联系，因此，神经肌肉反射弧上的病变都可能导致肌张力的变化。根据身体所处的不同状态，肌张力可分为静止性肌张力、姿势性肌张力，运动性肌张力。静止性肌张力是在安静状态下观察肌肉的外观，触摸肌肉的硬度、被动屈伸运动时活动受限程度及其阻力来判断；姿势性肌张力是在患者变换各种体位过程中，观察肌肉的阻抗及肌肉的调整状态；运动性肌张力是在患者完成某一动作过程中，检查相应关节的被动运动阻抗。

一、肌张力的分类

1. 正常肌张力　被动活动肢体时，没有阻力突然增高或降低的感觉。
2. 肌肉高张力　肌肉张力增加，高于正常休息状态下的肌肉张力。
3. 肌肉低张力　肌肉张力降低，低于正常休息状态下的肌肉张力。
4. 张力障碍　肌肉张力紊乱，或高或低，无规律地交替出现。

二、肌张力的特征

（一）正常肌张力的特征

1. 具有完全抵抗肢体重力和外来阻力的运动能力。
2. 将肢体被动地放置在空间某一位置上，有保持肢位不变的能力。
3. 能够维持主动肌和拮抗肌间的平衡。
4. 具有随意使肢体由固定到运动和在运动过程中变为固定姿势的能力。
5. 需要时可以完成某肌群的协同动作，或某块肌肉的独立运动功能的能力。
6. 被动运动时有一定的弹性。

（二）肌肉低张力的特征

1. 肌张力低下，主动肌和拮抗肌同时收缩减弱或消失。
2. 抗肢体重力能力减弱或消失。
3. 肌力降低或消失。

（三）肌肉高张力的特征

1. 被动运动时诱发伸张反射。
2. 对被动运动产生抵抗。
3. 主动肌和拮抗肌的肌张力平衡失调。
4. 可动范围减少，主动运动减弱或消失。

三、肌张力的临床分级

肌张力临床分级是一种定量评定方法。将其分为 0~4 级（见表 3-9）。

表 3-9　　　　　　　　　　　肌张力临床分级

等级	肌张力	标　准
0	软瘫	被动活动肢体无反应
1	低张力	被动活动肢体反应减弱
2	正常	被动活动肢体反应正常
3	轻度、中度增高	被动活动肢体有阻力反应
4	重度增高	被动活动肢体有持续性阻力反应

四、肌张力的评定

肌张力检查和评价是康复处理的前提及效果判断的依据。评定方法有手法检查、摆动和屈曲维持试验、电生理技术等。手法检查是检查者通过对患者进行关节的被动运动时所感受到的阻力进行分级评估的方法。在临床上较为常用，操作简单方便，适合于各级医院使用。

（一）痉挛的评定

大多采用手法快速检查 PROM 评定法或改良 Ashworth 痉挛评定量表。手法检查时，一般由检查者给患者进行有关关节的被动关节活动范围（passive range of motion，PROM）检查，用所感受的阻力来做出判断。检查时最好从被检者肌肉处于最短位置开始。

1. 手法快速 PROM 评定法（见表 3-10）

表 3-10　　　　　　　　　　痉挛的手法快速 PROM 评定

等级	标　准
轻度	在肌肉最短的位置上开始做 PROM 活动，在 ROM 的后 1/4，即肌肉位置接近最长时，才出现抵抗和阻力
中度	同上，但在 ROM 的中 1/2 处即出现抵抗和阻力
重度	同上，但在 ROM 开始的 1/4 内已出现明显的阻力

2. 改良 Ashworth 痉挛评定量表（见表 3 – 11）。

表 3 – 11 改良 Ashworth 痉挛评定量表

等级	标　准
0 级	无肌张力增加，被动活动患侧肢体无阻力
Ⅰ级	肌张力稍增加，被动活动患侧肢体时，在 ROM 终末端有轻微的阻力
Ⅰ⁺级	肌张力稍增加，被动活动患侧肢体时，在前 1/2ROM 中出现轻微卡住，后 1/2ROM 中始终有轻微的阻力
Ⅱ级	肌张力轻度增加，被动活动患侧肢体时，在大部分 ROM 内均有阻力，但仍可以活动
Ⅲ级	肌张力中度增加，被动活动患侧肢体时，在整个 ROM 内均有阻力，活动较困难
Ⅳ级	肌张力高度增加，患侧肢体僵硬，阻力很大，被动活动很困难

（二）弛缓性麻痹程度的评定

弛缓性麻痹的严重程度分级如下：

1. 轻度　见于肌张力低下、肌力下降。患肢仍有部分功能活动，当测试者持患者的患肢被动地放在空间某一位置时，患肢只能抗短暂重力，然后落下。

2. 中、重度　见于肌张力显著降低或消失，肌力 0 级或 1 级（徒手肌力检查）。患肢不能进行任何功能活动，测试时，当患肢被测试者放于空间某位置释放时，肢体立即落下。

第四节　关节活动度评定

关节活动度（range of motion，ROM）又称关节活动范围，是指关节运动时所通过的运动弧。因关节活动本身有主动和被动之分，故关节活动度也分为主动的关节活动度和被动的关节活动度。前者是指作用于关节的肌肉随意收缩使关节产生的运动弧，称之为主动的关节活动度；后者则指完全由外力作用使关节产生的运动弧，称之为被动的关节活动度。

关节活动度评定目的：①确定有无关节活动受限；②确定关节活动受限的原因、程度；③明确治疗目标，选择治疗方案；④作为疗效评估指标。

一、测量工具及测量方式

关节活动度检查的量角器较常用的有通用量角器及方盘量角器两种。

（一）通用量角器

通用量角器为临床上最常用的测量关节活动度的器械。它由一个半圆形或全圆形量角器连接一条固定臂及一条可旋转、上有指针的移动臂构成，两臂以活动轴固定，轴为量角器中心。使用时，首先使身体处于标准的测量姿位下，使待测关节按待测方向运动到最大幅度，把量角器的轴心放置在代表关节旋转中心的骨性标志点上，将固定臂与关节近端骨的长轴平行，移动臂与关节远端骨的长轴平行并随之移动，移动臂所移动的弧度即为该关节的活动范围，然后在圆形量角器上读出关节所处角度。所有关节运动均是从0°开始，并向180°方向活动。

（二）方盘量角器

方盘量角器是一个中央有圆形分角刻度的正方形盘，可用木质、金属或塑料材料制成。其底部绘有左右对称的从0°～180°的刻度，中心安装一个可旋转的指针，指针因重心在下而始终指向正上方，当方盘与地面垂直时，指针指于0°位。方盘后方固定有把手，把手与刻度上的0°～180°连线平行。应用时采取适当体位，被测关节两端肢体处于同一平面上，固定一端肢体于水平或垂直位，然后将方盘测角计的一边紧贴另一端肢体，使测角计一边与肢体长轴平行，方盘随被测肢体活动而一同活动，因重力关系，方盘指针重锤始终与地面垂直，这时指针与测角计一边（相当于肢体的长轴）的夹角所示的度数，即为该肢体的关节活动范围。

二、主要关节活动度的测量方法

主要介绍使用通用量角器测量的方法。

（一）上肢主要关节活动度测量法

上肢主要关节活动度测量法见表3－12。

表3－12　　　　　　　　上肢主要关节活动度测量法

关节	运动	受检者体位	量角器放置方法			正常活动度
			轴心	固定臂	移动臂	
肩	屈、伸	坐或立位，臂置于体侧，肘伸直	肩峰	与腋中线平行	与肱骨纵轴平行	屈0°～180°伸0°～50°
	外展	坐或立位，臂置于体侧，肘伸直	肩峰	于身体中线（脊柱）平行	与肱骨纵轴平行	0°～180°
	内、外旋	仰卧，肩外展90°，肘屈90°	尺骨鹰嘴	与腋中线平行	与前臂纵轴平行	各0°～90°

（续表）

关节	运动	受检者体位	量角器放置方法			正常活动度
			轴心	固定臂	移动臂	
肘	屈、伸	仰卧或坐或立位，臂取解剖位	肱骨外上髁	与肱骨纵轴平行	与桡骨纵轴平行	0°～150°
桡尺	旋前旋后	坐位，上臂置于体侧，肘屈90°，前臂中立位	尺骨茎突	与地面垂直	腕关节背面（测旋前）或掌面（测旋后）	各0°～90°
腕	屈、伸	坐或立位，前臂完全旋前	尺骨茎突	与前臂纵轴平行	与第二掌骨纵轴平行	屈0°～90°伸0°～70°
	尺桡侧偏移（尺桡侧外展）	坐位，屈肘，前臂旋前，腕中立位	腕背侧中点	前臂背侧中线	第三掌骨纵轴	桡偏0°～25°尺偏0°～55°

（二）下肢主要关节活动度测量法

下肢主要关节活动度测量法见表3-13。

表3-13 下肢主要关节活动度测量法

关节	运动	受检者体位	量角器放置方法			正常活动度
			轴心	固定臂	移动臂	
髋	屈	仰卧或侧卧，对侧下肢伸直	股骨大转子	与身体纵轴平行	与股骨纵轴平行	0°～125°
	伸	侧卧，被测下肢在上	股骨人转于	与身体纵轴平行	与股骨纵轴平行	0°～15°
	内收外展	仰卧，下肢伸直	髂前上棘	左右髂前上棘连线的垂直线	髂前上棘至髌骨中心的连线	各0°～45°
	内、外旋	仰卧，两小腿于床缘外下垂	髌骨下端	与地面垂直	与胫骨纵轴平行	各0°～45°
膝	屈、伸	俯卧，侧卧或坐在椅子边缘	股骨外髁	与股骨纵轴平行	与胫骨纵轴平行	屈0°～150°伸0°
踝	背屈跖屈	仰卧，踝处于中立位	腓骨纵轴线与足外缘交叉处	与腓骨纵轴平行	与第五跖骨纵轴平行	背屈0°～20°跖屈0°～45°

三、评定分析

正常关节有一定的活动方向和范围，同一关节的活动范围可因年龄、性别、职业等因素而有所差异。正常情况下，关节的被动活动范围较主动活动范围大，关节活动范围增大或缩小，尤其与健侧关节相对比存在差别时，均为不正常现象。

引起关节活动度异常的原因较多，一是关节本身的病变，如关节内损伤、关节内游离体、关节周围水肿或积液、关节炎症、关节畸形等；二是关节外的疾病，如关节周围肌腱、韧带的损伤、瘢痕粘连、肌肉痉挛等；三是由于不适当的制动、长期的保护性痉挛、肌力不平衡、不良姿势等导致的软组织缩短与挛缩，以及各种疾病所导致的肌肉瘫痪或无力等。

临床常见以下异常情况：①关节被动活动正常，主动活动不能者，可见于神经麻痹、肌肉或肌腱断裂；②关节主动与被动活动均部分受限者为关节僵硬，多由关节内粘连、肌肉痉挛或挛缩及关节长时间固定所致；③关节主动与被动活动均不能者为关节强直，由构成关节的骨骼间有骨性或牢固的纤维连接所致；④关节活动超过正常范围，多见于周围神经损伤所致的肌肉弛缓性瘫痪、关节支持韧带松弛以及关节骨质破坏等疾病。

四、测量注意事项

1. 同一测试对象应由专人测量，严格操作程序，提高准确性。

2. 检查前对患者说明目的及方法，以取得患者的合作。

3. 患者应充分暴露受检部位，保持舒适的体位，测定时不得移动，防止邻近关节的替代动作。

4. 检查者应熟悉各关节解剖位和正常活动范围，熟练掌握测定技术，以取得较精确的结果。

5. 避免在按摩、运动及其他治疗后立即进行检查。

6. 应同时检查主动和被动两种关节活动度，应先测量关节主动活动范围，后测量关节被动活动范围。关节活动度有个体差异，评价应与健侧（对侧）相应关节做对比检查。

7. 使用通用量角器时，注意轴心、固定臂和移动臂的放置。关节活动时，要防止量角器轴心和固定臂的移动。

8. 不同器械、不同方法测得的关节活动度值有差异，不宜互相比较。

第五节　感觉功能评定

感觉（sensation）是人脑对身体各种感受器接受外在客观事物作用的直接反映。感觉检查的目的：①发现被检查者有无感觉障碍；②了解感觉障碍的性质及程度；③作为感觉障碍的定位诊断；④对治疗提供指导作用，防止意外伤害。

一、感觉的分类

通常将感觉分为一般感觉和特殊感觉。

（一）一般感觉

包括浅感觉、深感觉和复合感觉。

1. 浅感觉　包括触压觉、痛觉和温度觉，是皮肤和黏膜的感觉。

2. 深感觉　包括位置觉、运动觉和震动觉，是肌腱、肌肉、骨膜和关节的感觉。

3. 复合感觉　包括定位觉、两点辨别觉、实体觉、图形觉、重量觉等，是皮质感觉。

（二）特殊感觉

包括视觉、听觉、嗅觉、味觉等。

二、感觉评定的判断

对被检查者感觉的检查，通常的反应有：

1. 感觉正常　反应快而准确。

2. 感觉减低或减退　对外界刺激反应迟钝，回答的结果与所受刺激不相符。

3. 感觉消失　无反应。

4. 感觉过敏　轻微的刺激而引起强烈的感觉，如轻微的痛刺激引起强烈的痛觉体验。

5. 感觉倒错　对刺激的认识完全倒错，如对冷刺激有热感觉；把触觉刺激误认为痛觉刺激等。

6. 感觉过度　刺激后需经过一潜伏期才能感觉到强烈、定位不明确的不适感觉，并感到刺激向周围扩散、持续一段时间。

三、检查设备

感觉检查的用具通常存放在一仪器箱中，包括：

1. 大头钉若干个（一端尖、一端钝）。

2. 棉签、软纸片或软刷。

3. 两支玻璃测试管及试管架。

4. 一些常见物：钥匙、钱币、铅笔、汤勺等。

5. 钝角圆规或纸夹。

6. 一套形状、大小、重量相同的物件。

7. 几块不同质地的布。

8. 音叉（256Hz）、耳机或耳塞。

四、评定方法

（一）浅感觉

1. 轻触觉 让患者闭眼，检查者用棉签等轻触患者皮肤，询问患者所接受感觉的区域。按神经节段分布区域双侧对比进行，检查顺序通常是面部、颈部、上肢、躯干和下肢。

2. 痛觉 让患者闭眼，检查者用大头针尖端和钝端分别轻轻刺激皮肤，请患者指出是刺痛或钝痛。若要区别病变不同的部位，则需指出疼痛的程度差异。对痛觉减退的患者要从有障碍的部位向正常部位检查，对痛觉过敏的患者则要从正常部位向有障碍的部位检查，以便于确定病变范围。

3. 温度觉 让患者闭眼，检查者用两支玻璃试管，分别盛上冷水（5℃~10℃）、热水（40℃~45℃），交替接触患者皮肤，让其辨别冷热感觉。试管与皮肤的接触时间为 2~3s，双侧对比进行。

4. 压觉 让患者闭眼，检查者用大拇指挤压患者肌肉或肌腱，请其指出感觉。对瘫痪患者的压觉检查常从有障碍的部位开始直到正常的部位。

（二）深感觉

1. 位置觉 让患者闭眼，检查者将其肢体置于一个固定位置，请患者说出这个位置或用另一个肢体模仿出来。

2. 运动觉 让患者闭眼，检查者轻轻活动患者手指、足趾、腕关节、踝关节，请患者说出活动的肢体部位及运动方向。

3. 震动觉 让患者闭眼，检查者将每秒震动256次的音叉放置患者体表骨性标志突出部位，（如胸骨、肩峰、鹰嘴、尺、桡骨茎突、内、外踝）等，询问患者有无震动及其程度。检查时应注意身体上、下、左、右对比。

（三）复合感觉

1. 皮肤定位觉 让患者闭眼，检查者用手指或棉签轻触患者皮肤某处，请患者指出被触部位。正常误差手部 <3.5cm，躯干部 <1cm。

2. 两点辨别觉 让患者闭眼，检查者用纸夹或钝角圆规头，以两点的形式放在要检测的皮肤上，如患者感觉到两点时，逐渐缩小两点的距离，直到两点被感觉为一点为止。人体不同部位有不同的分辨力。正常时舌为 1mm；指尖掌侧为 2~8mm；手背为 2~3mm；躯干为 6~7mm。

3. 实体觉 让患者闭眼，检查者将一些常用的物体（如钥匙、硬币、笔、纸夹）交替地放入患者手中抚摸，嘱其说出物体的名称、大小和形状。

4. 体表图形觉 让患者闭眼，用笔杆在其肢体或躯干皮肤上画图形（如三角、圆、方形等）或写简单数字，让患者分辨说出。

5. 重量觉 给患者有一定重量差别的数种物品，请其用单手掂量、比较，判断各物品的轻重。

五、注意事项

感觉检查需要良好的测试技巧，这对于保证检查的可靠性至关重要。

1. 首先向被检查者说明检查的目的、方法，以取得合作。

2. 检查者要耐心细致，左右侧比较、远近对比。

3. 一般要求患者闭眼检查，以避免主观或暗示。在两个测试之间，让患者睁开眼，再告诉新指令。

4. 根据感觉神经及其分布的皮肤区域检查。

5. 先检查浅感觉，后检查深感觉和复合感觉。

6. 注意影响检查的因素：

（1）患者对所做的检查不明白，不予以合作。

（2）儿童和老人注意力不易集中。

（3）患者有听力和视力障碍。

（4）患者有定向力障碍和失去记忆力。

（5）不精确的测试技巧。

第六节 平衡与协调功能评定

人体进行正常活动时，需要有良好的身体平衡能力和协调功能。对平衡与协调功能评定的目的是：①了解被评定对象有无平衡和协调功能障碍；②确定是否需要进行治疗；③评价疗效；④预测患者可能发生跌倒的危险性。

一、平衡功能评定

（一）定义

平衡（balance，equilibrium）是指人体所处的一种姿势或稳定状态以及不论处于何种位置，当运动或受到外力作用时，能自动地调整并维持所需姿势的能力。是人体保持姿位、完成动作和步行等日常生活动作的基本保证。

（二）平衡的分类

平衡一般分为静态平衡、自动态平衡和他动态平衡三种状态。

1. 静态平衡　是指人体或人体某一部位处于某种特定姿势。需要肌肉的等长收缩，如坐、站等姿势保持稳定状态的能力。

2. 自动态平衡　是指人体在进行各种自主姿势转换运动时，能重新获得稳定状态的能力。如从坐到站或由站到走等姿势转换的运动。需要肌肉的等张收缩。

3. 他动态平衡　是指人体在外力推拉干扰下，能调整姿势并恢复新的稳定状态的能力。需要肌肉的等张收缩。

平衡反应是一种自主反应，受大脑皮层控制，属于高级水平的发育性反应，它使人体不论在何种姿势或状态下均能保持稳定。人体可根据需要进行有意识的训练，以提高或改善平衡能力。

平衡功能可根据活动的完成情况进行如下分级：①能正确地完成活动；②能完成活动但要较小的帮助以维持平衡；③能完成活动但要较大的帮助以维持平衡；④不能完成活动。

（三）维持平衡的条件

人体平衡的维持取决于以下几个方面：

1. 正常的肌张力　使人体能支撑自己并能抗重力运动，但又不会阻碍运动。

2. 正常的感觉输入　包括视觉、本体感觉及前庭的信息输入。

3. 脑部的整合作用　对所接受的信息进行分析、加工，并形成产生运动的方案。

4. 交互神经支配或抑制　使人体能保持身体某些部位的稳定，同时有选择性的运动身体的其他部位。

5. 骨骼肌系统能产生适宜的运动，完成大脑所制定的运动方案。

（四）评定方法

1. 评定程序

包括以下几点：

（1）在静止状态下：①能独自维持体位；②在一定时间内对外界变化发生反应并做出必要的姿势调整；③具备正常的平衡反应。

（2）平衡地完成某项运动：①能精确完成；②能回到原位或维持新的体位；③完成不同速度的运动，包括加速和减速。

（3）在一个动态支撑点保持平衡。

（4）在用力时维持平衡（如推一个物体）。

（5）在睁、闭眼时能控制姿势。

2. 评定方法 包括主观评定和客观评定两方面。主观评定是以观察和量表为主，客观评定主要是使用平衡测试仪的评定。

（1）观察法：是评定者对被评定者的观察评定。

①在静止状态下能否保持平衡，如睁眼、闭眼坐；睁眼、闭眼站；双足并拢站立；两足一前一后，足尖靠足跟站立；单足交替站立等。

②在活动状态下能否保持平衡，如坐、站立时移动身体；在不同条件下（如足尖碰足跟、足跟行走；足尖行走；走直线、侧方走、倒退走、走圆圈、绕障碍物）行走等。

（2）量表法：量表评定法（即功能性评定）属于主观进行的评分方法，不需要专门的设备，临床应用方便。目前国外常用的半衡量表主要有 Berg 量表、Tinnetti 量表以及"站立－走"计时测试（the timed up and go test）、跌倒危险指数（fall risk index）等。

（3）平衡测试仪评定：平衡测试仪系统（定量姿势图）是近年来发展起来的定量评定平衡能力的一种测试方法。主要由压力传感器、计算机及应用软件三部分组成。定量姿势图可记录到临床上医生不能发现的极轻微的姿势摇摆以及复杂的人体动力学及肌电图参数，可用于评定康复治疗效果和用作平衡训练。平衡测试仪包括静态平衡测试和动态平衡测试。

二、协调功能评定

（一）定义

协调（coordination）是指人体产生平滑、准确、有控制的运动能力。协调与平衡密切相关。它要求患者能按照一定的节奏和方向，在一定时间内采用适当力量和速度完成稳定的动作，达到准确的目标。中枢神经系统参与协调控制的部位主要有三个，即小脑、基底节、脊髓后索。

（二）临床评价

协调（也称共济）的评定主要是判断有无协调障碍，观察被测试者在完成指定的动作中有无异常，如果出现异常即为共济失调。根据中枢神经系统中不同的病变部位分为小脑性共济失调、基底节共济失调和脊髓后索共济失调。

试验应先测定基线水平，其功能的分级是：①正常完成；②轻度残损：能完成活动，但较正常速度及技巧稍有差异；③中度残损：能完成活动，但动作慢、笨拙、不稳非常明显；④重度残损：仅能启动活动，不能完成；⑤不能活动。

（二）评定程序

依次检测以下内容：
1. 运动是否直接、精确。
2. 完成动作的时间是否正常。
3. 增加速度是否影响运动质量。
4. 闭眼时是否影响活动质量。
5. 进行活动时有无身体无关的运动。
6. 是否有身体的近侧、远侧或一侧更多地参与活动。
7. 患者是否很快感到疲劳。

（四）评定方法

1. 协调评定法 临床上常用的方法有：

（1）指鼻试验：让被测试者肩外展90°，肘伸展，然后用自己食指指鼻尖。

（2）指–指试验：检查者与被测试者相对而坐，检查者将示指举在被测试者面前，让其用示指接触检查者的示指。检查者可改变示指位置，来判定被测试者对方向、距离改变时的应变能力。

（3）示指对指试验：让被测试者先双肩外展90°，伸肘，再向中线靠拢，双手示指相对。

（4）交替指鼻和手指试验：让被测试者用示指交替指鼻尖和检查者的手指尖。检查者可变换手指位置来测试其对变换距离和方向的应变能力。

（5）对指试验：让被测试者用拇指尖依次触及该手的其他各指尖，可逐渐加快速度。

（6）握拳试验：交替地进行用力握拳和伸开之间的变换，可逐渐加快速度。

（7）轮替试验：让被测试者双手张开，一手掌朝上，一手掌朝下交替翻转；也可一侧手在对侧手背上交替转动。

（8）旋转试验：让被测试者上肢紧靠躯体侧，屈肘90°，前臂交替旋前、旋后，并逐渐加快速度。

（9）拍膝试验：让被测试者一侧用手掌，对侧握拳拍膝。

（10）跟－膝－胫试验：让被测试者仰卧位，抬起一侧下肢，将足跟放在对侧下肢的膝部，沿胫骨向下滑动。

（11）拍地试验：被测试者坐位，用足掌在地板上拍打，膝不能抬起，足跟不能离开地面，可双足同时或分别做。

2. 评分方法

（1）5分：正常。

（2）4分：轻度障碍，能完成，但速度和熟练程度比正常稍差。

（3）3分：中度障碍，能完成，但协调明显缺陷，动作慢且不稳定。

（4）2分：重度障碍，只能开始动作而不能完成。

（5）1分：不能开始动作。

各试验分别评分并记录。

第七节 步态分析

步态是人类步行的行为特征，是牵涉身体众多关节和肌群的一种协调、对称、均匀、稳定而复杂的周期性运动。步态分析（gait analysis）是在康复医疗过程中，对人体步行功能进行客观、定量的评定分析。主要应用于因患神经系统或运动系统疾病而影响到行走能力的患者。其目的在于根据步态检查结果，评价步行障碍的程度，分析步态异常的原因，判断预后，为制定治疗目标和计划提供依据。

一、正常步态

正常步态是在身体没有疾病和异常心理因素影响情况下的步行状态。需要合理的步长、步宽、步频；上身姿势稳定；最佳能量消耗或最省力的步行姿态构成。

（一）步行周期

1. 步行周期　行走时，从一侧足跟着地起到该侧足跟再次着地为止所用的时间，称为一个步行周期。在一个步行周期中，每一侧下肢都要经历一个与地面接触并负重的支撑期和离地向前迈步的摆动期。

（1）支撑期：是足接触地面和承受重力的时相，约占整个步行周期的60%，包括早期、中期和末期。

1）早期：包括足的首次触地和承重反应。正常步速时约占步行周期的10%～12%。

2）中期：支撑足全部着地，对侧足处于摆动相，是唯一单足支撑全部重力的时相。正常步速时约占步行周期的38%～40%。

3）末期：指下肢主动加速蹬离的时间，开始于足跟抬起，结束于足离地。约占步行周期的10%～12%。其中单侧下肢着地时称为单支撑期，双侧下肢同时着地时称为双支撑期。

（2）摆动期：是下肢腾空向前摆动的时相，约占整个周期的40%。包括早期、中期和末期。

1）早期：指足离开地面的早期活动，主要的动作为足廓清地面和屈髋带动屈膝，加速肢体向前摆动。约占步行周期的13%～15%。

2）中期：指足在迈步中期的活动，主要的任务仍然是足廓清，占步行周期的10%。

3）末期：指足迈步即将结束，下肢向前摆动减速，足准备着地的姿势，占步行周期的15%。

2. 步行周期分期 目前有两种划分方法（见表3－14），将支撑期和摆动期细分为几个时期。即传统分期与美国加利福尼亚州医学中心提出的 RLA 分期。

表3－14　　　　　　　步行周期的传统分期与 **RLA** 分期

传统分期	RLA 分期
支撑期	支撑期
足跟着地（hell strike，HS）	初始接触（initial contact，IC）
足平放（foot flat，FF）	承重反应（load response，LR）
站立中期（midstance，MST）	站立中期（midstance，MST）
跟离地（hell off，HO）	站立末期（terminal stance，TST）
趾离地（toe off，TO）	迈步前期（preswing，PSW）
摆动期	摆动期
加速期（acceleration，ACC）	迈步初期（initial swing，ISW）
迈步中期（midswing，MSW）	迈步中期（midswing，MSW）
减速期（deceleration，DEC）	迈步末期（terminal swing，TSW）

（二）步态分析的基本参数

1. 步长 又称步幅，指行走时左右足跟（或足尖）先后着地两点之间的距离。正常人约为50～80cm。步长受身高的影响，身材越高，步长越大。

2. 跨步长 又称跨距，指同侧足跟（或足尖）先后两次着地点之间的距离。正常人跨步长为步长的 2 倍，为 100～160cm。

3. 步宽 为一足的纵线至另一足的纵线之间的距离。正常人约为 5～11cm。

4. 足角 是足的长轴和纵线形成的夹角。正常约 6.75°左右。

5. 步频 单位时间内行走的步数（步数/min）。正常人平均自然步频约95～125 步/min。

6. 步速 即步行速度，是指单位时间内行走的距离（m/min）。步行速度＝距离/所需时间（m/s），正常人大约为 65～100m/min。

二、步态分析的方法

（一）目测分析法

此法是由医务人员通过目测，观察患者行走过程。进行检查时，首先嘱患者以自然和习惯姿势和速度步行来回数次，检查者从前方、后方和侧方反复观察患者的步行，要注意运动对称性、协调性、步幅大小、速度、重心的转换和上下肢的摆动等，同时观察患者头、肩的位置，骨盆的运动、髋、膝、踝关节的稳定等。其次嘱患者作快速和慢速步行，快速步行可使肌痉挛引起的异常步态表现得更明显；慢速步行可使关节不稳、平衡失调及因疼痛而引起的异常步态更为明显。再进行上下坡或上下楼梯、台阶、绕过障碍物的行走、拐弯、转身、立停、坐下、站起及缓慢踏步等动作。然后根据所得印象或逐项评定结果，作出步态分析的结论。

（二）定量分析法

本类方法借助器械或专用设备来观察步态，得出可记录并能计量的资料。器械和设备可用卷尺、秒表、量角器等简单的测量工具以及能留下足印的相应物品；也可用一些如肌电图、录像、高速摄影、电子量角器及测力台等复杂的设备。

三、异常步态

（一）步态异常的原因

造成步态异常的原因很多，其中包括关节活动受限、活动或负重时疼痛、肌肉软弱无力、感觉障碍、协调运动异常、肢体长度不等以及截肢后等。

（二）常见的异常步态

1. 短腿步态 患肢缩短达 2.5cm 以上者，在患腿支撑期可见同侧骨盆下沉而导致肩部下降，又称之为斜肩步，对侧腿摆动时，髋膝关节过度屈曲，踝关节过度背屈。若缩短超过 4cm，患者常用踮足行走来代偿。

2. 减痛步态 患肢负重时有疼痛，患者常力图缩短患肢支撑期，以减少患肢负重疼痛，常使对侧下肢摆动加速，步长缩短，致使左、右不对称，故又称为短促步。

3. 关节挛缩步态 下肢关节活动度缩小至一定程度时引起步态改变，关节在畸形位挛缩时改变更著。

（1）髋关节挛缩步态：髋关节屈曲挛缩者，常有代偿性腰椎过伸及对侧步幅缩短的表现。

（2）膝关节挛缩步态：膝关节屈曲挛缩达 30°以上时，表现出短腿步态；膝伸直挛缩时，患腿摆动期常有下肢外展或同侧骨盆上提，以避免足部拖地。

（3）踝关节挛缩步态：踝关节跖屈挛缩时，出现马蹄足，致足跟不能着地，在摆动期以髋及膝过度屈曲来代替踝背屈障碍，状如跨过门槛，故又称为跨槛步。

4. 肌肉无力步态 部分肌肉选择性软弱，可引起典型的异常步态。

（1）胫前肌步态：因胫前肌无力致足下垂，表现摆动期髋及膝屈曲度代偿性增大，形成跨槛步；轻度胫前肌无力时，足跟着地时不能控制足掌下落速度，致使足掌拍地有声。

（2）小腿三头肌步态：小腿三头肌软弱时，患足后蹬无力，身体向前推进困难，致使对侧步幅缩短，足跟离地延迟，支撑后期患侧髋下垂。

（3）股四头肌步态：因股四头肌无力，在支撑期不能保持稳定伸膝，致使患者常俯身用手压住大腿，以维持被动膝伸直，故称为扶膝步态。

（4）臀大肌步态：臀大肌无力时，患者常在支撑期后仰躯干，使上体的重力线在髋关节后方通过，以维持被动伸髋，形成仰胸挺腰腹行走步态。

（5）臀中肌步态：臀中、小肌无力时，不能维持髋关节的侧向稳定，在患腿的支撑期躯干常弯向患侧，从而维持髋关节的侧向稳定。如两侧臀中、小肌均受损时，步行时上身大幅度左右摇摆，呈典型的鸭步。

5. 肌痉挛步态 上运动神经元损害使肌张力增高，常引起明显的步态变化，常见的有：

（1）偏瘫步态：多见于一侧肢体正常，而另一侧肢体因各种疾病造成瘫痪所形成的步态。多数患者摆动时，患侧出现骨盆上提、髋关节外展、外旋、膝伸直、患足下垂、内翻，患肢经外侧划弧向前迈步姿态，称为划圈步态。躯干常弯向患侧，患侧肩下沉、内收，上肢及手指屈曲，停止摆动。

（2）剪刀步态：多见于脑瘫或高位截瘫患者。因髋内收肌痉挛，迈步时下肢向前内侧迈出，两膝内侧互相摩擦，足尖着地，表现为蹬足剪刀步或交叉步。严重者两腿交叉难分，无法步行。

6. 其他中枢神经系统损害所致异常步态

（1）共济失调步态：见于小脑或前庭功能损害时，患者常呈曲线或折线行进。两足间距增大，步幅、步速不规则，全身运动不协调，摇摆不稳，状如醉酒，故又称为酩酊步态。

（2）帕金森步态：帕金森病或其他基底核病变时，表现步行启动困难，行走时双上肢僵硬，缺乏伴随的运动，躯干前倾，髋膝关节轻度屈曲，步态短而急促，有阵发性加速，不能随意立停或转向，又称为前冲步态或慌张步态。

第八节　日常生活活动能力评定

日常生活活动能力（activities of daily living，ADL）包括衣、食、住、行、个人卫生等，是人们在童年时期逐渐获得、形成的基本动作和技巧，并随实践而发展、完善。这些活动对健康者而言是简单易行，但对功能障碍的残疾者来说，则成为他们的困难和负担，由于丧失了完成这些活动的能力，会影响患者的自我形象和生存质量，影响患者与外界联系，甚至影响整个家庭和社会。因此，日常生活活动能力的评定是康复评定工作中的一项重要内容。

一、ADL 的定义及评定目的

（一）定义

ADL 是指人们为了维持生存及适应生存环境所必须反复进行的，最具有共性、最基本的一些活动，包括进食、穿衣、洗澡、大小便控制、行走等基本的动作和技巧。一般无需利用工具的日常活动，又称为基本或躯体日常生活活动（basic or physical ADL，BADL）。广义的 ADL 还包括人们在家庭、工作机构及社区中的一切独立活动，大多需要使用各种工具，又称为复杂或工具性日常生活活动（instrumental ADL，IADL）。

（二）评定目的

评定残疾者的 ADL 水平，是为了确定在 ADL 方面是否独立及独立程度；分析不能独立的原因；拟定合适的康复治疗目标及确定针对性康复治疗方案；评价治疗效果、判断预后；比较治疗方案的优劣等。

二、ADL 的评定内容

ADL 包括运动、自理、交流及家务劳动等方面。

（一）运动方面

1. 床上运动

（1）床上体位：保持在良好位置下的仰卧位、侧卧位和俯卧位。

（2）床上体位转换：床上各种卧位之间的相互转换，以及卧位与坐起转换。

（3）床上移动：床上的上、下、左、右移动。

2. 轮椅上运动和转移

（1）乘坐轮椅：包括床与轮椅或轮椅与坐椅之间的相互转移、以及乘坐轮椅进出厕所或浴室。

（2）使用轮椅：包括对轮椅各部件的识别与操纵，轮椅的保养与维修。

3. 室内、室外行走 使用或不使用专门设备的行走。

（1）室内行走：在地板、地毯或水泥地面上行走。

（2）室外行走：在水泥路、碎石路或泥土路面上行走、上下台阶和楼梯。

（3）借助助行器行走：使用助行架、手杖、腋杖、穿戴支具、矫形器或假肢行走。

4. 公共或私人交通工具的使用 骑自行车、摩托车、上下汽车、驾驶汽车等。

（二）自理方面

1. 更衣 包括穿脱内衣、内裤、套头衫、开衫、罩裤、鞋袜，穿脱假肢、支具，扣纽扣，拉拉链，系腰带、鞋带，打领带等。

2. 进食 主要包括餐具的使用以及咀嚼、吞咽能力等。如持筷夹取食物，用调羹舀取食物，用刀切开食物，用叉叉取食物，用吸管、杯或碗饮水、喝汤等。

3. 个人清洁 包括洗漱、刷牙、洗脸、漱口、洗发、洗澡、洗手和修饰（梳头、刮脸、修指甲、化妆等）。

4. 上厕所 包括使用尿壶、便盆或进入厕所大小便，及便后会阴部的清洁、衣物的整理、排泄物的冲洗等。

（三）交流方面

包括打电话、阅读、书写、使用计算机、录音机、识别环境标记等。

（四）家务劳动方面

包括购物，备餐，保管和清洗衣物，清洁家居，照顾孩子，安全使用生活用品、家用电器及安排收支预算等。

三、评定方法

（一）直接评定

在患者实际生活环境中进行，要求患者自己逐一完成每项活动，观察患者完成实际生活中的动作情况，以评定其能力；也可以在 ADL 功能评定训练室内，进行 ADL 专项评定，在此环境中指令患者完成动作，较其他环境易取得准确结果。ADL 功能评定训练室的设置应尽量接近家居环境，应有卧室、盥洗室、浴室、厕所、厨房及相应的家具、餐饮用具、炊具、家用电器及通讯设备。

（二）间接评定

对于一些不便完成或不易完成的动作，可从家人和患者周围的人那里获取患者完成活动的信息，如大小便的控制、个人卫生等。

在评定中应考虑以下因素：①患者的年龄、性别、职业，所处的社会环境，所承担的社会角色；②患者的内在动机，对疾病的态度、心理状态；③患者残疾的功能状况；④患者的家庭环境、家庭条件、经济状况；⑤患者其他情况：病情处于急性期还是慢性期，有无肌力、肌张力、关节活动度的异常，有无感觉、感知及认知障碍。

（三）常用评价量表

临床上 ADL 的评定量表有 Barthel 指数评定量表、Katz 指数分级评定量表、PULSES 功能评定量表、FIM 功能独立性评定量表、功能活动问卷（FAQ）等。

1. Barthel 指数（Barthel index，BI） 该法产生于 20 世纪 50 年代中期，是目前临床应用最广、研究最多的一种 ADL 评定方法，简单、灵敏、可信度高，不仅可用来评定治疗前后的功能状况，而且可预测治疗效果、住院时间及预后。

Barthel 指数包括 10 项内容，根据是否需要帮助及其程度，分为 0、5、10、15 分 4 个功能等级，总分为 100 分（见表 3 – 15），得分越高，依赖性越低、独立性越好。

表 3 – 15 Barthel 指数评定内容及记分法

ADL 项目	自理	稍依赖	较大依赖	完全依赖
进食	10	5	0	0
洗澡	5	0	0	0
修饰（洗脸、梳头、刷牙、刮脸）	5	0	0	0
穿衣（包括系带）	10	5	0	0
控制大便	10	5（偶尔失控）	0	0
控制小便	10	5（偶尔失控）	0	0
用厕	10	5	0	0
床椅转移	15	10	5	0
行走（平地 45m）	15	10	5（需轮椅）	0
上下楼梯	10	5	0	0

评分标准：

100 分：为正常。

60 分以上：生活基本自理。

60 ~ 40 分：生活需要帮助。

40 ~ 20 分：生活需要很大帮助。

20 分以下：生活完全需要帮助。Barthel 指数 40 分以上者康复治疗的效益最大。

2. 改良 Barthel 指数（modified Barthel index，MBI） 1987 年修订后的改良 Barthel 指数评定表更具有临床实用性和可操作性（见表 3 – 16）。

表 3 – 16 改良 Barthel 指数评定表

项目	评分标准	初期评定 年/月/日	中期评定 年/月/日	后期评定 年/月/日
大便	0 分 = 失禁或昏迷 5 分 = 偶尔控制（每周 < 1 次） 10 分 = 能控制			
小便	0 分 = 失禁或昏迷或需由他人导尿 5 分 = 偶尔控制（每 24h < 1 次，每周 > 1 次） 10 分 = 能控制			

（续表）

项目	评分标准	初期评定 年/月/日	中期评定 年/月/日	后期评定 年/月/日
用厕	0 分 = 依赖他人 5 分 = 需部分帮助 10 分 = 自理			
修饰	0 分 = 需要帮助 5 分 = 独立洗脸、梳头、刷牙、剃须			
洗澡	0 分 = 依赖 5 分 = 自理			
进食	0 分 = 依赖他人 5 分 = 需部分帮助（夹菜、盛饭、切割、搅拌） 10 分 = 全面自理（但不包括取饭、做饭）			
转移	0 分 = 完全依赖他人，不能坐 5 分 = 能坐，但需大量（2 人及以上）帮助 10 分 = 需少量（1 人）帮助或指导			
穿衣	0 分 = 依赖他人 5 分 = 需一半帮助 10 分 = 自理（自己系带、扣扣子、开、闭拉链和穿鞋）			
活动/ 行走	0 分 = 不能活动和步行 5 分 = 在轮椅上能独立行动 45m 以上，能拐弯 10 分 = 需 1 人帮助步行（体力或语言指导） 15 分 = 独自步行（可用辅助器，在家及其周围走 45m）			
上下 楼梯	0 分 = 不能 5 分 = 需帮助（体力或语言指导） 10 分 = 自理（可用手杖等辅助器）			
总分				

评分标准：

0~20 分：为极严重功能缺陷。

25~45 分：为严重功能缺陷。

50~70 分：为中度功能缺陷。

75~95 分：为轻度功能缺陷。

100 分：为完全自理。

3. 功能独立性评定 功能独立性评定（functional independence measure, FIM）是 1983 年美国物理医学与康复学会提出的"医学康复统一数据系统"中的重要内容，它不仅评定躯体功能，还包括言语、认知和社交功能，是近年来提出的一种能更为全面、客观地反映残疾者 ADL 能力的评定方法，成为判断是否具备独立生活能力的重要指标。

（1）FIM 评定内容：包括 6 个方面、共 18 项内容，即自我照料、括约肌控制、转移、行走、交流和社会认知。每项分 7 级，最高得 7 分，最低得 1 分，总积分最高 126 分，最低 18 分（见表 3 - 17）。得分越高，独立水平越好；反之，独立水平越低。得分的高低以患者是否独立和是否需要他人帮助或使用辅助设备的程度来决定。

表 3 - 17   FIM 评测表

	入院	出院	随访
Ⅰ 自我照料			
1. 进食			
2. 梳洗修饰			
3. 洗澡			
4. 穿上身衣物			
5. 穿下身衣物			
6. 上厕所			
Ⅱ 括约肌控制			
7. 膀胱管理			
8. 大肠管理			
Ⅲ 转移			
9. 床/椅（轮椅）转移			
10. 进出厕所			
11. 进出浴盆、淋浴室			
Ⅳ 行走			
12. 步行/轮椅			
13. 上下楼梯			
运动类评分（Ⅰ~Ⅳ）合计			
Ⅴ 交流			
14. 理解			
15. 表达			
Ⅵ 社会认知			
16. 社会交往			
17. 问题处理			
18. 记忆			
认知类评分（Ⅴ~Ⅵ）合计			
总计得分			

（2）FIM 评分标准

7 分——完全独立：能独立完成所有活动，活动完成规范，无需矫正，不用辅助设备和帮助，并在合理的时间内完成。

6 分——有条件的独立：能独立完成所有活动，但活动中需要辅助设备，或需要比正常长的时间，或有安全方面的顾虑。

5 分——监护或示范：患者在没有身体接触性帮助的前提下，能完成活动，但需要他人监护、提示或规劝；或需要他人准备或传递必要的用品。

4 分——需小量身体接触性的帮助：给患者的帮助限于辅助，或患者在整个活动用力限度大于 75%。

3 分——中等帮助：需稍多的辅助，患者在活动中的用力程度达到 50% ~ 75%。

2 分——大量帮助：患者在活动中的用力程度为 25% ~ 50%。

1 分——完全依赖：患者在活动中的用力程度为 0% ~ 25%。

（3）FIM 的功能独立分级

126 分：完全独立。

108 ~ 125 分：基本独立。

90 ~ 107 分：极轻度依赖或有条件的独立。

72 ~ 89 分：轻度依赖。

54 ~ 71 分：中度依赖。

36 ~ 53 分：重度依赖。

19 ~ 35 分：极重度依赖。

18 分：完全依赖。

（四）ADL 评定的注意事项

1. 评定前向患者说明评定的目的和内容，取得患者的积极配合。

2. 根据患者的病情和需要，选择合适的评定方法。

3. 给予的指令应详细具体，对患者不理解的可进行示范。

4. 评定可分期进行，每次评定时间不宜过长，重复次数不要过多，以不引起患者疲劳为度。

5. 尽量采取直接评定方法，患者不便或不具备完成的能力（理解障碍）时可用间接评定。

6. 尊重患者，注意保护患者，避免发生意外。

第九节　生活质量评定

一、生活质量的定义

生活质量（quality of life，QOL）也译为生存质量、生命质量等。按照世界卫生组织生存质量研究组的定义，"生存质量是指不同文化和价值体系中的个体对与他们的目标、期望、标准以及所关心的事情有关的生存状况的体验"。分为主观的（subjective quality of life，SQOL）和客观的（objective quality of life，OQOL）两种质量。主观的生活质量是指患者对其整个生活满意的程度及其评价；客观的生活质量是从疾病、病损、失能和残障等几个方面对患者生活满意程度的影响进行客观的评定。对生活影响少而患者较满意者，为生存质量较高；对生活影响大而患者不满意者，为生存质量低。

二、生活质量的评定

1. 评定方法　常见的方法有：

（1）访谈法：通过当面或电话访谈，对被评定者的心理特点、行为方式、健康状况、生活水平等方面进行了解和评价。

（2）自我报告法：由被评定者根据自己的身体状况和对生活质量的理解，进行自我评分。

（3）观察法：由评定者通过对被评定者一定时间的观察，进行综合判断。

（4）量表评定法：是一种常用的、具有较好效度、信度和敏感度的标准化的对被评定者生活质量的综合评定方法。

2. 评定量表　适用于健康人群和意识清醒、能自己完成或在调查人员的帮助下完成量表填写的非健康人群。生活质量的评定量表种类繁多，其适应的对象、范围和特点也各不相同，如常用的生活质量测定量表有：世界卫生组织生存质量测定量表（WHOQOL - 100），世界卫生组织生存质量测定简表（QOL - BREF），健康状况调查问卷（SF - 36），疾病影响程度表等。在此，仅介绍常用的生活满意指数 A（life satisfaction index A，LSIA）和生活质量指数（quality of life index，QOLI）两种评定方法。

（1）主观的生活质量的评定：见表 3 - 18 生活满意指数 A（LSIA）。

评定时，让患者仔细阅读 20 个项目，然后在每项右方的"同意"、"不同意"和"其他"栏目中，按符合自己意见的分数上作出标记，如对第一题表示同意则在其右方同意栏下的"2分"处作一记号，其余类同。正常者为 12.4 ± 4.4 分，评分越高者，生活质量越佳。

表 3 – 18   生活满意指数 A（LSIA）

项 目	同意	不同意	其他
1. 当我年纪变大时，事情似乎会比我想象的要好些	2	0	1
2. 在生活中，和大多数我熟悉的人相比，我已得到较多的休息时间	2	0	1
3. 这是我生活中最使人意志消沉的时间	0	2	1
4. 我现在和我年轻的时候一样快活	2	0	1
5. 我以后的生活将比现在更快活	2	0	1
6. 这是我生活中最佳的几年	2	0	1
7. 我做的大多数事情都是烦人和单调的	0	2	1
8. 我希望将来发生一件使我感兴趣和愉快的事情	2	0	1
9. 我所做的事情和以往的一样使我感兴趣	2	0	1
10. 我觉得衰老和有些疲倦	0	2	1
11. 我感到我年纪已大，但它不会使我麻烦	2	0	1
12. 当我回首往事时，相当满意	2	0	1
13. 即使我能够，我也不会改变过去的生活	2	0	1
14. 和与我年龄相当的人相比，在生活中我已做了许多愚蠢的决定	0	2	1
15. 和其他与我同年龄的人相比，我的外表很好	2	0	1
16. 我已作出从现在起一个月或一年以后将要做的事的计划	2	0	1
17. 当我回首人生往事时，我没有获得大多数所想要的重要东西	0	2	1
18. 和他人相比，我常常沮丧	0	2	1
19. 我已得到很多从生活中我所希望的愉快事情	2	0	1
20. 不管别人怎么说，大多数普通人都变得越来越坏而不是好	0	2	1

（2）相对客观的生活质量评定：见表 3 – 19 生活质量指数（QOLI）。

相对客观的生活质量评定，相当一部分资料是由医务人员进行评定的，由于很难做到完全客观，所以只能称为相对客观的评定。这种评定的代表性量表是生活质量指数（quality of life index，QOLI）的评定，其内容见表 3 – 19。

表 3 – 19   生活质量指数（QOLI）

项 目	评分
I 活动	
1. 不论退休与否，全天或接近全天地在通常的职业中工作或学习；或处理家务；或参加无报酬的或志愿的活动	2 分
2. 在通常的职业中工作或学习，或处理自己的家务，或参加无报酬的或志愿的活动，但需要较多的帮助，或显著地缩短工作时间，或请病假	1 分
3. 不能在任何岗位上工作或学习，并且不能处理自己的家务	0 分

（续表）

项　　目	评分
Ⅱ 日常生活	
1. 自己能独立地进食、沐浴、入厕和穿衣、利用公共交通工具或驾驶自己的车子	2 分
2. 在日常生活和交通转移中需要帮助（需要有另一个人或特殊的仪器），但可进行轻的作业	1 分
3. 既不能照料自己也不能进行轻的作业，根本不能离开自己的家或医疗机构	0 分
Ⅲ 健康	
1. 感觉良好或大多数时间都感觉良好	2 分
2. 缺乏力量，或除偶然以外，并不感到能完全达到一般人有的水平	1 分
3. 感到十分不适或糟糕，大多数时间感到软弱和失去精力，或者意识丧失	0 分
Ⅳ 支持	
1. 与他人有良好的相互关系，并且至少从一个家庭成员或朋友中得到有力的支持	2 分
2. 从家人和朋友中得到的支持有限	1 分
3. 从家人和朋友中得到的支持不经常，或只在绝对需要时或昏迷时才能得到	0 分
Ⅴ 前景	
1. 表现出宁静和自信的前景，能够接受和控制个人的环境和周围的事物	2 分
2. 由于不能充分控制个人的环境，而有时变得烦恼，或一些时期有明显的焦虑或抑郁	1 分
3. 严重地错乱或非常害怕，或者持续地焦虑和抑郁，或意识不清	0 分

评分标准：正常为 9 分，分数越高，生活质量越佳。

第十节　职业能力评定

职业能力评定是收集有关职业的、有意义的资料和数据，综合分析和解释这些资料，做出职业取向的决定和制定康复计划的过程。职业评定涉及医学、社会、教育、心理与休闲活动等具有职业意义的项目，其评定主要通过咨询、工作评估以及职业与心理测验获得职业评定的数据。

一、职业能力评定的目的和方法

（一）目的

1. 发现阻碍康复的因素，决定康复的可能性。
2. 确定康复的潜力，制定康复计划。
3. 预测就业方向。

（二）评定方法

职业能力评定方法包括主观评定和客观评定，主要方法有：

1. 面谈法　通过与被测试者面对面交谈的形式了解其家庭、本人的情况、愿望和要求等。

2. 心理学测试法　从心理学角度评价被测试者的性格、兴趣和职业价值观等。

3. 模拟试工法　布置与实际环境相同的场所和条件，对被测试者的就业能力进行现场评定。

4. 职务试行法　让被测试者担当某种职务角色，进行相关的测定。

5. 工厂内测定法　让被测试者在工厂的实际环境中进行操作的测定。

6. 作业标本法　是指通过一些实际操作，测定被测试者的就业能力的方法。

7. 情报收集与分析法　通过收集一些与被测试者有关的医学、心理学、就业和社会方面的情报资料，进行综合分析的方法。

二、职业评定的内容

（一）职业素质评定的内容

通过各种有效的测试工具对患者的职业素质进行测量和鉴定。包括：

1. 职业身体素质　表示职业对劳动者身体条件的要求或表示从业人员为胜任特定职业必须具备的体力，包括力气、攀登和平衡、弯腰、跪立、下蹲和爬行、伸展手臂用手操作或皮肤感知、口头表达，视力、听力、控制协调等方面。

2. 职业能力倾向　表示职业对劳动者工作能力的要求，或表示从业人员胜任特定职业而必须具备的能力，包括：智力，言语表达能力，数学计算能力，空间能力，形体感，文书事务能力，动作协调能力，手指灵活性，手工灵巧性，眼-手-足配合能力，颜色辨别能力等。

3. 职业个性特征　包括职业兴趣与职业人格特征。职业兴趣指劳动者对某种类型的工作或活动由于关切或被吸引而能够专心致志的倾向，职业人格指劳动者个人比较稳定的性格品质。两者测定可通过有关的心理测验量表。

4. 教育与工作经历　表明个人所具有的劳动知识和技能的性质和水平。

就业能力的医学评定采用 Crewe N. W. 和 Athelstan G. T. 拟定的功能评定调查表（functional assessment inventory），该表是较全面的功能状态评定表。可了解残疾者就业能力的受损和残存状况。

5. 智能方面评定　职业决策测验 WAIS（用于高级职员）、特殊能力测验

（运动技能 – 明尼苏达操作速度测验、机械能力 – Bennett 机械理解测验、文书能力测验、美术能力测验、音乐能力测验）、多项能力和兴趣测验（Kuder 职业兴趣调查）、其他（专业、成就、个性）。

6. 体能方面评定　评定患者所能承受的劳动强度。

（二）就业方面的劳动能力评定

常用的有定向和工作评定测验，其精简版为微塔法（micro tower，MT），其评定的主要内容见表 3 – 20，具体测量及积分这里不作介绍。

表 3 – 20　　　　　　　　　微塔法的评定内容

编号	所评定的能力	作业名称
Ⅰ	运动神经协调能力 手和手指正确操作的能力	拧瓶盖、装箱、给瓶子加盖并装入箱子中 插小金属棒和夹子 电线连接
Ⅱ	空间判断能力 正确理解和判断图的能力	看图纸 描图
Ⅲ	事务外理能力 正确处理文字、数字资料的能力	查邮政编码 库存物品的核对 卡片分类 分捡邮件
Ⅳ	计算能力 正确处理数字及数字运算的能力	数钱 算钱
Ⅴ	语言能力 读、写、理解文字及语言的能力	对招聘广告的理解 传话、留言的处理

三、注意事项

1. 根据个性取向选择职业　应做到人的个性、需要、兴趣、态度、价值观与职业相匹配。

2. 根据职业活动中所需要的能力选择职业　职业活动中所需要的能力分为：一般能力指在各种职业活动中都须具备的基本能力，保证人们顺利有效掌握职业知识与职业技能；特殊能力指为某种职业活动所必需，在某种职业活动中表现出来的能力的综合。表现在与人交往能力、工作技能、智能、工作时的举止行为四大技能。如教师的语言表达能力、财会人员的计算能力、驾驶员的操作能力。职业能力的形成发展不取决于先天，而在于后天的环境、教育训练及实践活动，可以发挥人的主观能动性。

3. 根据工作的强度选择职业　我们在开始作业评定时应根据患者的实际能

力选择相应强度的工种。轻型工作相当于提举能力要达到9kg。行走和站立的要求明显增多，这种工作需要作大力的推、拉和小腿控制的动作；中型工作相当于最大提举重量达22.7kg，经常提举的重量也有11.4kg，通常都需要有走动和站立的能力；重型工作相当于最大提举重量达45.5kg，通常提举重量为22.7kg；极重型工作相当于最高一级体力工作，最大提举重量超过45.5kg，通常为22.7kg。工作强度和耐力对身体残疾者尤其重要，如果就业前没有评定出其应具有的工作时间水平和强度，就不可能预测患者一旦工作后，每天究竟能坚持几小时和负担多大的工作强度。

4. 根据职业工种选择职业　在职业名录上有40000种，必须做大量的工作对其精心筛选，减少到一个合适而又可控制的数量。

总之，职业初次评定是清楚的了解患者本人，包括性格、能力、兴趣治疗、局限及其他特质；了解各种职业成功必备的条件、优缺点、酬劳、机会及发展前途；合理推论上述两类资料的关系。就业前评定的意义在于激发残疾者的兴趣与初期就业阶段尚未产生兴趣者，有了兴趣后，还需要加以发展；通过就职前的"在职"活动建立信心；了解患者的工作耐受强度。

第十一节　言语障碍评价方法

一、言语障碍的定义

言语-语言功能障碍（以下简称言语障碍）是指通过口语或书面语言或手势语进行交流出现的缺陷，主要包括听、说、读、写等。言语障碍包括嗓音异常、构音障碍、失语症、口吃、儿童语言发育迟缓及精神或智力异常等引起的言语障碍。其中一些言语障碍是耳鼻喉科、儿科、心理科的研究内容。康复工作中常见到的是脑损害引起的失语症（dysphasia）、构音障碍（dysarthria）和言语失用（apraxia of speech）。其治疗主要通过康复训练手段得到改善。

（一）失语症定义

失语症是指人正常地获得语言能力后，因脑损害引起语言区域及其相关区域受到损伤而产生的后天性语言能力丧失或受损。失语患者在所有语言表达形式上包括说、听、读、写和手势表达的能力都减弱。患者能听到言语的声音和看见文字，却不能理解其意义；无发音肌肉瘫痪、共济失调，却不能清晰地说话或说出的话语不能表达意思，使人难以理解。失语症常合并脑高级系统其他方面的障碍，如阅读、书写及计算等。

（二）构音障碍定义

构音是把语言中枢组成的词转变成声音表达出来的过程。构音障碍是指由于发音器官神经肌肉的器质性病变而引起发音器官的肌肉无力、肌张力异常以及运动不协调等而出现的发音、发声、共鸣、韵律等言语控制异常。分为：

1. 运动性构音障碍 是由于中枢或周围神经系统损害引起言语运动控制的障碍（无力、缓慢或不协调）。

2. 器质性构音障碍 是由于发音说话器官的构造异常所致。

3. 功能性构音障碍 是指错误构音呈固定状态，找不到作为构音障碍的原因。即构音器官无形态异常和运动功能异常，听力在正常水平，语言发育已达4岁以上水平的构音已固定的状态。

康复医学科多见的是运动性构音障碍。

（三）言语失用症定义

言语失用症是因为中枢运动神经元损伤导致功能完整的言语肌肉系统不能进行随意的、有目的的活动而产生的一种言语运动性疾患。患者没有与发音器官有关的肌肉麻痹、肌张力异常、失调、不随意运动等症状，但患者在语言表达时随意说话的能力及按顺序进行发音的运动却出现障碍。检查时患者有目的的说话不一定正确，自己无意识的说话反而正确，所以不特意加以检查，言语失用容易被忽略。其语音错误包括语音的省略、替代、遗漏、变音、增加和重复。

二、言语障碍的评定

（一）评定目的

1. 确定语言功能损害的类型，作出分类诊断。
2. 评定损害和保留的语言功能，提供预后的根据。
3. 评定患者的交往需要，确定语言起始水平，指导语言治疗。

（二）失语症的评定

失语症的评定目的是准确判断患者有无失语症，并详细进行失语症分类；了解影响患者交流能力的因素；制定治疗目标和选择恰当的治疗方案；评定患者残存的交流能力，预测患者可能康复的程度。目前国际上尚无统一的失语症检查方法，临床较为广泛应用的有波士顿失语诊断检查法、西方失语症检查套表和汉语失语检查法。

1. 波士顿失语诊断检查法 该检查法设计全面，使用广泛，包括语言功能本身的和非语言功能的检查。主要检查两部分：①定量分析患者语言交流水平，对语言特征进行性和质的分析；②确定患者失语症的严重程度做出失语症的分类。各分析检查按难易程度设计，语言功能本身的检查还包括听理解、言语表达、阅读理解和书写内容，此外还设计了补充语言测验和补充非语言功能的评测。

2. 西方失语症检查套表 是在波士顿检查法的基础上经修改、扩充内容而成，提高了可信度及诊断失语症的标准，是一个定量的失语症检查表，广泛用于临床和科研。可以单独检查口语部分，并根据结果进行分类。其优点是：①除了评定失语外，还包括运用、视空间功能、非言语性智能、结构能力及计算能力等内容，做出失语症以外的神经心理学方面的评价；②同时还可测试大脑的非语言功能，并可从失语检查结果中计算出失语指数、操作性指数和大脑皮质指数，并以最高为100%来表示。

3. 汉语失语检查法 参考上述两个检查方法并结合汉语的特点和临床经验而编制，按规范化要求制定统一指导语，统一评分标准，统一图片、文字卡片及失语分类标准。本法对不同性别、年龄、利手的小学以上文化水平的正常成年人均能顺利通过，内容包括以下六方面：

（1）口语表达：从三个方面评定：

1）自发谈话：包括回答问题、叙述和系列语言。

2）复述：包括常用词和不常用词，具体和抽象词，短句，长句，超长复合句和无意义词组。

3）命名：包括指词命名、反应命名和颜色命名。与患者进行交谈提出问题，尽可能激发患者做出多的反应并录音，如询问患者的姓名、年龄、职业及患病情况。或用图片叙述，时间1min。根据交谈将失语症的言语障碍分为两种类型即非流畅型和流畅型。①非流畅型：表现为语量少，有语调障碍、构音障碍，说话费力，无强迫言语，无语法等；②流畅型：表现为语量多，语调正常、发音清晰，说话不费力，有强迫言语，有语法结构等。

（2）听理解：内容包括：

1）是非题：开始对熟悉的事以简单陈述句提问，然后以包含语法词的句子提问。被检查者只需要回答"是"与"不是"。

2）听辨认：听名称后从一组物、画或者身体部位选出正确者。

3）执行口头指令：从简单指令到复杂和有语法词的指令，被检查者听到后执行，如"站起来"。

（3）阅读：内容包括：

1）视读：为视感知朗读，朗读 10 个字。

2）听字辨认：从一组形似、音似、意似字中选出听到的字。

3）字词朗读并字词配画：先朗读所示的词，无论朗读是否正确均要求按字配画。

4）朗读指令并执行：先朗读字卡上的命令，无论朗读是否正确均要求按命令执行。

5）选词填空：对留有空档的句子朗读或默读后，从备选词中选出正确的词填空，使句子完整。

（4）书写：内容包括：

1）书写姓名或地址。

2）抄写：抄写备好的简单句。

3）系列写数（1～21）。

4）听写：包括偏旁、数、字、词和句。

5）看图写：写出物品、颜色、动作的名称。

6）写短文。按完成的质量评为 0～5 分。

（5）其他神经心理学检查包括：

1）意识：如注意力、定向力及近记忆力等。

2）视空间功能：如临摹和摆方块等。

3）运用能力：如口颊、上肢和复杂动作等。

4）计算：如加、减、乘、除和四则运算。

（6）利手：所谓利手是指人的一些日常活动习惯用一只手来进行而言。利手与语言优势与一侧大脑半球有关。测定 12 个日常动作，包括写字、拿筷子、用剪刀、切菜、刷牙、提物、穿针、洗脸、划火柴、炒菜、持钉锤、扫地。若 12 项全部或前 7 项都习惯用右手或左手，而后 5 项中任何 1～5 项用另一手，确定为右利或左利。若前 7 项中 1～6 项习惯用一只手，其余 6～12 项用另一手，确定为混合手。

（三）构音障碍的评定

1. Frenchay 构音障碍评定法 通过解剖、生理和感觉检查，达到多方面描述的目的。测验包括反射（咳嗽、吞咽）、呼吸、唇、舌、颌、腭、喉、言语可理解度等 8 个项目 26 个分测验。将各项检查结果分为 9 级，把结果画在一总结图上。可清晰地看出哪些功能受损、受损程度，有利于指导治疗。

（1）反射检查：询问患者、亲属或其他有关人员，以观察、评价咳嗽反射、吞咽动作是否有困难和困难的程度；观察患者有无不能控制的流涎。

1）咳嗽：询问患者吃饭或喝水时，是否会咳嗽或呛住；询问清嗓子时有否困难。

2）吞咽：安全情况下，让患者喝140ml温开水和吃2块饼干，要求尽可能快地完成。并询问患者吞咽时有无困难，以及进食速度、饮食情况。评分：喝上述定量的水，正常时间为4~15s，平均8s，超过15s为异常缓慢。

3）流涎：询问患者是否有流涎，并于会话中观察。

（2）呼吸检查

1）静态观察：观察患者未说话时的呼吸状况。如评价有困难，可要求患者：先用嘴深吸气，听到指令时尽可能缓慢的呼出，记下所用秒数。正常平稳地呼出，平均为5s。

2）言语时检查：同患者谈话并观察呼吸，问患者仕说话时或其他场合下是否有气短。

下面的要求常用来辅助评价：令患者尽可能快地一口气数到20（10s内），检查者不应注意患者的发音，只注意完成所需呼吸次数，正常情况下要求一口气完成，但是对于腭咽闭合不全者很可能被误认为是呼吸控制较差的结果，这时可让患者捏住鼻子来区别。

（3）唇运动检查

1）静态观察：观察患者未说话时唇的位置。是否有唇下垂或不对称。

2）唇角外展：让患者作夸张的笑，鼓励其尽量抬高唇角，观察双唇抬高和收缩运动。

3）闭唇鼓腮：让患者按要求完成下面的1项或2项动作，以帮助建立闭唇鼓腮时能达到的程度：令吹气鼓腮坚持15s，记下实际秒数。若有鼻漏气，治疗师应捏住患者的鼻子，让其清脆的连发"p"音10次，记下所用秒数并观察发"p"音后闭唇的连贯性。

4）交替发音动作：令患者在10s内重复发"u、i"动作（不必出声）10次，让患者夸张动作并使速度与动作相一致（每秒钟做1次），记下所用秒数。

5）观察会话时唇的运动：重点注意唇在所有发音时的形状。

（4）颌的位置检查：观察静止状态是否有颌下垂、过度闭合及偏斜；观察言语时是否有颌偏离、痉挛；有无颌运动。

（5）软腭检查

1）反流及抬高情况：询问并观察患者进流质饮食时是否有水或物进入鼻腔。令患者发"啊"音5次，每个"啊"之间有一充分停顿，使软腭有时间下降，观察发音时软腭的运动。

2）会话中观察有无鼻音或鼻漏音。

辅助评价：让患者说"妹（mei）、配（pei）"和"内（nei）、贝（bei）"，观察其音质变化。

（6）喉部检查

1）发音时间：令患者尽可能长时间地发"啊"音，记录秒数及发音清晰度。

2）音调：观察患者唱音阶（至少6个音符），并在患者唱时做评价。

3）音量：令患者从1数到5，逐次增大音量，观察音量变化。

言语评价：会话中观察患者的发音清晰度、音量及音高。以上每一分测验均有 a～e 5个级别。一般 a 为无异常，e 为最严重的异常。

（7）舌部检查

1）观察舌的静态表现：令患者张嘴1min，如果患者保持张嘴有困难，可用压舌板放在其牙齿内边的边缘。

2）伸舌：令患者完全伸出舌，并收回5次（速度要求4s内4次），记录所用秒数。

3）抬高舌：要求患者张嘴，6s内连续向上、下伸舌5次，记录完成情况及所用时间。

4）舌两侧运动：令患者伸舌，并要求4s内左右摆动5次。记录所用时间。

5）舌交替运动：令患者尽可能快地说"喀（ka）、拉（la）"，共10次，记录完成所需秒数。观察并记录会话中舌的运动。

（8）言语可理解度

1）读字：令患者逐一读出12张字卡片（前2张为练习卡），治疗师在未看卡片的情况下，记录所听懂的字，然后与字卡片对照，统计正确字数。分级：a级：10个字均准确，言语容易被理解。e级：2个或更少的字准确。

2）读句：用句卡片同前方法进行。

3）会话：鼓励患者会话（询问工作、业余爱好及亲友等），尽量持续5min，记录能听懂患者言语的比例。分级：a为无异常。b为偶尔需患者重复。c为能明白一半，常需重复。d为偶尔能听懂。e为完全听不懂。

4）会话速度：从会话分测验的录音带中，计算字数/min（正常约100～120字/min），2～4字/s。

2. 中国康复研究中心制订的构音及构音器官检查 包括呼吸、喉、面部、口部肌肉、硬腭、腭咽机制、舌、下颌及反射活动的检查，了解言语器官的运动速度、力量以及运动的准确性，但不进行运动分级。检查以普通话为标准音进行音节复述，单词、文章的水平检查，以及构音类似运动检查。检查时需使用国际音标。

（四）言语失用症的评定

评定言语失用症包括以下三个方面：

1. 言语可理解程度 这是评定构音障碍的主要目标，通常选择一定数量的单词和句子进行评分。对于严重构音障碍者，单词可理解程度的得分高于句子可理解程度的得分，而轻度构音障碍则相反，句子可理解程度的得分高于单词可理解程度的得分。评定句子可理解程度比单词更接近于普通说话的要求，且可以同时评定说话的速率。

2. 说话速率 可以采用节拍器或录音带。

3. 韵律 说话的自然程度，主要通过：①在主观方面评定重音、音调、速率及其与节律的关系；②在客观方面作声学分析。

第十二节　神经心理评定

一、简易精神状态评定

表 3－21　　　　　　　　简易精神状态速检表（MMSE）

项　目	分数		项　目	分数	
1. 今年是哪个年份？	1	0	16. 复述：四十四只石狮子	1	0
2. 现在是什么季节？	1	0	17. 闭眼睛（按卡片上的指令动作）	1	0
3. 今天是几号？	1	0	18. 用右手拿纸	1	0
4. 今天是星期几？	1	0	19. 将纸对折	1	0
5. 现在是几月份？	1	0	20. 手放在大腿上	1	0
6. 你现在在哪一省（市）？	1	0	21. 说一句完整句子	1	0
7. 你现在在哪一县（区）？	1	0	22. 计算：93－7	1	0
8. 你现在在哪一乡（镇、街道）？	1	0	23. 计算：86－7	1	0
9. 你现在在哪一层楼上？	1	0	24. 计算：79－7	1	0
10. 这里是什么地方？	1	0	25. 计算：72－7	1	0
11. 复述：皮球	1	0	26. 回忆：皮球	1	0
12. 复述：国旗	1	0	27. 回忆：国旗	1	0
13. 复述：树木	1	0	28. 回忆：树木	1	0
14. 计算：100－7	1	0	29. 辨认：手表**	1	0
15. 辨认：铅笔	1	0	30. 按样作图	1	0

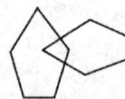

*按卡片上书写的指令动作（闭眼睛）。

**辨认：出示手表问是不是刚才让他看过的物品，评分低于上述标准即可考虑痴呆。

近年来，神经科和康复医学科普遍采用一种简易的精神状态测定量表（mini-mental status examination，MMSE，见表 3 - 21），进行痴呆的筛选，作为神经系统疾病患者简易认知功能状态的初步评定，以减少长时间检查造成这类患者疲劳和注意力分散。共 30 项，正确完成或回答正确得 1 分，回答错误或不能完成得 0 分，现逐项详细介绍。

简易精神状态评定可以对患者一般认知功能有大概的了解。评定痴呆的标准：根据文化程度而不同，文盲 < 17 分，小学程度 < 20 分，中学以上程度 < 24分。单凭该检查不能诊断痴呆或其他认知障碍，一些痴呆患者评分可能较高，而一些无痴呆患者可能评分偏低。有些具体分数的变化可能比总分更有意义。

二、LOTCA 认知功能评定

进一步的认知评定应采用 Loewenstein 认知障碍成套测验评定法（Loewenstein occupational therapy cognitive assessment，LOTCA）。LOTCA 是以色列耶路撒冷希伯莱大学 Katz. N 博士和 Loewenstein 康复医院 Rahmani. L 心理博士于 1974年提出，经历了 10 多年的研究，最先用于脑损伤后患者认知功能的评定。由于其操作简便，应用方便和可靠，通过了效度和信度检验，同时从患者的利益出发，与治疗紧密结合，很快扩展到其他脑部疾患的认知功能评定。

国内对 LOTCA 英文第二版中文版的效度和信度也进行了检验，发现具有良好的效度和信度。检查内容分为四大类：定向检查；知觉检查；视运动组织检查和思维运作检查。可用于脑血管病、脑外伤及中枢神经系统发育障碍等原因引起的认知功能障碍的评定。检查时间仅需 30 ~ 40min，整个测验可分 2 ~ 3 次完成，适宜在康复医学临床中使用。

三、神经心理成套测验

常用的 H、R、B 成套神经心理测验（Halstead - Reitan Neuropsychological Test Battery，简称 HRB）是通过心理测验，研究和观察人类大脑与行为之间的相互关系，帮助医师和治疗师了解脑损伤患者的神经心理状态，作出准确的诊断与评定。成套测验所测验的行为功能范围很广，可以代表人类的主要能力。分为成年、少年、幼儿三种测验形式，分别适用于 15 岁以上、9 ~ 14 岁、5 ~ 8 岁受试者。这里简要介绍"修订 HRB 神经心理成套测验（HRB - RC）"成人式测验内容。共有 10 个分测验，其名称、方法和目的见表 3 - 22。具体评定方法略。

表 3-22   HRB（A）-RC 各分测验

分测验名称	方　法	目　的
1. 优势侧	测定利手、利足、利眼	确定大脑优势半球
2. 失语甄别	测验命名、临摹、书写、心算、复述等	甄别有无失语及失语性质
3. 握力	用握力计测左、右手的握力	测量两上肢的运动力
4. 连线	纸上多个小圆圈，标有数字或字母顺序，要求按数字顺序或与字母顺序交替画线连接	观察数字记忆，视觉空间功能，数序与字序两系统的交替传递能力
5. 触摸操作	蒙眼，用利手、非利手和双手将各形状木块嵌入相应柄板中；睁眼，画出木块形状及位置	检查触觉、运动知觉、空间知觉、触觉形状记忆和位置记忆
6. 节律	30 对节律音响逐对出现，要求分辨每对中的两次音响的节律是否相同	测验区别节律的能力
7. 手指敲击	先利手后非利手，用示指尽快敲击一个按键	检查两手的精细运动能力
8. 语言知觉	用四声发音，要求从字卡上把数个发音相似的词中选出	观察言语辨认能力，听、视觉联系能力及注意集中
9. 范畴	根据分类、例外等规律，对看到的图形按数字键，对正误判断有不同声音作反馈	测验思维的抽象和概括过程
10. 感知觉	检查触觉、听觉、视觉、手指失认、指尖识数及触辨认	检查有无感知觉缺失

四、注意评定

注意是心理活动对一定事物的指向与集中。它伴随着感知、记忆、思维、想象等心理活动。评定注意功能时，可采用视觉注意测试及听觉注意测试等。一般脑部创伤的认知功能评定可通过使用标准化测验及功能活动行为观察而得知，注意障碍也不例外。标准化测验包括筛选测验及特定测验。标准化测验的好处是提供客观、可靠的数据，可以重复记录患者的认知功能。但是选择哪种标准化测验则一定要根据患者的具体情况而决定，否则会影响测验的可信度。若是患者的注意力无法集中，将会干扰患者的实际能力，使测验结果无法解释。此时应采用功能活动行为观察进行评定，评定者可留意患者做一些基本自我照顾活动时的注意、瞬时/短期记忆能力和长期记忆能力、定向力、应变能力及判断力等。也可利用日常生活问卷来向家属取得更多患者日常生活的资料。

许多因素影响注意的评定，如记忆、环境等。为了确定患者注意功能的真实水平，除神经心理学评定、行为观察外，家属、雇主的报告也应考虑，通过综合分析，做出正确评价。

五、记忆功能评定

大量标准化记忆测试量表已经制订，其中大部分是针对遗忘症的检查。本节对广泛使用的评定表仅作概要性介绍。在临床实践中，如何很好地完成这些检查，选择何种评定表为恰当，则需要专门的知识与培训。

（一）韦氏记忆评分修订版

韦氏记忆评分修订版（the Wechsler Memory Scale - Revised，WMS - R）是第一份记忆检查量表（Wechsler，1945），由于它的方便易用，至今仍在全世界广泛应用，现使用其修订版。本量表分有 7 个分测试，两种版本，现用的修订版只需要 25min 即可完成。

（二）Rivermead 行为记忆能力测试

是日常记忆能力的测验，由 Barbara Wilson 等人于 1985 年设计而成。有儿童、成年等共 4 个版本，每个版本有 11 个项目。RBMT 主要检测患者对具体行为的记忆能力，如回忆人名、自发地记住某样物品被藏的地方、问一个对某线索反应的特殊问题、识别 10 幅刚看过的图片、即时和延迟忆述一个故事、识别 5 张不熟悉面貌照片、即时和延迟忆述一条路线、记住一个信封、对时间地点及人物定向力的提问。完成整个测试约需时 25min。患者在此项行为记忆能力测验中的表现，可帮助治疗师了解患者在日常生活中因记忆力受损所带来的影响。

（三）成人记忆和信息处理量表

本量表由 6 个分测试组成：①即时、延时故事忆述：这种忆述有详细指南但不同于 WMS - R 逻辑记忆测试；②复制一张复杂的图形后立即再现，30min 后再现；③词表学习：由 15 个词组成的词表呈现后即刻忆述，最多可进行 5 次测试，接着用第 2 个词表测试 1 次，然后用第 1 个词表再作最终忆述；④设计学习：在这项测试中，受试者必须学习一项设计，然后通过 4×4 排列把各个点联结起来；⑤信息处理 Part A：在这部分测试中，给受试者一份含有 5 个两位数组成的表，要求受试者必须删除最大的数，接着进行运动速度测试，要求受试者尽可能快的删除这些数；⑥信息处理 Part B：在这部分，要求受试者完成更复杂的数字删除测试，再接着进行运动速度测试。完成本量表测试大约需时 45min。

（四）Luria - Nebraska 记忆评分

本量表是神经心理学检查的一部分，它提供了一个初步筛查，重点为记忆处理作更详细检查服务。它含有一些其他标准量表没有的项目，如要求受试者预测在一份表中他可能要记住多少词，词 - 图联系，记住手的位置等。大约需时 15min。

（五）记忆检查

本检查由一项词的识别测试和一项等量的对面貌的测试组成。这两项分测试用类似的方式完成。受试者看 50 个词和 50 个面貌相片（不认识的男人），每 3s 看 1 张，要求受试者判断每一项是愉快还是不愉快，分别用"是"或"否"作出应答，50 个项目已经呈现之后，立即给受试者一项有两种选择并且被迫挑选的测试。在这项测试中，扰乱项目大致类似靶项目并像前面呈现的项目一样从总的来源中抽出来。本测试需时约 15min，据认为可检测正常人群中的轻微记忆障碍，能识别针对特殊材料的词语和非词语性遗忘症，很少受焦虑和抑郁的影响。

（六）William's 记忆量表

本量表含 3 个平行表格，每份表都有数字间距、钉板位置学习、词定义学习、图片延迟（7min）记忆述，一个简短的个人过去经历的事件评估，如患者第一次上学的特征。

（七）一些专病性量表

有许多评估表可以评估脑损伤后的学习与记忆能力，包括：触觉行为表现测试，测试非词语性学习和记忆技能；Benton's 的视觉保留测试，测试有关视知觉、结构和非词语性以及记忆技能的情况；California 词语学习测试和 Rey 听词语学习测试，这两项测试都是由词语学习活动组成，检查者可对患者的优势、弱点、词语学习困难和记忆能力的影响因素作出详细评估；Reitan's 故事记忆和图形记忆测试，评价患者词语性和非词语性记忆技能。

六、知觉功能评定

知觉功能是脑部的高级功能，主要包括脑部对各种外界事物识别和处理的过程。当大脑损伤后，即使无感觉功能缺陷、智力衰退、意识障碍、言语困难，患者对自己以往熟悉的事物不能以相应感官感受而加以识别，这种现象称为失认症。失认症中发病率最高的为单侧忽略、疾病失认和 Gerstman 综合征（包括左右手失认、手指失认、失写、失算）。在运动、感觉、反射均无障碍的情况下，不能按命令完成熟悉的动作称之为失用症，其中以结构性失用、运动失用和穿衣失用发病率最高。对这些知觉障碍的评定方法详见脑外伤康复章节。

第四章

康复治疗方法

康复治疗（rehabilitation treatment，rehabitation care）是指根据康复评定所确定的患者功能障碍的部位和程度，规划和设计康复治疗方案，协调应用各种治疗手段，使患者最大限度的恢复功能，重返社会。

康复治疗的范畴很广，包括理疗、运动疗法、作业疗法、言语治疗、心理治疗、康复工程、职业咨询以及中医传统治疗等。随着康复医学和科学技术的发展，新的康复治疗方法层出不穷，先进的设备不断出现，康复服务网络也不断完善，使更多患者得到了更加及时有效的康复治疗，从而降低了多种疾病的致残率。

康复治疗作为一门专门的治疗技术，不同于临床治疗，它具有以下特点：①带有教育性；②要求患者主动参与；③有序地采用多种方法进行综合治疗；④贯穿于临床治疗的始终。

第一节 理 疗

理疗是指应用物理因子预防和治疗疾病、促进机体康复的一种疗法。广义来讲，理疗所应用的物理因子包括人工和自然界两类，人工物理因子，如光、电、磁、声、热、冷等；自然物理因子如矿泉、气候、日光、空气、海水等。狭义的理疗是指利用人工物理因子治疗的方法，如电疗法、光疗法、磁疗法、超声疗法、热疗法、冷疗法、水疗法、蜡疗法、生物反馈疗法等；而利用自然界物理因子治疗方法，如气候疗法、日光疗法、海水疗法、矿泉疗法、泥疗法、空气浴疗法等属疗养学范畴。

理疗在现代医学中已广泛的应用，几乎可以涉及临床各个科室。各种物理因子虽然对人体的作用不同，但也有些共同之处，如改善血液循环、抗炎、镇痛、兴奋神经和肌肉、促进组织再生修复、提高机体的调节功能和适应能力等。

与药物、手术等临床治疗相比，理疗具有许多优越性：一种物理因子有多种治疗作用；副作用少；作用可相对集中于病变部位；与药物、放疗、化疗及手术等疗法有协同作用；无创伤、无痛苦，易于接受。

一、电疗法

应用各种电流或电磁场预防和治疗疾病的方法称电疗法（electrotherapy）。电疗法包括直流电及直流电药物离子导入疗法、低频电疗法、中频电疗法及高频电疗法等。

（一）直流电及直流电药物离子导入疗法

直流电疗法（galvanization）是使用低电压（100V 以下）的方向恒定不变的平稳直流电通过人体的一定部位以治疗疾病的方法。利用直流电场的作用使药物离子通过皮肤、黏膜或伤口导入体内进行治疗的方法，称直流电药物离子导入疗法（inotophoesis）。

1. 直流电的生理及治疗作用

（1）直流电的生理作用：直流电作用于机体时，处于直流电场中的组织内的正负离子、胶体微粒以及水可发生电解、电泳和电渗现象，从而引起组织兴奋、细胞膜结构与通透性、酸碱度和组织含水量的变化。这些变化可以调节中枢神经功能，改变周围神经的兴奋性，促进神经纤维再生和消除炎症，并可引起电极下局部皮肤血管扩张和血液循环加快，加速组织的修复和再生。

（2）直流电药物离子导入：根据"同性电荷相斥"原理，应用直流电可以将在溶液中能够解离的药物，或在溶液中能成为带电胶粒的药物，经过皮肤、黏膜或伤口导入体内。直流电药物离子导入有以下优点：①药物可直接导入较表浅的病灶内；②局部药物浓度高，作用时间长，疗效持久；③有直流电和药物的综合作用。

2. 适应证　骨折、植物神经功能紊乱、慢性溃疡、伤口、深浅静脉炎（血栓性）和瘢痕粘连等。

3. 禁忌证　恶性肿瘤、高热、恶病质、心力衰竭、出血倾向、局部金属异物、导入药物过敏者等。

（二）低频电疗法

低频电疗法是应用频率0～1000Hz 的电流治疗疾病的方法，其特点是对感觉及运动神经有较强的刺激作用。

1. 低频电流的生理和治疗作用

(1) 兴奋神经肌肉组织：兴奋神经肌肉是低频脉冲电流的重要特征。其机制主要是低频电流刺激可以改变神经细胞的极化状态，引起神经兴奋。

(2) 促进局部血液循环：低频电刺激可直接引起小动脉扩张，也可通过肌肉收缩促进血液循环，从而延缓肌肉萎缩，防止肌肉挛缩。

(3) 镇痛：低频电刺激可在电疗中、电疗后数分钟或数小时之内产生镇痛作用，也可在多次治疗后产生镇痛作用。

2. 常用疗法及适应证

(1) 神经肌肉电刺激疗法（NMES）：是指以低频脉冲电流刺激神经肌肉，治疗神经肌肉疾患的方法。所用设备为低频脉冲电诊断治疗仪。适用于运动神经元损伤引起的瘫痪、失用性肌萎缩、关节挛缩等的治疗。

(2) 功能性电刺激（FES）疗法：是指应用低频脉冲电流刺激因丧失神经控制而出现运动功能障碍的骨骼肌或平滑肌，引起肌肉收缩，产生功能性运动的治疗方法。适用于脑卒中、颅脑外伤、脑瘫等上运动神经元伤病所致的肢体瘫痪的治疗，以及脊髓损伤后的排尿功能障碍、呼吸功能障碍等治疗。

(3) 经皮电刺激神经（TENS）疗法：是通过皮肤将特定的低频脉冲电流输入人体以治疗疼痛为主疾病的电疗方法。主要用于治疗各种原因引起的急、慢性疼痛，包括头痛、各种神经痛、关节痛、术后疼痛、产痛、癌性痛等的治疗。

3. 禁忌证 带有心脏起搏器的患者及急性化脓性炎症，出血性疾病，严重心脏病，高热等患者均不宜。

（三）中频电疗法

应用频率为 $1000Hz \sim 100kHz$ 的正弦电流治疗疾病的方法，称中频电疗法。与低频电流相比，中频电流具有无电解作用，对皮肤刺激小；降低组织电阻，增加作用深度；对机体组织有兴奋作用较差的特点。目前临床上常用的有干扰电疗法、调制中频电疗法和等幅正弦中频（音频）电疗法三种。

1. 生理及治疗作用

(1) 镇痛：中频电疗作用的局部，皮肤疼痛阈明显增高，临床上有良好的镇痛作用。

(2) 促进局部血液循环：中频电流，特别是 $50 \sim 100Hz$ 的低频调制中频电流，有明显促进局部血液循环的作用，可使皮肤温度升高，小动脉和毛细血管扩张。

(3) 兴奋骨骼肌：低频调制的中频电流与低频电流的作用相仿，能使骨骼肌收缩，且由于对皮肤感觉神经末梢的刺激小，患者容易耐受；电流进入深度大，特别对深部病变效果好。

2. 常用疗法及适应证

（1）等幅中频电疗法（音频）：应用频率为 1000～5000Hz 的等幅正弦电流治疗疾病的方法称音频电疗法。常用频率为 2000Hz。其治疗作用除镇痛、促进血液循环外，还可以软化瘢痕和松解粘连。适用于各类瘢痕、术后粘连、声带小结、注射后硬结、肩周炎、关节纤维强直等的治疗。

（2）干扰电疗法：是同时使用两组频率相差 0～100Hz 的中频正弦电流，交叉地输入人体，在交叉处形成干扰场，在深部组织产生低频调制的中频电流，以治疗疾病的一种方法。适用于各种软组织损伤、肩周炎、关节痛、肌肉痛、神经痛、局部血循环障碍性疾病、废用性肌萎缩、胃下垂、习惯性便秘及锻炼失神经肌肉等的治疗。

（3）调制中频电疗法：是中频电流被低频电流调制后的幅度、频率随着低频电流的幅度、频率变化而变化的电流。适用于颈椎病、腰椎病、骨性关节病、关节炎、肩周炎、腰背肌筋膜炎、周围神经损伤、神经痛、尿潴留、术后粘连等的治疗。

3. 禁忌证 恶性肿瘤、急性化脓性炎症、安装心脏起搏器、治疗部位有较大金属异物的患者、孕妇等。

（四）高频电疗法

应用频率 100kHz～300GHz 的高频电流治疗疾病的方法称高频电疗法。临床上常用的有短波疗法、超短波疗法、微波疗法。

1. 生理及治疗作用 高频电流与低、中频电流最大区别在于：高频电流对神经肌肉无兴奋作用，但可产生明显的热效应。其热效应的产生由于高频电流可引起人体组织内微粒的运动，使组织内产生热量，因而这种热效应具有作用深、强度大、热度均匀、可控制等优点。当以上变化强度小到不足以产生体温升高的情况时还可以产生非热效应，其治疗作用具体表现在以下几个方面：

（1）改善血液循环：温热具有扩张血管和促进血液循环的作用。

（2）消炎、消肿、镇痛：适度的热使毛细血管扩张，血流加速，组织营养和氧的供应改善，加速炎性产物消散，减少渗出，因而具有消炎、消肿、镇痛的作用。除此之外，实验证明高频电流还可使机体免疫力增加。

（3）降低肌张力：温热作用可以降低骨骼肌、平滑肌的张力，缓解肌肉痉挛。

2. 常用疗法及适应证

（1）超短波疗法与短波疗法：应用波长 10～1m、频率 30～300MHz 的超高频电磁波作用于人体，以达到治疗疾病的方法，称为超短波疗法。应用波长100~10m，频率为3~30MHz的高频电磁波治疗疾病的方法，称为短波疗法。两种电疗法的作用相似。具有良好的消炎作用；具有促进血液循环，增加血供，改善组织营养的作用；可降低感觉神经的兴奋性，起到镇痛作用；并可加强结缔组织再生，促进肉芽组织的生长。适用于：①全身各系统、器官的各种炎症，对急性、亚急性炎症效果更佳；②各种创伤、创口及溃疡；③急性、亚急性肾炎，急性肾功能衰竭；④神经痛、肌痛、关节痛等。

（2）微波疗法：微波疗法是应用波长为1m~1mm，频率300~30万MHz的特高频电磁波作用于人体，以治疗疾病的方法。根据波长不同，可将微波分为分米波（波长1m~10cm，频率300~3000MHz），厘米波（波长10~1cm，频率3000~3万MHz），毫米波（波长10~1mm，频率3000~30万MHz）三个波段。微波同样具有镇痛、消炎、脱敏和改善组织营养作用，但由于其穿透力强，常用于治疗肌肉、关节及关节周围非化脓性炎症和损伤。适用于肌炎、腱鞘炎、肌腱周围炎、滑囊炎、肩周炎及关节炎和肌肉劳损等的治疗。

（3）高频电热疗法：应用高频辐射如短波、超短波、微波产生的高温（肿瘤局部温度可达42.5℃~43℃）以治疗癌症。其作用原理是高频电流使癌瘤组织比正常组织温度高，且持续较长时间，从而达到杀伤癌细胞目的，而周围正常组织不致受到损伤。高频疗法与放疗、化疗并用能显著提高抗癌效果，同时还可减少放射线和化疗药物剂量，减轻副作用。

3. 禁忌证 凡有活动性肺结核、装有心脏起搏器者、局部金属异物、高热、昏迷、孕妇、心力衰竭、有出血倾向者，均不适宜做高频电疗。

二、光疗法

光疗法（phototherapy，light therapy）是利用日光辐射或人工光源防治疾病和促进机体康复的方法。日光疗法已划入疗养学范畴，理疗学中的光疗法是利用人工光源辐射。

（一）光的基本知识

光是一种辐射能，在空气中以30万km/s速度传播。光量子学说认为光具有一定能量，不同的光线由于光量子能量不同，可引起光化学效应、光电效应、荧光效应和热效应等，这些效应成为光生物学作用的基础。

1. 光谱 将不同波长的光线按其波长排列可得到光谱。按波长由短到长排列，依次是紫外线、可见光、红外线。

2. 光的基本理化效应

（1）热效应：红外线和可见光被吸收后，因其光量子能量较小，使受照射物质的分子或原子运动速度加快，因而产生热效应。

（2）光电效应：紫外线及可见光（短波部分）照射人体、动植物、金属和某些化学物质时产生光电效应。

（3）光化学效应：光化学效应所需能量较大，多由紫外线引起。包括光合作用、光分解作用、光聚合作用及光敏反应。

（4）荧光效应：某些物质吸收了波长较短的光能后可受激发出波长较长的光能，如紫外线照射某物质发出可见光的现象。

（二）红外线疗法

红外线（infrared rays）指波长760nm～1000μm的光线，因光谱位于可见光的红光之外而得名。医疗上分为近红外线（波长760nm～1.5μm）和远红外线（波长1000～1.5μm）两类，近红外线波长穿入人体较深，约5～10mm，如白炽灯；远红外线多被表层皮肤吸收，穿透组织深度较浅，<2mm，如红外线灯。

1. 生理及治疗作用 红外线的治疗基础是温热效应，局部照射红外线可以扩张动脉和毛细血管，使血流速度加快，并降低神经兴奋性，因而红外线具有改善血液循环，促进炎症吸收，缓解痉挛及镇痛等作用。

2. 适应证 慢性炎症、神经性皮炎、神经根炎、周围神经损伤、烧伤创面、慢性伤口、压疮、软组织损伤、术后粘连、注射后硬结、瘢痕挛缩等。

3. 禁忌证 出血倾向、高热、活动性肺结核、急性炎症、急性扭伤早期等患者不宜行红外线疗法。

（三）紫外线疗法

紫外线（ultraviolet rays）的波长范围是400～180nm，是波长最短的光线，因光谱位于紫光之外而得名。常分为三段：长波紫外线（波长为400～320nm），中波紫外线（波长320～280nm），短波紫外线（波长为280～180nm）。

1. 生理及治疗作用

（1）皮肤红斑：当紫外线照射达到一定剂量时，人体组织内形成血管活性物质，使照射区皮肤出现红斑。紫外线红斑表现为：明显发红，色调均匀，边界清楚。红斑持续几日逐渐变为色素沉着和皮肤脱屑。

（2）杀菌、消炎：由于紫外线照射后可使细菌DNA产生光聚合作用，从而杀死细菌。同时紫外线红斑量照射还是强有力的抗炎因子，尤其对皮肤浅层组织的急性感染性炎症效果显著。紫外线的抗炎作用主要通过杀菌、改善病灶的血液循环及增强机体免疫功能来实现的。

（3）加速组织再生：小剂量紫外线照射可加速核酸合成和细胞分裂，从而促进组织再生。

（4）镇痛：紫外线红斑量照射可使局部感觉神经兴奋性降低，疼痛阈值上升，具有较好的镇痛作用。

（5）脱敏：多次小剂量紫外线照射，可使组织产生少量组胺，转而刺激细胞产生组胺酶，分解血液中过量的组胺而脱敏。

（6）促进维生素 D_3 的形成：全身无红斑量紫外线照射，可使体内 7 - 脱氢胆固醇形成维生素 D_3，促进肠道、肾小管对钙、磷的吸收和重吸收，并促使钙沉积至骨骼，起到防治佝偻病和软骨病的作用。

（7）加强免疫功能：紫外线无红斑照射可增强单核 - 巨噬细胞系统的功能，提高巨噬细胞活性以及使体液免疫增强，以提高机体的特异和非特异性免疫功能。

2. 适应证　红斑量紫外线常用于治疗急性化脓性炎症以及某些非化脓性急性炎症（肌炎、腱鞘炎）；伤口及慢性溃疡；急性风湿性关节炎、肌炎；神经（根）炎及一些皮肤病，如玫瑰糠疹、带状疱疹、脓疱状皮炎等。全身无红斑量紫外线常用于预防和治疗佝偻病、软骨病、长期卧床骨质疏松、流感、伤风感冒等。

3. 禁忌证　活动性肺结核、血小板减少性紫癜、血友病、恶性肿瘤、急性肾炎或其他肾病伴有重度肾功能不全、急性心肌炎、对紫外线过敏的一些皮肤病。

（四）激光疗法

激光（Laser）是受激辐射放大而产生的光，激光疗法是利用激光器发出的光治疗疾病的一种方法。激光照射组织后的生物作用原理是：①光效应：可造成组织分解和电离；②机械效应：使受照组织的结构和功能改变；③热效应：使激光照射的光能转化为热能而使组织温度升高，当功率足够大时，可使组织温度升高到 200℃ ~1000℃，使蛋白变性、凝固，甚至碳化、气化，这是激光刀和切割的基础；④电磁场效应可对生物产生作用。

1. 生理及治疗作用

（1）生物刺激和调节作用：中小功率的激光照射具有消炎、镇痛、脱敏、止痒、收敛、消肿、促进肉芽生长、加速伤口、溃疡的愈合等作用。

（2）激光手术：利用一束细而准直的大能量激光束经聚焦后，焦点产生的高能、高温、高压的电磁场作用和烧灼作用，对病变组织进行切割、粘合、气化。激光手术特点：出血少、感染轻、伤口愈合慢。

（3）激光治疗肿瘤：利用激光的高热和强光作用，使肿瘤组织破坏。

2. 适应证

（1）小功率或中功率氦氖激光：常用于治疗面神经炎、三叉神经痛、遗尿症、慢性伤口、慢性溃疡、烧伤创面、过敏性鼻炎、带状疱疹、单纯疱疹、湿疹、口腔溃疡等。

（2）激光手术：常用于治疗皮肤赘生物、痣、疣、鸡眼、子宫颈糜烂、包皮过长、视网膜剥离、尖锐湿疣等。

3. 禁忌证　活动性出血，皮肤结核，心、肺、肾功能衰竭，恶性肿瘤。

三、磁疗法

磁疗法（magnetotherapy）是利用磁场作用于人体治疗疾病的方法。地球本身是一个巨大的磁场，地磁场成为生物体维持正常生命活动的不可缺少的环境因素。不论是交变磁场还是恒定磁场作用于人体，均可产生微电流，从而影响人体各器官、组织的代谢和功能。

（一）生理和治疗作用

1. 止痛作用　止痛作用不仅明显，而且起效迅速，其机制主要是通过改善微循环和组织代谢，增加致痛介质的水解酶活性，使致痛介质转化，降低神经兴奋的作用等。

2. 镇静作用　可改善睡眠状态，缓解肌肉痉挛，降低肌张力等，这可能是通过调节自主神经功能，降低神经兴奋性实现的。

3. 消炎、消肿作用　有明显的抗炎消肿作用，其抗炎消肿作用主要与磁场可以使局部血管扩张，血液循环加速，改善局部营养，有利于渗出液吸收及炎性产物排出有关。

4. 降压作用　可缓解高血压的症状，使血压下降。其作用主要通过作用于经络，调节神经功能，提高大脑皮层对血管舒缩中枢的调节能力，改善血管的舒缩功能，减少外周阻力，而使血压下降。

5. 止泻作用　磁疗不仅对消化不良及肠炎等引起的腹泻有明显止泻作用，且对中毒引起的腹泻也有一定效果。

（二）常用疗法

1. 静磁场疗法　磁场强度和方向保持不变的磁场称为静磁场，属于恒定磁场。如铁磁盘或直流电磁铁所产生的磁场。治疗时可采用直接敷磁和间接敷磁两种方法。

2. 动磁场疗法 磁场强度和方向有规律变化的磁场称为动磁场。动磁场包括交变磁场、脉动磁场与脉冲磁场。交变磁场是磁场的方向与强度随时间发生改变；脉动磁场是磁场强度随时间变化，而方向不变；脉冲磁场是磁场强度有规律变化而磁场方向不发生变化，磁场强度很快上升到峰值，又从峰值很快下降到零。常用的动磁场疗法有电磁疗法和旋转磁场疗法。

3. 磁处理水疗法 水以一定流速（0.1m/s 左右），垂直于磁力线方向通过磁场后，即为磁处理水。磁处理水使水分子结合状态发生变化，这样水容易渗入坚硬水垢的缝隙中，因此，长期饮用大量磁处理水，对结石的局部及周围组织具有溶解、冲洗和消炎作用。治疗时可每次空腹饮用磁处理水 500～1000ml，每日饮用总量 2000～3000ml，连续饮用 1 个月至数个月。

（二）适应证

临床上常用于治疗急性胃炎、慢性结肠炎、软组织损伤、肩周炎、网球肘、腱鞘炎、血肿、滑囊炎、三叉神经痛、枕大神经痛、眶上神经痛、单纯婴儿腹泻、颞颌关节功能紊乱、冠周炎等。

（四）禁忌证

磁疗法目前尚无绝对禁忌证，但白细胞减少、出血或有出血倾向、高热、孕妇、体质衰弱或过敏体质者不宜进行磁疗。

四、超声波疗法

超声波是指频率高于 20kHz 以上的机械振动波。将超声波作用于人体以达到治疗目的方法称为超声波疗法（ultrasound therapy）。目前理疗中常用的频率一般为 800～1000kHz。

（一）生理和治疗作用

1. 对神经系统的影响 小剂量超声波能使神经兴奋性降低，传导速度减慢，因而对周围神经疾病，如神经炎、神经痛等，具有明显镇痛作用。

2. 对结缔组织的作用 对有组织损伤的伤口，有刺激结缔组织增长的作用；当结缔组织过度增长时，超声波又有软化消散作用，因而可软化瘢痕，松解粘连。

3. 对骨髓的影响 小剂量超声波多次投射可促进骨骼生长，骨痂形成；中等剂量作用时可见骨髓充血，可用于骨关节创伤；大剂量超声波作用于未骨化的骨骼，可致骨发育不全，因此对幼儿骨骺处禁用超声。

（二）适应证

腰痛、肌痛、挫伤、肩周炎、颞颌关节功能紊乱、腱鞘炎、瘢痕粘连、炎症后硬结、注射后硬结、血肿机化、慢性附件炎、神经炎、神经痛、带状疱疹等。

（三）禁忌证

活动性肺结核、严重心脏病、急性化脓性炎症、恶性肿瘤（一般常规剂量）、出血倾向、孕妇腹部、小儿骨骺部位等不宜用超声波治疗。

五、蜡疗

以加热溶解的石蜡涂敷于患部治疗疾病的方法，称为石蜡疗法（paraffin therapy）。石蜡是一种高分子碳氢化合物，是石油的蒸馏产物，医用石蜡为白色半透明无水的固体，无臭无味，呈中性反应。

（一）生理和治疗作用

1. 温热作用 石蜡的热容量大、导热性小、无热的对流性，不含水分，冷却时放出大量热能，能使人的机体组织感受到较持久的温热作用。

2. 机械压迫作用 石蜡具有良好的可塑性和黏滞性。涂敷于体表时可紧贴皮肤，在冷却过程中，石蜡的体积逐渐缩小，对组织产生一种机械压迫作用，有利于水肿消散。

3. 润滑作用 石蜡具有油性，可增加皮肤的滑润性，软化瘢痕。

（二）适应证

软组织扭挫伤恢复期、关节炎、腱鞘炎、术后粘连、瘢痕、坐骨神经痛等。

（三）禁忌证

高热、昏迷、急性化脓性炎症早期、结核、孕妇腰腹部、恶性肿瘤、出血倾向、开放性伤口。

第二节 运动疗法

运动疗法（kinesiotherapy）是应用徒手或借助于器械，让患者参与各种运动,以改善功能的方法。运动疗法的对象主要是肌肉骨骼疾患、中枢和周围神经损伤,以及有心、肺疾患的患者。随着康复医学的不断发展,由患者积极参与的主动运动对改善运动功能障碍的作用越来越明显,目前运动疗法已形成了针对某些疾病进行康复治疗的独立体系。

一、运动疗法的生理和治疗作用

1. 提高中枢神经系统的调节能力 任何运动都是一系列生理性条件反射的综合表现。提高运动强度和加大运动难度,可以促进大脑皮层各种暂时性联系和更多条件反射的形成,从而提高神经系统的兴奋性、灵活性和反应性,加强其对全身脏器的调节能力。

2. 提高人体的代谢能力,改善心肺功能 人体运动时需要消耗大量的能量物质,新陈代谢水平急剧增高,与此同时心跳加快,心肌收缩力加强,心排血量增加。通过长期的运动训练,人体的心肺功能明显改善,表现为安静状态时心律减慢,而每搏输出量增加,使心脏具有更强的储备能力,肺活量和每分通气量也增多。

3. 维持和恢复运动器官的形态和功能 运动可以加快血液循环,改善软骨的营养;牵伸各种软组织以松解粘连,恢复和改善关节的活动范围;使肌纤维增粗,增强肌力和耐力;运动和负重还有利于维持骨代谢平衡,减轻骨质脱钙。

4. 可有效预防长期卧床所致的并发症 长期卧床常影响机体的各种功能,如导致关节挛缩、肌肉萎缩、骨质疏松、心肺功能降低等废用综合征;肠蠕动减慢,影响机体的消化和吸收功能,导致便秘;导致体位性低血压等。运动疗法可有效预防或改善以上症状。

5. 促进代偿机制的形成与发展 对因伤病丧失了一定解剖结构,或无法恢复原有功能的患者,反复的运动训练是形成和发展代偿的重要条件。例如偏瘫患者健侧肢体经训练可以代偿患侧肢体的功能;截瘫患者可通过训练上肢肌力以驱动轮椅,代偿下肢的行走功能等。

二、运动疗法的分类

从不同的角度出发,运动疗法有不同的分类法,与临床关系密切的主要有以下几种。

(一)按治疗部位分类

1. 全身运动疗法 主要以恢复全身体力为目的。

2. 局部运动疗法 以改善局部功能为目的,如改善肌力、增加关节活动度的训练。

（二）按运动方式分类

1. 被动运动 完全由外力协助患侧完成的运动称被动运动。如按摩、关节松动技术等。一般用于维持正常或增大已受限的关节活动范围、防止肌肉萎缩和关节挛缩。

2. 主动运动 依靠患者自身的肌力进行运动的方法称主动运动。患者肌力在3级以上者，均可进行主动运动。主动运动可有下列形式：

（1）辅助主动运动：肌力达不到3级以上时，由物理治疗师（PT）、健侧肢体或借助运动器械帮助患者进行活动，是从被动运动向主动运动的过渡阶段。

（2）主动运动：不依靠外力而完全靠患者主动收缩肌肉完成的运动。

（3）抗阻运动：是克服外来阻力完成的主动运动。这种运动可以增强肌力和耐力。

（三）按肌肉收缩的方式分类

1. 等长运动 等长运动时，肌肉张力增加、肌肉长度不变、关节不产生运动。等长阻力训练是增加肌力最迅速的方法。

2. 等张运动 等张运动时，肌肉张力基本不变、肌肉长度改变，关节产生运动。例如太极拳运动。

三、运动处方

由医生根据患者的健康状况、心血管及运动器官的功能状态，为准备接受运动疗法的患者制定运动内容、运动量以及运动中的注意事项，称为运动处方。

（一）运动处方的内容

运动处方应包括运动强度、运动时间、运动频率、运动项目及运动治疗的注意事项五要素。

（二）运动处方中各要素的确定

1. 运动强度 是运动训练中最关键的要素，可用以下指标确定：①运动时吸氧量占最大吸氧量的百分数；②代谢当量（METs）；③靶心率以及患者的主观感觉。

2. 运动时间 是决定运动量的另一指标，通过延长运动时间来弥补运动强度的不足。一般耐力训练应持续15~60min。整个运动过程可分为：①准备阶段：一般 5～10min，应进行一些伸展性、柔韧性、低强度的大肌群活动；②训练阶段：此期的运动应使心率达到并保持靶心率水平，一般 15～30min。③整理阶段：通过进行一些放松活动，使身体逐步恢复到运动前的状态，一般 5～8min。

3. 运动频率 通常每周 3～5 次。

4. 运动项目 可根据需要选择如下类型的运动：

（1）耐力运动：是中等强度、较长时间的运动，为有氧运动，如步行、慢跑、游泳、骑自行车、上下楼梯、跳绳等。适用于：高血压、高血脂、减肥、糖尿病、心肌梗死恢复期和心脏手术后恢复期。

（2）肌力训练：主要用来发展肌肉力量的训练，如主动运动、抗阻运动等，可徒手进行，也可借助于器械。有高血压、冠心病的患者不宜选择等长收缩训练。

（3）放松训练：主要用于高血压、神经衰弱等的治疗，如太极拳、气功、散步、保健按摩等。

四、常用运动疗法

（一）改善和维持关节活动度训练（ROM 训练）

1. ROM 训练的原则 ROM 训练的基本原则是进行反复多次训练，持续时间较久的牵伸等方法，使导致关节挛缩的软组织塑性延长，以增加关节活动度。

2. ROM 训练的方法

（1）被动性 ROM 训练：对于因伤病而暂时不能活动的关节应尽早进行被动ROM 训练。被动 ROM 训练有徒手矫正训练、器械训练和自我被动牵伸训练三种方法。

1）徒手矫正训练：在进行 ROM 评定的基础上，根据活动受限关节的解剖部位、关节的运动学和运动生理学特点，采取适当的体位，以规范的手法进行训练。运动时速度要缓慢，动作要轻柔，防止出现医源性损伤；在不引起病情加剧和患者能够耐受的情况下，活动范围尽可能接近正常最大限度，并逐渐增大活动范围；每个关节均应按照其固有的各个轴位进行各种方向的运动，各种运动每次做 3～5 遍，每天做 2 次；在训练时治疗师应固定关节的近端，活动关节远端，以防止代偿性运动。

2）器械训练：在出现肌肉挛缩和关节活动范围受限的初期，应进行持续的牵拉或牵引。牵引时拉力应稳定而柔和，应持续一个时期。手法牵引有困难或效果欠佳时，可以使用重锤、弹簧、橡胶带等器械和石膏固定，使关节和软组织得到持续牵伸。

3）自我被动牵伸训练：是借助于滑轮、巴氏球、体操棒等简单的器械，利用自身的体重协助患侧进行被动运动，以增加关节的活动度。

（2）主动性 ROM 训练：对有一定主动运动能力的患者，应及早进行主动辅助 ROM 训练，再逐步过渡到主动 ROM 训练，

1）主动辅助 ROM 训练：对有一定的关节运动能力但不能完成关节运动的患者，治疗师应鼓励患者用自己的力量进行训练，并给予适当的辅助，也可利用器械或让患者利用健肢辅助患肢进行训练。训练中应逐渐减少辅助力量，最终过渡到主动 ROM 训练。

2）主动 ROM 训练：是指训练时不用任何外力，仅通过肌肉的随意收缩来扩大关节的活动度的方法。通常多采用徒手运动，也可以借助一些器械设备进行运动。

（二）增强肌力训练

肌力是指肌肉收缩时所能产生的最大力量。肌肉本身的病变、长期制动造成废用性肌肉萎缩及周围神经损伤，均可导致肌力下降，影响患者的运动能力。

1. 肌力训练的原则

（1）阻力原则：要达到增强肌力的目的，在训练时让所要训练肌肉克服一定的阻力而运动。这种阻力可以是肢体本身的重量或外加阻力。

（2）超常负荷原则：在训练中，只有使肌肉的运动负荷超过日常活动，才能增加肌力。

（3）训练次数宜多的原则。

（4）疲劳但不过多疲劳的原则：训练应进行到患者感到疲劳为止，但不应出现过度疲劳，如运动中出现运动速度减慢、运动幅度下降、显著不协调等现象或主诉疲劳，应停止训练。

2. 肌力训练的方式　进行肌力训练时应根据肌力评定的结果选择运动方式。

（1）被动运动：适用于 0 级 ~1 级肌力的患者，通过训练可以维持关节活动范围、防止肌肉萎缩和关节挛缩、改善局部血液循环，并可刺激本体感受器诱发运动感觉。训练前应先在健侧完成同样动作，使患者体会肌肉收缩方式和动作要领；训练时应使患者的注意力集中在训练部位，治疗师用口令促使患者用力，与此同时以被动运动的手法代替患者完成动作。

（2）辅助主动运动：适用于 1 级和 2 级肌力的患者，训练方法是将被训练肢体放于平面上，令患者在平面上作滑动运动，不能完成时治疗师予以协助。训练时应注意肢体位置要准确，避免其他肌肉的代偿运动；只在运动困难时提供最低限度的辅助，最大限度地调动患者的运动潜能；让患者的注意力集中到患肢上。

（3）主动运动：肌力在 3 级以上患者，均可进行主动运动。主动运动主要用于维持关节的活动范围、增强肌力、耐力的训练和增强肌肉之间的协调性。训练中避免外加阻力；为提高患者肢体控制能力，动作速度应尽量减慢；训练中不可勉强或出现代偿动作，并及时纠正错误动作模式。

（4）抗阻运动：4 级及 5 级肌力的患者，可进行抗阻运动训练。通过训练可以增强肌力，以适应患者在日常生活中对较强肌力的需要，如驱动轮椅、挂拐等。常用的方法有抗等张阻力训练和抗等长阻力训练，常用弹力带、弹簧、哑铃、砂袋、重锤、杠铃等器械来抗阻负重。

（三）平衡功能训练

平衡功能是指人体由于突然受到外力的推动，使身体重心偏离稳定位置时，通过反射性或随意的运动自动调整姿势，以恢复稳定的能力。

1. 平衡训练的基本原则

（1）训练必须由易到难，从最稳定的体位逐渐过渡到最不稳定的体位，如立位平衡训练时应由双足分开立位→并足立位→单足立位→足尖立位。

（2）训练时身体重心应由低到高；偏离身体垂直重心的幅度由小到大；由睁眼训练到闭眼训练，逐步提高难度，防止患者精神紧张。

（3）训练时应加强保护，并随着患者平衡能力的提高逐步减少保护。

2. 训练方法

（1）身体摆动或重心转移训练：治疗师首先令患者缓慢的前后、左右摆动身体，使重心偏离中心的支撑面，以确定患者的稳定极限。逐步扩大重心转移的范围，以增强躯体的控制能力。可采用平衡功能训练仪进行训练，训练时患者站在压力传感台上，双脚固定不动，双眼注视显示器上的光标，光标代表患者自己身体重心的位置并可以随着躯干的移动而移动。治疗师根据患者的实际情况逐步扩大靶目标的设定范围，患者通过移动身体调整平衡来击中靶目标，这样可以有效地促进运动的再学习。

（2）增加难度的训练：在训练中可以通过改变视觉输入条件、改变支撑面积及改变活动难度，逐渐增加训练难度。如可让患者由戴墨镜→戴眼罩→戴圆顶状头罩进行训练，逐步增加训练难度。也可在双足分开立位→并足立位→单足立位→足尖立位的基础上，使支撑面从地板→体操垫→泡沫塑料→可移动支撑面。复杂训练可从躯干的旋转开始，逐渐增加头和上肢的活动；更复杂的活动是让患者单腿支撑、坐、俯卧或仰卧在体操球上进行各种活动，治疗师通过简单地操纵体操球来改变对患者姿势的要求。

（四）移动及步行训练

步行与移动动作是日常生活活动中最基本的动作。许多疾患影响步行功能，如偏瘫、截瘫、截肢及下肢损伤或手术等。进行移动和步行训练中常需要多方面的功能训练，因为步行不仅需要患者下肢有足够的肌力和关节活动度，而且还需要患者有良好的平衡和协调能力，有时还要借助拐杖、轮椅等助行器具。

1. 步行训练　步行训练应首先在室内平地，利用训练器从易到难进行，一般按照平行杠内步行→平行杠内持杖步行→杠外持杖步行→弃杖步行→实用性步行的顺序进行。

（1）平行杠内步行：平行杠类似于体操中的双杠，宽度及高度可以根据患者的情况调节，杠的一端设有姿势镜。当患者能保持立位平衡，并可单手或双手离开平衡杠站稳时，应及早开始平衡杠内的步行训练。步行时应先站稳，两手分别向前握住两侧杠，先迈患足，再迈健足。治疗师可立于患者的对面，也可立于患者的旁边握住其腰带进行保护，必要时还可用自己的腿给予推动。重症患者训练初期还可使用拐杖在杠内进行步行训练。

（2）持杖步行：患者在杠内能保持站立平衡 $2 \sim 3s$，能松手站立或行走即可进行杠外持杖步行训练。持腋杖步行时双腋托应靠近胸壁，两手负重而不应以腋窝负重，否则可损伤臂丛神经。持手杖行走时应健侧手持杖，肘屈曲 $20° \sim 30°$。

（3）弃杖步行：当患者持杖步行平稳后，可减少持杖的次数，逐步达到弃杖行走。

（4）实用性步行训练：要达到在日常生活中的实用步行，还必须训练患者上、下楼梯，上、下坡以及跨越障碍等。上楼梯应先迈健足，再迈患足；下楼梯时应先迈患足，再迈健足。治疗师应在患者的下方进行保护，防止患者向下摔倒。

以上训练结束后还应让患者到室外不同的路面进行实地训练，训练时从慢到快，从易到难，从短时间到长时间，从有人保护到独立行走。当患者出院后还应在其家庭及社区内进行训练，以适应其实际生活的需要。

2. 轮椅驱动训练　对于必须使用轮椅作为代步工具的患者，良好的轮椅操纵水平能够提高患者的活动范围，使他们更好地参与社会活动。轮椅训练的内容包括：转移训练、平地驱动轮椅训练、方向转换和旋转训练、上、下台阶训练以及预防压疮的减压训练。

（五）神经与发育疗法

神经与发育疗法是根据神经生理与发育学的理论，利用特殊的运动模式、反射活动、本体和皮肤刺激以抑制异常运动模式，促进正常运动模式，或按照中枢神经损伤后运动功能恢复的规律，促进运动功能恢复，以治疗神经肌肉，特别是中枢神经损伤引起的运动功能障碍的一类治疗方法。

神经生理与发育学研究发现，神经的发育与运动的控制是由低级中枢控制向高级中枢控制发展的，也就是由脊髓控制的原始反射及运动形式向皮层控制的方向发展。当上位的神经元或中枢神经病损导致了发育过程的停滞或控制能力下降，即表现出原始的、低级的反射活动和运动模式。神经与发育疗法就是根据神经生理及神经发育的规律，应用促进或抑制的方法改善中枢神经病损者的功能障碍，又称为易化技术或促进技术。目前常用的疗法主要有：Bobath 疗法、Brunnstrom 疗法、Rood 疗法及神经肌肉本体促进疗法（proprioceptive neuromuscular facilitation，PNF）。

1. Bobath 疗法 是由英国学者 Karel Bobath 和 Berta Bobath 夫妇从 20 世纪 50 年代起密切合作，共同创造的治疗方法。Bobath 主要采用抑制异常模式、促进正常模式的方法治疗脑瘫，取得了显著的治疗效果，成为目前治疗脑卒中和脑性瘫痪后运动功能障碍的主要运动疗法之一。

2. Brunnstrom 疗法 Brunnstrom 的理论与 Bobath 不同，他认为脑卒中后出现的刻板动作、联合反应等异常运动模式在早期运动发育过程中是正常存在的。因此，脑卒中的患者出现这些异常运动模式是运动功能恢复过程中的一个必然阶段，高级运动功能在这之后也会随之恢复。据此，他主张在脑卒中恢复早期（Ⅰ~Ⅲ期）应当利用这些运动模式，获取一些运动反应，当这些协同动作能随意进行时再予以纠正，最终变为正常的模式。主要应用在脑卒中后偏瘫的评价和治疗上，其评价方法现今仍在广泛应用（具体方法请参见"脑卒中的康复"）。

3. Rood 疗法 突出的特点是通过多种感觉刺激诱发特定的运动反应。Rood 认为人的基本运动模式是在原始反射的基础上形成的，在生长发育过程中，人体通过不断的接受外界刺激反复修正原始反射，产生了运动的记忆。如果我们按照发育的顺序对感受施加适当的刺激，可以通过大脑皮层诱发运动反射，建立适当的运动记忆。此疗法在治疗中依次进行皮肤刺激、负重、运动、按发育顺序进行运动控制四方面进行。可用于运动控制能力差的任何患者。

4. 神经肌肉本体易化技术 是利用牵张、关节挤压和牵引、施加阻力等本体刺激和应用螺旋、对角线运动模式来促进运动功能恢复的一种治疗方法。最早用于脊髓灰质炎的康复，目前广泛用于中枢神经疾患、骨科疾患和周围神经损伤的治疗。

第三节　作业治疗

一、概述

作业疗法（occupational therapy，OT）是应用有目的、经过选择的作业活动，对于身体上、精神上、发育上有功能障碍或残疾，以致不同程度地丧失生活自理和职业能力的患者，进行治疗和训练，使其恢复、改善和增强生活、学习和劳动能力。

作业治疗有着悠久历史。早在公元前 2 千年前的古埃及就采用娱乐和游戏的方法治疗忧郁症患者。19 世纪人们对精神病患者采取了运动和手工作业的方法，以帮助患者建立法律和道德观念。20 世纪以来，作业治疗的原理、技术得到了广泛的应用，治疗的对象也从残疾人发展到骨关节疾病、心血管疾病以及神经疾病所引起的各种功能障碍者。通过作业治疗在很大程度上提高了患者的自理能力，缩短了他们回归家庭的进程。

二、作业活动的治疗作用

1. 克服躯体活动障碍　作业疗法与运动疗法虽然采用的手段不同，但最终都可以达到增强肌力和关节活动范围，减轻和缓解疼痛，促进手的精细功能恢复，改善患者运动协调与平衡能力，增强体力和耐力的目的。

2. 提高日常生活活动能力　通过 ADL 训练和学习使用自助具，可以提高患者的日常生活活动能力，如翻身、坐起、穿衣、进食、个人卫生、修饰、步行、家务劳动、工作和学习等，为重返社会打下良好的基础。

3. 改善心理状态　作业治疗既可以提高患者的躯体功能，又能够改善患者的心理状态，因为劳动的成果使患者感到收获的愉快，增强自我价值感，可提高生活自信心；同时劳动的过程又起到转移患者注意力，调节情绪，培养兴趣爱好的作用；集体活动能增进患者的人际交流，培养患者参与社会和重返社会的意识。

三、作业治疗的分类

1. 维持日常生活所必须的活动　例如穿衣、进食、行走、个人卫生等，这些日常生活作业是生活自理和保持健康所必需的。

2. 能创造价值的作业活动　例如缝纫、编织、木工等职业性作业活动，通过从事这种作业活动，人们可以取得报酬，从而在经济上自给和抚养家庭；作业的成果又能为社会提供服务，增加精神和物质财富。

3. 休闲性作业活动 例如集邮、种花、听音乐、看电视、下棋、打球、游戏等作业活动，可调节患者生活节奏，满足个人兴趣，改善精神状态，促进心身健康。

四、作业活动的特点

1. 具有目的性 用于治疗的作业是经过选择的、有目的的活动。治疗师是根据患者的需要进行作业的选择，具有明确的目的性，即有针对性的克服或改善患者存在的功能障碍。

2. 能发挥多因素作用 作业活动需要发挥患者躯体的、心理的和情绪的、认知的等各种因素作用才能完成，对于激发患者积极性、提高作业活动效果具有一定作用。

3. 治疗要循序渐进 作业活动可以进行反应分级，其难度可从活动强度、时间、完成活动的方式等多方面进行调节，使患者能清楚地看到自己的进步。

4. 有利于提高生活质量 作业治疗着眼于帮助患者恢复或取得正常的、健康的、有意义的生活方式和生活能力。因此，作业治疗应能适应各自居家条件下的生活和工作。

5. 作业活动具有挑战性 应选择患者经过一番努力才能完成的作业活动。

五、作业疗法的适应证

作业疗法的适应证是十分广泛的。凡需要改善手的运动功能（特别是日常生活活动和劳动能力）、身体感知觉功能、认知功能和改善情绪心理状态、需要适应住宅、职业、社会生活条件，都适宜用作业疗法。目前，作业疗法多用于以下几个方面：

1. 内科和老年病方面 如脑血管意外的后遗症、关节疾患、老年性认知功能减退等。

2. 骨科方面 如骨关节损伤后遗症、手外伤、截肢后、脊髓损伤、周围神经损伤等。

3. 儿科方面 如肢体残疾、发育缺陷、学习困难或残疾、类风湿性关节炎等。

4. 精神科方面 如精神分裂症康复期、焦虑症、抑郁症、情绪障碍等。

第四节 言语治疗

言语治疗（speech therapy，ST）或称言语矫治，是针对各种言语障碍的患者进行矫治训练以改善其交流能力的康复治疗。

语言交流有两大基本要素：一是接受、理解词汇，即通过听觉、视觉和触觉等刺激将信息传至中枢，进行综合分析，整合处理；二是表达词汇，即作出反应，这个过程是将整合处理、组织好要表达的概念转化成输出信息，再通过发音器官构成合适的语言或通过书写、手势或表情表达。以上过程中任何一个环节发生损伤或疾病，均可导致言语–语言障碍，通常表现为接受器官、发声器官、构音器官、语言中枢、精神因素五个方面，大脑病变引起的失语症和构音障碍是最常见的言语障碍。

一、失语症的治疗

失语症是指因大脑器质性损伤引起的原已习得的言语–语言功能丧失，可表现为对语言符号的感知、理解、组织运用或表达等某一或某几个方面的功能障碍。

（一）矫治目的

主要是提高患者的语言理解和表达能力（包括提高听觉、阅读理解力和语言表达、手势表达以及语言书写能力），并将已恢复的语言能力应用到现实生活中，以恢复患者的言语交流能力。

（二）治疗原则

1. 治疗前要进行全面细致的言语功能评定 根据患者的说、视、听、写的障碍程度及病变范围，有针对性地制定难度不同的治疗程序。

2. 治疗过程中必须建立良好的医患关系 失语症的康复是一个漫长的过程，治疗期间建立相互信任的医患关系是完成治疗的前提。为此，在治疗中应注意创造良好的气氛，时刻注意和关心患者的感受。

3. 在治疗方法上应掌握的原则 ①治疗方案要有一定的进取性；②训练作业的内容要适合患者的文化水平及生活情趣，应先易后难，由少到多；③坚持发音器官训练与说话相结合；④坚持"听、视、说、写"并重；⑤形式多样，提高趣味性；⑥坚持集体训练和个别辅导相结合，医院治疗和家庭训练相结合。

（三）失语症治疗的组织形式

1. 一对一训练　即一个治疗师单独对一个患者进行训练。要求有一个安静、稳定的环境。这种形式容易使患者注意力集中，情绪稳定，内容针对性强。训练开始时多采用这种方式。

2. 小组训练　这种形式接近日常交流的真实情景，不仅有利于患者的言语功能恢复，而且能够使患者减少孤独感，增强信心。

3. 家庭训练　将治疗计划和方法告诉患者家属，鼓励家属参加并学会训练技巧，以便于患者能够由医院治疗过渡到家庭治疗，治疗时定期上门给予评估和指导。

（四）失语症的治疗方法

失语症的治疗应根据言语障碍的种类和程度确定训练方法：

1. 听理解障碍为主的患者　可依次进行听词指物、指图、指词；执行指令；回答是非等训练。

2. 阅读障碍为主的患者　可依次进行视知觉障碍的训练；词、句理解的训练；短文理解的训练，具备一定能力后还可以进行功能性阅读理解的训练。

3. 口语表达能力障碍为主的患者　可依次进行单词表达训练、语句表达训练，同时还可以训练患者利用言语以外的表达方式，如眼睛、表情、手势、形体动作等。

4. 书写障碍为主的患者　先进行抄写训练，再逐步过渡到自发书写。

二、构音障碍的治疗

构音障碍是指神经病变而引起的发音器官肌肉无力或协调不良引起的语音形成障碍。表现为发音不准，吐字不清或语调、语速、节奏等方面发生异常。一般与失语症同时发生。因此，构音障碍的治疗应与失语症训练治疗同时进行。

（一）训练原则

1. 训练方法的选择　应根据患者的病史、临床表现、临床诊断及构音障碍评定的结果选择训练方法。训练方法一定要正确，以免训练效果不佳而影响患者的自信心。

2. 早期进行　训练应及早进行，以防肌肉长期废用而造成萎缩。

3. 训练时机　训练应在患者意识清醒，情感和心理状态正常的情况下进行。

（二）训练方法

1. 构音器官的训练 可依次训练患者的吞咽反射、呼吸功能、唇功能、下颌功能、软腭功能、喉部功能及舌功能。对于痉挛性构音障碍患者要进行放松训练。

2. 发音训练 主要训练喉部声带和软腭功能。先训练患者大声叹气以启动发音，再根据不同构音部位练习发"ba"、"ta"、"ka"等音，还可通过数数字，不断变换音量大小，训练音量控制。

3. 言语清晰度的训练 可以改善患者说话时的语调和声音的表达能力。例如，让患者用不同的方式说一短句，分别以愤怒地、急躁地、惊讶地、高兴地等方式说："你在干什么？"

4. 语言节奏的训练 语言的节奏是由音色、音量、音高和音长四要素构成。通过节奏训练，可以改善患者言语的表达效果。①重音练习：患者朗读时，在朗读材料上标明重音；②语调练习：反复练习高升调、曲折调、平直调语句；③停顿练习：把一句话分成若干小段，根据意群朗读，使语义鲜明。

第五节 心理治疗

康复医学的主要服务对象是残疾者，对于他们来讲，残疾是人生中的重大挫折，残疾者的心理反应和变化规律是影响康复进程的重要因素，心理治疗的目的就在于使患者尽早进入适应期，帮助其运用积极的心理防卫机制，提高适应能力。

一、残疾者的心理特点

在现实生活中，当人们遭遇到重大打击，如丧失健康、家庭成员或与自己关系密切的人亡故、事业遇到重大挫折的时候，都会经历着不同程度的心理危机。可以表现为手足无措、慌乱和否认，继而出现恐惧、焦虑、抑郁、退缩，或出现饮食不佳、睡眠障碍、精神紧张等。而残疾者的心理除此之外又具有其他的特点：由于突如其来的创伤，短期内成为残疾，使患者面临着生活、职业、家庭、经济等多方面的困扰，不仅是患者机体的严重创伤，也使其心理上遭受了巨大的打击，使他们看问题易于走向极端；外表的变化易使患者忽略自己的学识、意志、理想、人格等内在的价值而陷入自卑；大部分残疾者常常因为与社会隔离，信息封闭而感到孤独；他们还常常习惯以伤病前的视角看问题，将自己的残疾与正常人相比较，因此常常陷入苦恼而难以自拔。

残疾者以上心理过程和心理特点，要求治疗师在心理治疗中，应根据患者不同阶段的不同心理特点，采取不同的治疗措施，着重调整患者的价值观和思想状态，使他们充分认识到自己尚存的能力和内在价值，尽快投入到康复训练中，以达到生活自理、重返社会的目的。

二、心理治疗的原则

尽管残疾者的心理活动复杂多样，但其心理活动过程有共同的规律性。因此，心理治疗过程要遵循其普遍原则，概括起来主要有以下几个方面：

1. 整体性原则 要求治疗师在治疗过程中处理好患者与自然环境、社会环境的关系，提高患者对社会与环境的心理适应能力；消除心理因素和生理因素的相互影响，以免形成恶性循环，促使患者身心功能协调平衡。

2. 针对性原则 由于残疾者年龄、性别、伤残程度、文化素质、个性特征等不同，每个人的心理反应有明显差异。因此，治疗师必须全面了解病情，掌握每个患者的个性心理特征，根据不同患者的心理反应及心理需求，有针对性地采取治疗措施。

3. 以患者为主体的原则 心理治疗应以残疾者为主体，充分调动其主观能动性，心理治疗师要起到帮助、启发和指导的作用。

4. 交往原则 心理治疗是在治疗师与残疾者的交往过程中完成的，通过交往可以交流感情、协调关系、了解患者的心理特点，满足其心理需求。治疗师在交往中起主导作用，应掌握良好的交往技巧，做到态度诚恳，热情友好，平等相待，相互尊重，不断增加交往深度，提高交往质量，充分取得患者的信任，使心理治疗卓有成效。

5. 平等性原则 在心理治疗过程中，应特别注意尊重残疾者的人格，对他们与正常人一样一视同仁，公平对待，注意保护残疾者敏感的自尊心。同时，动员社会和家庭的力量，关心爱护残疾者，为他们创造良好的心理环境和社会环境，支持其建立康复的信心。

三、常用心理治疗方法

心理治疗方法很多，选择哪一种方法，除了取决于患者个体特点和所患疾病类型外，还应考虑到患者的年龄、文化水平、职业、民族、性格、与社会环境的关系等因素。可采用支持性心理治疗，如保证、解释、指导、鼓励、疏泄等方法帮助患者承受残疾，在心理上得到支持。还可采用行为疗法和操作性疗法、认知疗法、社会技能训练等方法。医务人员的亲切态度、权威性解释和暗示，以及康复训练的疗效，都影响着患者的心理。除此之外，培养患者积极的情绪状态，正确应用幽默、补偿、升华等心理防卫机制，都可以化解患者心理危机，鼓足勇气去克服困难。

第六节 康复工程

一、概述

康复工程（rehabilitation engineering）是工程学在康复医学临床中的应用，是利用现代工程学的原理和手段对残疾者进行测量和评估，然后按照代偿或补偿的方法设计和生产出产品，以矫治畸形、弥补功能缺陷和预防功能进一步退化，使患者能最大限度地实现生活自理和回归社会。

康复工程是现代生物医学工程的一个重要分支，在康复医学中占有重要地位。随着科学技术的发展，计算机技术及微电子技术等在康复工程中的应用，使这一专业有了迅速的发展。为了适应不同残疾者的需要，人们已经为残疾者设计了多种特殊的产品，初步形成了衣、食、住、行、休闲娱乐、社会交往、教育、就业和创造发明等全方位、多层次回归社会的辅助器具体系。国际标准化组织（ISO）将残疾人辅助器具分为十大类，包括：治疗和训练辅助器具、矫形器和假肢、生活自理及防护辅助器具、个人移动辅助器具、家务管理辅助器具、家庭及其他场所使用的家具及配件、通讯信息及信号辅助器具、产品及物品管理辅助器具、环境改善辅助器具、休闲娱乐辅助器具。

二、假肢

假肢是用于弥补截肢者肢体缺损和代偿其失去的肢体功能而制造、装配的人工肢体。假肢的设计由医师负责，使用训练由物理治疗师进行，具体使用与患者有密切联系。

（一）假肢的分类

1. 按结构分类 可分为外骨骼式假肢（壳式假肢）和内骨骼式假肢。壳式假肢形似肢体外形，并以此承担假肢外力，结构简单，重量轻，但其表面坚硬，易磨损衣物。内骨骼式假肢是以中间的类似骨骼的管状结构支撑假肢外力的，外面再包以海绵物及覆盖人造皮，因此外观好，不易磨损衣物，容易调整肢体对线，但结构复杂，较为沉重。

2. 按装配时间分类 分为临时假肢和正式假肢。临时假肢一般用于截肢的早期，以促进残肢定型。正式假肢则为长期使用的完整假肢。

3. 按驱动假肢的动力来源分类 分为自身动力源假肢和外部动力源假肢（如电动、气动假肢）。

4. 按假肢的主要用途分类 分为装饰性假肢、功能性假肢、作业性假肢及运动假肢。装饰性假肢仅起装饰作用而无功能，如装饰性假手。功能性假肢既有肢体外形，又能代偿部分肢体功能。作业性假肢是为辅助截肢者完成某些特定作业而设计的假肢，一般没有肢体的外形。运动假肢是辅助截肢者参加各种残疾人运动的专用假肢。

（二）上肢假肢

任何部位的上肢截肢都会给患者带来生活、工作困难及沉重的精神负担。因此上肢截肢者迫切需要有良好的假肢来代偿失去的功能。应该达到功能好、外形逼真、操纵随意、轻便、耐用、可以自行穿脱的基本要求。但由于人类手的动作灵巧、感觉灵敏、功能复杂，目前的上肢假肢还远不能满足患者的要求，但患者经过训练和适应后上肢假肢在日常生活中仍能起相当的作用。

1. 按假手的功能分类

（1）机械手：这种手以患者自身肩关节运动为动力来源，既能完成抓、取、握等手的基本动作，又具有手的外形而起到装饰作用。

（2）工具手：这种手结构简单，不具有手的外形，但可以通过工具衔接器换用各种专用劳动和生活工具，从而帮助患者进行专业性劳动或日常生活。

（3）装饰手：这种假手仅能弥补上肢的外观缺陷，而不能从事劳动和日常生活活动，仅起装饰和平衡肢体的作用，多用于难以发挥残肢功能，不便安装机械手的患者。

（4）外部动力手：是指利用患者自体以外的力量作动力的假手，如电动手和气动手。

2. 按截肢部位分类

（1）截指和经掌骨截肢假肢：对于截肢后保留了腕关节和前臂旋转功能而部分或全部丧失手的取物功能者可选用此类假肢。装配此类假肢的原则，使装配假手能更好的代偿失去的功能，而不应妨碍残手功能的发挥。

（2）手掌截肢假肢：保存了腕关节功能的患者，可以装配此种假肢，它由多轴连杆系统构成，依靠患者的腕部运动作为动力完成手的张开和闭合动作。这种手功能好，但外观差。

（3）腕关节离断假肢：目前多安装机械性的腕离断假手，此种假手由于缺乏腕部的伸屈装置，功能略差于前臂假手。

（4）前臂假肢：残肢达到前臂长度的35% ~80% 的截肢患者可安装此种假肢，假肢一般由机械手、腕关节结构、残肢接受腔及固定牵引装置构成，是一种代偿功能较好的上肢假肢。

（5）上臂假肢：残肢长度为上臂长度的50% ~85% 者，应装配此类假肢。此类假肢的手部、腕关节与前臂假肢相同，肘关节增设了带锁的屈肘结构，可以进行主动屈肘，但由于上臂功能丧失严重，尤其是丧失了肘关节，上肢假肢的使用效果远不如前臂假肢。

（6）肩关节离断假肢：残肢长度少于上臂长度30% 的截肢者可装配此类假肢。这些患者由于丧失了肩关节主动活动能力，假肢功能很不理想，只能起到装饰和平衡身体的作用。

（三）下肢假肢

从骨盆以下至趾关节以上的任何部位截肢所装配的假肢，都称为下肢假肢。下肢的主要功能是站立、步行、跑、跳。目前大多数下肢假肢仅能弥补下肢缺陷，完成支撑和行走。下肢假肢的基本结构是由假足、机械关节、容纳残肢的接受腔和固定、悬吊装置等构成。

1. 下肢假肢的性能要求　一个具有功能良好的下肢假肢要保证截肢者步行稳定，步态接近正常和良好的行走功能，应具有以下性能：合适的长度，一般应与健侧等长；有良好的承担体重功能；有良好的悬吊功能，使步行中残肢在假肢的接受腔内上下移动很小，有类似下肢生理性关节功能的仿生机械关节，有正确的假肢承重力线；重量轻等。

2. 各部位假肢的特点

（1）半足假肢：跖骨截肢或跖跗关节离断的截肢者可装配半足假肢，这种假肢既可以弥补外观缺陷，又可以保持足行走时的稳定性。

（2）跗骨截肢假肢：跗横关节和跟部保留的患者，残肢断面有良好的皮肤覆盖者可安装此类假肢。这种假肢的功能良好，但外形不够美观。

（3）踝关节离断假肢：有踝关节不能活动和踝关节可动两种，后者应用较为广泛。此种假肢兼有跗踝骨假肢和小腿假肢的功能，但如手术不好则假肢外形不够美观。

（4）小腿假肢：适用于膝关节以下、踝关节以上各部位截肢的患者。有传统小腿假肢、髌韧带承重假肢、骨骼式小腿假肢等几种。传统小腿假肢为了更好的悬吊、辅助承重、控制假肢，不得不装配金属膝关节铰链和大腿围帮，易影响血液循环，但负重能力强，价格便宜，在我国仍广泛使用。髌韧带承重假肢不需要金属铰链和大腿围帮，重量轻，穿脱方便。同时外形美观，残肢不易萎缩，行走时步态优美。

（5）大腿假肢：适用于膝关节以上、髋关节以下各部位截肢者。一般由假脚、踝关节、小腿、膝关节、接受腔、悬吊装置等几部分组成。有传统大腿假肢、骨骼式大腿假肢两种。传统大腿假肢虽然接受腔承重功能较差，步态不佳，重量大，患者易疲劳，但工艺简单，价格便宜，易于维修，在我国仍大量使用。骨骼式大腿假肢，也称组合式大腿假肢，是按照仿生学原理研制出来的。这种假肢可借助接受腔紧紧吸在残肢上，穿脱方便。

（6）髋关节离断假肢：适用于大腿残肢过短、髋关节离断以及半骨盆切除者。传统的髋离断假肢的缺点是步行中髋关节不能屈曲，迈步小，步态不美观，且相当笨重。现代的髋关节离断假肢有良好的稳定性。

三、矫形器

矫形器（orthosis），也叫支具，是装配于人体外部，通过力的作用以预防、矫正畸形、补偿功能、辅助治疗骨关节及神经肌肉疾患的器械的总称。

（一）矫形器的基本作用

1. 稳定和支持 通过限制关节的异常活动范围，稳定关节，减轻疼痛或恢复其承重功能。例如，下肢肌肉瘫痪时关节不稳，导致患者不能行走，安装矫形器可帮助稳定关节，从而改善下肢承重和行走功能。

2. 固定和保护 通过对病变肢体或关节的固定和保护，促进病变的愈合。例如对关节、肌肉、韧带损伤的患者安装矫形器，可以固定和保护损伤部位，促进病变愈合。

3. 预防和矫正畸形 矫形器可用于矫正儿童在生长发育阶段由于肌力不平衡，骨发育异常或外力作用而产生的畸形。例如先天性畸形、肢体痉挛或挛缩、脊柱畸形等。应当注意的是，畸形一旦形成，矫正将十分困难，因此矫形器的装配应尽早进行。

4. 减轻承重 装配特定的矫形器后，它可以分担上端的重量，从而减少肢体或躯干长轴的承重，主要用于保护承重能力受限的部位，促进肢体的活动，如坐骨承重下肢矫形器可用于股骨头无菌性坏死的患者。

5. 改善功能 可以改善残疾人步行、饮食、穿衣等各种日常生活活动能力。

（二）矫形器的命名和分类

1. 矫形器的命名 矫形器的名称很多，国内曾称之为辅助器、支架等。现在国际上推广使用的是美国科学院假肢矫形器教育委员会 1992 年提出的矫形器统一命名方案，此方案是以矫形器安装部位的英文缩写命名的（见表 4-1）。

表 4-1　　　　　　　　　　　　矫形器的统一命名

矫形器中文名称	英文缩写	英文名称
下肢矫形器		
足矫形器	FO	Foot Orthosis
踝足矫形器	AFO	Ankle Foot Orthosis
膝踝足矫形器	KAFO	Knee Ankle Foot Orthosis
髋膝踝足矫形器	HKAFO	Hip Knee Ankle Foot Orthosis
膝矫形器	KO	Knee Orthosis
上肢矫形器		
手矫形器	HO	Hand Orthosis
腕手矫形器	WHO	Wrist Hand Orthosis
肘腕矫形器	EWHO	Elbow Wrist Hand Orthosis
肩肘腕手矫形器	SEWHO	Shoulder Elbow Wrist Hand Orthosis
脊柱矫形器		
颈矫形器	CO	Cervical Orthosis
胸腰骶矫形器	TLSO	Thorax Lumbus Sacrum Orthosis
腰骶矫形器	LSO	Lumbus Sacrum Orthosis

2. 矫形器的分类

（1）按装配部位分：有上肢矫形器、下肢矫形器、脊柱矫形器等。

（2）按矫形器的作用分：有即装矫形器、保护用矫形器、稳定用矫形器、减负荷用矫形器、站立用矫形器、步行用矫形器、夜间用矫形器、牵引用矫形器、功能性骨折治疗用矫形器等。

（3）按主要制造材料分：有塑料矫形器、金属矫形器、皮质矫形器、木质矫形器等。

（4）按所治疗的疾病分：如脊髓灰质炎后遗症用矫形器、马蹄内翻足矫形器、脊柱侧弯矫形器、先天性髋关节脱位矫形器、骨折治疗矫形器、股骨头无菌坏死矫形器等。

四、助行器

助行器（walking aids）是辅助人体稳定站立、保持平衡和行走的工具。对于各种瘫痪患者、下肢肌肉功能损伤和肌力减弱的老年人，助行器是帮助他们自由站立和行走不可缺少的康复工具。根据工作原理和功能，助行器可以分为三大类：无动力式助行器、动力式助行器和功能性电刺激助行器。

无动力式助行器是使用范围最广、最常见的助行器，结构简单，使用方便。下肢肌力减退、残存部分肌力和较轻的截瘫患者可以选择此类助行器。无动力式助行器可分为杖和助行架两大类。

1. 杖 根据不同患者的需要又可分为手杖、肘杖、臂杖（托槽拐）和腋杖等，手杖又有单脚杖和多脚杖两类，有可调式和不可调式（见图4-1）。

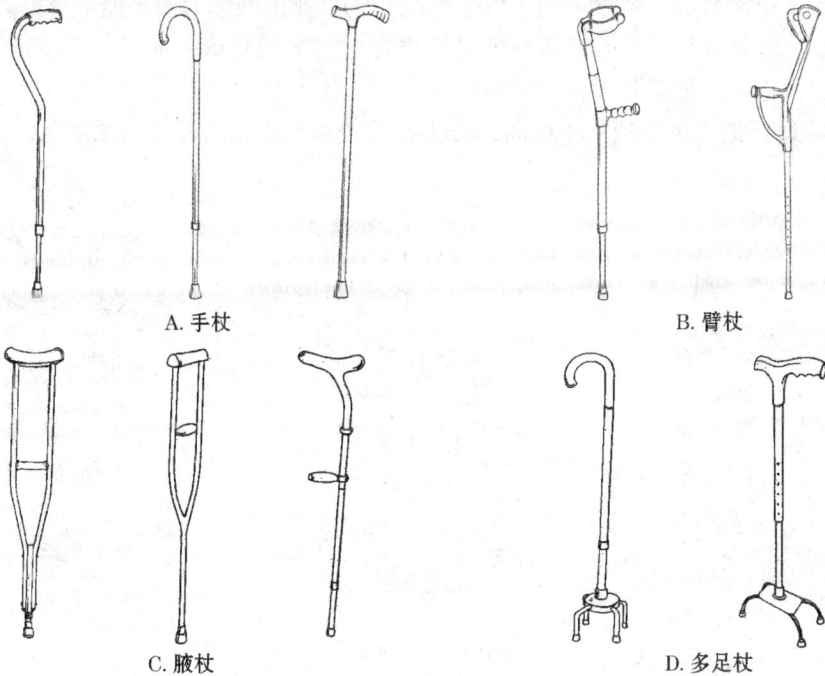

A.手杖　　　　　　　　　　　　　　　　　　B.臂杖

C.腋杖　　　　　　　　　　　　　　　　　　D.多足杖

图4-1　助行器

（1）单脚手杖：下列几种情况可使用此类手杖：①用于肌肉无力的患者，如脊髓灰质炎或下肢神经损伤患者；②缓解疼痛，如用于骨性关节炎或下肢骨折患者；③增加身体平衡，如用于颅脑外伤或多发性硬化患者；④提供保护，如用于骨质疏松或半月板切除患者；⑤代偿畸形，如用于脊柱侧弯或两下肢不等长患者；⑥作为探路器，如偏盲或全盲者；⑦老年人也多使用此类手杖。

（2）多脚手杖：手杖可做成三脚或四脚，四脚手杖更为稳定。因一侧身体或一侧下肢无力而需要比单脚手杖更大的支持时可选用此类手杖，如偏瘫、双侧截肢、脑瘫以及脊柱裂患者需要此类手杖。

（3）肘杖：此种杖一般多成对使用，在结构上有包绕前臂的前臂套，因此使用时可增强腕部力量，对下肢提供更大的支持，主要用于患者力量和平衡严重受损时。如：①脊柱损伤或某些脊柱裂患者；②单侧下肢无力且不允许该侧肢体负重时；③双侧下肢严重无力或不协调；④双上肢无使用手杖的足够力量。

（4）前臂杖（托槽拐）：患者在使用前臂杖时整个前臂水平支托在托槽上，承重点主要在前臂，因此常用于下肢单侧或双侧无力而上肢的腕、手又不能负重的患者，如类风湿性关节炎患者等。

（5）腋杖：较为常见，在使用腋杖时承重点应在腕和手上，腋托顶住胸部只是为了稳定肩部。腋杖可用于以下情况：①单侧下肢无力而不能部分或完全负重，如胫腓骨骨折、骨不连接、植骨后患者。②下肢双侧功能不全或不能用左、右腿交替迈步，如双髋石膏固定的患者。

2. 助行架 可单独立于地面，分为有轮式和无轮式两种（见图4－2）。

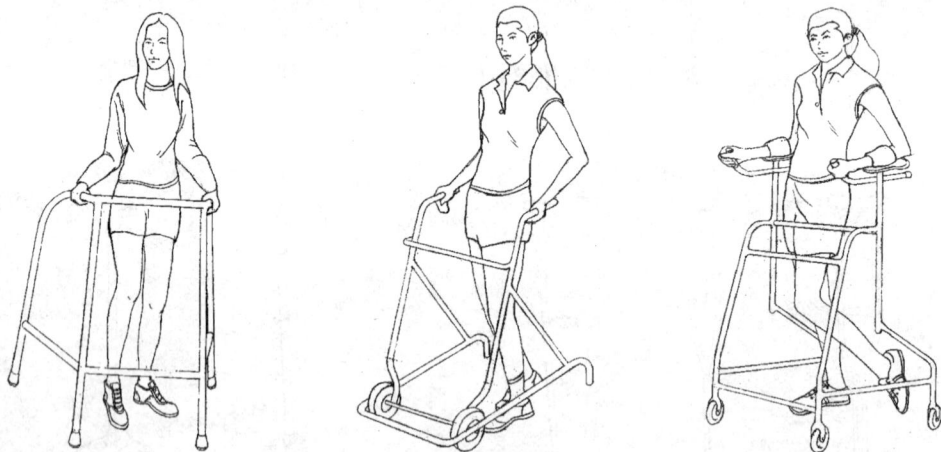

图4－2 助行架

（1）步行式助行架：又称讲坛架，是一种使用非常普遍的辅助器。可用于：①单侧无力或截肢，身体虚弱，需要辅助器更大支持的患者，如老年性骨关节炎或股骨骨折患者；②全身或双下肢软弱或不协调，如多发性硬化或帕金森病等患者；③需要更广泛的支持才能活动，以建立自信心的患者，如长期卧床或患病的老人。

（2）轮式助行架：轮式助行架可以制成两轮或四轮的，附有座位或附有携物的篮子、手闸装置，极大地方便了患者。由于使用时不需要任何特定的步行模式，也不需要为提起助行架而必须具备一定的力量和平衡模式，因此需要助行架而无能力使用步行式助行架者可选用此种类型。其缺点是需要较大的运转空间。

（3）有前臂托的助行架：这种助行架实际上是有前臂托的助行架装上轮子形成的，通常用于需用助行架而上肢力弱或不协调的患者，如进展性类风湿性关节炎患者。

五、自助具

自助具（self help devices）是一类提高患者的残存功能，利用患者自身能力，省时省力帮助个人独立完成一些原来无法完成的日常生活活动而制造的辅助器具。使用自助具不仅是一种积极的治疗手段，而且还有助于树立患者重返社会的自信心。

自助具除了为日常生活动作而特意设计制作外，还有一部分是治疗师根据患者的特殊使用目的进行改造或利用现有的材料而自行制作的，这是自助具与矫形器或假肢的不同之处。

（一）自助具使用的目的

使用自助具可达到以下目的：更好的完成日常生活活动；帮助患者由依赖向自立过渡；提高日常生活活动能力；增强患者重返社会的自信心。

（二）自助具的选用和制作原则

在选用和制作自助具时，首先要考虑到器具的实用性，要能达到改善患者自理生活能力的目的，并且简便、易学、易用；同时器具还应美观、坚固、耐用、轻便、易清洗；还应考虑其经济性，即价格低廉、易于购买。

（三）自助具的种类

自助具的种类繁多，有简单的日用器具，也有复杂的电动装置，甚至还有现代化的计算机环境控制遥控系统。根据用途可将自助具分为进食、书写、阅读、穿衣、个人卫生、转移活动等几类。

1. 进食自助具　根据不同的上肢功能障碍情况可选择不同辅助器具，如拇指不能对掌和握力丧失者，可选择免握套具、U 型夹或持杯器；而手臂不能充分伸屈者，可选择长柄器具等。

2. 穿衣自助具　如两用穿衣钩、穿袜器、拖鞋器、长柄鞋拔等。

3. 阅读辅助器　有折光眼镜、翻书器。

4. 书写辅助器　握力丧失者可以用 C 型对掌持笔器。

5. 个人卫生自助具　握力丧失者可以把牙刷、梳子等用具配合多用生活袖套或 U 形塑料架，可将剃须刀固定在剃须刀夹持器上；关节活动受限者可使用各种粗柄用具、长柄用具等。

6. 交通辅助用具　下肢截瘫或下肢功能减弱的患者可以选择轮椅作为代步工具。上肢功能正常者选用手摇轮椅，上肢肌力减弱者可选用电动轮椅或机动轮椅。

7. 聋哑盲人生活辅助用具 有语言输出的阅读机、盲文、盲人拐杖、导盲装置以及触摸式电话键盘或计算机键盘都对盲人的生活起到辅助作用。聋哑人可选择助听器、人工耳蜗等。

六、轮椅

轮椅（wheelchair）是残疾者的重要代步工具。当残疾者行走的能力减低或丧失，需要户外活动、独立生活、参加工作和社会活动时，都需要依靠轮椅作为代步工具。因此，轮椅的作用扩展了残疾者的生活范围，使他们能够同正常人一样工作、学习和生活，可增强他们生活的勇气。

根据轮椅的结构和用途不同，轮椅有多种类型，常用的有普通型、单侧驱动型、体育活动型、三轮车型以及电动型等。

具有下列情况的患者可以考虑使用或由护理人员协助使用轮椅：

1. 步行功能减退或丧失者 如截肢、下肢骨折未愈合、瘫痪、严重的下肢关节炎等。

2. 步行对全身状态不利者 如严重的心脏病或其他疾患引起的身体极度虚弱的患者。

3. 独立步行有危险者 如脑血管意外或颅脑损伤导致的痴呆、单侧空间忽略等智能障碍患者，严重帕金森病或脑瘫难以步行者。

4. 高龄老人 步履艰难，易发生意外者。

七、无障碍设施

残疾者在社会上常常会遇到诸多不便，例如坐在轮椅上的残疾者遇到阶梯时无法前行，没有电梯也无法到达更高的楼层；盲人因看不到交通信号而无法通过人行横道等。这些障碍严重阻碍了残疾人重返社会。为了方便乘坐轮椅的残疾人参与社会活动，国际上所采取的城市道路和建筑物的特殊设计和措施以消除这些障碍，被称为无障碍设施。

无障碍设施是残疾人走出家门、参与社会生活的基本条件，也是方便老年人、妇女、儿童和其他社会成员的重要措施。无障碍设施的建设，是社会文明进步的重要标志。

（一）建筑物外部无障碍设施

主要是城市道路、公园、广场、游览地等公共场所，设计要求如表4－2。

表4-2 城市道路无障碍设施设计内容与要求

道路设施类	设计内容	基本要求
非机动车车行道	有合适的宽度和斜坡	满足手摇和电动三轮车通行
人行道	宽度合适、一部分马路缘石改为坡道	满足使用轮椅者、挂拐者通行
	铺设触感块材	方便视力障碍者通行
人行天桥和人行地道	设扶手,地面防滑,铺设触感块材	方便挂拐者、视力障碍者通行
公园、广场、游览地	阶梯设坡道,铺设触感块材,专用停车场	满足手摇和电动三轮车通行
主要商业街及道路交叉口	设音响交通信号	方便视力残疾者通行

(二) 建筑物内部无障碍设施

建筑物内的无障碍设施要充分考虑到使用轮椅者进出和使用的方便。如出入口应设有斜坡,坡面应用防滑材料,门内外应有平台;高层建筑应设有电梯,电梯门宽度和深度应方便轮椅通过,迎门应有镜子,以便乘坐轮椅者观察自己的进出是否已完成;走廊的宽度至少应允许两个轮椅或一个轮椅和一个行人同时通过,离地面35cm以下应贴保护墙皮的轮椅挡板;厕所一般采用坐式马桶,两侧安装扶手,门最好是开拉式门等。除此之外,洗手池、浴室及室内的各种安排也都应充分考虑到残疾者的需要。

第七节 中国传统康复治疗

一、针灸康复法

针灸学是以中医理论为指导,研究经络、腧穴及刺灸方法,探讨运用针灸防治疾病规律的一门学科。它是中医学的重要组成部分,主要内容包括经络、腧穴、刺法、灸法及针灸治疗。

针灸康复法是利用针刺、艾灸等方法刺激人体体表的一定部位(穴位),通过疏通经络、行气活血、协调阴阳、扶正祛邪等以防治疾病、使机体康复的一种治疗方法。针灸疗法具有适应证广、疗效显著、应用方便、经济安全等优点,普遍为人们所接受,是中医康复医疗的重要手段。

针灸的配穴处方原则:针灸处方就是在中医理论尤其是经络学说指导下,依据选穴原则和配穴方法,选取腧穴并进行配伍、确立刺灸法而形成的治疗方案。

针灸处方包括穴位和刺灸法两大要素：

穴位的选择：选择穴位是针灸处方的第一大要素，包括近部选穴、远部选穴和辨证选穴等。常用的配穴方法就是在选穴原则的指导下，针对疾病的病位、病因病机等选取主治作用相同或相近，或对于治疗疾病具有协同作用的腧穴进行配伍应用的方法。临床上穴位配伍的方法多种多样，但总体可归纳为两大类，即按经脉配穴法和按部位配穴法。按经脉配穴法主要包括本经配穴法、表里经配穴法、同名经配穴法；按部位配穴法主要包括上下配穴法、前后配穴法、左右配穴法等。

刺灸法的选择：刺灸法是针灸处方的第二组成要素，包括疗法的选择、操作方法的选择等。疗法的选择是针对患者的病情和具体情况而确立的治疗手段，如是用毫针疗法、灸法，还是用电针疗法、皮肤针疗法等。操作方法的选择是当确立了疗法后，要对疗法的操作进行说明，如毫针疗法用补法还是泻法，艾灸用温和灸还是瘢痕灸等。

（一）毫针刺法

1. 概述　毫针刺法是指利用毫针通过一定的手法或方式刺激机体的一定部位（腧穴），以防治疾病的方法。

进针方法：毫针常规的进针方法有单手进针法、双手进针法（包括指切进针法、夹持进针法、提捏进针法、舒张进针法）及管针进针法等。

针刺角度与深度：①针刺角度：针刺角度可分直刺、斜刺及平刺三种。直刺是针身与皮肤表面呈90°角垂直刺入，适用于人体大部分腧穴；斜刺是针身与皮肤表面呈45°角刺入，适用于肌肉浅薄或内有重要脏器部位的腧穴；平刺是针身与皮肤表面呈15°角刺入，适用于皮薄肉少部位的腧穴。②针刺深度：每一个腧穴都有一定的针刺深度，应严格遵守，另外还应根据患者的体位、年龄、病情、部位的不同而定。如体质强、中青年、病久者及四肢部位可深刺，反之要浅刺。

行针与得气：得气是指将针刺入腧穴后所产生的经气感应。这种经气感应产生时，医者会感到针下有徐缓或沉紧的感觉，同时患者感到针下有酸、麻、胀、重等或向一定方向传导扩散的感觉。行针是指将针刺入腧穴后，为了使之得气，采取的各种手法。临床上行针基本手法有2种：①提插法：是将针刺入腧穴的一定深度后，使针在穴内进行上下提插的操作方法；②捻转法：是将针刺入腧穴的一定深度后，以手指持住针柄进行一前一后的来回旋转捻动的操作方法。辅助手法有循法、刮法、弹法、飞法、摇法、震颤法等。

针刺补泻：针刺补泻是针刺治病的重要环节，也是刺法的核心内容。补法具有扶助人体正气，使低下的功能恢复旺盛的作用。泻法具有疏泄病邪，使亢进的功能恢复至正常的作用。临床上常用的补泻方法有七种：①捻转补泻：针下得气后，捻转角度小，用力轻，频率慢，操作时间短者为补法；捻转角度大，用力重，频率快，操作时间长者为泻法。②提插补泻：针下得气后，先浅后深，重插轻提，提插幅度小，频率慢，操作时间短者为补法；先深后浅，轻插重提，提插幅度大，频率快，操作时间长者为泻法。③疾徐补泻：进针时徐徐刺入，少捻转，疾速出针者为补法；进针时疾速刺入，多捻转，徐徐出针者为泻法。④迎随补泻：进针时针尖随着经脉循行的方向刺入为补法，针尖迎着经脉循行的方向刺入为泻法。⑤呼吸补泻：病人呼气时进针，吸气时出针为补法；吸气时进针，呼气时出针为泻法。⑥开阖补泻：出针后迅速揉按针孔为补法，出针时摇大针孔为泻法。⑦平补平泻：进针得气后均匀地提插、捻转后即可出针。

留针与出针：留针是指将针刺入腧穴后留置于穴内。留针是为了加强针刺作用和便于施以适当的补泻手法。留针时间 10～20min 为宜，慢性、顽固性、疼痛性、痉挛性病证患者可适当延长留针时间。出针：适当留针后便可出针。出针后，用无菌干棉球按压针孔，以防出血。

针刺操作注意事项：患者过于劳累、饥饿、精神过度紧张时不宜针刺，以防晕针；虚证病人，手法不宜过强；孕妇腹部、腰骶部不宜针刺，怀孕期间三阴交、合谷、昆仑、至阴穴禁针；妇女行经时不宜针刺（调经者除外）。有血液病、损伤后出血不止者不宜针刺；皮肤有感染、溃疡、瘢痕或肿瘤部位不宜针刺；对胸、胁、背、腰部脏腑所居之处的腧穴，不宜直刺、深刺，以免伤及内脏；眼区、风府、哑门等穴，要掌握针刺的角度、深度，不宜提插、捻转；尿潴留患者，针刺小腹部腧穴时，要注意针刺角度、深度，以防损伤膀胱。

2. 适用范围 可用于康复医学中的各种病证，主要有止痛、镇静、改善气血运行、改善组织营养、抗感染、提高免疫力、调节脏腑功能等作用，其具体的临床应用详见康复治疗各章节。

（二）灸法

1. 概述 灸法主要是借灸火的热力给人体以温热性刺激，通过经络腧穴的作用，以达到防治疾病目的的一种方法。施灸的原料很多，但以艾叶作为主要灸料。

常用灸法的种类较多，临床分艾灸和其他灸法两大类。艾灸包括艾炷灸、艾条灸、温针灸及温灸器灸等；其他灸法则包括天灸和灯火灸等。

艾炷灸：艾炷灸是将纯净细软的艾绒捏成圆锥形的艾炷，直接放在皮肤上施灸。包括直接灸和间接灸两种。直接灸又包括瘢痕和非瘢痕灸：若灸时需将皮肤烧伤化脓，愈后留有瘢痕者称为瘢痕灸，常用于哮喘等；若不使皮肤烧伤化脓，不留瘢痕者称非瘢痕灸，一般虚寒性疾患均可采用此法。间接灸是用药物等将艾炷与施灸腧穴部位的皮肤隔开，进行施灸的方法。所用间隔药物很多，如以蒜为间隔者称隔蒜灸，有清热解毒杀虫的作用，用于治疗瘰疬、肺痨及疮疡初起等；用食盐隔于神阙穴者称隔盐灸，主要用于治疗伤寒阴证或吐泻并作、中风脱证等，有回阳、救逆、固脱之功；用附子做饼间隔者称隔附子饼灸，有温补肾阳的作用，多用于治疗命门火衰而致的阳痿、早泄或疮疡久溃不敛等证；用生姜为间隔者称隔姜灸，有宣肺散寒、温胃止呕的作用，常用于因寒而致的呕吐、腹痛、腹泻、风寒外感等各种病证。

艾条灸：艾条灸分为温和灸、雀啄灸、回旋灸三种。将艾条一端点燃，对准应灸的穴位，距穴位皮肤 2～3cm 进行熏烤，使皮肤微红，无灼痛感为宜，每穴灸 5～7min，称温和灸，适用于慢性病；如将艾条点燃的一端与施灸部位的皮肤不固定在一定距离，而是像鸟啄食一样，一上一下地活动施灸，称雀啄灸，多用于急性病；将艾条点燃的一端与施灸部位的皮肤虽然保持一定的距离，但不固定，而是左右方向移动或反复旋转地施灸，称回旋灸，多用于灸治急性病。

温针灸：温针灸是针刺与艾灸相结合的一种方法。适用于既需要留针、又需要艾灸的病证，方法是将针刺入腧穴留针时，将 2cm 左右的艾段插在针柄上，点燃施灸，本法临床使用极为广泛。

温灸器灸：温灸器又名灸疗器，是一种专门用于施灸的器具，用温灸器施灸的方法称温灸器灸。临床常用的有温灸盒和温灸筒。施灸时，将艾绒或加掺的药物装入温灸器的小筒后点燃，将温灸器之盖扣好，即可置于相应部位进行熨灸，直到所灸部位的皮肤红润为度。有调和气血、温中散寒的作用，一般需要灸治者均可采用，对小儿、妇女及畏惧灸治者最为适宜。

灯火灸：又名"灯草灸"，是民间沿用已久的简便灸法。方法是用 1～2 根灯心草，以麻油浸之，燃着后用快速动作对准穴位进行点灸，猛一接触听到"叭"的一声迅速离开即可。具有疏风解表、行气化痰、清神止搐等作用，多用于治疗小儿痄腮、小儿脐风和胃痛、腹痛、痧胀等病证。

天灸：又称药物灸、发疱灸，是用对皮肤有刺激性的药物涂敷于穴位或患处，使局部充血、起疱，犹如灸疮，故名天灸。所用药物多是单味中药，其常用的有白芥子、蒜泥、斑蝥等，常用于过敏性疾病如哮喘、过敏性鼻炎等。

2. 适用范围 灸法的适用范围亦很广泛，可用于因虚寒而引起的一切病证，具有温经散寒、扶阳固脱、消瘀散结、防病保健的作用。其具体的临床应用详见康复治疗各章节。

（三）拔罐法

1. 概述 拔罐法是以罐为工具，利用燃火、抽气等方法排除罐内空气，造成负压，使之吸附于腧穴或应拔部位的体表，使局部皮肤充血、瘀血，以达到防治疾病目的的方法。

常用的罐的种类有：竹罐、陶罐、玻璃罐、抽气罐等。

罐的吸附方法有：闪火法、投火法、滴酒法、贴棉法、水煮法、抽气法等。

拔罐方法：临床拔罐时可根据不同的病情，选用不同的拔罐法。常用的拔罐法有以下几种：

（1）留罐法：又称坐罐法，即将罐吸附在体表后，使罐子吸拔留置于施术部位 10~15min，然后将罐起下。此法是常用的一种方法，一般疾病均可应用，而且单罐、多罐皆可应用。

（2）走罐法：亦称推罐法，即拔罐时先在所拔部位的皮肤或罐口上涂一层凡士林等润滑剂，再将罐拔住。然后，医者用右手握住罐子向上、下或左、右需要拔的部位往返推动，至所拔部位的皮肤红润、充血，甚或瘀血时将罐起下。此法适宜于面积较大、肌肉丰厚部位，如脊背、腰臀、大腿等部位。

（3）闪罐法：即将罐拔住后，立即起下，如此反复多次地拔住起下，起下拔住，直至皮肤潮红、充血或瘀血为度。多用于局部皮肤麻木、疼痛或功能减退等疾患，尤其适用于不宜留罐的患者，如小儿、女性的面部。

（4）刺血拔罐法：又称刺络拔罐法，即在应拔部位皮肤消毒后，用三棱针点刺出血或用皮肤针叩打，再将火罐吸拔于点刺的部位，使之出血，以加强刺血治疗的作用。一般刺血后拔罐留置 10~15min，多用于治疗丹毒、扭伤、乳痈等。

（5）留针拔罐法：简称针罐，即在针刺留针时，将罐拔在以针为中心的部位上约 5~10min，待皮肤红润、充血或瘀血时将罐起下，然后将针起出。此法能起到针罐配合的作用。

2. 适用范围 拔罐法具有通经活络、行气活血、消肿止痛、祛风散寒等作用，其适应范围较为广泛，一般多用于风寒湿痹、腰背肩臂腿痛、关节痛、软组织闪挫扭伤及伤风感冒、头痛、咳嗽、哮喘、胃脘痛、呕吐、腹痛、泄泻、痛经、中风偏瘫等。

（四）三棱针法

1. 概述 用三棱针刺破人体的一定部位，放出少量血液，以治疗疾病的方法，称三棱针法。现代称为"放血疗法"。

三棱针的操作方法一般分为点刺法、散刺法、刺络法、挑刺法4种。

（1）点刺法：针刺前，在预定针刺部位上下用左手拇食指向针刺处推按，使血液积聚于针刺部位，继之用2%碘酒棉球消毒，再用75%酒精棉球脱碘。针刺时左手拇、食、中三指捏紧被刺部位，右手持针，用拇、食两指捏住针柄，中指指腹紧靠针身下端，针尖露出3～5mm，对准已消毒的部位刺入3～5mm深，随即将针迅速退出，轻轻挤压针孔周围，使出血少许，然后用消毒干棉球按压针孔。本法多用于指、趾末端的十宣、十二井穴和耳尖及头面部的攒竹、上星、太阳等穴的放血。

（2）散刺法：又叫豹纹刺，是对病变局部周围进行点刺的一种方法。根据病变部位大小的不同，可刺10～20针以上，由病变外缘环形向中心点刺，以促使瘀血或水肿得以排除，达到祛瘀生新、通经活络的目的。此法多用于治疗局部瘀血、血肿或水肿、顽癣等。

（3）刺络法：先用带子或橡皮管结扎在针刺部位上端（近心端），然后迅速消毒。针刺时左手拇指压在被针刺部位下端，右手持三棱针对准针刺部位的浅表静脉，刺入脉中2～3mm，立即将针退出，使其流出少量血液，出血停后，再用消毒干棉球按压针孔。当出血时，也可轻轻按压静脉上端，以助瘀血外出，毒邪得泻。此法多用于曲泽、委中等穴，治疗急性吐泻、中暑、发热等。

（4）挑刺法：用左手按压施术部位两侧，或捏起皮肤，使皮肤固定，右手持针迅速刺入皮肤1～2mm，随即将针身倾斜挑破皮肤，使之出少量血液或少量黏液。也可再刺入5mm左右，将针身倾斜并使针尖轻轻挑起，挑断皮下部分纤维组织，然后出针，覆盖敷料。挑刺法常用于治疗肩周炎、胃痛、颈椎病、失眠、支气管哮喘、血管神经性头痛等。

2. 适用范围　三棱针放血疗法具有通经活络、开窍泻热、消肿止痛等作用。其适应范围较为广泛，凡各种实证、热证、瘀血、疼痛等均可应用。较常用于某些急症和慢性病，如昏厥、高热、中暑、中风闭证、咽喉肿痛、目赤肿痛、顽癣、痈疖初起、扭挫伤、疳证、痔疮、顽痹、头痛、丹毒、指（趾）麻木等。

（五）皮肤针法

1. 概述　皮肤针是以多支短针组成，用来叩刺人体一定部位或穴位的一种针具。运用皮肤针叩刺人体一定部位或穴位，激发经络功能，调整脏腑气血，以防治疾病的方法，称皮肤针法。

在使用皮肤针时首先要选择叩刺部位与拟定刺激强度：

（1）叩刺部位：一般可分循经叩刺、穴位叩刺、局部叩刺3种。①循经叩刺：是指循着经脉进行叩刺的一种方法，常用于项背腰骶部的督脉和足太阳膀胱经。督脉为阳脉之海，能调节一身之阳气；五脏六腑之背俞穴，皆分布于膀胱经，故其治疗范围广泛；其次是四肢肘膝以下经络，因其分布着各经原穴、络穴、郄穴等，可治疗各相应脏腑经络的疾病。②穴位叩刺：是指在穴位上进行叩刺的一种方法，主要是根据穴位的主治作用，选择适当的穴位予以叩刺治疗，临床常用的是各种特定穴、华佗夹脊穴、阿是穴等。③局部叩刺：是指在患部进行叩刺的一种方法，如扭伤后局部的瘀肿疼痛及顽癣等，可在局部进行围刺或散刺。

（2）刺激强度与疗程：刺激强度是根据刺激的部位、患者的体质和病情的不同而决定，一般分轻、中、重3种。①轻刺：用力稍小，皮肤仅现潮红、充血为度。适用于头面部、老弱妇女患者，以及病属虚证、久病者。②重刺：用力较大，以皮肤有明显潮红，并有微出血为度。适用于压痛点、背部、臀部、年轻体壮患者，以及病属实证、新病者。③中刺：介于轻刺与重刺之间，以局部有较明显潮红，但不出血为度，适用于一般部位，以及一般患者。

皮肤针的操作方法包括叩刺和滚刺：

（1）叩刺：针具和叩刺部位用75%酒精消毒后，以右手拇指、中指、无名指握住针柄，食指伸直按住针柄中段，针头对准皮肤叩击，运用腕部的弹力，使针尖叩刺皮肤后立即弹起，如此反复叩击。叩击时针尖与皮肤必须垂直，弹刺要准确，强度要均匀，可根据病情选择不同的刺激部位或刺激强度。

（2）滚刺：是指用特制的滚刺筒，经75%酒精消毒后，手持筒柄将针筒在皮肤上来回滚动，使刺激范围成为一狭长的面，或扩展成一片广泛的区域。

2. 适用范围　皮肤针的适应范围很广，临床各种病证均可应用，如近视、视神经萎缩、急性扁桃体炎、感冒、咳嗽、慢性肠胃病、便秘、头痛、失眠、腰痛、皮神经炎、斑秃、痛经等。

（六）皮内针法

1. 概述　皮内针法是将特制的小型针具固定于腧穴部位的皮内作较长时间留针的一种方法，又称"埋针法"。针刺入皮肤后，固定留置一定的时间，给腧穴以长时间的刺激，可调节经络脏腑功能，达到防治疾病的目的。

皮内针的针具有两种：一种呈颗粒型（或称麦粒型），一般长1cm，针柄形似麦粒；一种呈揿钉型（或称图钉型），长约0.2～0.3cm，针柄呈环形。前一种针身与针柄成一直线，而后一种针身与针柄呈垂直状。

针刺部位多以不妨碍正常的活动处腧穴为主，一般多选用背俞穴、四肢穴和耳穴等。

皮内针的操作方法：皮内针、镊子和埋针部位皮肤严格消毒后，进行针刺。

（1）颗粒式皮内针：用镊子夹住针柄对准腧穴，沿皮下横向刺入，针身可刺入 0.5~0.8cm，针柄留于皮外，然后用胶布顺着针身进入的方向粘贴固定。

（2）揿钉式皮内针：用镊子夹住针圈，对准腧穴，直刺揿入，然后用胶布固定。也可将针圈贴在小块胶布上，手执胶布直压揿入所刺穴位。

皮内针可根据病情决定其留针时间的长短，一般为 3~5 天，最长可达 1 周。若天气炎热，留针时间不宜过长，以 1~2 日为好，以防感染。在留针期间，可每隔 4h 用手按压埋针处 1~2min，以加强刺激，提高疗效。

2. 适用范围　皮内针法临床多用于某些需要久留针的疼痛性疾病和久治不愈的慢性病证，如神经性头痛、面神经麻痹、胆绞痛、腰痛、痹证、神经衰弱、高血压、哮喘、小儿遗尿、痛经、产后宫缩疼痛等。

（七）电针法

1. 概述　电针法是将毫针刺入腧穴得气后，在针具上通以接近人体生物电的微量电流，利用针和电两种刺激相结合，以防治疾病的一种方法。其优点是能代替人作较长时间的持续运针，节省人力，且能比较客观地控制刺激量。

电针的操作方法包括：

（1）配穴处方：电针法的处方配穴与针刺法相同。一般选用其中的主穴，配用相应的辅助穴位，多选同侧肢体的 1~3 对穴位为宜。

（2）电针方法：针刺入穴位有得气感应后，将输出电位器调至"0"位，负极接主穴，正极接配穴，也有不分正负极，将两根导线任意接在两个针柄上，然后打开电源开关，选好波型，慢慢调高至所需输出电流量。通电时间一般在 5~20min，用于镇痛则一般在 15~45min。如感觉弱时，可适当加大输出电流量，或暂时断电 1~2min 后再行通电。当达到预定时间后，先将输出电位器退至"0"位，然后关闭电源开关，取下导线，最后按一般起针方法将针取出。

（3）电流的刺激强度：当电流开到一定强度时，患者有麻、刺感，这时的电流强度称为"感觉阈"。如电流强度再稍增加，患者会突然产生刺痛感，能引起疼痛感觉的电流强度称为电流的"痛阈"。感觉阈和痛阈因人而异，在各种病理状态下其差异也较大。一般情况下在感觉阈和痛阈之间的电流强度，是治疗最适宜的刺激强度。但此区间范围较小，须仔细调节。超过痛阈的电流强度，患者不易接受，应以患者能耐受的强度为宜。由于患者对电流刺激量可产生耐受，故可在治疗过程中再作调整。

2. 适用范围　电针可调整人体生理功能，有止痛、镇静、促进气血循环、调节肌张力等作用。电针的适应范围基本和毫针刺法相同，故其治疗范围较广。临床常用于各种痛证、痹证和心、胃、肠、胆、膀胱、子宫等器官的功能失调，以及癫狂和肌肉、韧带、关节的损伤性疾病等，并可用于针刺麻醉。

（八）穴位注射法

1. 概述 穴位注射法又称水针，是将药液注入穴位以防治疾病的一种治疗方法。它可将针刺刺激和药物的性能及对穴位的渗透作用相结合，发挥其综合效应，故对某些疾病有特殊的疗效。

穴位注射的操作方法如下：

（1）针具：消毒的注射器和针头，可根据需要选用不同型号。

（2）穴位选择：选穴原则同毫针法，但作为本法的特点，常结合经络、穴位按诊法以选取阳性反应点。一般每次 2~4 穴，不宜过多，以精为要。

（3）注射剂量：应根据药物说明书规定的剂量，不能过量。作小剂量注射时，可用原药物剂量的 1/5~1/2。一般以穴位部位来分，耳部可注射 0.1ml，头面部可注射 0.3~0.5ml，四肢部可注射 1~2ml，胸背部可注射 0.5~1ml，腰臀部可注射 2~5ml 或 5%~10% 葡萄糖注射液 10~20ml。

（4）常用药物：凡是可供肌肉注射用的药物，都可用于穴位注射。常用于制作注射液的中药有：当归、丹参、红花、板蓝根、徐长卿、灯盏花、补骨脂、柴胡、鱼腥草、川芎等；西药有：25% 硫酸镁，维生素 B_1、B_{12}、C、K_3，0.25%~2% 盐酸普鲁卡因、阿托品、利血平、安络血、麻黄素、抗生素、生理盐水、风湿宁及骨宁等。

（5）操作：首先使患者取舒适体位，选择适宜的消毒注射器和针头，抽取适量的药液，在穴位局部消毒后，右手持注射器对准穴位或阳性反应点，快速刺入皮下，然后将针缓慢推进，达一定深度后产生得气感应，抽吸如无回血，便可将药液注入。凡急性病、体强者可用较强刺激，推注药液可快；慢性病、体弱者，宜用较轻刺激，推注药液可慢；一般疾病，则用中等刺激，推注药液也宜中等速度。

2. 适用范围 穴位注射法的适应范围很广，凡是针灸治疗的适应证大部分均可采用本法，如痹证、颈肩腰腿痛、中风瘫痪、小儿脑瘫等。

（九）头针法

1. 概述 头针又称头皮针，是在头部特定的穴线进行针刺防治疾病的一种方法。头针的理论依据主要有二：一是根据传统的脏腑经络理论，二是根据大脑皮层的功能定位在头皮的投影，选取相应的头穴线。主要用于脑源性疾病的康复治疗。

（1）标准头穴线的定位和主治：标准头穴线均位于头皮部位，按颅骨的解剖名称分额区、顶区、颞区、枕区 4 个区，14 条标准线，具体内容参见有关专业文献。

（2）头针的操作方法：①体位：根据病情，选定头穴线。取得患者合作后，取坐位或卧位，局部常规消毒。②进针：一般选用 28~30 号长 1.5~3 寸的毫针，针与头皮呈 30°夹角，快速将针刺入头皮下，当针尖达到帽状腱膜下层时，指下感到阻力减小，然后使针与头皮平行，继续捻转进针，根据不同穴区可刺入相应深度。③针刺手法：一般以拇指掌面和食指桡侧面夹持针柄，以食指的掌指关节快速连续屈伸，使针身左右旋转，捻转速度每分钟 200 次左右。进针后持续捻转 2~3min，留针 20~30min，留针期间反复操作 2~3 次即可起针。按病情需要可适当延长留针时间，偏瘫患者留针期间嘱其活动肢体（重症患者可作被动活动），有助于提高疗效。一般经 3~5min 刺激后，部分患者在病变部位会出现热、麻、胀、抽动等感应。

2. 适用范围　头针主要用于治疗脑源性疾病，如中风偏瘫、肢体麻木、失语、皮层性多尿、眩晕、耳鸣、舞蹈病、癫痫、脑瘫、小儿弱智、帕金森病、假性球麻痹等。此外，也可治疗头痛、脱发、脊髓性截瘫、高血压病、精神病、失眠、眼病、鼻病、肩周炎、腰腿痛、各种疼痛性疾病等常见病和多发病。

应注意中风患者急性期如因脑溢血引起昏迷、血压过高时，暂不宜用头针治疗，须待血压和病情稳定后方可做头针治疗。如因脑血栓形成引起偏瘫者，宜及早采用头针治疗。凡有高热、急性炎症和心力衰竭时，一般慎用头针治疗。

（十）耳针法

1. 概述　耳针是在耳廓穴位上用针刺或其他方法进行刺激，从而防治疾病的一种方法。其治疗范围较广，操作方便，且观察耳穴变化对疾病的诊断也有一定的参考意义。

（1）耳穴的分布：耳穴是指分布在耳廓上的一些特定区域。耳穴在耳廓的分布有一定的规律，形如倒置的胎儿：与头面相应的穴位在耳垂，与上肢相应的穴位居耳舟，与躯干和下肢相应的穴位在对耳轮体部和对耳轮上、下脚，与内脏相应的穴位集中在耳甲。消化道呈环形排列在耳轮脚的周围。

（2）耳穴的部位和主治：参见有关专业文献。

（3）耳穴的选穴原则：①按相应部位选穴：当机体患病时，在耳廓的相应部位上有一定的敏感点，它便是本病的首选穴位，如心脏病取"心"穴等。②按脏腑辨证选穴：根据脏腑学说的理论，按各脏腑的生理功能和病理反应进行辨证取穴。如眼病取"肝"穴。③按经络辨证选穴：即根据十二经脉循行和其病候选取穴位。如坐骨神经痛，取"膀胱"或"胰胆"穴等。④按西医学理论选穴：耳穴中有些穴名是根据西医学理论命名的，如"内分泌"、"肾上腺"等。这些穴位的功能基本上与西医学理论一致，故在选穴时应考虑其功能，如月经不调取"内分泌"穴。⑤按临床经验选穴：临床实践发现有些耳穴具有治疗本部位以外疾病的作用，如"耳背沟"穴可以治疗高血压等。

（4）操作方法：耳穴的刺激方法较多，目前临床常用的方法有毫针法、电针法、埋针法、压丸法、耳穴注射法等（详见相关章节）。

2. 适用范围 耳穴的适应证包括：①疼痛性疾病：如各种扭挫伤、头痛和神经性疼痛等。②炎性疾病及传染病：如急慢性结肠炎、胆囊炎、牙周炎、咽喉炎、扁桃体炎、百日咳、菌痢、腮腺炎等。③功能紊乱性疾病：如胃肠神经官能症、心脏神经官能症、心律不齐、高血压、眩晕症、月经不调、遗尿、神经衰弱、癔病等。④过敏及变态反应性疾病：如哮喘、荨麻疹、过敏性结肠炎、过敏性鼻炎、过敏性紫癜等。⑤内分泌代谢紊乱性疾病：如甲亢、糖尿病、肥胖症、绝经期综合征等。⑥其他：耳穴有催乳、催产，预防和治疗输血、输液反应，同时还有美容、戒烟、延缓衰老、防病保健等作用。

二、推拿康复法

（一）概述

推拿康复法是医生在患者体表一定部位或穴位上施以不同的推拿手法，使经脉疏通、气血和调，进而促进身心疾病康复的一种方法。

推拿之所以能促进身心疾病的康复，主要是因为它有畅通气血、培元扶正的作用。临床实践证明，推拿人体的局部或穴位，能通经络、行气血，因而具有行滞、消瘀、散肿、止痛的作用，还能通过畅达气血来改善患部的营养，防止肌肉萎缩并促进损伤的修复。推拿还能调补气血、振奋精神、扶正固本，对慢性虚损患者具有增强体质、消除疲劳、恢复元气、怡畅情志、聪耳明目之功。由于推拿既能通郁，又能补虚；既能复形，又能康神，故可用于多种病残的康复治疗。

研究证明，推拿康复疗法的作用机理是：①调节神经系统和身体各部位功能，改变有关的内环境系统；②整骨复位，纠正病理形态，促进创伤修复；③防止、改善肌肉萎缩，松解粘连和瘢痕挛缩；④改善皮肤营养，防止压疮发生；⑤改善肌肉功能，消除肌肉疲劳；⑥调节血液与淋巴液循环；⑦增强抗病能力及增强体质。

推拿治病亦强调辨证。郁者通之，虚者补之为其常法。一般说来，手法较重、刺激较强者为泻，用于实证和较重的痛证；手法轻柔，刺激较弱者为补，用于各种虚证。

1. 常用推拿手法 推拿的手法很多，为便于叙述，将其归纳为以下五类。

（1）推揉类：①推法：是用拇指或手掌在一个部位、一个穴位或沿一条经脉上施压并向前推动的手法。其中用拇指指面推的称平推，用拇指侧面推的称侧推等。指推作用范围小而掌推作用范围大。推法常用于头面、四肢、胸腹及腰背部。②揉法：是用手指或手掌紧贴皮肤，带动其来回或环形移动，使皮下组织发生摩擦的手法。此法轻柔缓和，刺激量小，适用于全身各部位。③搓法：是用双手在肢体上相对用力搓动，使各层组织间发生摩擦，常用于上、下肢。④滚法：是用小鱼际及手背部着力来回滚动，其作用深而广，常用于肌肉丰厚处。

（2）摩擦类：①摩法：用手指或手掌加压在皮肤表面上滑动，其作用表浅，刺激轻柔缓和。可分为指摩、掌摩及掌根摩三种，常用于胸腹、胁肋部。②擦法：是用手指或手掌在体表作迅速的擦动直至皮肤红热。③抹法：用单手或两手拇指向两边分开抹动，常用于头面部和穴位等处。

（3）按拿类：①按法：用手指或手掌或肘部在身体某处或穴位上用力向下按压。此法刺激较强，常与揉法结合应用。拇指按法适用于全身各部穴位，掌按法常用于腰背及下肢，肘按法常用于腰背及臀部。②拿法：用两指或数指拿住肌肉并稍用力向上提拿。此法刺激较强，常用于肌肉较多处或穴位上。③捏法：用手指抓住皮肤、肌肉相对用力进行捏挤，并且边捏边向前推进，常用于四肢及腰部。④拨法：是用拇指端按入某处软组织的缝隙中，然后作横向拨动。⑤掐法：是用拇指或食指或中指在穴位上做深入的下掐动作，使患者产生较明显的酸胀感觉，又称指针法。⑥踩跷法：用足底搓动或踩踏腰部、臀部或大腿。此法刺激量很人，应用时须慎重。

（4）拍振类：①拍法：用指面或指掌、手掌尺侧缘或空拳拍打患处以放松肌肉或提高兴奋性，常用于肩背、腰部及四肢。②振法：用手指或手掌按住体表作快速振动。常用于放松肌肉与止痛。③叩法：用手指轻轻叩击患处。一般用于头面部与关节处。

（5）摇动类：①屈伸法：以刚柔相济的手法被动屈伸关节。常用于肩、肘、膝等关节。②摇法：是顺势轻巧地作各关节的旋转、绕环等被动运动的一种手法，如摇肩、摇髋、摇腕等。③抖法：用手握住肢体末端并略加牵引，然后稍用力作连续的小幅度上下抖动以放松肌肉，主要用于上肢。④拔伸法：是在肢体放松时，突然施加轻巧的被动牵伸的一种手法，常起牵引与复位作用。

2. 推拿的顺序和手法操作规律

（1）操作顺序：一般顺序是先上后下，先左后右，先前再后，先头面后躯干，先上肢后下肢，先胸腹后腰背部。

（2）手法操作规律：推拿时要有条不紊，轻重适宜，动作规范，快慢适度。

①手法的始终：由面到线，由线到点，由点到面。施治时从面上开始，以缓解肌肉紧张，给患者以舒适的感觉，随之循经络或沿静脉和淋巴液回流方向推拿，再取穴位施以手法，最后转至面上以结束推拿；②手法的力量：由轻到重，再由重到轻。推拿开始时，用力要轻而柔和，而后逐渐加重至需要施治的强度，维持一定时间后，再逐渐减轻力量；③手法的动作：由慢到快，再由快到慢。一般手法动作起始慢，然后逐渐加快到一定速度，再逐渐缓慢下来；④手法的功夫：由浅入深，深入浅出。

（二）推拿的适用范围

推拿在康复治疗中应用十分广泛，主要为：①运动系统疾病：如各部位骨折后所致的关节功能障碍、软组织损伤、关节骨质增生、关节强直、关节外伤和术后、部分关节炎、截肢、断肢再植术后、腰腿痛等。②神经系统疾病：如偏瘫、截瘫、神经衰弱、小儿麻痹后遗症等。③消化系统疾病：如胃、十二指肠溃疡、慢性胃炎、胃下垂、便秘、腹泻、胃肠功能紊乱、手术后肠粘连等。④循环系统疾病：如高血压病、冠心病、风湿性心脏病、脉管炎等。⑤泌尿系统疾病：如尿潴留、肾下垂等。⑥呼吸系统疾病：如气管炎、肺气肿、哮喘等。⑦老年性疾病：如颈椎病、肩关节周围炎、耳聋眼花、慢性腰腿痛、老年性便秘等。

三、气功康复法

（一）概述

气功疗法是在中医学"形神合一"理论指导下，通过调息炼气、调心炼意、调身炼形而起到防病治病作用的一种自我身心锻炼方法。养神与练形是气功的两个根本点，养神要求精神集中、恬淡虚无等精神修养，练形要求三因制宜、注意饮食、锻炼身体、药物辅助等，是一种全面的康复疗法。气功疗法具有调和阴阳、调畅气血、调理脏腑、调养精气神的作用。

研究证明，气功疗法具有调整神经系统的兴奋与抑制过程，促进血液循环，增强心脏的功能，改善代谢功能，改善消化吸收过程，矫正异常的呼吸模式，增强机体免疫防御功能等作用。

1. 气功疗法的基本特点 气功疗法强调"三调"、"三炼"，产生疗效的基础在于主动的心理控制与行为控制，必须充分发挥主观能动作用，才能收到良好的效果。它对机体的影响是整体性的，对人体各器官和多个系统都具有良好作用，并非针对某局部或某疾病的特异性疗法，而是要改善整体机能、增强人体素质，故属于一种综合康复疗法。

2. 气功的基本方法 气功流派很多，但其基本方法可概括为"三调"，即调心（意念）、调身（姿势）、调息（呼吸），三者互相联系，不可分割。

（1）调身炼形：指自觉地调控身体，保持一定的姿势。它是调心、调息的先决条件。常用的姿势有坐式、自然盘坐式（两腿交叉）、单盘坐式（两腿不交叉）、仰卧式、站势、走势、侧卧式等7种。

（2）调息炼气：指调控呼吸，以培育真气、清心宁神。它是气功锻炼的重要环节。常用方法有自然呼吸法、腹式呼吸法、提肛呼吸法、停闭呼吸法、鼻吸口呼法、口呼口吸法、鼻吸鼻呼法等多种。

（3）调心炼意：指自觉地调节心理活动，通过意守达到入静状态。它是气功锻炼的中心环节。常用的入静意念法有意守法、随息法、数息法、听息法、默念法等。

（二）气功的功种与适应证

气功的功种很多，康复医疗中应用的气功主要有下列几种：

1. 松静功 特点是炼气与炼意结合，默念"松静"二字，以逐步用意识使全身放松为主。适用于高血压病、冠心病、脑动脉硬化等。

2. 内养功 特点是锻炼入静结合腹式停闭呼吸。适用于胃、十二指肠溃疡与胃下垂等。

3. 强壮功 特点是以调心为主，着重锻炼入静，并结合逆呼吸。用于防治神经衰弱。

4. 静功 特点是以调身、调心入静为主。用于防治神经衰弱。

5. 快速诱导气功 特点是暗示与炼气结合以诱导入静。用于防治心血管系统疾病。

6. 气功搬运法 是以意领气沿任督二脉运行为主。用于神经衰弱、遗精、早泄等。

7. 郭林新气功 是意念、呼吸、动作、吐音和综合导引等方法相结合。用于多种慢性病。

8. 三圆式站功 三圆是指肘圆、臂圆、手圆。是以炼形为主，结合炼呼吸、入静，用于增强体质，防治疾病。

9. 铜钟功 采用站式、状如铜钟。特点是炼形、炼意、炼气结合。用于胃肠功能紊乱、高血压病及防治肺结核。

10. 太极棒气功 是在松静的前提下，持小木棒做简单动作，以诱导入静。用于防治多种慢性病。

四、传统运动康复法

传统运动疗法，古代又名导引术，是一种肢体运动与呼吸吐纳、自我按摩相结合的康复方法。它能够活动躯体四肢以练形、锻炼呼吸以练气，并且以意导气，气帅血行，从而使周身气血恢复正常运行，病体得以康复。常用传统运动疗法有太极拳、五禽戏、八段锦等，其在康复医疗中的应用日益广泛。

（一）太极拳

太极拳是我国传统武术中的一项拳术，由于它适于治病健身，已成为我国康复医疗的重要手段。太极拳由练身、练意、练气三者结合而成。所谓练身，即全身放松、动作柔和缓慢，根据自身情况，动作由易到难，由简到繁。所谓练意，是指练拳时心静神凝，　心　意，使大脑得到休息。所谓练气，是指练拳时自然地加深呼吸，特别是腹式深呼吸。

1. 太极拳的作用　主要是通过"三炼"，达到使气血流畅、心神自如、经络疏通、脏腑协调、阴阳相济的目的，从而起到保健、治病的作用。研究证明，它可调整中枢神经系统的兴奋和抑制过程，改善呼吸、循环、消化等系统的功能。因而太极拳对各种慢性病，如高血压、胃与十二指肠溃疡、神经衰弱、肺心病等均具有良好的康复作用。

2. 练习太极拳的要领　①松静自然：要使中枢神经和全身肌肉放松下来，做到泰然自若、心平气和、内外放松、动作柔缓。②姿势正确：练习时身体要端正自然，躯干要正直不偏，腰部要"松、垂、直"，下肢应屈髋屈膝，腹肌松弛，为自然呼吸创造有利条件。③动作协调：用意识指导动作，动作呈弧形或环形，并要协调、均匀、连贯。④气沉丹田：呼吸要自然，做到气沉丹田。⑤时间、场地选择：练拳时间一般每在早晨或傍晚，可舒筋活络、行气活血，有利于工作及睡眠。场地应选用户外空气新鲜之处，可获事半功倍之效。

3. 适用范围　太极拳对各种慢性病均有良好康复作用，如高血压、冠心病、消化性溃疡、胃下垂、慢性肝炎、慢性胃炎、慢性支气管炎、神经衰弱、骨关节炎、骨质疏松症、糖尿病等。

（二）八段锦

是古人创造的以八节不同动作组成的一套医疗体操，它以立、屈、马步三个姿势为主，其功效是调三焦、和脾胃、理肺气、宁精神、消食去积、固肾养精、锻炼躯干四肢肌肉关节，用以防治疾病、延年益寿。

练功时应思想集中，精神安定，呼吸缓慢，闭口，舌舔上腭，唾液满口时咽下。操练时间依体质及病情而定，一般每节重复 10~15 次，每日 1~2 次，练完后散步数分钟再休息。

八段锦的动作要领为：两手托天理三焦，左右开弓似射雕，调理脾胃举单手，五劳七伤往后瞧，摇头摆尾去心火，两手攀足固肾腰，攒拳怒目增气力，背后七颠百病消。

八段锦具有柔筋健骨、养气壮力、行气活血、协调脏腑功能的作用。如能配合站桩功，体现动静结合，则康复医疗效果更好。各种慢性病证均可选用。

（三）五禽戏

东汉末年名医华佗在前人的基础上创造了五禽戏，即模仿虎、鹿、熊、猿、鸟五种禽兽动作的体操，有着很好的保健效果，故又名"华佗五禽戏"。

五禽戏是一种"外动内静"的功法。模仿时既要形似，又要神似。即练熊戏时要在沉稳之中寓于轻灵，表现出剽悍之性；练虎戏要表现出威武勇猛之神态；练猿戏时要仿其敏捷灵活之性；练鹿戏时要体现出静谧怡然之态；练鸟戏时要表现展翅凌云之势。其动作如下：

①虎形：闭气低头捻拳，站如虎威式，两手如提千金，轻轻起来，莫放气、平身，吞气入腹，使神气上而复下，觉腹内如雷鸣，或 7 次。②熊形：如熊身侧起，左右摆脚腰，后立定，使其两旁肋骨节皆响，亦能动腰力，除肿，或 3~5 次止。③鹿形：闭气低头捻拳，如鹿，转头顾尾，本身缩肩，立脚尖，连天柱通身皆振动，每日 1 次。④猿形：闭气如猿爬树，一只手如捻果，一只脚如抬起，一只脚跟转身，更运神气，吞入腹内，觉有汗出方可罢。⑤鸟形：闭气如鸟飞起头，吸尾间气朝顶、虚双手、躬前，头要仰起，迎神，破顶。

五禽戏的康复作用：虎形能益肺气、熊形能疏肝气、鹿形能健脾气、猿形能固肾气、鸟形能调心气，即对于五脏皆有作用。一些患有肺气肿、高血压、冠心病、脑血管意外后遗症、风湿性关节炎、类风湿性关节炎等慢性病患者，经锻炼后有一定程度康复。亦可用以抗衰老及保健。

第五章

脑卒中的康复

第一节 概 述

一、定义及流行病学

脑卒中（stroke）是一组急性脑血管病的总称，是由于各种脑血管源性病变引起的急性起病、发展迅速、且出现持续性（＞24h）的局灶性或弥漫性脑神经功能缺损或引起死亡的临床综合征。

临床上依据脑神经功能缺失的持续时间不同，将持续时间不足于24h者称为短暂性脑缺血发作（transient ischemic attack，TIA），超过24h者称为脑卒中。脑卒中按其病理性质可分为缺血性卒中和出血性卒中两大类，缺血性卒中包括脑血栓形成、脑栓塞和腔隙性脑梗死，出血性卒中包括脑出血和蛛网膜下腔出血。

本病以其所特有的四高特点（发病率高、死亡率高、致残率高以及复发率高），严重地威胁人类健康，影响患者及其家庭的正常生活，成为家庭的沉重负担。据流行病学调查结果测算，我国脑卒中的年发病率约210/10万，每年新发脑卒中约150万人，年死亡率为60~120/10万，生存者中约70%~80%遗留有不同程度的残疾，5年内复发率高达41%。脑卒中的发病与年龄、民族、性别和家族史有关，高血压、心脏病、吸烟、糖尿病、高脂血症等是脑卒中的危险因素，高血压、心脏病、糖尿病、酗酒及不良饮食习惯是脑卒中复发的重要因素。

二、病因及病理

（一）病因

1. 血管壁病变 常见于：①动脉硬化（高血压性脑小动脉硬化、脑动脉粥样硬化）；②各种感染和非感染性动脉炎；③先天性血管发育异常（颅内动脉瘤、脑血管畸形）；④血管损伤（外伤、手术、插入导管等）。

2. 心脏病及血流动力学改变 如心功能不全、高血压、低血压等。

3. 血液成分和血液流变学改变 如血液黏稠度增高、凝血机制异常等。

4. 其他 如栓子（空气、脂肪、癌细胞和寄生虫）、代谢病（糖尿病、高血脂）、药物反应（过敏、中毒）等。

（二）病理

脑卒中由于脑组织局部出现缺血、缺氧、病灶周围的低灌流等供血障碍和受压，病灶中心出现脑细胞水肿、变性、坏死，小病灶时出现瘢痕机化和不规则小腔隙；若病灶范围大则可残留囊腔。坏死部位局灶小血管发生破裂出血会加重病情。

三、临床表现与诊断

（一）脑血栓形成

1. 常见于安静状态下发病。

2. 大多数无明显头痛、呕吐。

3. 发病较缓慢，多逐渐进展或呈阶段性进展，多与脑动脉粥样硬化有关，也可见于动脉炎、血液病等。

4. 一般发病后1~2天内意识清楚或轻度障碍。

5. 有颈内动脉系统和/或椎基底动脉系统症状和体征。

6. 腰穿脑脊液一般不含血。

7. 鉴别诊断困难时，可做 CT 或 MRI 检查。

（二）脑栓塞

1. 多为急骤起病。

2. 多数无前期症状。

3. 一般意识清楚或有短暂性意识障碍。

4. 有颈内动脉系统和（或）椎基底动脉系统症状和体征。

5. 腰穿脑脊液一般不含血，若有红细胞可考虑出血性梗死。

6. 栓子的来源可分为心源性或非心源性，也可同时伴有其他脏器、皮肤、黏膜等栓塞表现。

（三）腔隙性梗死

1. 发病多由于高血压动脉硬化引起，呈急性或亚急性起病。
2. 多无意识障碍。
3. 腰穿脑脊液无红细胞。
4. 临床表现不严重，较常见的为纯感觉性卒中、纯运动性轻偏瘫、共济失调性轻偏瘫、构音不全－手笨拙综合征或感觉运动性卒中。
5. 有条件时应进行 CT 或 MRI 检查。

（四）脑出血

高血压是脑出血最直接的原因。可因出血部位及出血量不同，临床症状特点各异。高血压性脑出血临床表现及诊断要点如下：

1. 常于体力活动或情绪激动时发病。
2. 发作时常有头痛、反复呕吐和血压升高。
3. 病情进展迅速，常出现意识障碍、偏瘫和其他神经系统局灶症状。
4. 多有高血压病史。
5. 腰穿脑脊液多含血且压力增高。
6. 脑超声波检查多有中线波移位。
7. 鉴别诊断有困难时，有条件可做 CT 检查。

（五）蛛网膜下腔出血

1. 发病急骤。
2. 常伴剧烈头痛、呕吐。
3. 一般意识清楚或有意识障碍，可伴有精神症状。
4. 多有脑膜刺激征，少数可伴有脑神经及轻偏瘫等局灶体征。
5. 腰穿脑脊液呈血性。
6. 脑血管造影可帮助明确病因。
7. 有条件时可进行 CT 或 MRI 检查。

第二节 康复问题

脑卒中患者的康复问题主要表现为运动功能障碍（偏瘫）、感觉障碍、认知障碍、言语障碍等各种功能障碍以及日常生活活动能力低下和心理问题等。

一、功能障碍

（一）运动功能障碍

最常见的是病变半球对侧肢体的中枢性偏瘫，临床上以肌张力异常、腱反射亢进以及出现联合反应、共同运动和病理反射为特征。脑卒中偏瘫主要是上运动神经元损伤导致正常姿势反射机制紊乱，即运动系统失去了其高级中枢的调控，使脑干等皮层以下中枢原始的运动反射释放出来，导致患侧肢体肌群间协调紊乱，抗重力肌群痉挛，从而形成异常的姿势和运动模式。同时，环境的各种刺激对皮层下中枢的易化系统作用增强，表现为"输入强化"，使原始反射活动以更加夸张的形式表现出来。这两种因素的综合作用，导致了脑卒中偏瘫患者特定的姿势和模式——痉挛取代了正常的肌张力，刻板、异常的运动模式（即共同运动）取代了正常的协调运动，原始的姿势反射取代了正常的直立反应、平衡反应和其他保护性反应。

1. 联合反应 是指若用力使健侧的肌肉收缩时，可以诱发患侧的肌肉收缩。这种发生在健侧与患侧之间的联合反应，称为对侧性联合反应。发生在患侧上、下肢之间的联合反应，称为同侧性联合反应。临床表现为肌肉活动失去自主控制，常伴随着痉挛而出现，且痉挛的程度越高，联合反应就越明显。

联合反应在偏瘫早期非常明显，尤其是当患者用力活动来维持平衡、避免跌倒或紧张时更为明显。

2. 共同运动 共同运动是指偏瘫患者期望完成某项活动时，所引发的一种刻板的协同动作。一般来讲，共同运动都伴有肌张力异常，多表现为肌张力增高甚至痉挛，而且以一种由意志诱发而又不随意志改变的固定运动模式进行。

偏瘫患者中常见的共同运动模式有屈肌共同运动模式和伸肌共同运动模式。这两种模式在上下肢均可发生，大部分患者上肢以屈肌共同运动为主，下肢以伸肌共同运动为主，典型的肢体异常运动模式如表 5 - 1 所示。

3. 异常肌张力 肌张力异常在脑卒中的不同时期表现不同，随着病情的自然恢复，肌张力也在发生变化，可表现为以下几种情况：①肌张力低下逐渐恢复正常；②肌张力低下发展为肌张力增加，以后逐渐恢复正常；③肌张力低下发展为肌张力增加，持续处于肌痉挛状态；④持续处于低肌张力状态。

肌张力除受头部和躯干姿势的影响外，还受情绪、体位、温度、年龄、生理状态等多因素的影响。肌张力的正常有助于正确姿势的建立和平衡的恢复，同时可避免错误模式的形成。在偏瘫的康复治疗中，调节肌张力是重要的一环。

表5-1   典型的肢体异常运动模式

部 位	表 现
上肢	
肩胛带	后缩，肩带下降
肩关节	外展、外旋
肘关节	屈曲
前臂	旋后或旋前
腕关节	掌屈伴有尺侧偏
手指	屈曲、内收
下肢	
髋关节	伸展、内收、内旋
膝关节	伸展
踝关节	内翻、足跖屈
足趾	跖屈

注．上表的痉挛模式中，上肢表现为典型的屈肌优势模式；下肢表现为典型的伸肌优势模式。

（二）感觉障碍

脑卒中患者根据病变性质、部位和范围的不同，可伴有不同程度的感觉障碍，除特殊感觉如视觉的偏盲之外，以偏身的感觉障碍最为常见。

与患者直接相关的感觉障碍有偏盲、关节位置觉和运动觉的减弱或丧失以及疼痛。由于偏盲造成视野缺损，患者看不见患侧半边全部或部分的物体，进而产生身体姿势异常和步态异常。而本体感觉的减弱或丧失会产生感觉性共济失调，出现动作不准确，静态或动态的平衡障碍以及姿势异常。这类患者在运动中往往需要以视觉来补偿本体感觉的缺失。疼痛可以限制被动和主动活动，使关节活动度减小、痉挛加重。此外，疼痛还影响患者的情绪，不利于功能的恢复。

（三）认知障碍

部分脑卒中患者可出现认知功能障碍。例如，意识的改变、记忆障碍、听力理解异常、空间辨别障碍、失用症、忽略症、失认症、体像障碍、皮质盲、智能减退等，根据不同病变部位可有不同的表现。

（四）言语障碍

脑卒中患者如果病变损伤了优势半球的颞叶和额叶，可引起言语功能的异常，主要引起构音障碍和失语症。

二、日常生活活动能力（ADL）低下

对于脑卒中患者来说，早期由于运动等功能障碍，使得其吃饭、排泄、洗漱、穿衣、洗澡等生活中最重要的 ADL 动作也很难完成。

三、心理情感问题

脑卒中患者由于突发性疾病造成身体多方面的功能障碍，给个人、家庭带来极多不便，患者往往表现为情绪低落、悲观失望，处于抑郁或焦虑状态。

四、脑卒中的特殊临床问题

（一）肩关节半脱位

肩关节半脱位（glenohumeral subluxation，GHC）在偏瘫患者中非常普遍。其原因有肩关节囊、韧带本身的松弛、破坏及由于长期牵拉所致的延长；肩关节周围肌肉（如冈上肌和三角肌后部、冈下肌）功能低下或瘫痪、痉挛所致的肩胛骨下旋、内收或后缩。

表现为肩胛带下降、关节盂向下倾斜、肱骨头向下滑出关节盂，肩峰与肱骨头之间出现明显的凹陷，可容纳 1/2 横指 ~ 1 横指，X 光下可见肱骨头和关节盂之间的间隙增宽、肩关节半脱位。早期患者无任何不适，部分患者如患臂在体侧垂放时间较长，会有不舒服感或疼痛，若上肢被抬起或支放在桌面上症状可缓解。

（二）肩痛

肩痛（shoulder pain）可能与以下因素有关：肩关节正常运动机制受损，如盂肱关节排列不整齐、肩胛肱骨协调运动丧失；不正确的搬动患者、用力上抬患侧上肢、不恰当的运动造成肩部疼痛、损伤、炎症反应和肩关节粘连；肩关节半脱位；肩–手综合征；肩部肌肉痉挛、挛缩等。

多在脑卒中后 1 ~ 2 个月出现，初期表现为肩关节活动时出现疼痛，后期可在休息时仍有自发痛，疼痛范围随症状的加重而涉及肩、上臂和前臂，严重影响患者休息和康复训练，诱发产生情绪障碍。

（三）肩–手综合征

肩–手综合征（shoulder – hand syndrome，SHS）又称反射性交感神经性营养不良（reflex sympathetic dystrophy，RSD）。可能与交感神经功能障碍，腕关节

在屈曲位长时间受压，影响静脉淋巴液回流，过度牵拉腕关节，患侧手背长时间静脉输液或手受到意外小伤害等因素有关。

多见于脑卒中后 1~3 个月，发生率为 12.5%~70%。较典型表现为：患侧突然出现肩痛，运动受限，手浮肿伴疼痛（被动屈曲手指尤为剧烈），局部皮温上升，消肿后手部肌肉萎缩，重症晚期可出现手及手指挛缩畸形，患手功能将永久丧失。

（四）痉挛

痉挛（spasticity）是中枢神经系统疾病或受损后常见的特征，脑卒中后 3 周内约 90% 的患者将会发生痉挛。严重的痉挛给患者日常生活活动带来诸多不便和痛苦，也成为患者功能恢复的主要障碍（其评定与治疗详见第二十四章第二节）。

（五）吞咽功能障碍

吞咽功能障碍（dysphasia）是脑卒中常见的并发症之一，急性期患者中约有 29%~60.4% 伴有吞咽功能障碍，可造成患者水和营养物质摄入不足（其评定与治疗详见第二十四章第四节）。

第三节 康复评定

对于脑卒中患者进行康复功能评定的目的是为了判定其功能障碍类型和程度，制订或调整康复治疗方案，确定治疗效果以及估计预后等提供依据。脑卒中急性期和恢复早期患者病情变化较快，评定次数应适当增加，恢复后期可适当减少。全面评定之间应视情况多次进行简便的针对性单项评定。

一、功能障碍的康复评定

包括脑卒中直接引起的障碍，如运动功能障碍（偏瘫）、认知功能障碍、言语功能障碍（失语症、构音障碍）、吞咽功能障碍、感觉功能障碍、智力和精神障碍、大小便障碍、偏盲及意识障碍等的评定；病后处理不当而继发的障碍，如废用综合征、误用综合征以及过用综合征的评定。

（一）运动功能评定

脑卒中偏瘫是上运动神经元损伤，导致的运动控制和姿势调节功能的障碍。

肢体瘫痪的恢复过程，是一个肌张力和运动模式不断演变的质变过程。单纯优势肌肌力的改善并不一定伴有相应的功能活动的改善，故其评价不宜采用肌力评价法，通常采用 Brunnstrom 评价法、上田敏法及 Fugl - Meyer 评价法等。

　　Brunnstrom 对大量的偏瘫患者进行了观察，注意到偏瘫的恢复几乎是一个定型的连续过程，提出了著名的恢复六阶段理论，设计了 Brunnstrom 偏瘫运动功能六阶段评价法（见表 5 - 2）。本方法简便易行，应用较广泛，而且分级与功能恢复的进展有关，但分级较粗，欠敏感。在本测定法的基础上，上田敏法、Fugl - Meyer 法分别设计了更为详细全面的分级测定方法，但临床上应用比较费时，一般较多应用于科研中，其具体方法可参考有关资料，在此不再赘述。

表 5 - 2　　　　　　　　　**Brunnstrom 偏瘫运动功能评价法**

阶段	上肢	手	下肢
I	弛缓，无随意运动	弛缓，无随意运动	弛缓，无随意运动
II	出现联合反应，不引起关节运动的随意肌收缩，出现痉挛	出现轻微屈指动作	出现联合反应，不引起关节运动的随意肌收缩，出现痉挛
III	痉挛加剧，可随意引起共同运动或其成分	能全指屈曲，钩状抓握，但不能伸展，有时可由反射引起伸展	痉挛加剧 1. 随意引起共同运动或其成分 2. 坐位和立位时髋、膝可屈曲
IV	痉挛开始减弱，出现一些脱离共同运动模式的运动 1. 手能置于腰后 2. 上肢前屈90°（肘伸展） 3. 屈肘90°前臂能旋前、旋后	能侧方抓握及拇指带动松开，手指能半随意、小范围伸展	痉挛开始减弱，开始脱离共同运动出现分离运动 1. 坐位，足跟触地，踝能背屈 2. 坐位，足可向后滑动，使屈膝 >90°，踝背屈
V	痉挛减弱，共同运动进一步减弱，分离运动增强 1. 上肢外展90°（肘伸展，前臂旋前） 2. 上肢前平举及上举过头（肘伸展） 3. 肘呈伸展位，前臂能旋前、旋后	1. 用手掌抓握，能握圆柱状及球形物，但不熟练 2. 能随意全指伸开，但范围大小不等	痉挛减弱，共同运动进一步减弱，分离运动增强 1. 立位，髋伸展位能屈膝 2. 立位，膝伸直，足稍向前踏出，踝能背屈
VI	痉挛基本消失，协调运动大致正常，V级动作的运动速度达健侧2/3以上	1. 能进行各种抓握 2. 可全范围伸指 3. 可进行单个指活动，但比健侧稍差	协调动作大致正常。以下动作速度达健侧2/3以上 1. 立位伸膝位髋能外展 2. 坐位，髋可交替进行内、外旋，并伴有踝内、外翻

（二）言语障碍的功能评定

脑卒中主要引起失语症和构音障碍。对失语症评定国外较常用的方法是波士顿诊断性失语症检查（BDAE）和西方失语症成套检查表（WAB），国内常用汉语失语检查法。构音障碍的评定包括构音器官和构音两部分的评定（参见第三章第十一节）。

（三）认知功能评定

认知功能包括感觉、知觉、注意力、定向力和思维等，有许多评定方法，如意识状态评定可采用 Glasgow 昏迷评定（见第六章颅脑损伤康复），智商水平评定可选用韦氏智力量表（WAIS），记忆的评定可选用韦氏记忆量表（WMS）以及简易精神状态检查量表（MMSE）等。

（四）其他功能评定

其他康复评定还包括感觉功能评定、平衡功能评定、步态分析、神经心理功能评定等（参见第三章相关内容）。

二、日常生活活动能力（ADL）评定

多采用 Barthel 指数和功能独立性评定（FIM）。

三、社会参与能力评定

可采用生活满意度或生活质量评定，如采用 SF-36（中国版），一般急性期不作此类评定，多在出院前或随访中进行。

第四节 康复治疗

一、康复治疗目标

脑卒中患者的致残率很高，但是大量临床资料证实，患者只要早期系统地接受康复治疗，对于延长患者生命、缩短住院日期、重新步行和提高生活自理能力等有着十分重要作用。

1. 采用各种康复手段，最大限度地促进功能障碍的恢复，防治废用和误用综合征，减轻后遗症。

2. 充分强化和发挥残余功能，通过代偿手段和使用辅助工具以及生活环境改造等，争取使患者达到生活自理、精神心理再适应、能进行实用性交流等能力，最终回归家庭和社会。

二、康复治疗原则

（一）康复治疗的尽早性与连贯性

应当充分认识康复治疗不是临床医疗的延续或重复，在不影响临床抢救的前提下，脑卒中的康复治疗措施应当尽早地与急性期临床处理同步开始，并且始终贯穿于治疗的全过程（即住院期间、出院后门诊期间、甚至回到家庭及社区各个时期），从急性期的预防性康复到恢复期主动性康复，再持续到后遗症期的维持和适应性的康复。不仅要重视对患者的患侧进行恢复性训练，同时也不能忽略健侧和全身功能的维持及强化训练。

（二）康复治疗组各成员的团体协作

针对患者功能障碍，由康复医生带领康复小组各成员（PT、OT、ST、康复护士等），作出全面的评估，达成共识，制定康复治疗计划，并且由康复小组各成员、患者本人及其家属共同参与各个时期的康复治疗。

（三）循序渐进，持之以恒

康复训练应达到足够的量才能取得最佳效果，宜从小量开始，逐渐增加治疗项目和治疗时间，加大治疗强度；有时为避免患者过度疲劳，可采取少量多次的方法。

三、适应证和禁忌证

（一）适应证

不是患有脑卒中后的任何患者都需要康复治疗，也不是康复治疗能够解决脑卒中的所有问题。为了掌握好脑卒中康复的适应证和禁忌证，根据脑卒中的病情严重程度，将患者分为三种情况：

1. 对于可以自然恢复的轻症患者，如短暂性脑缺血发作、可逆性缺血性神经功能缺损，一般不需康复治疗；但高龄体弱者在卧床期间，有必要进行一些简单的预防性康复治疗，如被动关节活动，以防出现废用性并发症。

2. 对于一些重症患者，如重度痴呆、植物状态等，尽管强化各种康复措施，也难有疗效，所以重点是加强护理，防治并发症。

3. 介于两者之间的患者，通过积极康复治疗能够取得满意效果者，才是康复医疗的适用者。对于以往没有接受过康复治疗的恢复期的脑卒中患者，也可以接受康复，但是由于异常模式的定型化或习得性废用综合征患者，临床经验表明，其康复效果远达不到在急性期就开始接受康复治疗的患者。

（二）禁忌证

大致归纳为两类：

1. 病情过于严重或生命体征不稳定者，如深度昏迷、颅内压过高、严重的精神症状或神经病学症状仍在进展者等。

2. 伴有严重合并症或并发症者，如严重感染（吸入性肺炎等）、急性心肌梗死、重度失代偿性心功能不全、心绞痛、急性肾功能不全等。

另外，由于不能耐受、配合康复治疗或有可能病情加重的患者，可暂缓进行主动性康复训练。但抗痉挛体位、体位转换和被动关节活动等预防性康复措施，在不影响抢救的前提下，所有患者均可进行。

四、脑卒中各期的康复治疗

根据患者运动功能水平、肌张力的规律性变化及病程，可将脑卒中的整个康复过程分为：早期、软瘫期、痉挛期、相对恢复期和后遗症期。下面分期叙述各阶段康复治疗的原则、目标及方法。

（一）早期治疗

脑卒中的早期，是指发病的头几天，患者可能有昏迷、高烧、脑水肿的表现，生命体征（体温、脉搏、呼吸、血压、瞳孔、意识状态等）尚不稳定，病情还有可能发展、恶化。此时临床上最重要的是尽快明确诊断，进行临床抢救。如果患者生命体征平稳，神经学症状不再发展48h后，即可开始康复医疗。输液、吸氧、鼻饲、甚至手术，都不应该成为尽早康复医疗的障碍，但任何康复医疗措施也要以不影响临床抢救，不造成病情恶化为前提。

1. 原则 康复治疗尽早介入，同时积极处理原发病和合并症，减轻脑损伤，预防并发症。

2. 目标 使患者尽早开始床上的生活自理，为即将开始的主动功能训练做准备。

3. 康复治疗方法 此期的医疗活动应以临床抢救为主，辅以偏瘫患者特有的康复处理。

（1）积极处理合并症：脑卒中患者易合并有高血压、冠心病、糖尿病、低血压、心肌梗死、充血性心衰、心房颤动等。在积极进行临床治疗和康复训练时，应注意检测血压、脉搏和心电监护。

（2）预防和处理并发症：常见的并发症有压疮、呼吸道感染、泌尿道感染、肌肉骨骼疼痛、深静脉炎、营养不良、抑郁等。要定期翻身、拍背和按摩，对预防压疮、肺部感染和深静脉血栓形成有一定作用。

（3）保持抗痉挛体位：床上正确的体位是偏瘫早期康复治疗中的极其重要措施，是脑卒中康复的第一步，能有效预防和减轻偏瘫患者典型的上肢屈肌痉挛、下肢伸肌痉挛模式的出现。

1）健侧卧位：头枕枕头，患侧在上，使患侧肩胛带充分前伸，肩前屈90°左右，肘、腕、指关节伸展位，搭放于胸前所置的软枕上；患侧下肢屈髋、屈膝置于健侧下肢前面的枕头上，注意避免足悬空（如图5-1所示）。

2）患侧卧位：头枕枕头，健侧在上，躯干后背也可垫一枕头给予支持，为防止患肩被压于身体下，应注意使患侧肩胛带充分前伸，肩前屈90°左右，肘、腕、指关节伸展位，手心朝上放于床面上。患侧下肢在后，髋关节伸展、膝关节微屈，健侧下肢屈曲置于身前（如图5-2所示）。

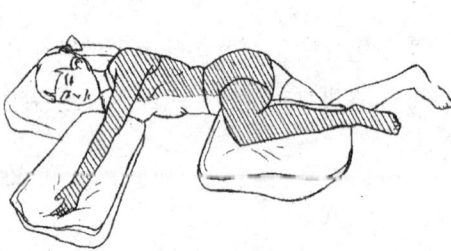

图5-1　健侧卧位　　　　　　　　　　图5-2　患侧卧位

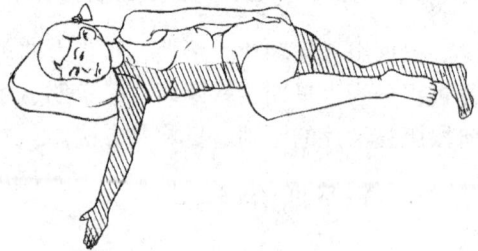

3）仰卧位：头枕枕头于合适位（无过伸、过屈及侧屈）；用软枕垫起患侧肩部防止肩后缩，患侧上肢置于肩外展、外旋位，伸肘、前臂旋后、伸腕、五指伸展；患腿股外侧、膝下垫软枕，保持髋、膝关节微屈，防止大腿外旋。此种体位容易受紧张性颈反射和迷路反射影响，使异常反射活动增强，且久卧易发生压疮，因此，脑卒中患者卧位应以侧卧位为主。

（4）体位变换：任何一种体位持续时间过长，都可能引起压疮、肺部感染等并发症，或出现痉挛模式，如仰卧位易强化伸肌优势，健侧卧位易强化患侧屈肌优势，患侧卧位易强化患侧伸肌优势，故应不断变换体位，使肢体伸屈肌张力达到平衡，一般每1~2h变换一次体位，要以不影响临床抢救，不造成病情恶化为前提。

（5）肢体被动运动：为了预防关节僵硬和挛缩，改善肢体血液循环，增加感觉输入，应每天进行肢体各关节的被动活动。重点进行上肢肩关节屈曲、外展、外旋，肘关节伸展，前臂外旋，腕和手指伸展，下肢髋关节伸展，膝关节屈伸，踝背屈、足外翻的被动运动，活动顺序从近端关节到远端关节，动作要柔和缓慢，每天2次，每次每个关节活动5～6遍，直至主动运动恢复。

（6）饮食管理：对有意识障碍和吞咽困难患者，在经口进食时应注意预防吸入性肺炎发生；需要鼻饲给予营养者，要加强口腔和鼻饲管的护理。

（7）二便管理：针对出现尿潴留的患者，必要时可予导尿；便秘者应用开塞露、缓泻剂等。注意预防泌尿系感染。

（8）对患者家属也要进行脑卒中急性期的相关康复与护理知识的教育和指导，为尽快开始主动性训练打好基础。

（二）软瘫期的治疗

软瘫期是指发病后2～3周，运动功能的特点相当于Brunnstrom Ⅰ、Ⅱ级，运动能力从无随意运动到出现联合反应和共同运动，患侧上下肢开始出现痉挛。

1. 原则 ①利用低级中枢支配的联合反应、共同运动、姿势反射等较为原始的反射活动，逐渐向高级中枢的支配作用"促通"；②用抗痉挛模式和正常的姿势反应，抑制痉挛和异常姿势及异常运动模式的出现；③尽早开始床上的主动训练，循序渐进。

2. 目标 使患者独立完成床上的各种早期训练，完成卧位到床边坐位的转换及坐位Ⅰ级平衡。

3. 康复治疗方法 应积极鼓励患者进行主动的床上运动，促进功能恢复，预防痉挛的产生，并为坐、站位训练做准备。

（1）肢体自助被动运动：患者仰卧位，利用健侧肢体带动患侧肢体进行自我训练，如双手指相互交叉，患手拇指位于健手拇指之上（即Bobath握手），进行患侧肩关节前屈、水平内收/外展、内旋/外旋，肘关节屈伸，前臂旋前、旋后，腕和手部各关节的被动运动；用健侧下肢插入患侧下肢的下方，带动患侧下肢做髋、膝关节的屈伸、内收、外展的被动运动，每个动作进行5～6遍，每日至少做1次，可在病房完成。

（2）桥式运动：目的是训练腰背肌群和臀大肌，为站立做准备。患者取仰卧位，双腿屈曲，脚踏在床上，慢慢地抬起臀部，维持一会儿再慢慢放下，此为双桥运动（如图5-3）；训练早期多需治疗师帮助固定下肢并叩击刺激患侧臀大肌收缩。如果患者能够较容易地完成双桥运动，可让患者将健侧下肢抬离床面伸展，单用患肢屈曲支撑于床面上抬臀为单桥运动（如图5-4）。

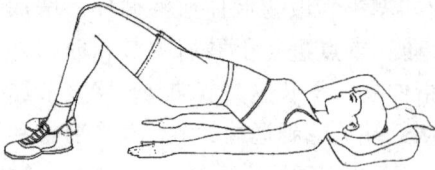

图 5-3 双桥运动   图 5-4 单桥运动

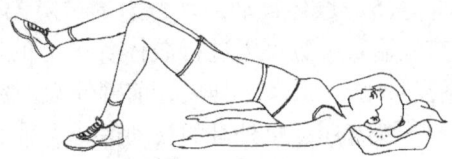

（3）摆髋与夹腿运动：是早期髋控制能力的重要训练，患者仰卧位，双下肢屈曲、足踏于床面上，双膝靠拢，同时从一侧缓慢摆向另一侧，进行摆髋训练；同一体位，做夹腿动作，患膝分开后再向健侧并拢，反复数次。

（4）肩胛带的活动：目的是预防肩痛。可在仰卧位或健侧卧位时进行，治疗师用手托住患者上肢，保持伸展外旋位，然后推患者的肩胛骨向上向前。

（5）诱发肩关节的随意运动：早期可以利用联合反应诱发患侧胸大肌的收缩。患者取仰卧位，健侧上肢屈曲，手放在耳侧，患侧由治疗师辅助放置在与健侧对称的位置，两侧肘关节同时用力向内夹；在患者用力的同时，治疗师需一手施加一定的阻力于患者健侧肘关节处，阻止其肘关节向内运动，另一手辅助患者患侧上肢的水平内收，直至其能独立完成。

（6）诱发主动屈肘的练习：早期可以利用联合反应诱发患侧肱二头肌的收缩。患者取仰卧位，两侧同时屈肘；在患者用力的同时，治疗师一手施加一定的阻力于患者健侧手腕处，阻止其屈肘，另一手辅助患者患侧屈肘，直至其能独立完成。

（7）仰卧位翻身起坐训练：翻身也是最初进行的重要运动之一，根据患者情况从辅助翻身起坐开始，逐渐过渡到独立完成。

1）从健侧翻身起坐：患者仰卧位，双手指相互交叉，伸肘在胸前上举呈肩屈约90°，利用双臂摆动翻身转向健侧卧位；健腿插入患腿下方带动患腿移向健侧床缘，依次用健侧肘-前臂-手支撑躯干起坐，同时用健足勾住患足移到床沿下，健手撑床坐起。

2）从患侧翻身起坐：患者仰卧位，利用双臂摆动翻身转向患侧卧位，用健腿带动患腿移向床缘，用健手掌支撑于患侧腋下的床面上，用力支撑使身体转为半侧卧位进而至坐位。治疗师位于患者一侧，一手扶持患肩向上轻推，一手下压健腿膝部以助患者坐起。注意防止和纠正患者使用患手腕屈向掌侧用力起坐的不正确方法，并嘱咐患者家属不可牵拉患者肩部或双手拉起的方式起坐。由坐位向卧位的姿势变换是相反顺序。

（8）坐位静态平衡训练：患者取无支撑下床边或椅子上静坐位，髋、膝和踝关节均屈曲90°，足踏地或踏在支持台上，双足分开约一脚宽，双手置于膝上。训练者注意协助患者调整躯干和头保持居中位。

（9）倾斜台（起立床）站立：将患者下肢和骨盆固定在倾斜台上，利用倾斜台帮助患者尽早地"站起来"。为避免患者出现体位性低血压，倾斜台应依次从30°、45°、60°、80°逐渐增加到90°，如前一种体位能坚持30min且无明显体位性低血压表现，可过渡到更大的倾斜角度站立。倾斜台训练可以增加患者下肢的感觉输入，促进平衡的恢复，是患者从卧位到直立位的有效过渡手段。

（三）痉挛期的治疗

痉挛期一般在发病的2周以后出现，且持续3个月左右。在运动功能上相当于 Brunnstrom 第Ⅲ、Ⅳ期。患者肌张力过高，以痉挛为主。患者发起运动和稳定姿势的能力有所改善，这是偏瘫治疗的关键时期。

1. 原则　①抑制异常的运动模式，促进正常的姿势反射和运动模式的建立和发展；②尽可能地抑制肌张力，降低肌痉挛的程度。

2. 目标　尽量争取患侧上、下肢的功能恢复。使患者完成床上生活自理，独立完成坐位至立位的转换，恢复站立位的Ⅰ级平衡，提高重心的转换能力，恢复部分介助下步行的能力。

3. 康复治疗方法　运用适当的易化技术（此期主要用 Bobath 法），采用反射性抑制模式（RIP）和反射性控制关键点等方法对抗异常运动模式，控制肌痉挛，促进分离运动的出现。

（1）上肢及躯干的抗痉挛模式

1）肩的抗痉挛模式：使肩胛骨向前、向上。

2）上、下肢的抗痉挛模式：使肩前挺及外旋，前臂伸展，手指伸展；下肢内旋，髋、膝、踝屈曲。

3）手的抗痉挛模式：拇指伸直并外展，其他手指伸直，手腕背伸。

4）躯干的抗痉挛模式：使双肩或双髋作相对旋转以伸长痉挛的背肌。

（2）肩关节的控制练习：仰卧位，治疗师先辅助患者伸肘并前屈肩关节，稳定于90°的位置（此位置是患者最容易完成肩关节控制的位置），之后缓慢向前放下，在90°~0°之间任意角度位置保持上肢不动。开始练习时易发生肘屈曲和肩关节不稳定，需要治疗师辅助。

（3）肘关节的随意屈伸练习：患者取仰卧位，治疗师辅助患者将上肢放于外展90°位；若此时患者屈肌张力仍高于伸肌张力，则要求患者只进行伸肘，每完成一次伸肘后，由治疗师将患者的上肢重新置于最大屈肘位，再进行下一次的伸肘。待患者上肢伸、屈肌张力平衡后，再让患者尝试进行主动伸肘后再主动屈肘。做此项练习时，治疗师要随时注意观察患者屈肌张力的情况，如果出现张力增高，则随时进行 RIP 手法抑制。

（4）髋关节外展/内收练习：仰卧位，患者做下肢的外展、内收练习，要求其膝关节保持伸直，外展时不能出现屈髋和髋外旋。在仰卧位能较好完成后，可以在健侧卧位下进行髋外展的练习。若患者能够控制好髋关节的外展，控制骨盆不向患侧过分侧突，可有效减少患者向患侧摔倒。

（5）膝关节控制练习：仰卧位，患者患侧小腿置于床外，伸膝，然后慢慢放下，再慢慢抬起，要求随时能在任意角度停住并控制好，尤其要反复训练0°～15°之间的股四头肌离心和向心收缩以及维持膝关节角度的等长收缩，为以后站立期膝关节控制能力的训练打基础。

（6）动态坐位平衡练习（Ⅱ、Ⅲ级坐位平衡训练）：静态坐位平衡（Ⅰ级坐位平衡）达到后，可进行动态坐位平衡练习。具体方法是：让患者双手手指交叉在一起，伸向前、后、左、右、上和下方并伴有身体重心相应的移动，此称为自动态坐位平衡训练（Ⅱ级坐位平衡训练）。当患者能够对抗他人一定外力的推拉时仍能恢复并保持平衡，称为他人动态平衡，此时，可认为患者已达到了Ⅲ级坐位平衡。

（7）坐位患侧上肢负重训练：当患者具有一定坐位平衡能力后，可以让患者将双上肢伸直、外旋位放于身体两侧，用手掌支撑在治疗床上，治疗师固定患肘关节保持伸直位，让患者将身体缓慢向两侧交替倾斜，使身体重心分别移到两侧上肢进行负重训练。

（8）Bobath 握手推球训练：患者坐位，双手 Bobath 握手放在球上，充分前伸双上肢推球向前，也可推球向健侧、患侧。这项训练不仅可抑制上肢痉挛，也是患者躯干前屈、重心前移的训练。

（9）坐位到站起训练：患者直坐，双足分开与肩同宽，双手十指交叉，上肢伸向前方，治疗师站在患者对面，指导患者躯干前倾使重心落在双下肢，治疗师用双膝分别抵住患者的患膝两侧，同时用双手抓住患者腰带或扶持臀两侧，帮助患者抬臀、伸髋、伸膝、挺直躯干站起，并及时调整患者重心使两腿同等负重。注意防止仅用健腿支撑站起的不正确方法。当患者能够完成由坐位向站位的转换后，还应进行由站位向坐位的训练，并注意纠正患者坐下时为减少下肢承重或因下肢控制能力差而出现的"跌落"样下坐现象。

（10）站位平衡训练：进行站位Ⅲ级平衡训练前，先让患者在床边进行扶持站立的适应训练，待患者能够站立后，治疗师逐渐放开对患者的扶持。如患者腰背挺直，能独自保持静态站位时，即为Ⅰ级站位平衡；让患者用健手或交叉的双手伸向不同方向触及目标物，能保持平衡，为自动态Ⅱ级站位平衡；如在外力的推拉下患者仍能自动调节并保持平衡，已证明患者达到被动态的Ⅲ级站位平衡。

注意纠正患者低头、屈髋现象，并保持两腿同等负重用力各达身体1/2体重。

（11）步行前的训练

1）患腿站立负重训练：患者患腿站在体重计上，健腿站在与体重称同高度的踏板上，要求患者重心尽量移向患侧，使患腿负重达到体重的2/3以上，并维持一定的时间。

2）患腿负重原地迈步练习：当患者患腿负重能够达到体重的2/3以上时，患者可将重心充分移到患腿上，健侧腿进行前后迈步训练。训练之初，最好在平行杠中进行，可以让患者手扶平行杠，增加安全性和稳定性。

（12）步行训练：步行训练早期，先从扶持步行或平行杠内步行训练开始，再进行徒手步行和改善步态的训练。但一部分患者不必经过平行杠内步行训练阶段，可直接在少许扶持或监视指导下进行步行训练。要注意患者步行早期常出现的几种现象，如膝过伸或膝突然屈曲（膝打软）现象，行走时患侧骨盆上提的"划圈"步态以及足掌"蹬地"或足外缘落地，这些现象说明髋、膝关节的控制和踝关节背屈能力差，应针对性加强髋、膝关节的屈伸控制和踝关节背屈的训练。

1）扶持下步行：正确扶持方法是扶持者位于患者的患侧，一手从患者腋下穿过托住患肩以支持肩胛带向上，另一手握住患者手使之保持伸肘、伸腕的抗痉挛状态。切忌用力牵拉患上肢或将患上肢搭放在扶持者肩上的扶持方式，以免造成肌肉拉伤或肩关节半脱位。

2）平行杠内和持杖步行：对于老年人和独立行走恢复差的患者，可以先在平行杠内练习向前、向后、转身、侧方的行走，或给予使用手杖的步行训练。如在平行杠内练习行走时，让患者站在平行杠内，健手握平行杠，治疗师站在患侧，指导患者向前行走的顺序为：健手前移→患足→健足；持杖步行的顺序为：健手持杖前移→患足→健足。

3）上、下楼梯训练：正确方法是上楼梯先上健腿，后上患腿；下楼梯先下患腿，后下健腿。需要扶持时，上楼梯时，扶持者在患者后方（比患者低一层阶梯）抓握其腰带给予扶持和保护；下楼梯时，扶持者在患者前方（仍比患者低一层阶梯）抓握其腰带给予扶持和保护。

（四）相对恢复期的治疗

相对恢复期一般在发病4个月至1年这段时间，其运动功能的状况相当于Brunnstrom的第Ⅴ、第Ⅵ阶段。此期是患者逐步修正异常运动模式，产生选择性分离运动，建立正确的运动模式，以及改善精细运动能力和速度活动能力的阶段。治疗的成败直接关系到康复效果，同时也是患者看到成绩，增强信心的主要阶段。

1. 原则 ①继续抑制肌肉痉挛，增大其正常的运动感觉输入；②尽可能为患者提供体验正常运动的机会，多让患者进行与日常生活接近的功能性运动；③逐步训练患者精细活动能力，促使运动的速度、力量、耐力恢复正常。如果进展不大，则重点训练健侧代偿，同时进行患侧的维持性训练。

2. 目标 促进患者主动运动的恢复，尽力提高运动功能水平、生活自理能力和社会生活的参与能力，尽可能减少介助，顺利地重返家庭和社会。

3. 康复治疗方法 继续逐级进行自主运动、分离运动、协调运动的训练，争取功能的恢复。进行站立位平衡的进一步训练，步态训练和实用步行训练；前臂及手功能训练，ADL 训练。对训练进展不大的患者要利用、加强残存的功能，对环境做必要的改变（职业、工种、住房等）以适应患者。

（1）作业治疗：此期的作业治疗，上肢主要选择以加强手的控制能力、精细动作和协调性的作业治疗，如用砂磨板训练上肢粗大运动；用书法、泥塑、拧螺丝、摆放积木、编织等训练手的精细活动和协调性；下肢通过作业治疗，提高患者的负重能力和耐力；同时也要进行吃饭、穿衣、移动、用厕、个人卫生、洗澡及家务活动的日常生活活动能力训练，帮助其重新获得失去的能力，并根据身体情况、性别、年龄和爱好，组织参加一些文体活动等。

（2）实用步行训练：在患者可以独立步行后，应进一步加强上、下楼梯、上、下斜坡、转弯、绕圈、跨越障碍物等与实际生活环境相适宜的各种实用性步行训练。

（五）后遗症期的治疗

正规的康复治疗对脑卒中患者有极大作用，可以使 80%～90% 的患者重新行走和自理，30% 的患者可恢复一些较轻工作。一般认为脑卒中患者在发病后 6 个月进入后遗症期。此期是患者功能恢复的平台期，但是，通过技巧学习、使用辅助器具和耐力训练等还可恢复一定的能力。一些过去从没有接受过正规康复治疗的、以废用综合征如肌痉挛、关节挛缩、姿势异常等为主的偏瘫患者，如能接受康复治疗仍然可能获得一定进步。

1. 原则 利用残存功能，防止功能退化；更加重视社会、心理和情感的康复，努力进行职业康复。

2. 目标 尽可能改善患者生活的周围环境条件以适应患者的需求，争取最大限度的生活自理和回归社会。

3. 康复治疗方法

（1）继续进行维持性康复训练：如每日进行上肢主动或健肢带动下的各关

节活动；适当延长步行距离、扩大活动空间和上、下楼梯训练；卧床不能下床活动的患者和老年人，也要定期翻身、肢体被动活动，以减少压疮发生和关节挛缩程度加重。

（2）指导使用辅助器具和矫形器：治疗师应指导患者使用必要的辅助器具，可用支具将上肢屈曲痉挛严重者固定于伸展位；使用踝足支具矫正足下垂、足内翻并辅助其行走；对于无法步行者，帮助选择适合个人操作的轮椅，教会患者正确操作轮椅用以代步；对于行走困难、年老患者，指导使用手杖、拐杖、步行器，辅助支撑体重，保证行走安全；对于无法完成的生活活动，根据所需可使用穿衣类、饮食类、洗澡类、书写类等不同辅助装置，以增加患者生活的独立性和树立患者的自信心。

（3）改善患者家庭的周围环境：对于出院回家的患者，应给予家庭环境改造的相应指导和建议，如将蹲式厕所改为坐便器并安装扶手利于患者起站；高床换成便于患者上、下的矮床；地面注意防滑；住房尽量以低楼层或平房为好，去除台阶和门槛，改装成便于行走或使用轮椅的坡道。并教育家属学会如何保证患者安全，教会一些基本的康复训练技术帮助患者在家庭中训练。

有10%～20%的患者最终不得不长期卧床，特别是那些年高体弱和病情严重的患者，应在家属的帮助下，让患者进行经常性的床上或椅上（包括轮椅）活动，进行精心护理，对避免废用综合征、防止继发性损害，预防并及早治疗各种合并症都是十分重要的。家庭的康复照顾不仅费用低、效果好，更重要的是有利于患者的心理康复和平衡。

五、中医康复治疗

（一）针灸治疗

1. 毫针刺法

（1）中经络：主症：半身不遂，口角㖞斜，舌强语謇；以滋补肝肾，疏通经络为治则。主穴：内关、水沟、三阴交、极泉、尺泽、委中。配穴：肝阳暴亢者，加太冲、太溪；风痰阻络者，加丰隆；痰热腑实者，加曲池、丰隆；气虚血瘀者，加足三里、气海、地机；阴虚风动者，加太溪、风池；口角㖞斜者，加颊车、地仓、下关；上肢不遂者，加肩髃、曲池、手三里、合谷；下肢不遂者，加环跳、阳陵泉、阴陵泉、风市、悬钟；头晕者，加风池、天柱；足内翻者，加丘墟透照海；便秘者，加归来、丰隆、支沟；复视者，加风池、睛明、球后；尿失禁、尿潴留者，加中极、关元、膀胱俞。操作：内关用泻法；水沟用雀啄法，以眼球湿润为佳；刺三阴交时，沿胫骨内侧缘与皮肤成45°角，使针尖刺到三阴交穴，用提插补法；刺极泉时，在原穴位置下2寸心经上取穴，避开腋毛，直刺进针，用提插泻法，以患者上肢有麻胀和抽动感为度；尺泽、委中直刺，用提插泻法，使肢体有抽动感。余穴按虚补实泻法操作。

（2）中脏腑：主症：神志恍惚，迷蒙，嗜睡，或昏睡，甚者昏迷，兼见半身不遂、口眼㖞斜；以醒脑开窍，启闭固脱为治则。主穴：内关、水沟。配穴：闭证加十二井穴、太冲、合谷。脱证加关元、气海、神阙。操作：内关、水沟操作同上。十二井穴用三棱针点刺出血；太冲、合谷用泻法，强刺激；关元、气海用大艾炷灸法，神阙用隔盐灸法，直至四肢转温为止。

2. 头针法　选顶颞前斜线、顶旁1线及顶旁2线，毫针平刺入头皮下，快速捻转2~3min，每次留针30min，留针期间反复捻转2~3次。行针后鼓励患者活动肢体。适宜于脑卒中恢复期及后遗症期的治疗。

3. 电针法　在患侧肢体选穴，针刺得气后留针，接通电针仪，疏密波，强度以患者肌肉微颤为度，每次通电20~30min。适宜于脑卒中恢复期及后遗症期的治疗。

4. 穴位注射法　选取内关、曲池、手三里、三阴交、足三里、阳陵泉、承山等穴。用复方当归液每穴注射1ml，每次选3~5穴，隔日1次，10次为1疗程。

（二）中药治疗

1. 辨证处方　气虚血瘀者补阳还五汤加减；肝肾亏虚者杞菊地黄汤加减；脾虚痰湿者香砂六君子汤合二陈汤加减等。

2. 验方　制马钱子300g、水蛭30g、白花蛇30g、川芎30g、蜈蚣30g。诸药研粉，制成胶囊（每粒胶囊含药粉0.3g）。每晚临睡前温开水送服1~5粒（据体质而定），服后即卧床，切忌走动和白天服用。服本药从小量（1粒）开始，可逐渐加大，如出现毒副反应则立即停药。

（三）推拿治疗

主要是穴位推拿。手法要平稳，由轻而重，随患者逐渐适应而加大作用力，但不要引起肌肉痉挛性收缩。一般先用摩法，逐渐改用揉法，从肢体远端推到近端，约5min左右。上肢推拿穴位：肩髃、肩贞、肩髎、曲池、尺泽、少海、内关、阳池、阳溪、阳谷、手三里、合谷等；下肢推拿穴位：环跳、风市、足三里、阳陵泉、血海、委中、承山、太溪、昆仑、解溪等。手法宜选用指揉法、指摩法，刺激轻而平稳，以逐渐得气为好。在推拿的同时可指导患者用健肢帮助患肢作各种被动运动，亦可嘱家属帮助患者活动患肢。

在肌肉痉挛有好转，肌肉有轻微的自主活动阶段，推拿手法可渐重，以揉、捏肌肉的手法为主，穴位推拿可减少，但对手、足三里等阳明经穴仍需多推拿，当肢体已能自主活动，但肌肉仍存在抗阻力时，应以体育运动、医疗练功为主。在运动前辅以推拿手法，可揉捏肌肉和捶拍整个肢体，以提高组织的兴奋性。在活动结束后，可做揉、滚、掌推等手法，由远端到近端，以使肌肉放松，促进静脉血回流。

（四）饮食疗法

1. 气虚血瘀者 黄芪 30g、山楂 30g、粳米适量。同煮粥，每日 1 剂，早晚餐服用。

2. 肝肾亏虚者 山药 30g、龟板 30g、粳米适量。同煮粥，每日 1 剂，早晚餐服用。

3. 脾虚痰湿者 苡仁 30g、白扁豆 30g、粳米适量。同煮粥，每日 1 剂，早晚餐服用。还可用胡椒炖蛇肉，有温经通络的作用；冰糖炖龟血，有养血通络的作用；常食桑椹粥、桃仁粥、葛粉粥等。

（五）气功及传统体育康复法

主要适宜于脑卒中恢复期及后遗症期的治疗，气功如松静功、站桩功等；传统体育疗法如太极拳、八段锦等。

六、常见临床问题的康复处理

（一）肩关节半脱位

脑卒中患者的软瘫期，能够维持肩关节正常位置的唯一组织是肩关节囊和韧带，肩关节囊一旦变得松弛、延长甚至被破坏则很难恢复，不可避免地造成患者肩关节半脱位。一旦发生，康复治疗重点有三方面：

1. 纠正肩胛骨位置，恢复肩部固定机制 通过手法活动肩胛骨，坐位上肢支撑负重，双手 Bobath 握手练习双上肢前伸、上抬，卧位将患肩垫起等方法防止肩胛骨后缩，使肩胛骨充分上抬、前屈、外展，并向上旋转，以纠正肩胛骨的位置，恢复肩关节自然固定机制。

2. 刺激肩关节周围起稳定作用肌肉的活动

（1）电刺激治疗：用功能性电刺激及电生物反馈对三角肌和冈上肌进行治疗。

（2）手法治疗：通过逐步递加刺激强度的方式，直接促进肩关节周围起稳定作用肌肉的活动。患者坐位，治疗师一手持患臂使手掌朝上向前抬起，用另一手掌从腋下向上轻拍肱骨头数次，诱发牵张反射，提高冈上肌和三角肌张力和活性；然后，站在患者对面将手掌与患侧手掌相对，通过患手掌沿上肢向肩的方向做快速反复推压，要求患者肩部保持前伸；最后，治疗师由肩部向手掌方向做快速摩擦，以刺激处于伸展位的冈上肌、三角肌和肱三头肌的活动或张力。

（3）冰刺激治疗：用冰快做快速摩擦相关肌肉，以刺激肌肉的活动。

（4）针灸治疗：用针灸或电针治疗对提高肌张力有一定作用。

3. 维持肩全范围无痛性被动活动度　在不损伤肩关节及周围组织、结构的前提下，进行无痛性维持全关节活动度的被动运动或自助被动运动。每天 1~2 次。

（二）肩痛

1. 抗痉挛、恢复正常肩胛肱骨协调运动　偏瘫患者由于肌痉挛，当被动外展患侧上肢或训练患者使肩外展时，如不及时使上肢外旋，肩胛骨的旋转会落后于肱骨头之间，而造成局部损伤。因此，通过上肢抗痉挛治疗，降低肩胛骨周围肌肉的肌张力，使肩胛肱骨丧失的协调运动能逐渐恢复为正常肩肱节律。

2. 物理治疗　对肩痛局部使用红外线、微波、超短波、功能性电刺激或电生物反馈等物理疗法；对异常模式运用 Bobath 法、Brunnstrom 法等技术予以纠正，对痉挛可用冰疗降低肌张力。

3. 增大关节活动范围　进行主动和被动关节活动以增大关节活动度。在上肢被动运动之前，应先对肩胛骨进行放松性被动运动，被动运动要轻柔缓慢。

4. 药物治疗　可应用消炎镇痛药物、抗痉挛药物口服。

通过治疗，肩部的疼痛可以在 3 个月左右消失，对于后遗症期伴有严重挛缩且肩胛骨固定的肩痛患者可行手术松解。

（三）肩-手综合征

1. 正确放置患肢　卧位时适当抬高患肢；坐位时让患者不要把患肢垂悬在体侧或轮椅一侧，要将患肢放在前面小桌或放在轮椅安置的搭板上；并可用夹板固定腕部避免腕部掌屈。

2. 加压性向心性缠绕　是一种简单、安全和有效的治疗周围性水肿的方法。用一根直径约 1~2mm 的长线从远端到近端向心性缠绕患手，先缠绕拇指和其他手指至各手指根部，用同样方法再缠绕手掌和手背至手腕以上，随后再将缠绕的长线一一松开，每天反复进行。

3. 冷疗　用冷水反复浸泡患手，具有止痛、消肿及解痉作用。注意长时间冷疗有反射性的血管收缩后扩张作用，会更加重水肿和冻伤。

4. 主动和被动运动 主动运动可促进血液回流，减轻水肿；被动运动可防止肩痛，并维持各关节活动度。但应先进行肩胛骨活动，尽可能做前臂旋后运动，动作要轻柔、缓慢，以不产生疼痛为度。

5. 类固醇制剂 对于症状明显者，可口服或肩关节腔及手部腱鞘注射，对肩痛、手痛有较好效果。

（四）认知和行为障碍

1. 单侧忽略 部分患者有不同程度的认知功能障碍，对大脑损害部分的对侧肢体和一半空间感觉不到。因此，康复治疗时要：①反复用语言不断刺激提醒患者集中注意其忽略的一侧；②治疗和生活护理中尽量站在患者忽略侧，将患者所需物品放置在忽略侧，要求其用健手越过身体中线去拿取；鼓励患侧上下肢主动参与翻身，必要时可用健手帮助患手向健侧翻身；③对忽略侧提供触摸、拍打、挤压、擦刷、冰刺激等感觉刺激，并嘱患者说出刺激的部位和感觉；④在忽略侧放置色彩鲜艳的物品或灯光提醒其对患侧注意；生活物品和床头桌也放于患侧，以引导患者对患侧以及环境的扫视和注意；⑤能够阅读文章者，训练患者从边缘处开始阅读，在忽略侧一端放上色彩鲜艳的尺子，或使其用手摸着书的边缘，从边缘处开始阅读，避免漏读。

2. 抑郁症 国内脑卒中后抑郁症发生率为34.2%，主要与左侧额叶皮层和左侧基底节部位损害有关，但心理因素、神经功能缺损严重（如认知的损害）等因素均与脑卒中后抑郁症发生有关。对脑卒中后抑郁症的康复治疗包括心理治疗和药物治疗，全面了解患者生理、心理和社会适应状态，对有明显抑郁症的患者需积极给予抗抑郁药物治疗。

七、康复注意事项

1. 康复治疗应与临床治疗密切配合，应在患者病情稳定后的早期就开始康复治疗。

2. 治疗方式强调一对一，以患者主动活动为主，被动活动为辅。

3. 灵活应用神经肌肉促通技术，不断纠正患者异常模式，促进正常模式的建立。

第六章

颅脑损伤的康复

第一节　概　述

一、定义及流行病学

颅脑损伤（head injury，HI）是头颅部位尤其是脑组织的创伤。它是危害人类生命健康的重要疾病，在青年人的意外死亡中，头部损伤是主要的死亡原因。其发病率仅次于四肢的创伤，年发病率为 55.4/10 万人口。在美国，颅脑损伤的发病约为脊髓损伤的 10 倍，发病率为 3900/10 万人口。青年组发病率相对较高。男女比例为 2：1，男性更严重。颅脑损伤后患者遗留有躯体残疾、智力、心理及社会残疾，这些障碍都影响患者的经济、家庭生活和工作。因此除临床采用积极的治疗措施外，配合使用有效的康复措施具有深远的意义。

颅脑损伤的康复是指利用各种康复手段，对脑损伤患者造成的身体上、精神上、职业上的功能障碍进行训练，使其消除或减轻功能缺陷，最大限度的恢复正常或较正常生活、劳动能力并参加社会活动。

二、病因、分类及病理

（一）病因

颅脑损伤的原因多为交通事故、工伤、运动损伤、跌倒和撞击等原因伤及头部所致。随着交通发达，事故频繁，脑损伤的发生率有日益增高趋势，而医疗水平的提高，使这些患者的存活率升高。这些患者中轻者常会出现不同程度头痛、易疲劳、记忆力差、眩晕、情绪不稳定、烦躁等，重者会出现神经运动功能障碍，各种认知、行为和心理方面的障碍，以及大脑综合能力的障碍等，影响正常的工作与生活，给患者、家庭及社会均造成很大的伤害和压力。

（二）分类

颅脑损伤的种类繁多，不同的致伤条件可造成不同类型颅脑损伤。

1. 按损伤方式 分为闭合性损伤和开放性损伤。前者指脑组织不与外界相通，头皮、颅骨和硬脑膜的任何一层保持完整；后者指脑组织与外界相通，头皮、颅骨、硬脑膜三层均有损伤。

2. 按损伤部位 分为局部脑损伤和弥漫性脑损伤。当造成损伤的外力作用于局部脑组织时，可导致额叶、顶叶、颞叶、脑干等部位的损伤；当外力较强、脑组织损伤广泛时，可出现弥漫性脑组织损伤，患者表现深度昏迷、自主功能障碍，植物状态持续数周。

3. 按损伤性质 分为脑震荡、脑挫伤与脑裂伤（合称脑挫裂伤）和颅内血肿。脑震荡以受伤后患者出现短暂性昏迷、逆行性健忘和头痛、头晕、无力、记忆力障碍等为特征，一般预后良好。脑挫裂伤是在不同外力与方向作用下脑任何部位出现脑组织断裂的表现，临床上表现为相应的具有特征性的严重神经损害。颅脑损伤只要有较大血管损伤出血，就有发生血肿的可能。

4. 按其伤情表现 急性期主要依据昏迷时间、格拉斯哥昏迷分级计分（Glasgow coma scale，GCS）分为轻、中、重型。在恢复期主要依据伤后遗忘（post traumatic amnesia，PTA）的时间分类。

在重型颅脑损伤中，持续性植物状态（persistent vegetative state，PVS）占10%，它是大脑广泛性缺血性损害而脑干功能仍然保留的结果。PVS诊断标准：

（1）认知功能丧失，无意识活动，不能执行指令。

（2）保持自主呼吸和血压。

（3）有睡眠－觉醒周期。

（4）不能理解和表达言语。

（5）能自动睁眼或刺痛睁眼。

（6）可有无目的性眼球跟踪活动。

（7）丘脑下部及脑功能基本保存。

以上7个条件持续1个月以上。

（三）病理

正常脑组织对氧的需求超过机体任何其他器官，它的耗氧量占全身氧耗量的20%左右，脑部神经元作为脑结构的基本功能单位，它所含的葡萄糖、糖原与氧的储备量极少，一旦发生全身性的缺血、缺氧，神经元的能量储备会很快耗尽，因此脑耐受缺血的时限大脑皮层是 5min，脑干是 20～30min。在这个极短的时限内，脑组织的损害是可逆性的。

颅脑损伤时，脑承受了原发性损伤和继发性损伤。脑震荡与脑挫裂伤属原发性损伤，脑缺血、缺氧引起的一系列改变是继发性脑损伤。对于脑震荡患者，电子显微镜下可见神经元线粒体变化，ATP 酶消失，血脑屏障通透性变化等；脑挫裂伤患者局部碰撞点电镜下见灰质和表面的出血；轴突在其髓鞘内出现广泛分散的肿胀、撕裂，并伴毛细血管和小血管的出血。红细胞大量渗出破坏所释放出来的铁离子及其复合物血红蛋白等，可强烈催化病灶及其附近组织的病理性脂质过氧化反应，导致一系列自由基链式反应而损害机体细胞和组织，引起血管完整性破坏、脑微循环血流紊乱、细胞膜通透性改变、细胞肿胀等，从而产生脑水肿，进一步使颅内压升高，占去颅腔空间，引起脑移位，甚至脑疝。

三、临床表现与诊断

（一）临床表现

颅脑损伤引起的中枢神经系统损伤的表现形式是多种多样的，轻者为单纯性脑震荡，有短暂的意识丧失，一般不超过 6～12h，无明显结构上的变化，也不遗留神经功能障碍，患者几天后可恢复正常的活动。脑震荡后遗症患者常表现头痛、头晕、疲劳、轻度恶心、呕吐等，并有逆行性遗忘，神经系统检查无阳性体征。中、重度患者常是脑组织挫伤伴有擦伤和压伤，伤后立即发生意识丧失，昏迷时间可为数小时、数日、数周、数月不等，同时伴有阳性神经系统体征。意识丧失期过后，大多数患者遗留躯体、认知和语言方面的障碍，其严重程度与损伤的严重性、脑损伤的性质和临床合并症有关。

（二）诊断要点

根据明确的头颅或全身复合伤病史、长短不等的昏迷时间及伤后遗忘现象，辅助 CT、MRI、X 片、腰椎穿刺、神经电生理检查，查体时发现脑干反射阳性、颈强直、去脑僵直以及偏瘫、四肢瘫或交叉瘫等运动功能障碍等进行诊断。

第二节　康复问题

轻度颅脑损伤患者早期可以产生很多躯体、认知和行为方面的症状，包括头痛、注意力差、思考时间延长、健忘、失眠、对光和噪音敏感等。大多数患者经治疗观察 2 天后神志清醒、生命体征稳定、CT 扫描复查无颅内异常，可回家或在门诊治疗。中、重度颅脑损伤患者易出现以下较典型的功能异常：

1. 认知功能障碍 认知是认识和理解事物过程的总称，包括知觉、注意、思维、言语等心理活动。颅脑损伤后常见的认知障碍是多方面的，有注意力分散、思想不能集中、记忆力减退、学习困难、归纳、演绎推理能力减弱等。

2. 行为功能障碍 由于患者承受各种行为和情感方面的困扰，如对受伤情景的回忆、头痛引起的不适、担心生命危险等不良情绪都可导致包括否认、抑郁、倦怠嗜睡、易怒、攻击性及躁动不安等类神经质的反应，严重者会出现人格改变、行为失控。

3. 言语功能障碍 言语是人类特有的复杂高级神经活动，言语功能障碍直接影响患者的社会生活能力和职业能力，使其社交活动受限。脑损伤后的言语运动障碍常见的有构音障碍和言语失用。构音障碍时患者表现为言语缓慢、用力、发紧，辅音不准，吐字不清，鼻音过重，或分节性言语等。言语失用患者表现为言语表达能力完全丧失，不能数数，不能说出自己的姓名，复述、呼名能力均丧失，不能模仿发出言语声音等。

4. 运动功能障碍 是运动控制和关节肌肉方面的问题。由于颅脑损伤形式多样，导致运动功能障碍差异很大，通常以高肌张力多见。出现痉挛、姿势异常、偏瘫、截瘫或四肢瘫、共济失调、手足徐动等，表现为患侧上肢无功能，不能穿脱衣物，下肢活动障碍，移动差，站立平衡差，不能入厕、入浴和上下楼梯。

5. 迟发性癫痫 有一半患者在发病后 1/2 ~ 1 年内有癫痫发作的可能，它是神经元阵发性、过度超同步放电的表现。其原因是瘢痕、粘连和慢性含铁血黄素沉积的刺激所致。全身发作以意识丧失 5 ~ 15min 和全身抽搐为特征；局限性发作以短暂意识障碍或丧失为特征，一般持续数秒，无全身痉挛现象。

6. 日常功能障碍 主要由于认知能力不足及运动受限，在日常自理生活及家务、娱乐等诸方面受到限制。

7. 就业能力障碍 中、重度患者恢复伤前的工作较难，持续的注意力下降、记忆缺失、行为控制不良、判断失误等使他们不能参与竞争性的工作。

第三节 康复评定

颅脑损伤的康复评定除了医疗方面的内容外，重点是损伤严重程度、认知、行为及日常生活能力等方面的评定。

一、颅脑损伤严重程度的评定

脑损伤主要通过意识障碍程度来判断，昏迷持续时间、伤后遗忘是判断严重程度的指标。

（一）格拉斯哥昏迷分级

国际上普遍采用的是格拉斯哥昏迷分级（GCS）来判断急性损伤期意识情况。该方法检查颅脑损伤患者的睁眼反应、言语反应和运动反应三项指标，确定这三项反应的计分后，再累计得分，作为判断伤情轻重的依据（见表6－1）。

表 6 – 1　　　　　　　　　格拉斯哥昏迷量表（GCS）

睁眼反应	计分	言语反应	计分	运动反应	计分
自动睁眼	4	回答正确	5	按吩咐动作	6
呼唤睁眼	3	回答错误	4	刺痛能定位	5
刺痛睁眼	2	乱说乱讲	3	刺痛能躲避	4
不能睁眼	1	只能发音	2	刺痛肢体屈曲	3
		不能言语	1	刺痛肢体伸展	2
				不能运动	1

GCS 能简单、客观、定量评定昏迷及其深度，而且对预后也有估测意义。

（二）伤后遗忘（post traumatic amnesia，PTA）

PTA 是指受伤后（记忆丧失）到连续记忆恢复所需的时间。

（三）颅脑损伤严重程度综合评定

依据 GCS 计分多少和伤后 24h 内昏迷时间的长短，可将颅脑损伤的患者分为轻、中、重三型。最高分记为 15 分，属正常状态；≤8 分为重度脑损伤。颅脑损伤严重程度综合评定见表6－2。

表 6 – 2　　　　　　　　颅脑损伤严重程度综合评定

严重程度	伤后 24h 内或连续记忆恢复以前		连续记忆恢复以后
	GCS	昏迷时间	PTA
轻度	13 ~ 15 分	<20min	<1h
中度	9 ~ 12 分	>20min，<6h	1 ~ 24h
重度	≤8 分	≥6h	>24h

二、认知功能的评定

认知功能主要涉及记忆、注意、理解、思维、推理、智力和心理活动等，属于大脑皮层的高级活动范畴。认知功能障碍包括意识的改变、记忆障碍、听力理解异常、空间辨别障碍、失用症、失认症、忽略症、体像障碍、皮层盲和智能障碍等。认知功能障碍是大脑损伤后常出现的障碍，应对其进行重点评定。

（一）失认症评定

知觉功能是脑部的高级功能，主要包括脑部对各种外界事物识别和处理的过程。当大脑损伤后，即使无感觉功能缺陷、智力障碍、意识障碍、言语困难，患者对自己以往熟悉的事物不能以相应感官感受加以识别，这种现象称为失认症。

1. 视觉失认　患者对所见物体、颜色、图画不能辨别其名称和作用，但经触、听等其他感觉，则能辨认。如将梳子、牙膏等物品（物品失认）、熟人的照片（相貌失认）、颜色匹配图（颜色失认）、不同形状图片（图形失认）放在桌上，让患者辨认，不能辨认者为阳性。

2. 触觉失认　患者尽管触觉、本体觉和冷热觉正常，但不能通过触摸辨认物体。请患者闭目，用手触摸物体，识别其形状和材料，如金属、布等，不能辨认者为阳性。

3. 听觉失认　患者能分辨出有无声音，但辨别不出是什么声音。请患者听日常熟悉的声音（如雷声、闹钟声等），回答不正确者为阳性。

4. 一侧空间失认（单侧忽略）　患者对大脑病损对侧的一半视野内的物体、身体或空间不能辨认。常用如下方法进行评定：

（1）涂抹检查：主要有 Albert 划线检查（如图 6-1），也可采用涂数字或符号等检查方法。

（2）模仿检查：仿画空心十字；仿画立方体；仿画花瓣（如图 6-2）等。所提供的示范样本可用平面图、立体图及实物，一般多用已事先准备好的空心十字、立方体、花瓣等平面图，给患者铅笔和白纸让其模仿画出，根据患者完成情况评定是否有半侧视空间失认。仿画立方体、花瓣较仿画平面空心十字更易查出半侧视空间失认。也可以进行模仿画房子的检查方法（如图 6-3）。

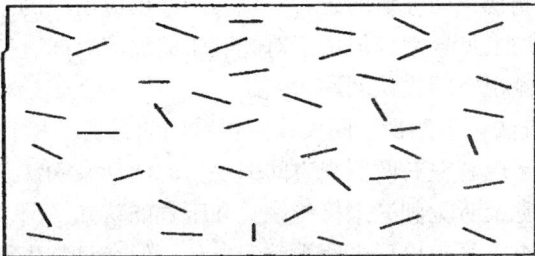

图 6-1　Albert 划线检查

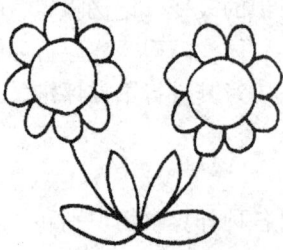

图 6-2　仿画花瓣　　　　　　　　　　　　图 6-3　仿画房子

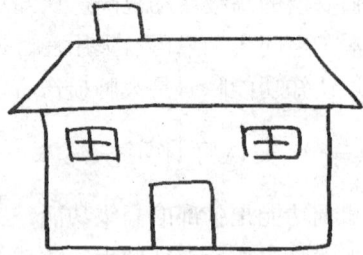

（3）自画检查：自画人物，自画钟盘等。不予范本，仅由口头命令来描画。画钟盘主要采用自由方式画，按圆的大小、数字配置来判定。

（4）等分水平线检查：一般采用在平面内距离不等的多根水平线，将水平线正面居中提示给患者，命令患者将水平线的正中点判定划出。患者划出正中点偏斜全线长度的 10%，或单侧漏划 2 根为阳性，则评定为有半侧视空间失认。如果仅用一个长度的水平线判定时有可能漏判，所以一般用几个其他长度线一起来详细检查。也可以采用在一个线条居中情况下，增加几个居左或居右的检查线，同样命患者划出正中点。

（5）写字检查：命患者自发写有偏旁的汉字，也可命患者按语言提示及图片写字，据写字完成情况判定。

（6）读出字、句子或读竖版及横版短文：可出现多种情况，如漏读汉字偏旁、或仅读偏旁；漏读句子的左侧部分；仅读横版短文的偏右部分等。

（7）涂颜色检查：命令患者给空白画片涂上颜色，如给花涂上颜色的检查。有半侧视空间失认时常见左侧或右侧漏涂。

（8）迷宫检查：原本用于检查额叶功能，为一种观察分析思考能力的检查，在检查中也可发现视空间失认的问题。如有左半侧视空间失认时，患者常会因认识不了左侧空间而停下。

（9）反应时间测定：命患者注视电脑屏幕，及时注意到其上给出的光刺激并按下按钮。有半侧视空间失认的患者对左右刺激反应情况的差距较大。即使涂线条、自画等检查均未见异常，但由于对光刺激的反应时间有较大差距，在生活活动中也会出现半侧视空间失认问题。

（10）对面检查法：半侧视空间失认多伴有同向偏盲。检查者与患者相向而坐，检查者利用位于患者左右两侧视空间的手指的活动来确认患者对视空间认知情况。也可利用触觉及听觉刺激来检测触觉和听觉的认知情况。

有些患者在检查中虽未出现半侧视空间失认，但在日常生活活动中会出现失认症状，以左侧视空间失认为例，患者与其他人相对时，患者的头及视线常冲向右方，注意不到位于左边的人；患者在步行时会注意不到对面来的人、门及其他障碍物，常与之相碰撞；吃饭时患者会不用左边的餐具，仅注意到位于右边的；穿脱衣服及鞋子时患者常忘记左边的；在剃须、梳头、洗脸、淋浴时患者常忘记处理左边的部分；与人下棋时患者会不用左边的棋子，对从左边来的进攻也注意不到；阅读时患者会漏读左边部分，写字时患者会忘记偏旁。

重度半侧视空间失认患者会表现出盲目乐观，注意不到自己的障碍，甚至否认有瘫痪，也不明白自己为何入院，常不能独自取得稳定坐位，多偏倚健侧坐，脸冲向健侧，仅看健侧空间及物品，注意不到患侧上下肢处于不正常位置，转移时也不顾患侧上下肢，会忘记刹住患侧车闸，做轮椅移动时常碰到障碍物，进食时残留患侧食物，不梳患侧头，不洗、擦患侧脸，穿衣时找不到患侧袖口，不穿患侧鞋及袜子等。

5. 左、右失定向失认评定　常见左右失定向、手指失认、失写、失算4种症状。常用的评定方法包括：

（1）左右辨别检查：由 Ayres 创建的感觉整合检查中的一部分，即是有关左右辨别的检查。检查者与患者相对而坐，命令患者完成以下动作：①请伸出你的右手；②请摸你的左耳朵；③用右手拿走铅笔（检查者用双手拿铅笔放在膝上）；④将铅笔放在我的右手上（检查者双手掌向上放在膝上）；⑤铅笔是在你的右边还是左边（检查者用左手拿铅笔放在患者右肩前约 30cm 处）？⑥摸摸你的右眼睛；⑦请伸出你的左脚；⑧铅笔是在你的右边还是左边（检查者用右手拿铅笔放在患者左肩前约 30cm 处）？⑨用左手来拿铅笔（检查者用双手拿铅笔放在膝上）；⑩将铅笔放在我的左手上（检查者双手掌向上放在膝上）。

标分标准：3s 内回答正确为 2 分；4～10s 内回答正确为 1 分；允许患者自己改正答案，重复命令后回答正确为 1 分。此检查原本用于儿童的检查，对成人检查尚未充分研讨。

（2）按命令指出身体部位：命令患者指出身体部位的名称，可利用患者自己的身体，或检查者的身体，或布娃娃的身体。利用患者自己身体时，可按如下命令让患者完成：①摸你的左手；②摸你的左眼睛；③摸你的右脚；④摸你的左肩；⑤摸你的右肘关节；⑥摸你的左膝；⑦摸你的右耳朵；⑧摸你的左手腕；⑨摸你的右脚腕；⑩摸你的右大拇指。

评定标准：只要在合适时间内正确指出身体部位，即为正常。患者若存在失语症、失用症时会影响到检查结果。

（3）手指失认的评定：手指失认多是双侧性症状，尤其识别食指、中指、环指较困难。评定方法如下：①称呼手指的检查：让患者双手掌朝下将手放在桌子上，检查者摸患者的一个手指，命令患者说出手指名称。也可制作两个手的模板，与患者双手同向放在桌子前方，检查者摸患者的一个手指，命令患者说出手指名称。可设计成让患者看被摸手指及不让患者看被摸手指两种检查情况。可设计检查顺序，分别对 10 个手指予以评定。只要能在合适时间内正确回答出全部手指名称，即为正常。若有感觉障碍可影响到检查结果。②按命令辨认手指的检查：让患者按检查者命令活动或指出相应的手指。检查者也可利用手模拟图，让患者做指手指的检查，可选择 5～10 个检查项目。只要在合适时间内正确指出命令让指的全部手指，即为正常。③模仿手指形状的检查：检查者用手指做出各种形状，命令患者模仿做出，如做左手拇指尖与小指尖相碰；左手中指尖与食指尖相碰；左手拇指转动；换做右手的类似动作；用右手食指碰左手中指。若能在合适时间内正确完成动作，即为正常。若存在手指瘫痪会影响到检查结果。

（二）失用症评定

指脑损害者不是由于运动瘫痪、感觉丧失、共济失调或记忆、理解障碍等原因，而不能完成已习得的、有目的或熟练的技巧性动作，又称运用障碍。

1. 意念（观念）运动性失用　即使患者完全了解动作的概念或意念，也不能模仿或进行有目的的运动。模仿动作测试：检查者做举手、伸食指中指（V 字形）、刷牙等动作，患者不能模仿者为阳性。口头指令测试：让患者执行口头指令，不能完成者为阳性。

2. 运动性失用　可让患者完成舌部运动，做刷牙、划火柴、用钥匙开门、弹琴样动作、扣纽扣等，不能完成或动作笨拙为阳性。

3. 意念（观念）性失用　无法正确完成日常习惯的动作，如把牙膏、牙刷放在桌上，让患者打开牙膏盖，拿起牙刷，将牙膏挤在牙刷上，然后刷牙。患者动作顺序颠倒为阳性。

4. 结构性失用　患者不能按命令或自发地描绘或搭拼图形、结构。在仿画图形、仿搭积木时出现的障碍，是视觉空间结构能力的障碍，是对整体空间分析和综合能力的障碍，但能认识各个构成部分，也能理解相互位置关系。常用的评定方法如下：

（1）几何图形模仿检查：可事先做好房屋、花、钟盘等检查用的线条图片，让患者用铅笔在白纸上模仿画出。也可事先做好正方形、菱形、圆形、三角形、立方体及三角体等线条图的检查卡片，命患者用铅笔在白纸上模仿画出。可参照患者完成的具体情况划分等级。本检查法属非标准化检查。

1 级：基本上正确画出，无线条省略及添加，空间配置合理，属正常水平。

2 级：有部分线条被省略、旋转及某些部分配置不合理，但基本上可明白画的是什么，属轻中度障碍。

3级：无法让人明白所画的是什么，属重度障碍。

做检查前要明确患者有无共济失调运动障碍，有无半侧失认，并且要注意到患者的利手所在，以免因这些问题影响到检查结果而形成误判。

模仿画几何图形较搭积木及火柴棒检查要难，需较高的正确模仿画动作及感觉运动整合能力（图6-4）。

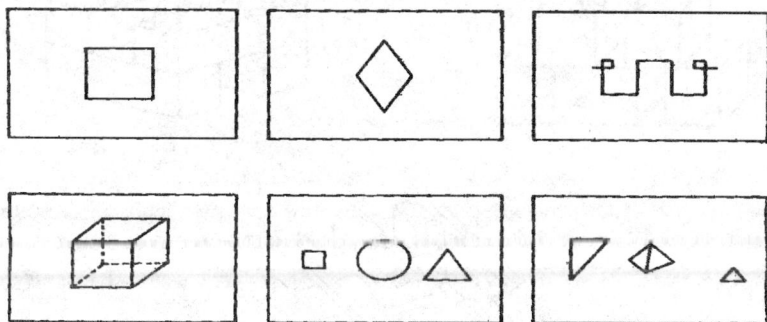

图6-4　线条图的检查

（2）火柴棒拼图检查：治疗人员可利用两根或多根火柴棒组成具体图形结构，让患者完成同样的结构检查。本检查法属非标准化检查。具体由检查者判断是否正常及障碍程度。检查前要明确有无半侧失认及运动失用的情况，以免影响检查结果。若有条件进行积木类检查，可不必进行火柴棒检查。

（3）积木搭桥检查：利用多块正方体的积木完成搭桥项目的检查。可先从3块积木搭桥开始，先由检查者搭桥，再让患者完成搭桥。完成3块积木搭桥后，再进行5块及7块积木搭桥检查。具体由检查者判断是否正常及障碍程度。检查前要明确有无共济失调运动障碍及运动失用的情况，以免影响检查结果。

（4）Benton立体结构检查：检查用品是29块各种大小不同的积木。具体结构图案见图6-5。将示范图案放在患者面前，让患者模仿图案搭出。首先将检查用品放在患者的健侧，先让患者看检查者搭出示范图案的结构，然后收起积木，将检查示范图案放在与患者成45°角的地方，让患者完成具体搭积木，完成每一个图案的正常时间为5min之内。完成一个课题后，收起积木，再进行下一个图案搭建课题。属非标准化检查。检查前要明确有无运动失用的情况，以免影响检查结果。

正确完成1个积木为1分，若出现省略、替换、错位则评为0分。省略是患者完成的图案中出现缺失或过多的情况；替换是患者用与示范中积木大小不同积木的情况；错位是积木搭在与样本不同的位置上。

满分为29分。得分在22~23分为正常，20~21分为轻中度障碍，19分以下为重度障碍。

除以上评定方法外，还有 Kohn's 立方体检查等多种检查方法，可参阅有关书籍及文献。

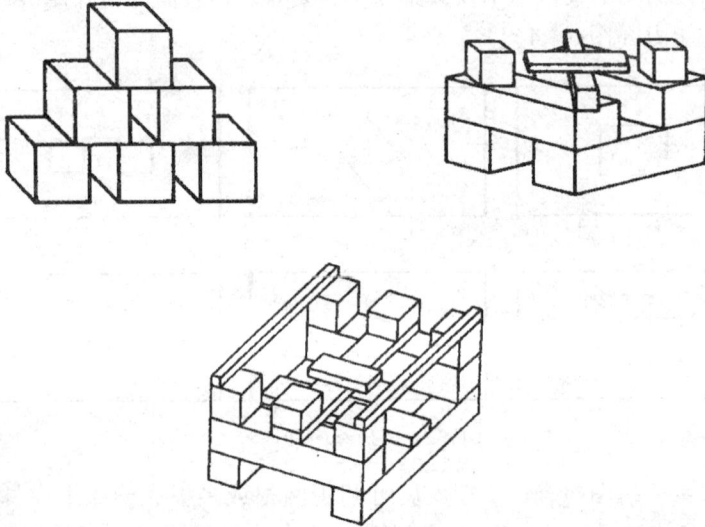

图 6-5　Benton 立体结构检查

（三）注意力评定

注意力是心理活动对一定事物有选择的指向和集中，分为集中注意力和分散注意力，要完成任何一件事，都需要两者的参与并不断交替发挥作用。

1. 标准化测验　大多数用于评价脑功能认知或神经心理学的检查都包含有一般的注意成分，常见的特定注意评定包括：William's 数字顺背及逆背测验，注意过程测验及日常生活注意测验等。

（1）William's 数字顺背及逆背测验：韦氏数字认记法是一个非常简单的测试方法，它的内容分为两种方法，即顺背和逆背。按读的前后次序背述的为顺背，按读的前后次序完全相反复述的为逆背。评定者按评定表中的数字，每一秒读一行数字的速度读，然后让患者重复说出来。一般成年人能够顺背 6~8 位，及逆背 4~5 位为正常。

（2）日常注意力测验：这是唯一有正常参考值的注意力测验，由 Robertson 等人与 1994 制订而成。可以量度 5 种不同类型的注意力，有 3 个平衡版本，本测验把日常活动作为测试项目。测试内容涉及注意的各个方面以及定向力、警觉性等。共有 8 个测验项目：即阅读地图、数电梯上升的层数、在分神的情况下数电梯上升的层数、看电梯、双向数电梯上升或下降的层数、查阅电话、数数及查阅电话、核对彩票。

2. 信息处理速度和效率的测试 除上述标准化测试外，注意过程可通过评价信息处理速度和效率的测试及注意力水平的测试直接评定。简介如下：

（1）定时测验：如 WAIS－R 的行为表现分测验，特别适用于能够完成任务但不能按规定时间完成的患者。

（2）Halstead－Reitan 神经心理学测试量表：适用于视觉筛查各项测试中表现比较慢的患者以及在 Seashore 节律性测试中表现有相当障碍者。

（3）步调听觉连续附加任务测试：适用于当步调的听觉刺激间的间隔减少时，行为表现困难程度增加者。

3. 注意水平的测试 几种注意类型都有许多相应量表进行测试，如配对测试、WAIS－R 数字符号分测验、数学分测验、Wisconsin 纸牌分类测试、数字警觉测试、连续行为测试，临床实践中根据需要加以选择。

（四）记忆力评定

常用的成套记忆力评定量表有韦氏记忆量表、临床记忆测验等。

（1）瞬时记忆：数字复述（图 6－6）。主试者从两位数开始，以每秒一数的速度念下列各行数字，每念完一列即让患者复述，直到失败为止。能复述 5 ~ 7 位数字为正常。

（2）短时记忆：让患者记住不熟悉的人名，然后主试者与之交谈无关内容，1 分钟时让患者说出该人名。

（3）长时记忆：指给患者看抽屉内的剪刀，数分钟后提问患者剪刀在何处。问患者是否上过小学等。

3—7	4—2
7—4—9	3—6—7
8—5—2—7	4—2—9—0
2—9—6—8—8—3	1—8—4—3—2—5
5—7—2—9—4—1	4—6—9—0—2—5
8—1—5—9—3—6—2	3—5—2—8—5—1—4
3—9—8—2—5—1—4—7	3—5—7—1—4—6—5
7—2—8—5—4—6—7—3—9	2—0—6—3—8—5—1—0—7

图 6－6 数字复述

（五）LOTCA 认知功能评定

检查内容分为四大类：定向检查、知觉检查、视运动组织检查和思维运作检查。检测的物品有：指导及评分标准 1 册、4 种颜色的积木 20 块、100 孔塑料插板 1 块、塑料插钉 15 个、测试图片 48 张、塑料板 22 块（6 种形状、4 种颜色）、拼图板一套（一分为九）、检查用图册 1 本、生活用品若干。检查方法和意义见表 6 - 3。

表 6 - 3   LOTCA 认知功能测定量表

测试类别	方　法
Ⅰ. 定向	
1. 地点定向	问患者当时所在地点、城市、家庭住址、入院前逗留之处
2. 时间定向	问患者星期几、月份、年份、季节，不看钟表估计当时时间，住院有多久
Ⅱ. 视知觉	
3. 物体识别	让患者通过命名、理解、近似配对、相同配对来识别 8 种日常用品的图片：椅子、茶壶、手表、钥匙、鞋、自行车、剪刀、眼镜
4. 几何图形识别	让患者通过命名、理解、近似配对、相同配对来辨认 8 个不同形状的几何图形：正方形、三角形、圆形、长方形、菱形、半圆形、梯形和六边形
5. 图形重叠识别	让患者辨认香蕉、苹果、梨；钳子、锯子、锄头三者重叠在一起的图形
6. 物品一致性辨别	让患者辨别从特殊角度拍摄到的 4 幅物品的照片：汽车、铁锤、电话和餐叉。给出小汽车的前挡风玻璃、电话的后面、叉的侧面、锤子的侧面
Ⅲ. 空间知觉	
7. 身体方向	让患者先后伸出右手、左脚；用手触摸对侧的耳朵、大腿
8. 与周围物体的空间关系	让患者指出房间内前、后、左、右 4 个不同方向上的 4 个不同物体
9. 图片中的空间关系	给患者看一幅图片，然后说出图片中人物前、后、左、右的物体名称
Ⅳ. 动作运用	
10. 动作模仿	让患者模仿评定者的动作
11. 物品使用	让患者示范如何使用 4 组物体：梳子，剪刀和纸，信封和纸，铅笔和橡皮
12. 象征性动作	让患者示范如何刷牙、用钥匙开门、用餐刀切面包、打电话
Ⅴ. 视运动组织	
13. 临摹几何图形	让患者临摹圆形、三角形、菱形、正方体和一个复合图形
14. 复绘二维图形	让患者按照给定的图案绘出几何图形，包括 1 个圆形、1 个矩形（正方形）、2 个三角形以及一些相关的形状
15. 插孔拼图	让患者按照给定的图案，用插钉在塑料插板上插出相应的图形
16. 彩色方块拼图	让患者按照给定的图案，用彩色方块拼出相应的立体图形

（续表）

测试类别	方　法
17. 无色方块拼图	让患者按照给定的图案，用无色方块拼出相应的立体图形，并说出需要多少个方块
18. 碎图复原	让患者按照给定的图案，用 9 块图案碎片拼出一个彩色蝴蝶
19. 画钟面	让患者在 1 张画有 1 个圆形的纸上画出钟面，标明数字，并标出长短针指在 10 时 15 分上
Ⅵ. 思维操作	
20. 物品分类	让患者根据提供的 14 种物品（帆船、直升飞机、飞机、自行车、轮船、火车、小汽车、锤子、剪刀、针、螺丝刀、缝纫机、锄头、耙子），按不同的原则分类并命名
21. Riska 无组织图形分类	让患者将 3 种不同的颜色（深褐色、浅褐色、奶油色）和 3 种不同的形状（箭头、椭圆、1/4 扇形）的塑料片（共 18 块）按一定的意图（如颜色或形状）分类
22. Riska 有组织图形分类	与 21 相仿，所不同的是患者按照评定者出示的分类方法对 18 块塑料片进行分类
23. 图片排序 A	给患者 5 张顺序打乱但内容有联系的图片，让患者排成合乎逻辑的顺序，并描述故事情节
24. 图片排序 B	给患者另外 6 张顺序打乱但内容有联系的图片，让患者排成合乎逻辑的顺序，并描述故事情节
25. 几何图形排序推理	给患者看一组按一定规律变化的几何图形，让患者按照图形的排列规律，继续排列下去
26. 逻辑问题	让患者看 4 个逻辑问题（每次看 1 题），然后回答。例如，张明是 1930 年出生，在哪一年他应该 35 岁了？小丽有 5 个苹果，小珊比小丽少 3 个，她们俩一共有几个苹果？
Ⅶ. 注意力及专注力	根据整个评定过程中患者的注意力及专注力情况评分

LOTCA 的评分标准如表 6 - 4 所示。

表 6 - 4　　　　　　　　　LOTCA 认知功能评分表

测验	分 测 验	评　分（低→高）		备 注
定向	1. 地点定向（OP）	1 2 3 4 5 6 7 8		
	2. 时间定向（OT）	1 2 3 4 5 6 7 8		
知觉	3. 物体鉴别（OI）	1 2 3 4		
	4. 形状鉴别能力（SI）	1 2 3 4		
	5. 图形重叠识别（OF）	1 2 3 4		
	6. 物体一致性识别（OC）	1 2 3 4		
空间知觉	7. 身体方向（SP1）	1 2 3 4		

（续表）

测验	分测验	评	分			备 注
		低		高		
	8. 与周围物体的空间关系（SP2）	1	2	3	4	
	9. 图片中的空间关系（SP3）	1	2	3	4	
动作运用	10. 动作模仿（P1）	1	2	3	4	
	11. 物品使用（P2）	1	2	3	4	
	12. 象征性动作（P3）	1	2	3	4	
视运动组织	13. 复绘几何图形（GF）	1	2	3	4	时间
	14. 复绘二维图形（TM）	1	2	3	4	
	15. 插孔拼图（PC）	1	2	3	4	
	16. 彩色方块拼图（CB）	1	2	3	4	
	17. 无色方块拼图（PB）	1	2	3	4	
	18. 碎图复原（RP）	1	2	3	4	
	19. 画钟（DC）	1	2	3	4	
思维运作	20. 物品分类（CA）	1	2	3	4	5
	21. Riska 无组织的图形分类（RU）	1	2	3	4	5
	22. Riska 有组织的图形分类（RS）	1	2	3	4	5
	23. 图片排序 A（PS1）	1	2	3	4	
	24. 图片排序 B（PS2）	1	2	3	4	
	25. 几何图形排序推理（GS）	1	2	3	4	
	26. 逻辑问题（LQ）					
注意力与专注力		1	2	3	4	
评估所需时间	评估过程完成	一次完成		两次或以上完成		

但 LOTCA 评定中还缺少注意力功能、记忆功能的评定，需采用特殊量表进行评定。

三、行为障碍的评定

主要依据症状判断，如攻击、冲动、丧失自制力、无积极性及严重的强迫观念、癔病等。

四、言语障碍的评定

言语障碍评定方法参阅有关章节。颅脑损伤患者言语障碍的特点是：①言语错乱：在失定向阶段主要为错乱性言语，表现为失定向，对人物、时间、地点等不能辨认，答非所问，但没有明显的词汇和语法错误；不配合检查，且意识不到自己回答的问题是否正确。②构音障碍常见。③命名障碍亦常见，而且持续很久。④失语：除非直接伤及言语中枢，真正的失语较少见。在失语者中约有50%左右为命名性，另外对复杂资料理解差也很常见。

五、运动障碍的评定

与脑卒中所致运动障碍评定相似，请参阅"脑卒中康复"。

六、日常生活活动能力的评定

由于脑损伤患者多有认知障碍，所以在评定日常生活活动能力时，宜采用包括有认知项目的评定，如功能独立性测定（FIM），请参阅相关章节。

七、颅脑外伤结局的评定

采用格拉斯哥结局量表（Glasgow outcome scale，GOS），见表6-5。

表6-5　　　　　　　　　　　　　　**Glasgow 结局量表**

分级	简写	特征
Ⅰ 死亡	D	死亡
Ⅱ 持续性植物状态	PVS	无意识、无言语、无反应，有心跳呼吸，在睡眠觉醒阶段偶有睁眼，偶有哈欠、吸吮等无意识动作，从行为判断大脑皮层无功能。特点：无意识，但仍存活
Ⅲ 严重残疾	SD	有意识，但由于精神、躯体残疾或由于精神残疾而躯体尚好而不能自理生活。记忆、注意、思维、言语均有严重残疾，24h均需他人照顾。特点：有意识，但不能独立
Ⅳ 中度残疾	MD	有记忆、思维、言语障碍、极轻偏瘫、共济失调等，可勉强利用交通工具，在日常生活、家庭中尚能独立，可在庇护性工厂中参加一些工作。特点：残疾，但能独立
Ⅴ 恢复良好	GR	能重新进入正常社交生活，并能恢复工作，但可遗留有各种轻度的神经学和病理学的缺陷。特点：恢复良好，但仍有缺陷

八、康复预后

康复的最终目标是使患者重返社会，过有意义的生活。颅脑损伤包括脑卒中和损伤所致的认知、思维、言语等高级中枢神经系统功能损伤。无论治疗与否，最初的脑损伤程度常常是预测结局的一个重要指标。通常将最初的脑损伤程度分为轻、中、重型。结局从生活及职业状况等方面进行观察。轻型颅脑损伤占全部脑外伤患者的70%左右，虽然死亡率低，但后遗症多种多样难于处理，存在认知、运动和感觉障碍，经康复治疗后患者四肢活动自如，日常生活自理能力大多数良好或良好以上，但伤后3个月仍有1/3的患者不能恢复原来的工作，可进行短期支持性工作，需要完全恢复伤前的工作重返社会，有时需要数年；中重度脑外伤是一种严重致残的疾病，患者由于严重的认知和行为障碍，缺乏日常活动，患者要重返社会少则几年，多则数 10 年，而且有 50% 以上无法重返社会，很多重症患者的康复过程是终身的。

颅脑损伤后一般躯体运动功能的恢复先于认知功能的恢复；言语方面是理解能力的恢复快于表达能力的恢复（见表 6 - 6）。

表 6 - 6　　　　　　　　严重颅脑损伤患者的恢复顺序

Ⅰ	早期恢复的技能	从木僵到点头表示理解、吞咽、大声说话
Ⅱ	运动技能	自己进食、进行手工作业、坐位平衡、站位、从床到椅转移、走路、独立进行 ADL、双手协调运动
Ⅲ	心理技能	注意广泛、记忆、认知技能、情绪稳定
Ⅳ	社会经济技能	社会和家庭能力、职业和财政保障

说明：恢复时间为 1 ~ 10 年或更长，多为不完全恢复，恢复到一定阶段即停止。

第四节　康复治疗

一、康复治疗目标

颅脑损伤患者病情重，卧床时间长，体质差，机体抵抗力降低，除疾病本身造成的各种功能障碍外，还易发生各种并发症。积极有效的康复措施可以消除和减轻患者功能上的缺陷，为未来适应生活奠定基础。

1. 急性期的康复治疗目标　稳定病情，保留身体整体功能，预防并发症，促进功能的恢复。

2. 恢复期的康复治疗目标　使颅脑损伤患者最大程度恢复感觉运动功能、认知功能、言语交流功能，尽可能在工作、个人生活各方面达到自理。

3. 后遗症期的康复治疗目标　使各器官功能恢复到一定水平的颅脑损伤患者学会应付功能不全状况，以便回归家庭和社会。对轻度颅脑损伤的患者，需重新获得丧失的功能，而对中、重度颅脑损伤的患者，需学会新的方法来代偿完全不能恢复的功能。

二、康复治疗原则

1. 与临床治疗紧密配合，病情稳定后应积极早期康复治疗。在治疗中如出现并发症或病情反复，宜及时协商处理。

2. 强调患者积极配合治疗，以主动活动为主、被动活动为辅，鼓励重复训练。

3. 根据每个患者的实际情况制订相应短期、长期康复治疗目标。最后的康复目标是达到日常生活自理。

4. 针对病变的不同时期，采取综合康复治疗手段，从不同的方面帮助患者恢复功能。提倡家庭及社会的参与。

三、适应证和禁忌证

（一）适应证

1. 脑震荡患者。
2. 脑挫裂伤及颅内小血肿，病情稳定无急剧恶化进展趋势者。
3. 颅内血肿手术清除术及减压术后恢复期的患者。
4. 持续性植物状态（PVS）经处理后，生命体征稳定者。
5. 颅脑损伤后期伴有精神障碍者。

（二）禁忌证

1. 病情危重、不稳定，全身处于衰竭状态者。
2. 由各种原因引起的休克患者。
3. 伴有明显颅压高症状，有呼吸障碍的患者。
4. 并发感染、高热患者。
5. 颅底骨折伴脑积液外漏者。
6. 同时伴有严重心血管疾病无法控制者。

四、康复治疗方法

脑外伤的康复可以分为三个阶段进行：早期、恢复期和后遗症期康复治疗。早期指的是病情稳定后以急症医院为主的康复治疗，患者处于恢复早期阶段；恢复期指的是经急性期康复处理后，一般 1～2 年以内的治疗，主要在康复中心、门诊或家庭完成。后遗症期是指病程 2 年以上，各器官功能障碍恢复到一定水平，以社区及家庭重新融入性训练为主的治疗。三者是衔接良好的延续过程。

（一）早期康复治疗

1. 药物治疗　应用脱水、止血药物，以及改善脑组织代谢、调整脑血流量、促进神经细胞功能恢复的药物等。

2. 促醒治疗 严重的颅脑损伤恢复首先由昏迷和无意识开始，为了加速患者苏醒恢复的进程，应增加各种神经肌肉促进的刺激手段帮助恢复。如让患者接受自然环境发生的刺激，定期听亲人的录音和言语交流，收听广播和音乐等。

3. 维持抗痉挛体位 患者应处于感觉舒适的抗痉挛模式的体位，头的位置不宜过低，以利于颅内静脉回流。具体可参照脑卒中患者抗痉挛体位的保持。

4. 运动疗法 每天定期有计划的活动四肢，防止关节挛缩和肌肉萎缩。被动活动肢体时，用力要缓和，特别是卧床时间较长的患者，肢体存在不同程度的骨质疏松，如活动不当，容易在活动时骨折。

5. 理疗 利用低频脉冲电疗法可兴奋神经及增强肌张力，以增强肢体运动功能；利用频率 >2000Hz 以上的超声波的机械、温热及化学治疗作用，可增加组织代谢和通透性，达到缓解肌肉痉挛、止痛、镇静和伤口愈合作用。

6. 高压氧治疗 患者在 2.0 大气压的压力舱内，每天 1 次，每次 90min，每疗程 10 ~ 20 天，根据病情需要可适当增加疗程。它可减轻脑水肿的颅内压增高、改善脑血循环及脑缺氧，以挽救处于临界状态受损伤的神经细胞功能。

7. 支具治疗 利用低温热塑板材或一些矫形器具，作用于患侧肢体固定关节，保持关节功能最佳的位置。

（二）恢复期康复治疗

脑损伤后患者不同程度的存在认知能力减退、学习速度减慢、运动受限等问题，对此期患者的康复训练实际上是综合能力重新学习和恢复的过程。

1. 认知障碍的治疗 认知康复是在脑功能受损后，通过训练和重新学习，使患者重新获得较有效的信息加工和执行行动的能力，以减轻其解决问题的困难和改善其日常生活能力的康复措施。认知功能训练是提高智能的训练，应贯穿在治疗的全过程。方法包括记忆力、注意力、理解判断能力、推理综合能力训练等。

（1）注意力与集中能力缩短的训练：注意力与集中能力是指患者为促进理解并作出适当反应集中足够时间的能力。注意力是活动的基础，脑损伤患者往往不能注意或集中足够的时间去处理一项活动任务，容易受到外界环境因素的干扰而精力涣散。对这类患者应重点选用改善注意力的训练，并对活动程序进行简化、分解；或延长患者完成活动的时间；对提供的新的信息不断重复；鼓励患者参与简单的娱乐活动。

1）猜测游戏：取两个杯子和一个弹球，在患者注视下治疗师将一个杯子反扣在弹球上，让其指出球在哪个杯子里。反复数次，如无误差，改用两个以上的杯子一个弹球，方法同前；成功后可改用多个杯子和多种颜色的球，扣上后让患者分别指出被扣的各颜色球。

2）删除作业：在纸上连续打印成组的数字符号或字母，让患者用笔删去指定的符号或片段，反复多次无误后，可增加难度。如可缩小字体，增加字符行数，要求区分大小写等。

3）时间感：给患者秒表，要求患者按治疗师指令开启秒表，并于10s内停止秒表。以后将时间延长至1min，当误差小于1～2s时改为不让患者看表，开启后心算到10s停止，以后延长至2min停止。当每10min误差不超过1.5s时，改为一边与患者讲话，一边让患者进行上述训练，要求患者尽量不受讲话影响而分散注意力。

（2）记忆力损伤的训练：记忆力是指保持恢复并以后可再次使用信息的能力。记忆由短期记忆和长期记忆组成。短期记忆是指保持信息1min到1h的能力；长期记忆是保持信息1h或更长的时间的能力。常采用的康复训练法包括：

1）朗诵法：反复朗诵需要记住的信息，随后回忆与朗诵相一致的图示印象，如回忆不出再朗诵，最终达到能回忆起来。

2）提示法：用活动信息的第一个字母或首个词句来提醒记忆，如"今天我要练习步行"，让患者记住"今天"一词。在练习步行前可问患者"今天"有何安排，使患者回忆"今天"一词，随之联想到"练习步行"。

3）叙述法：将需要记住的信息融合到一个故事里，当患者在表达故事情节时，记忆信息不断的叙述出来，提示患者去从事已安排好的工作。

4）印象法：在患者大脑中产生一个印象帮助记忆，比如将购物活动信息在大脑中形成一个熟悉的商店印象，当这个印象出现之后，随之回忆商店的距离、交通条件等，为购物做准备。

5）建立常规的日常生活活动程序，如同样的吃饭时间，相同的穿衣顺序，将各种物品分类，按一定的规律摆放等。

6）辅助法：让患者利用写日记、填写表格、记录活动安排来帮助记忆，也可将每天的活动制成时间表，按计划执行，利用闹钟、手表提醒患者等。无论什么方法，训练初期均要提示患者。

（3）判断力损伤的训练：判断力是患者理解确定采取行为后果的能力，以安全恰当的方式采取行动的能力。常用的康复训练法包括：让患者做简单的选择，如下跳棋和猜谜；让患者参与做决定的过程；提供多项活动选择的机会；提供频繁的反馈；降低/减少注意力涣散（精力涣散）而提供安静的环境；提供充裕的时间。

（4）顺序排列困难的训练：大多数脑损伤患者不能说出自己认为完成一项活动各步骤的适当时序。常用训练方法包括：把活动分解成简单的步骤；对活动的每一步都提供暗示；在提供下一步的暗示前，允许患者尽已所能完成每一步的活动。

（5）失认的训练：失认是大脑损伤患者在没有知觉障碍、视力障碍或语言障碍的情况下，对先前已知刺激的后天性辨别能力的损害。通常针对不同的失认状态，如视觉空间失认、身体失认、触觉失认、听觉失认、单侧忽略等，通过重复刺激、物体左右参照物对比、强调正确的答案及其他感觉的方式促进认识，如熟悉物体的照片可以帮助患者记忆其名称。

1）单侧忽略：训练方法参见第五章。

2）颜色失认：用各种颜色的图片和拼板，先让患者进行辨认、学习，然后进行颜色匹配和拼出不同颜色的图案，不正确时给予指示或提醒，反复训练。

3）面容失认：先用亲友的照片让患者反复看，然后把这些照片混放在几张无关的照片中，让患者辨认出亲友的照片。

4）结构失认：让患者按治疗师的要求用火柴、积木、拼板等构成不同图案。如用彩色积木拼图，先由治疗师向患者演示拼积木图案，然后要求患者按其排列顺序拼积木，如正确后再加大难度。

（6）失用的训练：训练时应遵循先分解训练、再逐步连贯训练；先做粗大活动，再逐步练习精细的运动技能；对难度较大的动作要反复练习的原则。治疗师在指导患者练习时，要用柔和、缓慢和简单句子。方法如下：

1）结构性失用：要针对患者选择有目的、有意义的作业活动，如训练患者对家庭常用物品的排列、堆放等。治疗师可先示范，再让患者模仿练习，开始对每一步练习可给予较多的暗示和提示，待患者有进步后逐步减少提示，增加难度。

2）运动性失用：如训练患者完成刷牙动作，治疗师可与患者一起讨论活动的方法步骤，分解刷牙动作，先示范给患者看，然后提示患者一步步完成或手把手地教患者。反复训练，改善后可减少暗示、提示，并加入复杂动作。

3）意念性失用：患者不能按指令要求完成系列动作，如令其倒一杯茶，患者常常会出现顺序上的错误，即不知道先要打开杯盖，再打开热水瓶塞然后倒水这一顺序等，训练时可通过视觉暗示帮助患者，首先将每一步骤分解开，演示给患者看，然后分步进行训练，在上一个动作要结束时，提醒下一个动作，启发患者有意识的活动，或用手帮助患者进行下一个活动，反复练习，直到患者改善或基本正常为止。

4）意念运动性失用：训练前向患者说明活动的目的、方法和要领。治疗时要设法触动其无意识的自发运动。如要让患者刷牙，可以将牙刷放在患者手中，通过触觉提示完成一系列动作。如患者划火柴后不能吹熄它，可把点燃的火柴放到患者面前他常能自动吹熄。每次的重复练习活动都要按照同样的顺序和方法去做。

计算机在认知康复中的应用较普遍，它可用于注意、集中、视知觉、手眼协调、分辨、言语等方面的训练，患者往往乐于使用。

2. 行为障碍的治疗　对行为异常的康复目标是积极消除他们不正常的、不为社会所接受的行为，促进他们的亲社会行为。

（1）躁动不安与易激惹行为的处理：提供安全结构化的安静环境，减少不良刺激，如导管、引流管等有害刺激；避免过于限制或约束患者的行动能力，避免治疗次数过多、时间过长；对恰当的行为提供积极的反馈；对于不安的情绪提供宣泄的方式，如散步或其他体力性活动；最大限度减少与不熟悉工作人员的接触。

（2）易冲动行为的处理：提供一个安全、布局合理、安静的房间；用简单的奖励方法如实物、代币券等教会患者自我控制。对所有恰当的行为进行奖励；在不恰当行为发生后的短时间内拒绝奖励性刺激；一旦不恰当行为出现应用损先声明的惩罚；在极严重的不良行为发生后，给患者厌恶刺激。

3. 言语障碍的治疗　若患者神志清楚，一般情况稳定，能够保持坐位2h，即可开始训练（参见第二十四章第八节）。

4. 运动障碍的治疗　运动控制训练的目的是通过抑制异常运动模式，使脑损伤患者重新恢复其机体的平衡、协调及运动控制功能。可采用综合促进技术，传递冲动练习，站立床负重及电动体操等，以促进神经功能的恢复，防止肌萎缩并诱发主动运动（参见第五章）。

5. 日常功能受限的治疗　脑损伤患者由于精神、情绪异常、行为失控，常出现拒绝进食、不能自我料理日常生活的情况，作业治疗对其功能恢复有着特殊的意义。如床上肢体功能位的放置、起坐、翻身、床边站立、床－轮椅、轮椅－浴室之间的转移训练；尽量让患者自己进食，减少不必要的他人帮助。卧位时可让患者自己用瓶子、吸管喝水；服药时也应将药递到患者手中，让他自己放入口中；在患者能够独立坐稳后，让患者采用坐位将患侧肩前屈、肘伸展、手平放在桌子上，躯干、双肩保持端正地平稳进餐；在获得了一定的运动功能后，还可利用全身镜子训练患者动态平衡坐，同时练习穿、脱鞋、裤子、上衣等动作；当患者站立动态平衡达到Ⅲ级以上时，让患者学习站着提裤子、系腰带；试着让其站在卫生间的水池边练习洗漱，如单手洗脸、挤牙膏、拧毛巾等，万一有不稳或跌倒的倾向，学会利用周围的建筑、设施以缓冲下跌的速度避免倒下；有目的的训练患者对周围事物和物体的认识能力，通过与周围人物的交流，对提高其记忆和理解能力等都起到重要的作用。

（三）后遗症期康复治疗

在脑外伤后遗症期利用运动疗法、作业疗法及职业训练对慢性颅脑损伤患者进行身体上、精神上和职业上的康复训练，为其能顺利重返家庭及工作岗位打好基础。

1. 运动疗法　对于能自己活动的患者，应鼓励其做力所能及的室内外活动。

2. 作业疗法　针对患者日常活动中不同程度的听、读、写能力障碍及计算能力不足，治疗师和患者一起分析伤前的日常活动规律，利用录音机训练其听、读、写能力；利用计算器及形状挂图训练绘画和计算能力；在家人的监督下制定每日作息时间，逐步严格要求执行；利用家庭或社区环境强化患者自我照料生活的能力，逐步与周围环境接触；学习乘坐交通工具、理财购物、看电影等。

3. 职业训练　逐渐培养患者与别人和谐共处合作的精神，给予患者一些简单的操作性工作，观察其完成的情况，并逐步增加难度，为重返工作岗位奠定基础。

4. 心理治疗　要从患者细微情绪变化中发现其积极和消极因素，采用说服、解释、启发、鼓励、对比等方法，调动患者积极性，提高战胜伤残信心。

五、中医康复治疗

（一）中药治疗

1. 辨证用药

（1）瘀血阻络：神志恍惚，甚则昏迷。苏醒后见头痛，部位局限而固定，痛如针刺，头晕，恶心呕吐，急躁易怒，失眠健忘或遗忘，心悸，面色苍白。舌质淡红或有瘀斑，脉沉涩或细弱而数。治则：活血化瘀，通络开窍。方药：通窍活血汤加减。桃仁、红花、川芎、赤芍、丹参、地龙、石菖蒲、牛膝、桔梗。昏迷者，可用苏合香丸；急躁易怒者，加龙骨、牡蛎、酸枣仁；若头痛甚者，酌加全蝎、细辛、地鳖虫等；兼眩晕者，酌加石决明、菊花、钩藤、天麻等。

（2）痰瘀内阻：伤后意识障碍，继而神志好转，烦躁不安，伴头痛、呕吐、失语、肢体瘫痪。后又再次昏迷，瞳仁不等大或散大，气粗痰鸣，面色红赤。舌质紫暗或有瘀斑，脉弦缓或弦涩。治则：化瘀祛痰，通络开窍。方药：血府逐瘀汤合二陈汤加减。桃仁、红花、半夏、陈皮、赤芍、川芎、地黄、柴胡、枳壳、石菖蒲、麝香。气粗痰鸣甚者，加天竺黄、桔梗。

（3）心脾两虚：外伤已久仍见头痛眩晕，心悸气短，失眠多梦，神疲乏力，便溏，面色萎黄。舌质淡有齿痕，苔薄白，脉细弱。治则：健脾养心，补血益气。方药：归脾汤加减。黄芪、党参、白术、甘草、当归、川芎、龙眼肉、远志、酸枣仁、茯神、木香、龙骨、牡蛎。头晕者，加菊花、枸杞、石决明、蔓荆子；气短者，加细辛、苏子。若头痛绵绵，时有刺痛或跳痛，酌加赤芍、红花、桃仁等。

（4）肝肾阴虚：头空而痛，眩晕耳鸣，腰膝酸软，五心烦热，两目干涩，盗汗遗精，月经量少。舌红少苔，脉细数。治则：滋肾养肝。方药：杞菊地黄汤加减。熟地、生地、山药、山茱萸、枸杞、菊花、杜仲、当归、麦冬、天麻。

（5）心肾不交：头痛头晕，健忘，心悸，失眠，多梦，腰酸膝软，舌红少苔或无苔，脉细弱。治则：交通心肾。方药：天王补心丹加减。五味子、地黄、远志、麦冬、菖蒲、茯苓、夜交藤、酸枣仁、龙骨、牡蛎、当归、白芍、天冬、人参、丹参。

2. 中成药　正天丸：用于瘀血阻络证；归脾丸：用于心脾两虚证；杞菊地黄丸：用于肝肾阴虚证；天王补心丹：用于心肾不交证。

3. 外治　取当归、羌活、藁本、制川乌、黑附片、川芎、赤芍、红花、广地龙、广血竭、菖蒲、细辛、桂枝、紫丹参、防风、莱菔子、威灵仙、乳香、没药、冰片各适量，将上药去梗节，粉碎为粗末，填入枕袋，供患者睡眠时枕用，每天枕用不少于6h，连续3～6个月以上。此药枕有理气活血、消肿定痛、活络祛风、提神醒脑之功效。亦可用菊花或干茶叶填于枕内。也可采用香囊外治法，如以桂花、薄荷适量，填于香囊内闻嗅，有芳香走窜、活血醒脑、升清降浊的功效。

（二）针灸治疗

1. 毫针刺法

（1）瘀血内阻者：常用穴位有太阳、头维、风池、百会、合谷、三阴交等。针刺手法宜补泻兼施，痛甚者，尚可选用阿是穴，随痛处进针，出针后不按孔穴，一般不留针，每日或隔日1次。

（2）痰瘀阻滞者：常用穴位有头维、百会、印堂、风池、足三里、中脘、丰隆、内关，针刺手法用泻法，不留针，每日或隔日1次。

（3）心脾两虚者：常用穴位有上星、血海、三阴交、足三里、肝俞、脾俞、胃俞等。针刺手法用补法，不留针，每日或隔日1次，10次为1疗程。

（4）随症选穴：头痛为主者，可取太阳、百会、合谷、三阴交等；头晕为主者，可取头维、百会、风池、足三里、内关等；如时时恶心呕吐或心悸胸闷者，可配合内关、神门；如失眠、多梦、心悸、情绪不稳定者，可取神门、三阴交等。一般均用泻法或平补平泻，留针15～20min，每日或隔日1次。

（5）恢复期：取百会、神阙、关元、三阴交、太阳、脾俞、肾俞、足三里等。神阙、关元用灸法，其他穴皆用补法。留针 30min，每日 1 次，10 次为 1 疗程。

2. 耳针法　取穴以神门、交感、脑、皮质下、心、肝、脾、肾、胃等穴为主，并结合头痛部位适当配合额、枕等穴，每次取 5～8 穴，留针 0.5～1h，刺激量中等，隔日 1 次，2 周为 1 疗程。也可用王不留行籽外贴耳穴。

3. 头针法　取顶中线、顶旁 1 线、顶旁 2 线、枕下旁线、顶颞前斜线、顶颞后斜线等。应用常规手法，根据情况留针或不留针或加电针，适用于颅脑外伤恢复期的治疗。

（三）推拿治疗

对于头痛、头晕，可在头部作前额分推法、枕后分推法，配合揉、按百会、太阳、风池等穴。此外，也可教患者作头部自我按摩，以助疏通头部血脉。每日 1 次，5～10 次为 1 疗程。

（四）气功及传统体育康复法

1. 气功　以放松功为主。

2. 传统体育　太极拳或八段锦。八段锦特别是其中的左右开弓似射雕等式的效果较好，能明显地缓解症状。太极拳可先练简化太极拳。练八段锦或太极拳时，均可配以清新悠扬的民族乐曲伴奏，使形神同时能得到有益的调节。主要适宜于颅脑损伤恢复期及后遗症期的治疗。

（五）饮食疗法

1. 白煮鸽子方　将鸽子 1 只宰杀，去毛及内脏，将鳖甲 30g 打碎装入鸽腹内，放入锅内加葱、姜少许，黄酒、水各半，煮至鸽肉烂熟，吃肉喝汤，用于正虚血瘀头痛。

2. 玉米炖鹅蛋方　将玉米 30g，鹅蛋 1 个，分别洗净，放入锅内，加水炖至玉米开花，鹅蛋熟，即可食用，主治头晕。

3. 煮鸭蛋方　将青壳鸭蛋 10 个，马兰头 250g，用水洗净放入锅内烧开，煮至鸭蛋熟，剥去蛋壳再煮，至蛋呈乌青色，每日适量，吃蛋喝汤，主治头痛头胀。

4. 其他　还可选用疏通脉络、补益肝肾和补益心脾的食疗方，如枸杞蒸羊脑、黑芝麻桑椹糊、芝麻核桃粥、山楂枸杞饮等。

六、康复注意事项

1. 早期 应仔细观察患者全身情况及体温、脉搏、呼吸、血压的变化；对合并有多脏器损伤病情不稳的患者暂缓康复治疗；康复治疗时切忌暴力活动患者的肢体，以免发生肌肉拉伤、骨折、关节脱位等情况。

2. 恢复期 对患者进行认知及言语训练时避免时间过长引起疲劳；对一些兴奋性异常增高的患者避免进行有损伤性的作业活动，如雕刻、剪纸；对视力差和有共济失调的患者避免使用细小的活动工具和操作材料，如贴花、缝纫等。

3. 后遗症期 患者残留的各种功能障碍恢复较慢，会导致焦虑、忧愁、痛苦等不良情绪，担心自己成为家庭的负担和累赘，丧失生活的信心；因此积极争取家庭的配合，尽早开始详细的家庭训练方案，长期耐心坚持，从易到难循序渐进，必将收到良好效果。

第七章

脑性瘫痪的康复

第一节 概 述

一、定义及流行病学

小儿脑性瘫痪简称脑瘫（cerebral palsy，CP），是指在出生前、出生时或出生后一个月内，因损伤或病变而致大脑发育障碍，以非进展性中枢性运动障碍和姿势异常为主要表现的临床综合征。因损伤部位和程度的不同，瘫痪的表现也不相同。脑瘫康复就是针对脑瘫患儿存在的各种功能障碍问题，帮助他们获得或学会新的运动功能及生活的能力，达到生活自理。

脑瘫的发生率在发达国家平均在 2‰左右，我国约为 1.5‰～5‰。1998 年我国报道 0～6 岁脑瘫患病率为 1.86‰。脑瘫不仅影响患儿身体的发育，而且也影响到患儿的能力、个性、认知以及与家庭、社会的关系，它是儿童致残的主要疾患之一。

二、病因及病理

脑瘫的病因很多，主要原因是患儿脑部缺氧或脑部血液灌注量不足。既可发生于出生前，如各种原因所致的胚胎期脑的先天发育畸形等；也可发生在出生时，如新生儿窒息缺氧、产伤、核黄疸等；还可发生于出生后，如脑炎、CO 中毒、头部外伤等引起的脑损伤。病变为非进展性，脑损伤程度取决于发病当时，不会进一步恶化。

基本病理变化为大脑皮质神经细胞变性、坏死、纤维化，导致大脑传导功能异常。肉眼观察发现大脑皮质萎缩，脑回变窄，脑沟增宽，皮质下白质疏松、囊样变性，脑室增大、脑积水。镜下改变为大脑皮质神经细胞数量减少，皮质下白质萎缩，神经胶质细胞增生。

三、临床表现与诊断

（一）分型与临床表现

1. 按运动障碍特点分类

（1）痉挛型：也称高张力型，在临床最常见，主要病变在锥体系。表现为肌肉僵硬，上肢屈曲，被动运动时有"折刀样"张力增高，下肢内收或交叉成剪刀姿势，行走时足尖着地。按痉挛程度可分为：重度：躯干和四肢处于痉挛状态；中度：静止状态下痉挛状态有所改善，运动时张力增高；轻度：静止状态或容易完成的运动时，肌张力基本正常或轻度增高。

（2）手足徐动型：此型临床也常见。主要病变在锥体外系基底核。表现为上肢、手、脚、面部经常有无法自己控制的颤抖和不自主的运动，尤以上肢为重，动作不稳定，走路时摇晃不定。

（3）弛缓型：也称软瘫，见于婴幼儿。主要是缺乏抗重力的能力而造成自主性运动的能力低下，表现为手脚或身体过分松软，自主活动少，缺乏保护性的头部侧旋转反应，容易发生呼吸道堵塞、窒息的危害。2～3岁后有可能会转为手足徐动型或痉挛型。

（4）共济失调型：此型少见，主要病变在小脑。通常表现为肌张力过低，动作不协调，走路时摇晃不定，平衡性差，容易跌倒。往往在出生后6个月或1岁以后才逐渐显露出临床症状。

（5）混合型：同时具有两种或多种类型，如痉挛型伴手足徐动型等。

2. 按瘫痪部位分类

（1）单侧瘫（偏瘫）：一侧上下肢运动障碍，表现为上肢内旋屈曲，手握拳，下肢内旋，脚尖站立，而另一侧肢体正常。

（2）双侧瘫：运动障碍不对称地累及双侧肢体。通常下肢比上肢严重，上肢轻微不灵活，双下肢内旋并拢，脚尖站立。

（3）四肢瘫：运动障碍不对称地累及双侧肢体，且头部控制能力差。表现为上肢内旋屈曲，手握拳，双下肢内旋并拢，脚尖站立，多见于手足徐动型，部分见于痉挛型。

（4）截瘫：双下肢受累，常有遗传性。

（5）单肢瘫：仅有一侧上肢或下肢出现运动障碍，此类病例较罕见。

3. 按运动障碍程度分类

（1）轻度：症状轻微，日后不需依赖他人照顾，可独立完成一切日常生活活动。

（2）中度：症状较重，治疗后仍需借助于支架和自助具才能进行日常活动。

（3）重度：有严重的运动功能障碍，常伴有语言、智力障碍，治疗十分困难，日后很难独立生活，必须终生被照顾。

（二）诊断要点

1. 在出生前至出生后 1 个月内有致脑损伤的高危因素存在。

2. 在婴儿期出现脑损伤的早期症状。

3. 有脑损伤的发育神经学异常，如中枢性运动障碍和姿势、反射异常。

4. 有不同类型瘫痪的临床表现及其他伴随异常，如智力低下、言语障碍、惊厥、感知觉等障碍。

5. 需除外进行性疾病所致中枢性瘫痪及正常儿的一过性运动发育滞后。

第二节　康复问题

一、运动障碍

1. 主动运动受限　患儿丧失运动的随意能力和控制能力，时常出现不自主、无功能意义的徐动。

2. 运动发育滞后　由于脑的发育障碍而引起运动发育的滞后或停止，如不会翻身、爬行、坐站和行走的未成熟性表现。

3. 肌张力异常　由于肌张力不恒定（持续增加或持续低下或交替出现），影响头、躯干和肩部的正确位置的保持，妨碍患儿充分使用上肢和手，而不利于独立活动。

4. 反射异常　原始反射的存在，姿势反射的异常亢进以及翻正、平衡反射的不健全，使正常的躯体反射调节异常，运动中姿势反射调节丧失，妨碍功能性运动的完成。

二、作业问题

脑瘫患儿常涉及以下问题：

1. 基本手技术丧失，如熟练用手使用物品、持物、松开物品的手技术丧失；上肢活动的准确性如木块上插钉、堆积木、抓握小物品等丧失。

2. 不能完成使用剪刀、写字等复杂的手技术。

3. 眼－手协调困难，如丢抓球动作。

4. 无法在负重下使用上肢，如爬行时无法将手伸到不同方向取物品。

5. 缺乏知觉、感觉运动体验：由于运动障碍的影响，使活动减少，缺乏对外界事物的具体体验，如对外界难以定位、拿到手中的玩具不会玩。

6. 感觉形成功能差：例如不认识触及到的身体部位和肢体在空间的运动。

三、日常生活问题

由于运动、感觉、语言、智力等障碍，妨碍了患儿的日常活动能力和其他自我料理技术，表现为饮食、穿衣、体位转换、移动、用厕等一系列的困难问题。

四、继发损害

主要有关节、肌肉挛缩、变形引起的关节活动受限；肩、髋、桡骨小头的脱位；长期制动不负重引起的骨质疏松、骨折、骨盆倾斜、脊柱侧弯。

五、脑瘫伴随障碍

除运动障碍和姿势障碍外，部分患儿常有以下伴随障碍：

1. 智力障碍 脑瘫患儿大约25%智力正常，50%出现轻度或中度智力障碍，25%为重度智力障碍，其中以痉挛型脑瘫智力较差。

2. 视力障碍 脑瘫患儿有55%～60%在视觉上有问题，其中最常见的是斜视、偏盲。一般在婴儿期出现，随年龄增长斜视逐渐消失。

3. 听力障碍 脑瘫患儿伴有听力缺损并不罕见，约20%有听力障碍，5%为完全失聪。听力障碍多见于手足徐动型脑瘫患儿。

4. 知觉障碍 脑瘫患儿有41%～72%会有知觉缺损。患儿对疼痛的刺激、尿布干湿、物体粗细与光滑的表面感觉正常，但对位置觉、实体感、两点辨别觉缺失，尤其是痉挛型脑瘫患儿表现更为明显。

5. 语言障碍 约30%～70%脑瘫患儿有不同程度的语言障碍，其中四肢瘫患儿发生率较高，往往以吸吮困难、吞咽和咀嚼困难为先导，表现为发音不清、构语困难、语言表达障碍、甚至失语症等。

6. 情绪及行为障碍 患儿多数比较内向、畏缩、紧张，当做某件事情时，容易受挫折或发怒，容易放弃，不再去尝试。

7. 学习障碍 由于脑部损伤，视力、听力、语言、智力障碍，注意力不集中，学习动力不强，常闹情绪，学习能力受到影响。据美国统计，7岁以上脑瘫患儿中85%有阅读困难，93%算术欠佳，只有25%学习上是正常或优异。

8. 癫痫 脑瘫患儿中有14.75%会出现癫痫，可发生于任何年龄。发作时双眼呆滞、全身僵直、口吐泡沫、四肢抽动。刚入睡或清晨时容易发作，发热或腹泻会加重病情。经常发作会影响患儿的智力发展、降低学习能力、增加脑内血管的压力，而使脑损伤日益加重。癫痫多见于痉挛型和四肢瘫患儿，手足徐动型发作相对较少。

9. 生长发育迟缓。

第三节　康复评定

康复评定是通过对患儿的身体情况、家庭环境和社会环境，进行全面的检查、询问和了解，分析判断患儿瘫痪的严重程度及潜在能力，为设计康复治疗方案提供依据。也是衡量康复疗效的尺度。评定应由康复医师、小儿内科医师、小儿外科医师、康复治疗师、康复矫形师、心理治疗师、教育工作者和家长等在内的小组来完成，在治疗前、中、后对脑瘫患儿进行反复多次评定，以制定个体化的治疗目标和及时调整方案。康复评定内容应包含三个层面，即残疾的三个水平：残损、能力和参与。脑瘫的评定主要有以下几方面：

一、脑瘫严重程度分级

脑瘫严重程度分级见表 7 - 1。

表 7 - 1　　　　　　　　　　脑瘫的严重程度分级

	轻　度	中　度	重　度
1. 功能	能独立生活	在辅助下生活	完全不能自理
2. 活动能力	能独立行走，可能需要辅助物	能自己驱动轮椅，能极不稳定地走或爬	由他人推动轮椅
3. 手功能	不受限	受限	无有目的的活动
4. 智商	>70	70 ~ 50	<50
5. 言语	能说出完整句子	只能说短语、单词	无可听认的言语
6. 教育	能进普通学校	在辅助下能进普通学校	特殊教育设施
7. 工作	能充分受雇	在庇护或支持下受雇	不能受雇

二、原始反射和自动反应的评定

常见反射的出现与消退意义见表 7 - 2。

表7-2		常见反射出现和消退的意义	
反射类型	存在时间	持续阳性意义	过早阴性意义
惊吓反射	0~6个月	大脑损伤	早产儿阴性
手握持反射	0~6个月	痉挛型瘫	重度脑、脊髓损伤皮质功能障碍标志
侧弯反射	0~2个月	脑损害	
足抓握反射	会走路以前	脑损伤	
交叉性伸展反应	1~4个月	脊髓高位	
非对称性紧张性颈反射	2~4个月	锥体束、锥体外系病变	脑瘫
对称性紧张性颈反射	5~8个月	锥体束、锥体外系病变	
足底反射	0~16个月	锥体束损害	
放置反应	0~2个月	脑瘫左右有差别	
倾斜反应	6个月以后	正常	异常（脑损伤）
坐位平衡反应	7个月以后	正常	异常（脑损伤）
立位平衡反应	12~21个月以后	正常	异常（脑损伤）
Landau反应	6个月~2年	发育迟滞	
降落伞反应	6个月以后	正常	
自动步行反应	<3个月	痉挛型脑瘫	脑瘫低肌张力

三、运动和感觉功能评定

1. 运动能力评定 脑瘫的运动能力评定方法较多，其中 GMFM（the Gross Motor Function Measure）是一个以评价脑瘫儿童的运动功能变化为目的而创建的标准参考评定，它有助于定量评定患儿的运动功能。GMFM 主要包括 5 个方面、共 88 个小项，分别为：①卧位和翻身（17 项）；②坐位（20 项）；③爬行和跪位（14 项）；④站立（13 项）；⑤行走、跑和跳（24 项）。评分范围为 0~100分。

2. 肌力评定 通常采用徒手肌力测试法，参见第三章第二节。

3. 关节活动范围测量 测量关节活动范围是比较客观的方法，参见第三章第四节同时还要注意测量肢体周径。

4. 肌张力的评定 年龄小的患儿常做以下检查：

（1）硬度：通过触诊了解肌张力，肌张力增高时肌肉硬度增加，被动运动有紧张感。低肌张力时触诊肌肉松软，被动运动无抵抗感。

（2）摆动度：固定肢体近端，使远端关节及肢体摆动，肌张力增高时肢体摆动幅度小，肌张力低下时无抵抗，肢体摆动幅度大。

（3）关节伸展度：被动伸屈关节时观察伸展、屈曲角度。肌张力增高时关节伸屈受限，肌张力低下时关节伸屈过度。

常用的检查方法有：内收肌角、腘窝角、足背屈角及足跟耳试验（表7-3）。

表7-3 小于1岁正常儿的关节伸展度

	1~3个月	4~6个月	7~9个月	10~12个月
内收肌角（外展角）	40°~80°	70°~110°	100°~140°	130°~150°
腘窝角	80°~100°	90°~120°	110°~160°	150°~170°
足背屈角	60°~70°	60°~70°	60°~70°	60°~70°
足跟耳实验	80°~100°	90°~130°	120°~150°	140°~170°

1）内收肌角（外展角）：小儿仰卧位，治疗师握住小儿膝部使两下肢伸直，并向外展开，观察两大腿之间的角度。

2）腘窝角：小儿仰卧位，使一侧下肢屈曲，大腿紧贴腹部，伸直膝关节，观察小腿与大腿之间的角度。

3）足背屈角：小儿仰卧位，治疗师用手按压小儿足部，使其尽量向小腿方向背屈，观察足背与小腿之间的角度。

4）足跟耳实验：小儿仰卧位，治疗师握小儿一侧足，使其尽量向同侧耳部靠拢，观察足跟、臀部连线与检查台面形成的角度。注意腰背部不得抬离台面。

小于1岁正常儿的各关节活动范围如表7-3所示，若大于表中内收肌角、腘窝角及足跟耳角度，提示肌张力偏低；小于表中所示角度，提示肌张力偏高。足背屈角相反，大于60°~70°为肌张力增高，小于60°~70°为肌张力减低。年龄大的患儿还可采用改良的Ashworth痉挛评定法（参见第三章第三节）。

5. 协调功能评定 如共济运动、不自主运动等。

6. 特殊感觉障碍的评定 视觉障碍的评定：检查有无斜视、弱视、屈光不正、散光等。听觉障碍的评定：利用一般的声音发射动作来检查和利用客观的电反应测听检查作出评定。

四、综合发育能力评定

人体的中枢神经系统在胎儿时期由神经管发育而成，出生时脑和脊髓外观虽已基本成形，但脑的发育还很不完善，新生儿主要表现为粗大的运动，无精细、协调的随意运动；缺乏躯体姿势控制和平衡反应；原始反射尚未抑制，平衡反射未建立；言语、认知功能低下；大小便不能自控等。这个时期其皮质下低位中枢比较成熟，延髓以上的呼吸、循环、吞咽等中枢已基本发育成熟，但大脑皮质高位中枢的发育还不完善，缺乏对低位中枢的控制。随着婴幼儿年龄的增长，大脑发育的成熟，神经系统功能不断完善，可以通过儿童不同年龄阶段各种能力发育情况进行综合评定，了解患儿的综合功能状态（见表7-4、表7-5）。

表7-4　　　　　　　　　　儿童不同年龄阶段各种能力发育综合评定

身体发育	头与躯干控制	翻身	坐	爬行和步行	上肢和手部控制	看	听
1个月	头能部分抬起				将手指置于其手中时有抓握动作出现		在有大的声响时会出现动作或哭闹
2个月	短时间保持头部抬起		在有完全支撑时可坐着			双眼能追踪近距离物体	
3个月	头能抬得高且保持此体位	能从俯卧位翻身至仰卧位	需一些支撑可端坐			喜欢鲜艳的色彩/形状	头转向声音发出的地方
4个月	保持头和肩抬起			开始爬行	开始伸手取物		对妈妈的声音出现反应
5~6个月	转头并转移重心	能从仰卧位翻身至俯卧位					
7~8个月			开始不需支撑而端坐	能爬行	伸手并抓握物体	能识别不同的面孔	喜欢节律性音乐
9~10个月	在拉起时能保持头抬起	游戏时能轻易地翻身		能抓着家具站起来	会将物体从一手放至另一手中	双眼可注视远方的物体	
11~12个月			不需支撑而端坐得很好				理解简单的指令
12个月~2岁	头可向各个方向自如地活动		坐位时能自如地扭转身体并作运动	会迈步→行走	会用拇指和食指抓握	观看小的事物图片	
2~3岁				跑步→能踮着脚尖和以脚后跟行走	能自如地以手反映交替指点物体和鼻子	能清楚地看到6m米以外的物体形状	
3~4岁				自如的后退			能清楚听到和理解大部分简单语言
4~5岁				单脚起跳	抛掷和接球		

表 7 −5　　　　　儿童不同年龄阶段各种能力发育综合评定（续）

身体发育	交流与语言	社交行为	自我照料	注意力兴趣	游戏	智力与学习
1 个月	尿湿或饥饿时会哭闹		会吸奶			饥饿时或不适时会哭闹
2 个月		会对微笑报以微笑		会对微笑报以微笑	会抓握置于手中的物体	
3 个月	感到舒适时会发出愉快的声音		会把手中的物体均送到口中			认识自己的妈妈
4 个月				会对玩具和声响产生短暂兴趣	玩弄自己的身体	
5 ~ 6 个月	会发出简单的声音				会以简单物体做游戏	能识别几个人
7 ~ 8 个月		开始理解"不"的含义并作出相应的反应	会咀嚼固体食物	对照料者产生强烈的依附感		
9 ~ 10 个月	能对不同的事物使用不同的声音		开始自己进食		开始喜欢做社交性游戏（捉迷藏）	会寻找离开视线的玩具
11 ~ 12 个月			独自用杯子喝水	对玩具和活动能保持较长的兴趣		
12 个月 ~ 2 岁	开始使用简单的词	开始按要求做简单的事情			能模仿他人	会照着做简单的动作
2 ~ 3 岁	开始将三个或以上的词同时使用	喜欢在做完简单的事情后得到表扬	会脱简单的衣服		开始与其他孩子一道游戏	能按要求进行指点
3 ~ 4 岁	能使用简单的句子	能与成人交往	能自己解手	能将不同物体分类摆设	独立地与孩子和玩具做游戏	能遵从简单的指令
4 ~ 5 岁			洗澡和穿衣过程中能帮助做简单的事情	会拼装玩具		能遵从多个指令

五、儿童 ADL 评定

儿童日常活动情况与成年人有别，国外采用儿童功能独立性评定量表（WeeFIM 量表），目前国内主要采用中国康复研究中心制订的脑瘫患儿日常生活活动能力（ADL）评定表（表 7-6）。

表 7-6 　　　　　 脑瘫患儿日常生活活动能力（ADL）评定表

项　目	得分	项　目	得分
一、个人卫生动作		（7 岁前）	
1. 洗脸、洗手		1. 大小便会示意	
2. 刷牙		2. 会招手打招呼	
3. 梳头		3. 能简单回答问题	
4. 使用手绢		4. 能表达意愿	
5. 洗脚		（7 岁后）	
二、进食动作		1. 书写	
1. 奶瓶吸吮		2. 与人交谈	
2. 用手进食		3. 翻书页	
3. 用吸管吸吮		4. 注意力集中	
4. 用勺叉进食		七、床上运动	
5. 端碗		1. 翻身	
6. 用茶杯饮水		2. 仰卧位—坐位	
7. 水果剥皮		3. 坐位—膝立位	
三、更衣动作		4. 独立坐位	
1. 脱上衣		5. 爬	
2. 脱裤子		6. 物品料理	
3. 穿上衣		八、转移动作	
4. 穿裤子		1. 床—轮椅或步行器	
5. 穿脱袜子		2. 轮椅—椅子或便器	
6. 穿脱鞋		3. 操作轮椅手闸	
7. 系鞋带、扣子、拉链		4. 乘轮椅开关门	
四、排便动作		5. 移动前进轮椅	
1. 能控制大小便		6. 移动后退轮椅	
2. 小便自我处理		九、步行动作（包括辅助器）	
3. 大便自我处理		1. 扶站	
五、器具使用		2. 扶物或步行器行走	
1. 电器插销使用		3. 独站	
2. 电器开关使用		4. 单脚站	
3. 开、关水龙头		5. 独行 5m	
4. 剪刀的使用		6. 蹲起	
六、认识交流动作		7. 能上下台阶	
		8. 独行 5m 以上	

评分标准：50 项，满分 100 分。

能独立完成,每项 2 分;

能独立完成,但时间较长,每项 1.5 分;

能完成,但需他人辅助,每项 1 分;

2 项中完成 1 项或即便辅助也很困难,每项 1 分;

不能完成,每项 0 分。

轻度障碍 75~100 分,中度障碍 50~74 分,重度障碍 0~49 分。

六、作业评定

作业评定侧重上肢活动能力的评定,介绍一些常用上肢、手作业活动能力的评定和分级(见表 7-7)。

表 7-7　　　　　　　　　　　常用上肢作业评定

内容/意义	方法	分级				
		1	2	3	4	5
手粗大抓握评定:测试全手指屈伸能力,整个手掌取物能力及姿势状态	观察患儿抓取大号木钉(直径 2.5cm 圆柱体)情况	可将五指自然伸展抓住大号木钉	可抓住大号木钉,但拇指内收,只用四个手指去抓握	可抓住大号木钉,但手部掌指关节伸展,腕关节屈曲形如"猿掌样"抓握	不能抓住大号木钉,只有治疗师将木钉放入患儿手中时才能握住	即使治疗师将木钉放到患儿手中,也不能握住
转移物品能力评定:观察患儿将手中的物品送到另一只手中去玩的情况	治疗师取一个 2.5cm 的方形积木,观察患儿玩积木的能力	随意自如将这只手积木传递到另一手中玩,而不会让积木掉到地上	可完成双手间积木传递动作,但不能用一只手将另一只手中的积木抽出来	偶尔可将一只手中的积木递到另一只手中,有时积木会掉到地上	患儿不能用双手传递积木	
双手粗大协调性评定	取稳定体位,取两块大小相同塑料智力拼插块,让患儿将它们拼插在一起	双手可在体前正中线,自如的将两块拼插在一起	双手可完成拼插动作,但不能在体前进行,而是在体侧完成	先将一拼插块放在体前,再用另一只手抓住另一块拼插上去	不能完成拼插动作	
双手精细协调性评定	取稳定位,取一套直径 1cm 训练用螺丝,让患儿将螺母拧上或拧下,观察双手操作情况	双手可在体前正中线,将螺母拧下来	只能一只手固定,另一只手去拧,反过来就不能完成	在体侧完成拧螺丝动作	只会双手同时转来转去,不能将螺母拧下来	

（续表）

内容/意义	方法	分级				
		1	2	3	4	5
手眼协调性评定：观察患儿手和眼的配合能力	让患儿将带孔的圆木块插到木棍上，观察患儿操作情况	可准确将圆木块插到木棍上，头部始终保持在身体正中直立位	可完成插木块动作，但头转向一侧，用眼余光视物	完成插木块动作，但头转向一侧，患儿用手去触摸木棍的位置，然后插上	无法完成这个动作	
指腹捏评定	用手指捏取较小物品的能力和姿势状态	观察患儿捏取中号木钉（直径1cm的圆柱体）的情况				
指尖捏评定	测试用手指尖端捏取细小物品能力	观察患儿捏取小号木钉（直径0.5cm的圆柱体）或小铁钉（直径0.1cm的细圆柱体）的情况				

七、康复预后

90%以上轻度运动障碍及具有一定摄食技能者可以活到成年，平均期望寿命为30岁。受累肢体越多，其预后越差。痉挛型双瘫和偏瘫预后较好；舞蹈手足徐动症和痉挛型四肢瘫预后较差。

步行能力预后：患儿在12个月或更大时，检查以下7项：不对称性紧张性颈反射、对称性紧张性颈反射、拥抱反射、颈翻正反射、伸展反应、降落伞反应或保护性伸展反应和足放置反应。上述7项中每1项有反应记1分，在2分或2分以上步行预后不良；0分预后良好；1分预后需慎重考虑。

上肢功能预后：3岁前上肢仍不能超过躯干中线活动时，上肢功能预后不良。以上评估每6~9个月进行复查。

第四节　康复治疗

一、康复治疗目标

1. 最大限度地改善运动功能，尽可能减少继发性残损（如关节挛缩）。

2. 提高生活自理能力。

3. 提高交流能力。

4. 提高社会适应力，改善患儿生活质量。

康复治疗总目标和主要类型瘫痪的治疗目标见表 7 - 8。

表 7 - 8   脑瘫康复治疗目标

总目标	痉挛型治疗目标	手足徐动型治疗目标
①防治畸形的发生 ②使肌张力正常化 ③鼓励对称性和双手的活动 ④促进正常的活动技能和输入正确的姿势 ⑤早期要限制较轻侧的代偿，力图改善较重的一侧	①减轻痉挛 ②阻止异常的运动和姿势 ③促进总体模式的分离 ④用最适宜水平的努力避免诱发异常反射活动 ⑤应用抗抑制技术	①增强头、肩胛带、躯干和髋的稳定性 ②鼓励保持于不自主运动最少的位置上 ③促进分段运动

二、康复治疗原则

1. 三早原则：早发现、早确诊、早治疗（6 月以前），争取达到最理想效果。

2. 康复治疗与教育、游戏相结合。

3. 康复治疗需取得家庭的积极配合。

4. 康复治疗和有效药物、必要手术相结合。

5. 康复治疗和中医治疗相结合。

6. 康复训练要保持长期性。

三、适应证

各种类型的脑瘫患儿，一旦明确诊断均可进行康复治疗。

1. 痉挛型　主要采用神经肌肉促进技术中 Bobath 技术缓解痉挛，加强体位控制，抑制异常痉挛模式；改善平衡、步行功能；注意关节活动范围训练，防止关节挛缩畸形；及时进行作业治疗，提高 ADL 能力。

2. 弛缓型　主要采用 Bobath 技术、感觉促进技术提高肌张力，增强肌力；提高躯干控制和肢体负重能力，配合理疗、作业治疗，注意支具保护。

3. 手足徐动型　通过躯干肌的平衡和控制训练，提高患者在各种体位下完成作业治疗的能力，实现 ADL 自理。

四、康复治疗方法

（一）运动疗法

常用的技术有肌肉牵拉、抗异常模式的体位性治疗、调整肌张力技术、功能性运动强化训练、肌力和耐力训练、平衡和协调控制训练等，小儿脑瘫主要采用神经肌肉促进技术，如 Bobath 法、Rood 法、PNF 法及 Vojta 法等。

1. 神经肌肉促进技术 采用神经肌肉促进技术中的 Bobath 技术、本体感觉、皮肤感觉促进技术，遵循婴幼儿神经发育规律、运动活动的特点，达到以下目的：①调动患儿肌肉功能恢复控制；②抑制原始反射和过强的肌肉收缩导致的异常姿势和痉挛模式，采用对抗痉挛体位；③矫正错误的运动模式，诱导出人体正常的翻正反射和平衡反应；④按人类动作发育的规律设置训练程序，即：卧位转体翻身—头部控制—肘支撑躯干控制—手支撑躯干控制—卧位爬行—跪位爬行—坐位平衡控制—坐位转换控制—跪位平衡—立位平衡控制—立位转换控制—行走。对不同类型的脑瘫患儿，采用的 Bobath 技术有所不同，这里主要介绍两种类型（见表7-9及图7-1，图7-2）。

Rood 法的感觉促进技术有多种，对痉挛型脑瘫患儿，叮选用抑制性手法，如持续关节加压、缓慢牵拉、持续放置、缓慢捏挤、无阻力下缓慢自主活动等。对软瘫患儿可采用强手法刺激，如快速牵拉、挤压、拍打、震动、叩击、擦刷等。

表7-9   常见脑瘫类型的 Bobath 技术

	痉挛型	手足徐动型（能坐，但不能用上肢）
功能目标	能双侧活动，患侧躯干和上下肢有支撑功能，患侧手能起辅助手作用	坐位平衡；双上肢获取物体，双手抓握；穿衣、进食
抑制模式	患侧肩胛及骨盆带的后缩；患侧躯干缩短；患侧上肢屈曲、内收；屈髋、膝过伸、足下垂	头、颈、躯干不对称，肩胛带后缩，胸腰椎过度伸展
促进的运动模式	抗痉挛模式	促进双上肢分离运动；对抗痉挛徐动，建立正常的感觉运动反馈
具体方法举例	图7-1步骤：取坐位躯干伸展；固定骨盆和控制肩胛带回缩、颈过伸；让头部前屈，保持躯干两侧对称；向一侧旋转躯干和伸展上肢，再次固定骨盆中立位的同时高举双上肢；然后躯干、颈部前倾，双手支撑于两腿之间；取双手前撑坐位，让双手、足支撑下逐渐抬臀、躯干前屈位站起；保持坐位下平衡双手向前伸展；纠正错误的坐姿和站姿、保持正确的站姿	图7-2步骤：取对称体位将双肩胛带被动带向前；作双下肢对称踢蹬；取健侧卧位，朝相反方向推肩拉髋；俯卧患儿双肘支撑负重；俯卧双肘支撑下双手向面部活动；健肘支撑坐起；将重心转向患侧，让患侧上肢向外伸展；牵拉患侧上肢、手伸展；诱发头翻正反应和坐位侧方和前后平衡反应；继续控制坐位下患侧上肢伸展；立位下保持骨盆中立及患侧上肢伸展、外旋，逐渐向患侧负重，抬起健肢，让患腿负重

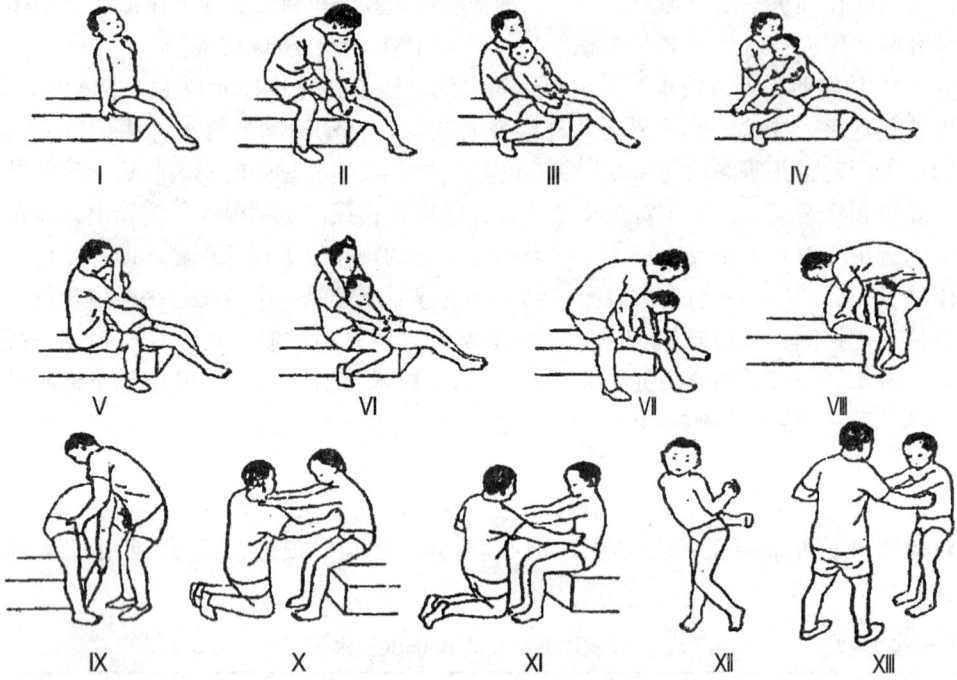

图 7 - 1　　痉挛型脑瘫 Bobath 治疗

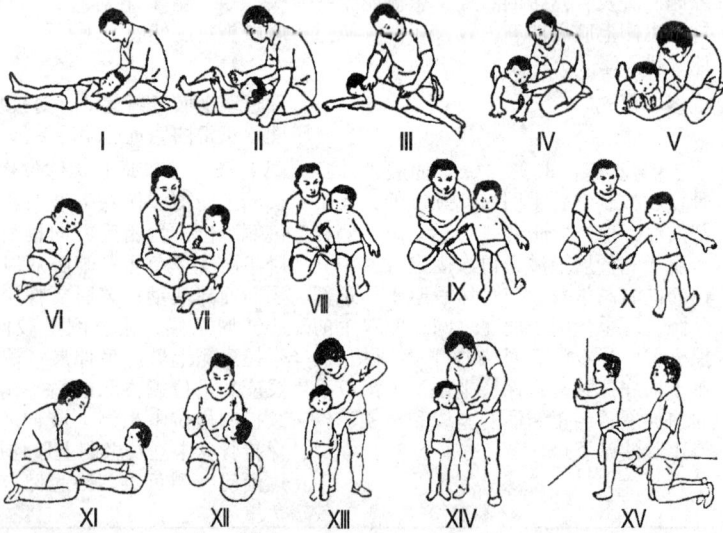

图 7 - 2　　手足徐动型脑瘫 Bobath 治疗

2. 体位控制训练

（1）头部控制训练：头部控制发育是人体所有运动发育的基础，头部控制不良，必然导致运动发育的迟缓。由于紧张性迷路反射的影响，脑瘫患儿可能会出现角弓反张，表现为头向后仰，双肩旋前上抬。可采用下列训练方法矫正：

1）仰卧位的头部控制训练：患儿于仰卧位，治疗者用双前臂轻压患儿双肩，双手托住患儿头部两侧将患儿颈部拉伸至水平位，再用双手轻轻向上抬起头部。如此反复训练。注意不要将手放在患儿的枕后部向上抬，以免加重痉挛。

2）俯卧位的头部控制训练：将患儿俯卧放置于楔形板上，肘支撑位下促使其抬头和头的控制训练；也可将患儿俯卧放置于 Bobath 球上，缓慢滚动球以促进患儿抬头和头的控制。

3）俯卧位的头部控制和伸肌训练：俯卧位头部上抬的训练，主要目的就是提高脑瘫患儿头部的控制能力和头颈部的抗重力伸展能力。让患儿俯卧位，双手相互握在背侧，骨盆处于完全伸展位，治疗者利用小软毛刷或双手的指尖轻轻刺激患儿的两肩胛骨之间及整个体干的竖脊肌，以诱发患儿整个伸肌张力提高，其中包括头部上抬、全身出现自动性伸展、患儿两端向上翘起等动作。如此反复训练，能够加强伸肌的运动能力，提高伸肌在各种姿势的作用，进而相对降低屈肌的紧张度。但是，对于异常的伸肌紧张性姿势的患儿要避免采用这一训练方法。

（2）身体旋转（翻身）训练

1）臂带动旋转训练：使患儿处于仰卧位，治疗者用双手分别握住患儿双臂上举过头，将两臂左右交叉，带动患儿身体旋转向左（或右）侧，同时头部－躯干－骨盆－下肢也随之旋转。

2）下肢带动旋转训练：患儿仰卧位，治疗者用双手分别握住患儿双足踝部左右交叉，带动患儿身体旋转向左（或右）侧，同时骨盆－躯干－头部也随之旋转。开始训练时，治疗者应适当地给予借助和诱导，最后尽可能让患儿自己完成。

（3）骨盆控制训练：是决定今后爬行、坐位、立位与行走能力的基础。患儿仰卧位，双下肢屈曲，上抬骨盆，反复训练。治疗者可根据患儿的情况，对患儿进行借助或施加阻力，或进行单侧骨盆上抬训练。

（4）爬行动作训练：俯卧在楔板上的支撑训练－肘部支撑训练－双手支撑训练－手膝跪位控制训练，都是为爬行移动动作准备。首先是进行一侧上肢的上抬训练，让患儿将一侧上肢向上抬起，利用其余三个肢体支持体重，然后两上肢进行动作交换，这样反复进行，使身体重心随两上肢的交替动作自如地左右转移；接着让一侧下肢向后方抬起来，其余三肢支持体重，使身体重心随两下肢的交替动作左右转移。当患儿能够很好地保持手膝跪位和完成上下肢交替动作时的重心转移，说明此时患儿已具备了爬行能力，也就是说可以诱导患儿进行爬行动作的训练。但是，在爬行动作训练的初期，首先要进行单肢体按一定顺序的向前伸出训练，即：右手－左膝－左手－右膝。利用这四个动作的前后顺序与不断循环，使身体向前爬行，渐渐过渡到正常的爬行动作与爬行速度。

（5）坐位身体控制训练：①弛缓型：治疗者用一只手扶着患儿胸部，另一只手扶其腰部，帮助患儿坐位。为了保持背部伸直，治疗者可以握住患儿的髋部往下压，以刺激患儿抬头和伸直脊柱，亦可以将患儿置于自己的大腿上进行上述操作，这一体位有利于患儿将双腿分开，手放在中线位活动。②痉挛型：为了缓解痉挛，使患儿背部充分伸展，治疗者坐在患儿背后，将自己的双手从患儿腋下穿过，用双臂顶住患儿双肩，阻止肩胛骨内收，同时用双手将患儿大腿外旋分开，再用双手分别按压患儿的双膝，使下肢伸直。③手足徐动型：在无支撑坐时，手足徐动型患儿的上肢及下肢会有不自主的运动，身体可能向后倒，无法用双手支撑自己或向前伸手抓握东西。治疗者将患儿双腿并拢后屈曲，然后用双手握住患儿的双肩作肩关节内旋动作，使患儿双手放到身前，便于玩耍。

3. 关节控制训练

（1）髋关节内收、外展的控制训练：髋关节内收、外展的异常运动姿势较多，如由于肌张力较高造成肌肉挛缩，双下肢会出现内收、内旋的"剪刀"样姿势；由于肌张力低，出现的外展、外旋的"青蛙"样姿势，膝关节几乎不能保持屈曲立位。①对于出现"剪刀"样姿势的痉挛型脑瘫患儿要尽可能早地进行关节活动范围的训练，其主要训练方法是对髋关节的外展、外旋肌进行牵拉，以维持其正常的活动度或扩大受限的关节活动范围。②对丁"青蛙"样姿势的患儿主要的训练方法，是让患儿练习髋关节的内收、内旋动作。在进行这一动作训练时，要根据患儿的情况来进行，必要时让患儿进行抵抗训练，即让患儿的双下肢屈曲立位，治疗者从患儿双侧膝关节外侧向内施加阻力，让患儿用力向外侧分腿，也就是做外展、外旋的动作，接着治疗者将双手移至患儿的双膝内侧向外施加阻力，让患儿边抵抗这一阻力边进行内收、内旋的活动。注意阻力要均匀适当，使患儿在有阻力的情况下能够进行均匀的训练。

（2）髋关节的后伸训练：髋关节的后伸训练是让患儿在俯卧位将下肢伸直向上抬，训练时注意不要让患儿的臀部向上翘起。患儿自己不能完成后伸动作，治疗者可以用一只手在患儿的臀部进行固定，另一只手在患儿上抬下肢的膝关节下给予向上的帮助，反复练习，让患儿逐渐学会这一动作。

（3）膝关节的屈曲控制训练：患儿俯卧位，让其上抬小腿到最大范围，并且让患儿将小腿抬高到与床面成90°时保持这一姿势，反复进行的小腿上抬训练是一个抗重力屈伸活动的过程，进行这一动作训练时，注意活动的速度尽可能地慢和均匀。

4. 平衡训练

（1）坐位平衡训练：包括起坐训练和坐位平衡训练：①从卧位坐起：教会患儿如何从卧位坐起至单独坐。②用手支撑坐：教会患儿身体前倾，用手臂支撑。③单独坐：患儿坐在凳上，双腿分开，保持两足平放地上。做身体向各个方向的旋转、前倾等平衡训练。

（2）站立平衡训练：站立是行走的基础，包括站起训练和站立平衡训练。①从跪位到站立：手膝四点跪训练－双膝跪立训练－蹲起训练－站立训练；②从坐位到站起训练。能保持站稳后，进行站立平衡训练。

5. 步行训练　步行要求有一定的动态平衡能力，即重心转移能力，同时要有很好的上、下肢协调能力。而脑瘫儿童常常有这些方面的功能障碍，因此，必须通过训练来改善。包括借助性步行和独立步行。平地行走可用助行器或在双杠内训练，以及上下楼梯训练、步态矫正训练。以上训练可参照第五章内容。

（二）作业治疗

1. 作业治疗的作用

（1）运动方面：调整肢体肌张力，维持身体正常姿势，增加对称性肢体活动，强调在身体中线上的活动，增加肢体尤其上肢（眼－手）协调控制能力。

（2）感觉方面：促进翻正反射、平衡反射和保护性反射整合，提高对感觉刺激的敏感性。

（3）认知方面：能够促进感知技能的发展。

（4）自我料理方面：能够促进患儿日常生活活动实施能力的发展与独立。

（5）学习能力方面：促进学习习惯、学习技巧、学习能力的发展，鼓励独立生活技能的发展。

（6）娱乐方面：增加各种娱乐活动兴趣，培养个人爱好，学会与他人相处。

2. 治疗方法

（1）提高上肢粗大运动能力：如果脑瘫患儿还没有适当的上肢粗大运动功能时，是不能对其训练手的精细功能的。因此，在作业治疗中，最好先强调粗大运动技能的训练，直到它们能很好地支持精细运动技能，但同时也需要给患儿提供手部的不同感觉的体验机会，并且，在开始训练精细运动技能之前，也需强调对手－眼的认知训练。

（2）提高躯干控制能力：在患儿形成精细的运动技能之前，需要有很好的上身控制能力，能保持躯干、肩、骨盆在合适、放松的位置，能旋转躯干以至于用上肢完成获取、抓握的动作。通过各种 PT 手法，以放松痉挛的肌肉和（或）

增加无力肌的肌张力。帮助患儿提高躯干控制能力，更有效地使用四肢，对完成日常进食打下基础。

（3）促进手的精细运动功能：早期视觉整合和有目的地使用手是脑瘫作业治疗中发展手精细运动功能的基础。治疗师在治疗中，可以通过使用有趣的玩具和自己的脸部来帮助脑瘫患儿练习视觉固定、视觉跟踪和手 – 眼的协调，并且，经常与患儿保持视觉接触。

（4）日常生活能力训练：日常生活自理能力的训练是脑瘫患儿康复的重要内容。在治疗过程中，应采取一切可能的方法来发展该方面的技巧与能力，通过在有指导下的反复练习、模仿和逐步学习自己进食、穿脱衣、个人卫生等，以实现日常生活中最大程度的功能独立。

1）穿着训练：穿衣时，患儿坐于椅上，右手抓住衣领，纽扣面对自己，先将左手穿进衣袖里，右手抓衣领将衣服转向身后并拉向右侧，右手往后伸进另一衣袖里，然后整理衣服，扣好纽扣。若患儿有健、患侧时，则穿衣先穿患侧，脱衣先脱健侧。

2）进食训练：应让患儿保持良好的姿势，以放松和减轻痉挛；控制患儿的下颌、加强患儿的咀嚼能力，帮助进食。

3）梳洗训练：首先让患儿知道身体各部位的名称、位置及方位；熟悉常用的梳洗用具并知道如何使用；再训练患儿上肢的运动和控制能力，尤其是手的精细动作和控制能力。手的训练方法主要有手腕的转动、手 – 眼及双手协调、手的握力和前臂的旋前、旋后等。

4）入厕训练：一般先训练小便，再训练大便；先训练使用痰盂，后训练坐厕；再训练脱穿裤、清洁等技巧。

（5）感觉整合治疗：许多脑瘫患儿有感觉整合障碍，表现为触觉、运动觉过敏或触觉、运动觉减退，造成运动计划和排列困难。Ayres 作业治疗师发明的感觉整合治疗（sensory integration，SI 治疗），其中有触觉过敏的治疗：降低触觉敏感部位如手掌、足趾的刺激，触压全身其他部位，可让其在手和足负重下完成作业，足底可以踩特制海绵或让其在棉垫上翻滚。用塑料梳子轻刷手掌和足趾或在有毛刷的板块上玩，以增加手的触觉输入。对触觉减退的患儿，采用坚固而有深度的压力刺激触觉，提高触觉能力。

（6）娱乐活动，通过绘图、球类运动、搭积木、撕纸、玩橡皮泥、串珠子、玩牌、剪纸，以及一些集体性的游戏活动，如玩沙子、嬉水、跳集体舞等，使患儿身体各方面能力均得到提高。

（三）理疗

理疗也是治疗脑瘫的重要手段。如神经肌肉电刺激治疗，可以防止瘫痪肌肉的萎缩和促进功能恢复，适用于软瘫型、手足徐动型患儿；中频电疗法，可用来解除肌肉痉挛，恢复肌肉疲劳、止痛、消肿，适用范围较广；生物反馈治疗适用于年龄较大儿童，让其学会控制肌电信号，能够自我放松或加强肌肉收缩。

水的温度刺激和水对皮肤的按摩作用，有利于解除脑瘫患儿的肌痉挛，消除其在地面上活动的紧张心理，水中浮力减轻了身体的负重，容易矫正患儿的异常姿势。采用的水温因人而异，一般34℃～38℃。

（四）引导式教育

引导式教育是目前国际上采用的一种将康复治疗与教育相结合的综合康复方法，目的是使儿童从生理到心理得到综合发展。由于脑瘫患儿的运动、智力、言语、社交等多方面障碍以及适应环境的能力很差，从而使他们的发育及接受教育方面远不如正常的同龄儿童，使训练的效果和已学知识的巩固均受影响。引导式教育的关键在于将多种训练结合为统一的整体，强调从早期诊断、早期干预和教育的纵向连续性，重视学习、训练与日常活动相结合的横向连续性。引导式教育需由引导员、患儿及其家长参与组成教育小组，把一系列运动作业或目标性功能性作业安排到引导式教育训练中，按不同年龄、不同病情分组训练。

（五）支具和辅助具治疗

对于脑瘫后肌痉挛或肌无力引起的功能丧失或肢体畸形，可以采用支具。如对于脑瘫伴有严重残疾的患儿，影响到下肢的行走，可用拐杖辅助行走，不能行走者可用轮椅代步；各种生活能力的辅助用具可以改善患儿的日常生活能力，如抓物器、系扣器等。

（六）言语功能训练

语言理解能力训练时，可先按照治疗者所说的话做出相应的反应，通过反复的交谈，使患儿理解发音的意义。

1. 语音训练 一般利用各种感官刺激如视觉刺激、听觉刺激和感觉刺激等来帮助患儿纠正发音。

2. 发音矫正训练 可用下颌控制法来协调唇、口、舌等动作。

3. 语句练习 即练习说词、句子等。

4. 交谈式练习 先用简短的句子，再逐渐增加句中的词语和延长句子。

5. 职业训练　主要提高患儿手的技巧和灵活性，改善功能，为将来回归社会、走向就业打下基础。具体训练参见第二十四章。

（七）社交技能训练

通过人际交往，使患儿的感知觉、动作、言语能力、个性特征及智力等得到发展。

（八）环境和用具的改造

对环境和用具进行相应的改建，方便患儿的活动和生活，如无障碍设置；宽松的衣服，方便患儿的穿脱；进食用的碗、勺（把柄增粗有弯曲弧度）进行改进，使患儿容易完成进食活动。

（九）教育和职业训练

脑瘫患儿应该像正常儿童一样，享有受教育的权利，不少患儿尽管有肢体残疾，但智力发育正常，他们渴望学习，获得知识。0~3岁可送到残疾儿童服务中心进行幼儿期教育，3~6岁可在弱能康复训练班接受教育，7岁以上的患儿，教育部门可根据其自身能力和需要的特殊设备，制订特别的课程和采用不同的教学方式进行特殊教育，让他们尽早接受教育。注意对他们在学习上、精神上、思想品德上的指导，给他们创造一个方便活动与交流的环境，鼓励他们与正常儿童的交往，同时学校和家长应密切配合，拿出更多的时间和精力共同关心患儿的教育。在患儿受教育的同时，及早为其将来就业作准备，可以提供一些职业性教育的内容，如学习电脑打字、接收电话、整理文物、编织、缝纫、木工、烹饪等职业技能训练。

（十）心理行为治疗

脑瘫患儿常见的心理行为问题有孤独症、多动症等。健康的家庭环境，增加与同龄儿交往，以及尽早进行心理行为干预是防治心理性疾患的关键。

（十一）药物和手术治疗

常用的药物有脑神经营养药、肌肉松弛剂、抗癫痫药等。对痉挛型脑瘫采用肌肉松弛剂，对手足徐动型脑瘫配合多巴胺类药物。药物治疗只有在必要时才使用，它不能替代功能性训练。

手术治疗主要用于痉挛型脑瘫患儿，目的是解除严重不可逆转的肢体痉挛，改善肌张力和矫正畸形。对于下肢肌肉广泛痉挛且肌力基本正常的患儿，可采用选择性脊神经后根切断术的方法。如果已出现固定畸形，且上述方法无效，则可采用肌肉或骨关节矫形手术。

五、中医康复治疗

（一）针灸治疗

1. 毫针刺法 治则：益智健脑，化瘀通络。主穴：百会、四神聪、夹脊、风池、悬钟、足三里、三阴交、神门；配穴：肝肾不足者，加肝俞、肾俞、太溪；心脾两虚者，加心俞、脾俞；痰瘀阻络者，加血海、丰隆；语言障碍者，加通里、廉泉、金津、玉液；颈软者，加天柱；上肢瘫者，加肩髃、曲池、手三里；下肢瘫者，加环跳、风市、阳陵泉，腰部瘫软者，加腰阳关、命门。操作：主穴用毫针补法或平补平泻法；主穴可分为二组，即夹背部穴为一组，其余穴为一组，隔日交替使用。每日 1 次，每次留针 30min 或用速刺法，不留针。配穴按虚补实泻法操作。

2. 头针法 选额中线、顶颞前斜线、顶旁 1 线、顶旁 2 线、顶中线、颞后线、枕下旁线等。用 1.5 寸毫针迅速刺入帽状腱膜下，然后将针体与头皮平行，推送至所需的刺激区，留针 2~4h，留针时可以自由活动，隔日 1 次。

3. 穴位注射法 选大椎、足三里、阳陵泉、曲池、合谷。用 10% 葡萄糖注射液、维生素 B_1、B_{12} 注射液等，每次每穴注入 0.5~1ml，隔日 1 次。或复方当归注射液，每穴 0.3~0.5ml，隔日 1 次，20 天为 1 疗程。

4. 耳针法 选枕、皮质下、心、肾、肝、脾、神门。毫针刺，或用揿针埋藏或用王不留行籽贴压。

（二）推拿治疗

推拿疗法是脑性瘫痪患儿康复阶段的重要治疗手段之一，可根据患儿肢体瘫痪的不同部位，选择不同的体位，如卧位或坐位等。治疗方法主要是穴位推拿为主，手法宜平稳，由轻至重，根据患儿的适应程度逐渐加大推拿力量，以不引起肌肉痉挛性收缩为度。

推拿一般先用摩法，逐渐改用揉法，从肢体远心端推到近心端，约 5min 左右。头部选百会、四神聪、印堂、太阳、风池穴、安眠等，上肢选缺盆、肩髃、曲池、尺泽、少海、外关、阳池、阳溪、手三里、合谷、神门、大陵等；下肢选气冲、环跳、承扶、风市、足三里、阳陵泉、血海、委中、承山、昆仑、三阴交等；失语加哑门、风府、天柱穴；目斜视加瞳子髎、晴明、丝竹空穴，此外必须加推督脉及膀胱经的第一、二侧线。施术顺序为四肢→头→脊柱。

在肌肉有轻微的自主活动阶段，推拿方法基本同前，但手法应稍加重，以揉、掐等为主要手法，穴位推拿可适当减少，但对阳明经穴位仍需多推拿，如手、足三里等。当四肢肌力提高，肢体能够自主活动时，推拿可揉掐和捶拍整个肢体，以提高肌肉组织的兴奋性。运动疗法结束后，可做揉、滚、掌推等手法，由远端至近端，使肌肉放松，改善局部血液循环，提高肌肉张力，促进肢体功能的恢复。一般先用摩法，逐渐改用揉法、滚法，推四肢时，由肢体远心端逐渐推向近心端。每次 15~20min，每日或隔日 1 次，3 个月为 1 疗程。

另外，还可根据中医小儿"五迟、五软"的推拿手法进行运用。发迟：医者先将掌心抹润滑剂，再摩患儿头部，使用运太阳、拿风池、摩头顶以及捏脊疗法。每次反复 7~8 次，每日做 1~2 遍。齿迟：采用旋摩齿颊、捏脊、推点肾俞、按腹揉脐的方法。反复 7~8 次，每日做 1~2 遍，下颏反复上下活动 3~5 次。语迟：采用点按哑门、推天柱、摩唇颊、推抹咽喉和挤捏上肢的方法。即揉按下颌及喉部，循手太阳经、阳明经至虎口，反复 3~4 次。行迟：推按腰骶肾俞、命门等穴，并揉腰骶部 5~10min，并挤捏下肢，揉臀膝。反复 3~4 次。骨迟：先行胸腹部常规按摩，如按腹揉脐，推脊揉背，再捏十指掌侧中节。反复 3~4 次。并循经点、摩、捏、揉各背俞穴。

（三）中药治疗

1. 辨证用药

（1）肾虚髓亏：出生时即肌肉松弛，肢体瘫软，扶起时不能保持体位，发育迟缓，智力低下。舌质淡，苔白，脉沉细无力，指纹淡滞。治则：补肾填精，益髓补脑。左归丸加减。

（2）肝肾阴虚：肢体瘫痪，手足徐动，站立时肌肉痉挛，时有癫痫发作。舌质红，苔薄白，脉细数而弦，指纹紫滞。治则：补肾养肝，熄风潜阳。大定风珠加减。

（3）脾胃气虚：肢体瘫痪，行走不稳，语言障碍，智力低下。舌质淡紫，苔薄，脉缓。治则：健脾和胃，益气养血。归脾汤加减。

（4）痰瘀阻络：肢体瘫痪，行走不稳，语言障碍，睡眠不安。舌质紫暗，苔薄，脉弦涩。治则：活血化瘀，醒脑开窍。通窍活血汤加减。

2. 单方验方

（1）治瘫散：桑寄生 10g、桑椹子 10g、五加皮 10g、木瓜 10g、伸筋草 10g、当归 7.5g、桑枝 7.5g、淫羊藿 7.5g，共研为细末。每次 1.5g，每日 3 次。用于肝肾亏损者。

（2）鹿茸益智散：鹿茸 20g、云木香 20g、羌活 20g、益智仁 10g、鸡内金

50g、石菖蒲30g、茯苓30g、羚羊角粉2g，共研为细末。每次3g，每日2次。用于智力低下、语言落后者。

（3）治五迟方：鹿角6g、枸杞子10g、熟地10g、茯苓10g、党参6g、当归10g、白芍10g、山药10g、菟丝子10g、怀牛膝6g，水煎服，每日1剂。用于发育迟缓、智力低下者。

（4）补肾健脑片：人参2g、鹿茸1g、白术2g、茯苓2g、熟地2g、砂仁1g、炙甘草2g、杜仲2g、巴戟天2g、山萸肉2g、肉苁蓉2g，按上述比例制成片剂，每片0.3g。1岁以内每次0.5~1片，2岁以上每次2~3片，每日3次。用于坐、立、行迟，智力低下者。

3. 中成药

（1）益髓冲剂：6月以下每次3.75g，6月~2岁每次5g，2岁以上每次7.5g，每日2次。用于肾精不充、肾阳不振者。

（2）小儿智力糖浆：6月以下每次5ml，6月~2岁每次7.5ml，2岁以上每次10ml，每日3次。用于智力低下者。

（3）偏瘫复原丸：6月以下每次1/4丸，6月~2岁每次1/3丸，2~6岁每次2/3丸，6岁以上每次1丸，每日2次。用于气虚血瘀、脉络瘀阻者。

4. 外治 可用十全大补膏外贴气海穴。

（四）饮食疗法

婴儿可喂食排骨汤、山药粥、苡仁粥、核桃仁粥、栗子粥等。如患儿过分虚弱，可食海参粥等。此外，可用桑椹、黑芝麻、胡桃肉、乌枣（去核）各等份，焙干，磨细末，每日3次，每次3g，3个月为1个疗程，可重复2~4个疗程。

六、康复注意事项

1. 康复治疗应注重综合性 治疗应采取以患儿为中心，由康复小组成员、相关科室专家共同制定康复计划，互相配合的综合康复服务。

2. 强调与日常生活紧密结合 患儿除了在康复机构进行正规的康复训练外，还必须注意在家庭和日常生活活动中，保持患儿正常的运动和姿势，抑制异常运动模式。

3. 促进社会适应能力和情绪的稳定 脑瘫患儿由于运动身体等功能障碍，活动范围受限，常常不适应环境变化，情绪不稳定，应注意通过游戏、集体活动来促进其社会适应能力，为回归社会打下基础。

七、康复教育与预防

脑性瘫痪的康复治疗所需费用甚高，时间较长，给家庭、社会带来很大负担。因此，加强对脑瘫有关知识的宣教，以预防为主，防止脑性瘫痪的发生，是提高人口素质，减轻家庭和社会负担的根本方法；同时也应尽可能地做到早期发现、早期治疗、早期康复；在康复治疗过程中，应对脑瘫患儿的家长进行家庭康复训练的教育，提供一些家庭训练的指导方法，使脑瘫患儿在日常生活中得到正确的指导和训练，从而提高患儿的独立能力。

1. 预防措施　坚持优生优育，保证胎儿健康发育；积极开展早期产前检查，如有高血压、妊娠毒血症应及时治疗，避免难产；保证孕妇良好的营养、预防早产；孕期避免不必要的服药，怀孕期间（尤其前 3 个月）做好风疹预防工作；鼓励母乳喂养，增强婴儿抵抗感染的能力。婴儿出生后定期去医院检查，以尽早发现发育迟缓的症状，并给予及时指导及治疗；定期进行预防接种，防止脑膜炎及其他传染病发生。

2. 早期发现、早期治疗　早期发现可疑脑瘫的患儿是实施脑瘫康复的关键，主要从运动、语言和进食三方面来观察。如有异常现象，应及时就诊，明确诊断，进行针对性治疗。

3. 家庭治疗　对于脑瘫患儿，家庭治疗非常重要。父母除了正确的指导和训练外，还要帮助患儿树立自信心，使患儿学会生活的基本技能，能更多地照顾自己；学会适应环境，步入社会。

第八章
帕金森病的康复

第一节 概 述

一、定义及流行病学

帕金森病（Parkinson's disease，PD）又称震颤麻痹，是锥体外系疾病中的一种进行性变性疾病。包括原发性和继发性（继发者统称为帕金森综合征，Parkinsonism）两大类，发病年龄 35～80 岁之间，患病率随年龄上升，好发于50～70 岁，男多于女，约为 2∶1。美国患此病者达 150 万，每年约有 5 万新病例发生，我国 1983 年在 6 个城市调查，帕金森病和帕金森综合征患病率为 44.3/10万，其中帕金森病患者为 34.8/10 万，近年调查 65 岁以上患病率有增多趋势。

二、病因及病理

本病病因未明，可能与神经毒素有关。原发性者起病缓慢，是一种慢性进行性非遗传性神经疾病，病灶以基底神经节与黑质及二者的传导路损伤为主；继发性者有脑炎、外伤、CO 中毒等后遗症及脑动脉硬化症、脑血管损害、药物作用（利血平、吩噻嗪类）、威尔逊病、锰中毒等。由于制造多巴胺减少，导致多巴胺与乙酰胆碱、组织胺与 5－羟色胺等神经递质之间的平衡遭受破坏。

其主要病理改变为神经细胞变形、空泡形成或缺失，细胞浆中出现嗜酸性玻璃样同心形的包涵体，其中以黑质破坏最严重，肉眼可见色素消退，镜下可见神经细胞缺失，黑色素细胞中的黑色素消失，伴不同程度的胶质增生，其中苍白球、尾状核的变形较重。

三、临床表现与诊断

(一) 临床表现

帕金森病起病缓慢，临床上以震颤、肌强直、运动迟缓和姿势反应异常为主要特征，其临床表现如下：

1. 静止时震颤 静止时可发生 4 ~6Hz 的震颤，为非意向性，以手指、前臂和下肢远端为主，典型的震颤是"搓丸样"动作，而在随意运动和睡眠时减轻或消失，口唇、舌、腭和头部等亦可发生。

2. 肌强直 多见于四肢，亦可见于躯干、颈部等，在被动运动时感到均匀的阻力感，出现"铅管样强直"与"齿轮样"阻抗。

3. 运动不能和运动徐缓 运动范围由大变小，不仅动作的开始困难，而且不能自主的圆滑的去变换动作方式。

4. 俯屈姿势 行走时后背圆弓并躯干略前倾，肘和膝关节也采取轻度屈曲位，同时双臂摆动变小。

5. 表情呆板 呈"面具脸"，很少有眨眼动作，喜、怒、哀、乐表现不出。

6. 行走异常 表现为起步困难，步幅短小，一般认为是由下肢肌强直所致；并伴有推进现象，表现为前冲步态、侧前冲步态等，是由于姿势反射障碍和肌强直、不能保持瞬间的平衡而发生。

7. 植物神经功能异常 表现便秘、多汗、心悸、心慌、颜面潮红、多尿、阳痿、立位低血压等。

8. 精神心理问题 抑郁倾向，缺乏主动性，不安、幻觉等，甚至伴随智力低下。

9. 语言功能异常 声音小，缺乏韵律，音调异常，后期出现听力下降。

10. 写字障碍 由于手指运动振动幅度减少，出现写字逐渐变小现象，同时由于震颤而出现字迹笨拙。

(二) 诊断

本病的诊断要点有：

1. 凡中年发病，具有静止时震颤、肌强直、运动徐缓、姿势反应异常四大主症中 2 项以上，而找不到确切病因者，即可诊断为帕金森病。

2. 实验室检查无特异性，MRI 少数可见在基底核、黑质部位有萎缩性改变。

第二节　康复问题

一、运动障碍

帕金森患者的主要运动障碍是运动启动困难和运动过程缓慢，整个动作不能按顺序平稳转换，不能在注意力集中的同时完成两个动作。行走呈现快速、碎小的慌张步态。面部运动的减少使患者表情呆板，缺少眨眼动作。

二、平衡功能异常

患者由于运动缓慢、动作转换困难、行走异常以及姿势不稳等，使平衡功能异常，主要表现为易跌倒，常发生在体位转换和活动转换的过程中。

三、日常生活能力障碍

早期主要表现静止性震颤，随病情的进展，肢体肌肉强直、运动障碍、平衡异常，则不同程度影响、限制患者的日常活动，患者表现难以持久性活动，容易疲劳，无精打采。

四、言语功能障碍

由于发音肌肉的强直而出现构音障碍，患者表现说话声音低、音调单一、含糊不清。

五、其他

部分患者还可以表现记忆力差、注意力缺乏、定向能力差以及消极悲观、对事物缺乏兴趣等精神心理问题；便秘、多汗、流涎、排尿异常、体位性低血压等自主神经功能障碍症状；还有因久病而继发的废用综合征等问题而影响患者生活质量。

第三节　康复评定

（一）一般评定

1. 询问病史　了解起病时间，主要症状及治疗情况。

2. 体格检查　观察面部表情、姿势、步态，检查关节活动范围、肌力和肌张力等。

3. 平衡试验　不扶持下：①单足站立；②双足站立；③双足站立，且重心转移；④双膝跪立；⑤手足支撑。上述姿势保持 3 秒为正常；否则就为异常。

4. 协调试验

（1）上肢：①30 秒内能按动计数器的次数；②1 分钟内能从盆中取出的玻璃球数；③1 分钟内能插入穿孔板内的小棒数；④1 分钟内在两线间隔 1mm 的同心圆图的空隙内能画出圆圈的个数和画出线外的次数；⑤1 分钟内在两线间隔 1mm 的直线图空间能画出直线的条数和画出线外的次数。

（2）下肢：①闭眼状态下双足跟与足尖拼拢能站立的时间；②睁眼状态下单足能站立的时间；③睁眼状态下前进、后退、横行分别行走 10m 距离所需的时间；④闭眼状态下，前进、后退、横行分别行走 10m 距离所需的时间；⑤睁眼状态下，在 20cm 宽的两直线内行走，计算 10 秒内的步行距离和足出线的次数。

5. 日常生活活动能力评定　参见第三章第八节。

6. 言语功能评定　参见第三章第十一节。

（二）综合评定

帕金森病的康复综合评定量表很多，常用的有修订韦伯斯特量表（见表 8 –1）。

表 8 –1　　　　　　　　　　　　　韦氏综合评定量表

项　目		评分
1. 手动作	不受影响	0
	精细动作减慢，取物、扣扣、书写不灵活	1
	动作中度减慢，单侧或双侧各动作中度障碍，书写明显受影响，有小字症	2
	动作严重减慢，不能书写，扣扣、取物显著困难	3

（续表）

项　目		评分
2. 强直	未出现	0
	颈、肩部有强直，激发征阳性，单或双侧腿有静止性强直	1
	颈、肩部中度强直，不服药时有静止性强直	2
	颈、肩部严重强直，服药仍有静止性强直	3
3. 姿势	正常、头部前屈 <10cm	0
	脊柱开始出现强直，头前屈达 12cm	1
	臀部开始屈曲，头前屈达 15cm，双侧手上抬，但低于腰部	2
	头前屈 >15cm，单、双侧手上抬高于腰部，手显著屈曲，指关节伸直，膝开始屈曲	3
4. 上肢协调	双侧摆动自如	0
	一侧摆动幅度减小	1
	一侧不能摆动	2
	双侧不能摆动	3
5. 步态	跨步正常	0
	步幅 44~75cm，转弯慢，分几步才能完成，一侧足跟开始重踏	1
	步幅 15~30cm，两侧足跟开始重踏	2
	步幅 <7.5cm，出现顿挫步，靠足尖走路，转弯很慢	3
6. 震颤	未见	0
	震颤幅度 <2.5cm，见于静止时的头部、肢体，行走或指鼻时手有震颤	1
	震颤幅度 <10cm，明显不固定，手仍能保持一定控制能力	2
	震颤幅度 >10cm，经常存在，醒时即有，不能自己进食和书写	3
7. 面容	表情丰富、无瞪眼	0
	表情有些刻板，口常闭，开始有焦虑、抑郁	1
	表情中度刻板，情绪动作时现，激动阈值显著增高，流涎，口唇有时分开，张开 >0.6cm	2
	面具脸，口唇张开 >0.6cm，有严重流涎	3
8. 坐位起立	能自如地从椅子上起立	0
	坐位起立动作慢	1
	起立时需用手帮助	2
	不能自坐位起立	3
9. 言语	清晰、易懂、响亮	0
	轻度嘶哑，音调平，音量可，能听懂	1
	中度嘶哑，单调，音量小，乏力呐吃、口吃不易听懂	2
	重度嘶哑，音量小，呐吃、口吃严重，很难听懂	3
10. 生活自理能力	能完全自理	0
	能独立自理，但穿衣速度明显减慢	1
	能部分自理，需部分帮助	2
	完全依赖照顾，不能自己穿衣、进食、洗漱、起立、行走，只能卧床或坐轮椅	3

评分标准：此表采用了4级3分制，0为正常，1为轻度，2为中度，3为重度。总分为每项累加分，1~9分为早期残损，10~18分为中期残损，19~27分为严重进展阶段。

（三）障碍分期

目前国际上较通用的帕金森病程度分级评定法，是对功能障碍水平和能力障碍水平的综合评定，Yahr从日常生活活动能力的角度提出障碍分期的评定方法（表8-2）。

其中Ⅰ、Ⅱ级为日常生活能力一期，日常生活无需帮助；Ⅲ、Ⅳ级为日常生活能力二期，日常生活需部分帮助；Ⅴ级为日常生活能力三期，需全面帮助。

表8-2　　　　　　　　　　　　　　　**Yahr 分期评定法**

分期	日常生活能力	分级	临床表现
一期	日常生活不需要帮助	Ⅰ级	仅一侧障碍、障碍不明显，相当于韦氏量表总评0分
		Ⅱ级	两侧肢体或躯干障碍，但无平衡障碍，相当于韦氏量表总评1~9分
二期	日常生活需部分帮助	Ⅲ级	出现姿势反射障碍的早期症状，身体功能稍受限，仍能从事某种程度的工作，日常生活有轻中度障碍，相当于量表总评10~19分
		Ⅳ级	病情全面发展，功能障碍严重，虽能勉强行走、站立，但日常生活有严重障碍，相当于量表总评20~28分
三期	需全面帮助	Ⅴ级	障碍严重，不能穿衣、进食、站立、行走，无人帮助则卧床或在轮椅上生活，相当于量表总评29~36分

第四节　康复治疗

一、康复治疗目标

1. 控制症状、延缓病情发展，合理选用药物、理疗和其他治疗方法，尽量减轻和控制症状、延缓病情的发展。

2. 积极加强功能锻炼，改善运动平衡协调功能。

3. 改善关节活动度，防止挛缩发生。

4. 积极进行言语训练和开展作业疗法，尽量保持或提高日常生活活动能力。

5. 指导患者掌握独立安全的生活技巧，防止继发性损伤。

6. 帮助患者和家属调整心理状态。

二、康复治疗原则

本病是进行性疾病，目前尚无治愈良法，也无法阻止其病理过程的进行性发展，临床只有合理、综合应用各种治疗措施，才能获得较满意和长期的疗效。继发性患者应积极治疗原发病，尤其应注意调动患者的主观能动性，正确对待病情，消除悲观、消极、不安、恐惧、抑郁或焦虑的不良情绪，积极配合医护人员的治疗，并积极主动地进行各种功能训练。

三、适应证和禁忌证

各期患者进行积极的康复治疗均可获得较满意的效果，药物疗效不满意、中枢病损范围较小、症状限于一侧或一侧较重的患者可考虑手术治疗。

四、康复治疗方法

（一）运动疗法

1. 松弛训练 肌强直和肢体僵硬为帕金森病的典型症状，严重影响患者的日常生活活动。通过缓慢而有节奏的松弛运动，可使全身肌肉松弛。例如患者仰卧位，双上肢交叉抱在胸前，双髋、膝关节屈曲位，头、肩部缓慢转向左侧，屈曲的双下肢转向右侧，然后再做相反动作；两侧肩关节外展45°，屈肘90°，双髋、膝关节屈曲位，左上肢做外旋运动，右上肢做内旋运动，然后再做相反动作。如此反复数次。

2. 关节活动范围训练 平时的姿势和运动量的减少、特有的运动模式以及肌痉挛和强直等，都容易使 ROM 减少，故必须从早期开始进行 ROM 训练。主要部位为膝、肩、肘、手指等关节，因为膝以屈曲位行走、上肢运动量减少的缘故，故应尤其注意防止膝屈曲挛缩，应进行被动和主动的伸展运动，滑车运动和棍棒体操对上肢有效，后者在家中也能进行，故很方便。此外还应做扩胸、挺胸、扩展双肘等运动。

3. 行走训练

（1）高抬脚行走，如踏步行走一样，应尽量指导患者高抬脚，行走不要拖着脚走。喊号子行走时比较容易进行，同时后者还有利于发声训练。使其双手尽量大摆动，亦有助于高抬脚。

（2）"仿鹅步"行走，像鹅行走一样，膝略伸展，迈大步行走。

（3）平衡训练：双足分开25~30cm站立，向左右前后移动体重，进行保持平衡的练习，尽量作躯干和骨盆的旋转，并使双上肢也随之进行大幅度的摆动，这样不仅能训练平衡，而且对缓解肌紧张也有利。

（4）增强肌力训练：扩胸、俯卧撑均可，还可做体操、健身操、广播操。

（5）呼吸运动和发声练习：大声讲话，并且要强调一个字、一个音的使其尽力说清楚；呼吸运动可做深呼吸等。

（二）药物疗法

目前西药中多巴胺是治疗本病最有效的药物。

1. 一期的西药治疗　一期患者在病理上虽有黑质神经元减少，但尚存细胞的多巴胺合成反而增加，因此脑内多巴胺并不减少，故不需补充多巴胺。此期可选用下述药物减轻震颤、强直症状：①盐酸苯海索，每次 2～4mg，每日 3 次；②安坦，每次 2～4mg，每日 3 次；③安克痉，每次 2～4mg，每日 3 次；④开马君，每次 5～10mg，每日 3 次。

2. 二期的西药治疗　二期患者在病理上黑质神经元已日益减少，正常所需的多巴胺残存细胞再也不能合成，故应补充多巴胺，并同时配合其他方法治疗，以预防继发性损害。左旋多巴从小剂量开始，每隔 2～4 天加量，至有效量后维持。有效量 2～5g/d，分 4～6 次与食物同服，一般与美多巴、森纳梅脱等药合用。

3. 三期的西药治疗　三期患者为多巴胺治疗的疗效衰减期，应尽早采用药物联合治疗，以达到只用小剂量的多巴胺能获得较好的效果，尽可能延长药物的有效时间，减少副作用。可与溴隐亭、泰舒达、培高利特等几种药物中的一种或几种联合应用。

（三）作业疗法

多在中后期进行。中期主要是激发患者兴趣，增加关节活动范围，改善手功能，提高日常生活活动能力，纠正前倾姿势。捏橡胶泥、做实物模型、编织等作业都可训练手的功能和增加关节活动范围。站立位进行抬头高位操作，则可纠正前倾姿势，同时还要进行穿衣、扣纽扣、穿鞋袜、系鞋带、洗脸、梳头、进食、写字等日常生活技能的训练。后期主要是训练手功能和日常生活技能，特别是洗脸、漱口、梳头、进食、穿衣、上厕所等实用技能。

五、中医康复治疗

（一）药物治疗

1. 辨证用药　以内治为主，肝肾不足证，宜滋补肝肾，育阴熄风；方用大补阴丸合六味地黄汤加减。顽固症可选用大定风珠。气血两虚证，宜益气养血，祛风活络；方用四君子汤合天麻钩藤饮加减。髓海不足证，宜填精益髓，方用龟鹿二仙膏加味。痰热动风证，宜清热化痰，柔肝熄风；方用导痰汤合天麻钩藤饮加减。

2. 中成药 ①六味地黄丸：每次 6g，每天 2 次，用于肝肾阴虚者。②全天麻胶囊：每次 3 粒，每天 2 次，用于风阳内动者。

3. 验方 化痰透脑丸：制胆星 25g、天竺黄 100g、煨皂角 5g、麝香 4g、琥珀 50g、郁金 50g、清半夏 50g、蛇胆 50g、陈皮 50g、远志肉 100g、珍珠 10g、沉香 50g、石花菜 100g、海胆 50g，共为细末，蜜为丸（重约 6g）。每次 1 丸，每天 3 次，白开水送服。或可用定振丸。

（二）针灸治疗

1. 体针法 取风池、曲池、外关、阳陵泉、太冲、太溪等穴。肝肾阴虚者，加三阴交、复溜；气血不足者，加足三里、脾俞；痰盛者，加丰隆；有瘀象者，加血海、地机。

2. 耳针法 取神门、皮质下、肝、肾、内分泌、肘、腕、指、膝。

3. 头针法 取顶颞前斜线、颞前线、颞后线、顶旁 1 线、顶旁 2 线等。

4. 穴位注射法 取风池、肝俞、肾俞、关元、足三里，用维生素 B_{12}、维生素 B_1，每穴分别注入 1ml，每次选 2~4 穴，穴位轮换进行注射。每天 1 次，15 次为 1 疗程。

（三）推拿治疗

1. 全身推拿 点按百会、风池、印堂、膻中、气海、关元、足三里、三阴交、肝俞、脾俞、肾俞、太冲各 1min；推督脉，由下而上，共 5 次；自上脘至关元行缓慢沉着的一指禅，推 5min；摩腹 5min；震丹田 1min；四肢行抹、搓、拿等放松手法。

2. 足底推拿 取足部反射区：头、垂体、小脑、脑干、额窦、甲状旁腺、甲状腺、肾上腺、肾、输尿管、膀胱、肝等。

（四）气功及传统体育康复法

1. 气功，如七步功等。

2. 太极拳、八段锦、五禽戏等，可根据患者的具体情况选用。

（五）娱乐疗法

主要以歌咏疗法和书画弹琴为主。经常歌咏不仅能调节患者的情志，还能锻炼膈肌、肋间肌等呼吸辅助肌，有助于患者呼吸和发音等功能的恢复；书画琴棋可陶冶患者的性情，舒发郁闷之气，又能使全身肌肉尤其是上肢肌肉得到锻炼，有利于肢体关节活动功能（特别是手部精细动作功能）之恢复。

（六）饮食疗法

肝肾不足证可选用海参桑椹粥；气血两虚证可选用归参鳝鱼羹。

六、康复注意事项

1. 心理精神方面做好解释工作，帮助患者消除消极的心理状态，树立战胜疾病的信心。

2. 辅导、协助患者积极参加体育活动，保持骨骼、肌肉一定的活动量。在指导患者进行体育锻炼时，应注意到由于震颤和强直导致的能量消耗，患者多易疲劳，因此锻炼过程中应经常安排休息，而且运动量也不宜大。

3. 起居上保持环境安静，让患者睡眠充分，思想放松，情绪稳定；要求患者参加一些力所能及的体力劳动。

4. 饮食方面宜清淡，不宜过分辛辣；多食高蛋白肉类食品；蔬菜以豆芽、冬瓜、胡萝卜、西红柿、白菜之类为宜；戒酒、茶、咖啡，有兴奋作用的饮料宜少饮；可常饮白开水、柠檬水、牛奶、羊奶等。

5. 威尔逊病患者应严格控制摄铜量，禁食含铜量高的食物。

第九章

脊髓损伤的康复

第一节 概 述

一、定义及流行病学

脊髓损伤（spinal cord injury，SCI）是指由于各种原因引起的脊髓结构与功能的损害，从而造成损伤水平以下运动、感觉、自主神经功能障碍。脊髓损伤是一种严重的致残性损伤，根据损伤水平的高低，分为由于颈脊髓损伤而造成的四肢瘫痪称为四肢瘫，胸段以下脊髓损伤造成下肢或躯干的瘫痪称为截瘫；根据损伤程度的轻重，分为不完全瘫痪和完全瘫痪。

外伤性脊髓损伤的发病率因各国情况不同而有差异，发达国家比发展中国家发病率高。美国发病率为 20~45 例/100 万人口，患病率为 900 例/100 万人口。据 90 年代初统计，我国北京地区的调查资料显示，年发病率为 6.8 例/100 万人口。各国统计资料显示脊髓损伤均以青壮年为主，年龄在 40 岁以下者约占 80%，男性为女性的 4 倍左右。

二、病因及病理

（一）病因

脊髓损伤的原因在不同的国家、地区，情况不尽相同，但多数原因是交通事故、高处坠落、运动损伤、工伤及暴力损伤等。根据致病因素不同，可分为外伤性脊髓损伤和非外伤性脊髓损伤。

1. 外伤性脊髓损伤 其原因分为间接外力作用和直接外力作用两种。

（1）间接外力作用：由于交通事故、高空坠落及运动意外伤等，是造成脊柱、脊髓损伤的主要原因。

（2）直接外力作用：由于刀伤、枪弹伤直接贯穿脊髓可造成开放性脊髓损伤，石块或重物直接打击腰背部，造成脊柱骨折而损伤脊髓。挥鞭样损伤是一种较特殊的颈脊髓损伤，是由于头部突然急剧运动，造成颈髓发生一过性移位，致使颈髓损伤。

脊髓损伤约有 1/4 是由于现场处置和搬运不当引起，有些患者受伤后，虽然脊柱骨折和脱位，但脊髓损伤不一定存在或损伤不重，错误的搬运和移动会造成脊髓损伤或损伤加重，造成终身残疾。

2. 非外伤性脊髓损伤　导致非外伤性脊髓损伤的原因较多，主要有：

（1）发育性疾病：如先天性脊柱侧弯、脊椎裂等。

（2）血管性疾病：如血管性动脉炎、脊髓血栓性静脉炎、动、静脉畸形等。

（3）感染性疾病：如脊柱结核、横贯性脊髓炎、脊髓前角灰质炎等；

（4）退行性疾病：如肌萎缩性侧索硬化、脊髓空洞症等；

（5）肿瘤：如原发性脑（脊）膜瘤、神经胶质瘤、神经纤维瘤、多发性骨髓瘤等。而继发性肺癌、前列腺癌等转移瘤造成脊髓损伤的发生率也有增加。

（二）病理

脊髓损伤的病理损害可分为原发性脊髓损伤和继发性脊髓损伤。

1. 原发性脊髓损伤

（1）脊髓休克：脊髓损伤后，脊髓神经细胞受到强烈震荡，而出现的短暂性功能抑制状态，称之为脊髓休克。脊髓无明显器质性改变，仅有少许水肿，显微镜下神经细胞和神经纤维未见破坏现象。数小时至数天脊髓功能开始恢复。

（2）脊髓挫伤：主要病理表现为髓内点片状出血、血肿或血管痉挛，神经细胞水肿、破坏，神经纤维变性等。

（3）脊髓断裂：这是脊髓最严重的一种损伤，脊髓断裂 4h 左右灰质中央有片状出血、坏死，24h 后完全损坏，并开始出现白质坏死，病理改变在伤后 3 天达高峰。这一病变过程约需 3 周，最后断端形成空腔，并为瘢痕组织所填充。损伤下段功能很难恢复。

2. 继发性脊髓损伤

（1）脊髓受压：脊髓骨折、移位及椎间盘等可直接压迫脊髓，产生一系列脊髓损伤的病理变化。及时去除压迫物后脊髓的功能可望部分或全部恢复，如果压迫时间过久，脊髓因血液循环障碍而发生软化、萎缩或瘢痕形成，则瘫痪难以恢复。

（2）椎管内出血：是脊髓损伤后最早的反应，脊髓硬膜内外血管出血，如果出血较多形成血肿，可致椎管内压力增高压迫脊髓，出现截瘫症状。

（3）脊髓水肿：创伤、缺氧等因素可导致脊髓水肿，一般持续 4～7 天达到高峰。

3. 脊髓损伤后的出血坏死　不完全性脊髓损伤，在伤后 3h 灰质中出血较少，白质无改变，至 6～12h 表现为灰质中一些点状或灶性出血，以后神经细胞及纤维部分退变，直到数周，病变无进行性发展，血肿吸收，脊髓功能逐渐恢复；完全性脊髓损伤，伤后 3h 灰质中多灶性出血，12h 后白质出现出血灶，脊髓内的病变呈进行性加重，至 24h 灰质中心出现坏死，白质中多处轴突退变。所以，及时救治脊髓损伤患者是非常关键的一步，通常脊髓损伤后 6h 内是抢救的黄金时期。

三、临床表现与诊断

（一）临床表现与诊断

由于损伤部位与损伤程度的不同，脊髓损伤的临床表现也不同，主要临床表现为：肢体瘫痪、感觉障碍、运动障碍、反射障碍、大小便功能及性功能障碍。C_4 以上的脊髓完全横断时，患者可出现呼吸肌（膈肌、肋间肌、斜方肌）瘫痪；C_4～C_6 平面损伤时表现为四肢瘫痪；C_7～T_1 以下脊髓损伤表现为双下肢瘫痪（截瘫）。损伤平面越高越接近中枢性瘫痪表现，损伤平面越低越接近外周性瘫痪表现。高位脊髓损伤患者易出现血压偏低、心率减慢、体温下降，损伤平面以下寒战、立毛和出汗反射均消失等。脊髓损伤一般根据病因、临床表现，结合影像学检查即可作出诊断。

（二）脊髓损伤后综合征

1. 脊髓中央束综合征　主要由于脊柱骨折、脱位或移位的椎间盘等压迫脊髓中央的血管所致，临床表现为上肢重于下肢的四肢瘫痪。

2. 脊髓半切综合征　见于刀伤或枪伤。也可由移位的骨片和椎间盘，或硬膜外血肿的压迫或损伤所致，只损害半侧脊髓。临床表现为损伤平面以下同侧肢体运动瘫痪，本体感觉障碍，而对侧肢体痛觉、温度觉障碍。

3. 前束综合征　脊髓前部损伤或被压所致。临床表现为损伤平面以下肢体瘫痪，痛、温觉减退或丧失，而本体感觉存在。

4. 后束综合征　脊髓后部受损所致。主要病因是脊柱过伸性损伤之后结构破坏陷入椎管。临床表现损伤平面以下本体感觉障碍，而运动和痛、温觉存在。

5. 脊髓圆锥损伤综合征　脊髓骶段圆锥损害，临床表现为膀胱、肠道、下肢反射消失。

6. 马尾综合征 椎管内腰骶神经损害，临床表现相应节段的运动、感觉障碍；膀胱、肠道及下肢反射消失。

第二节 康复问题

一、运动功能障碍

脊髓损伤的患者可发生四肢瘫或截瘫，肌肉瘫痪是运动功能障碍的主要原因。上肢瘫痪影响上肢和手的功能活动，下肢瘫痪导致转移、移动困难。

二、感觉功能障碍

根据损害的部位和程度不同，感觉障碍表现不一。完全性脊髓损伤者，紧接损伤平面以上可有痛觉过敏，而在平面以下所有感觉完全消失；不完全性脊髓损伤者，若损伤部位靠前则表现对侧的痛觉、温度觉障碍；若损伤部位靠后则为触觉及本体感觉障碍；损伤部位在一侧，则为对侧的痛觉、温度觉及同侧的触觉及本体感觉障碍。

三、呼吸功能障碍

高位脊髓损伤的患者，由于呼吸动力肌瘫痪，患者易发生夜间呼吸暂停、严重的打鼾等；由于肺功能和咳嗽功能的降低，容易发生肺炎或肺不张，呼吸道通气不畅而导致呼吸功能减退。

四、膀胱功能障碍

在不同时期的脊髓损伤中，可出现不同类型的神经源性膀胱。上运动神经源性膀胱发生于颈胸腰髓的损伤患者，特点是膀胱的肌肉痉挛，膀胱容量缩小，因此小便次数增加而每次的小便量减少。而下运动神经源性膀胱发生于骶髓和马尾神经的损伤患者，特点是膀胱肌肉瘫痪，膀胱容量增大，当膀胱不能容纳更多的尿量时会发生溢出。

五、直肠功能障碍

脊髓休克期（3~6周）的排便障碍多数表现为大便失禁，脊髓休克期后，腰段以上的完全性脊髓损伤的排便障碍主要表现为便秘。可通过调整饮食结构及应用通便药物得以解决。

六、自主神经反射障碍

自主神经反射障碍是一种急性的交感神经兴奋综合征，常发生于第6胸椎或以上的脊髓损伤患者。其特征为阵发性高血压、搏动性头痛、眼花、视物不清、心动过缓、损伤平面以上出汗、面部潮红和鼻塞等症状。一般发生于受伤2个月以后。最常见的原因为膀胱和肠道的扩张、便秘、膀胱的感染、留置导尿、压疮、疼痛等外在或内在刺激所诱发。

七、心理障碍

几乎所有脊髓损伤患者在伤后均有严重心理障碍，包括极度压抑或忧郁、烦躁、甚至发生精神分裂症。

八、日常生活活动能力减退

肢体瘫痪、感觉障碍以及痉挛、疼痛等伴发症和并发症均会不同程度地限制患者的日常生活能力，能力使其丧失自我照料的能力。

九、性生活/生育障碍

脊髓损伤患者多数有不同程度的性功能和生育功能障碍，影响患者的心理和生活质量，是康复治疗的重要内容之一。

十、其他合并症

脊髓损伤患者还可发生许多其他合并症，给患者造成很大痛苦。常见的合并症有：

1. 关节挛缩畸形 由于关节丧失了主动运动，使疏松结缔组织发生缩短变成致密结缔组织，失去弹性和伸缩性。患者多表现为屈曲挛缩。

2. 肌肉痉挛 脊髓损伤后，大脑皮质对脊髓中枢的控制作用降低或丧失，脊髓中枢的兴奋性提高，从而造成肌痉挛。肌肉痉挛对患者的大小便及日常生活活动带来极大影响。

3. 疼痛 脊髓损伤后的疼痛很常见，主要为中枢性和躯体性疼痛，如运动系统的疼痛、神经痛、脊髓痛、内脏痛等，影响患者生活质量。

4. 压疮 脊髓损伤后，损伤平面以下的皮肤失去了正常的神经支配，对压力的耐受性降低，一旦某处的皮肤受压过久，影响皮肤血供的时间过长，容易发生压疮。压疮的皮肤损害往往是感染的来源，且使患者难以保持必要的训练姿势，甚至影响卧位。

第三节 康复评定

一、脊髓损伤水平的评定

神经损伤水平是指保留身体双侧正常感觉、运动功能的最尾端的脊髓节段水平。即功能存在的最低平面。例如损伤平面 C_4，意味着 $C_4 \sim C_1$ 的节段仍然完好，而 $C_5 \sim S_5$ 节段有损伤。

（一）评定依据

脊髓损伤水平主要以运动损伤平面为依据。运动损伤平面是指最低的正常运动平面而言。但 $T_2 \sim L_1$ 损伤无法评定运动平面，所以主要依赖感觉平面来确定损伤平面。

（二）损伤平面的确定

运动损伤平面和感觉损伤平面是通过检查关键性肌肉的徒手肌力和关键性感觉点的痛觉（针刺）和轻触觉来确定。美国脊髓损伤学会（ASIA）根据神经支配的特点，选择 10 块关键性肌肉和 28 个关键性感觉点，通过对这些肌肉和感觉点的检查，可迅速确定脊髓损伤水平。评定方法见表 9 – 1。

表 9 – 1 　　　　　　　　脊髓损伤水平的确定

运动（3级及以上的肌力）水平	关键肌	感觉水平（针刺、轻触）
C_2		枕骨粗隆
C_3		锁骨上窝
C_4		肩锁关节顶部
C_5	屈肘肌（肱二头肌、肱桡肌）	肘窝桡侧
C_6	伸腕肌（桡侧伸腕肌）	拇指
C_7	伸肘肌（肱三头肌）	中指
C_8	中指屈指肌（指深屈肌）	小指
T_1	小指外展肌	肘窝尺侧
T_2		腋窝顶部（胸骨角）
T_3		第 3 肋间
T_4		第 4 肋间（乳线水平）
T_5		第 5 肋间（T_4 与 T_6 之间）
T_6		第 6 肋间（剑突水平）

（续表）

运动（3级及以上的肌力）水平	关键肌	感觉水平（针刺、轻触）
T_7		第7肋间（T_6与T_8之间）
T_8		第8肋间（T_7与T_9之间）
T_9		第9肋间（T_8与T_{10}之间）
T_{10}		第10肋间（脐水平）
T_{11}		第11肋间（T_{10}与T_{12}之间）
T_{12}		腹股沟韧带中点
L_1		T_{12}与L_1之间上1/3处
L_2	屈髋肌（髂腰肌）	大腿前中部
L_3	伸膝肌（股四头肌）	股骨内上髁
L_4	踝背伸肌（胫前肌）	内踝
L_5	趾长伸肌（踇长伸肌）	足背第3跖趾关节处
S_1	踝跖屈肌（腓肠肌、比目鱼肌）	足跟外侧
S_2		腘窝中点
S_3		坐骨结节
$S_{4\sim5}$		肛周区

说明：运动水平的关键性肌肉肌力为≥3级；感觉水平的关键性点使用针刺和轻触觉来确定。

1. 运动水平评分 根据神经支配的特点，选择10块关键性肌肉，按照徒手肌力检查法进行肌力测试和分级，评分法见表9-2。确定神经平面的标志性肌肉称为关键肌。运动积分是将肌力（0~5级）作为分值，把各关键肌的分值相加。正常者两侧运动平面总积分为100分。评定时分左、右侧进行，根据所测试到的肌力级别，记相应的分值，如测得的肌力为2级则评定为2分，5级则评定为5分。最高得分为左侧50分，右侧50分，共100分。评分越高表示肌肉功能越佳，据此可评定运动功能。若将治疗前后的运动指数进行比较，可以得到运动功能的恢复率。

2. 感觉水平评分 选择C_2~S_5共28个关键性感觉点，关键点指标志感觉神经平面的皮肤标志性部位。每个关键点要检查2种感觉，即痛觉和轻触觉，并按3个等级分别评定打分。缺失：为0分；异常（减退或过敏）：为1分；正常：为2分。痛觉检查常用1次性大头针，轻触觉检查用棉棒。在痛觉检查时，不能区别钝性和锐性刺激的感觉应评为0级；每侧每点每种感觉最高得分为2分，每种感觉一侧的最高得分为56分，左右两侧为$56\times2=112$分。两种感觉之和最高可达224分。分值越高，表示感觉功能越接近正常。

确定损伤平面时，该平面关键性肌肉的肌力必须≥3级，但该平面以上的关键肌的肌力必须≥4级；感觉和运动平面可能不一致，左右两侧也可能不同。神经平面的综合判断以运动平面为主要依据，C_4损伤可以采用膈肌作为运动平面的主要参考依据。

表9-2　　　　　　　　　　运动水平评分（ASIA）

右侧的评分		关键肌		左侧的评分
5	1	C_5	肱二头肌	5
5	2	C_6	桡侧伸腕肌	5
5	3	C_7	肱三头肌	5
5	4	C_8	中指指深屈肌	5
5	5		小指外展肌	5
5	6	T_1	髂腰肌	5
5	7	L_2	股四头肌	5
5	8	L_3	胫前肌	5
5	9	L_4	踇长伸肌	5
5	10	L_5	腓肠肌	5

（三）损伤平面的记录

评定时需同时检查身体两侧的运动损伤平面和感觉损伤平面，并分别记录为：右-运动，左-运动，右-感觉，左-感觉。

二、脊髓损伤程度的评定

评定脊髓损伤程度通常采用的是美国脊髓损伤学会（ASIA）的损伤分级（见表9-3）。

表9-3　　　　　　　　　　ASIA 损伤分级

损伤程度	临床表现
A = 完全损伤	在骶段（$S_4 \sim S_5$）无感觉或运动功能
B = 不完全损伤	在受损平面以下包括骶段（$S_4 \sim S_5$）有感觉功能但无运动功能
C = 不完全损伤	在受损平面以下，运动功能存在，大多数关键肌肌力 <3 级
D = 不完全损伤	在受损平面以下，运动功能存在，大多数关键肌肌力 ≥3 级
E = 正常	感觉和运动功能正常

三、ADL 能力的评定

（一）改良 Barthel 指数

截瘫患者可用改良 Barthel 指数评定，其评定内容及标准参见第三章第八节。

（二）四肢瘫功能指数

对于四肢瘫患者，常用四肢瘫痪功能指数（quadriplegic index of function，QIF）来评定。

（三）性功能障碍评定

脊髓损伤后患者可发生性功能障碍，男性可表现勃起异常、射精异常等，女性表现阴道痉挛及性欲高潮障碍等。神经平面与性功能障碍关系密切（见表9－4）。

表9－4　　　　　　　　　　神经平面与性功能的关系（完全性损伤患者）

神经平面	性功能
$T_{10} \sim L_2$以上	生殖器感觉全部丧失，但直接刺激可以使阴茎反射性勃起或阴唇反射性充血，阴道润滑，阴蒂肿胀
$T_{10} \sim T_{12}$	交感神经活动丧失，有心理性阴茎勃起和阴道充血反应，如果损伤平面以下的脊髓骶段未受影响，直接刺激生殖器有可能产生反射现象
T_{12}以下	心理性阴茎勃起存在，但勃起时间较短，通常不能满足性交 女性可有生殖器反应和较弱的快感，但骶段或马尾损伤时消失
$L_2 \sim S_1$	男性可以有生殖器触摸和心理性勃起，但不能协调一致 男女均不能通过生殖器刺激获得性高潮
$S_2 \sim S_4$	男性丧失勃起和射精能力，不可能通过生殖器刺激获得性高潮

1. 男性性功能障碍　颈髓和胸髓损伤患者多数均可有勃起。具有勃起能力的患者76%在伤后6个月内恢复，其余均在1年内恢复。其中23%可以成功进行性交，10%可以射精，5%具有生育能力。评定的主要内容有：

（1）检查有无精神心理性勃起的可能：睾丸的传入神经进入T_9，检查睾丸如有捏痛、不适感，则表示损害未波及T_9，阴茎有精神心理性勃起的可能，反之则无。

（2）检查有无触摸性勃起的可能：以一手指入肛门，另一手捏患者龟头，如肛门括约肌有收缩，表示脊髓圆锥、马尾和阴部神经完好，有触摸性勃起的可能，反之则无。

（3）检查有无性高潮体验的可能：需按下列顺序作两项检查：先检查外生殖器有无痛、冷、热觉。如有以上感觉，表示外生殖器的冲动传入外侧脊髓丘脑束至脑的通路仍存在，然后再让患者按命令收缩肛门括约肌。如能做出收缩，表示由脑→锥体束→外生殖器的通路仍存在。两种检查结果正常，意味着有性高潮体验的可能。如有一项不正常，均不可能有性高潮体验，男性不能射精。

2. 女性性功能障碍 脊髓损伤对女性患者的生育无影响，月经一般在 1 年内恢复正常。女性患者在生殖器感觉丧失后，性敏感区趋向于转移到其他部位，仍然足以刺激产生性高潮。外生殖器在 T_{12} 以上水平可以有反射性分泌，L_1 以下可以有心理性分泌。尽管分泌量可能有所减少，但性交活动一般没有重大影响。

四、脊髓损伤平面的康复治疗效果评定

对于脊髓损伤患者而言，要达到理想的预后目标，需要及时的临床抢救和合适的康复治疗，但患者的损伤水平与预后有一定关系，可根据脊髓损伤水平推断康复治疗效果和进行功能恢复的预测（见表 9 – 5）。

表 9 – 5　　　　　　　　　　脊髓损伤平面的康复治疗效果评定

损伤平面	肌肉功能	康复功能目标	生活能力
$C_1 \sim C_3$	控制颈肌	依赖膈肌起搏维持呼吸，可用声控方式操纵某些活动	完全依赖
C_4	控制颈肌，抬肩胛	使用电动高靠背轮椅，用口或下颌操纵	高度依赖
C_5	部分控制肩部，部分屈肘（三角肌、肱二头肌）	可用手在平坦路面上驱动高靠背轮椅，需上肢辅助器具及特殊改进轮椅	大部依赖
C_6	控制肩、屈肘、伸腕、外旋	可用手驱动轮椅，独立穿上衣，上下床及上下汽车，基本可以独立完成转移，可驾驶特殊改装汽车	中度依赖
$C_7 \sim C_8$	压肩、屈肘，部分手功能	轮椅使用，可独立完成床 – 轮椅/厕所/浴室的转移	大部自理
$T_1 \sim T_5$	正常上肢功能	独立轮椅活动，上下轮椅，协助站立用长腿矫形器、扶拐短距离步行	大部自理
$T_6 \sim T_{10}$	部分躯干稳定	长腿矫形器扶拐步行，长距离行动需要轮椅	基本自理
$T_{11} \sim L_1$	躯干稳定	短腿矫形器扶手杖步行，不需要轮椅	基本自理
L_2	屈髋	家务活动	基本自理
$L_3 \sim L_4$	股内收，股外展	公共活动	基本自理
$L_5 \sim S_2$	伸髋，内收，屈膝，控制踝	公共活动	基本自理

第四节　康复治疗

一、康复治疗目标

脊髓损伤患者因损伤水平和损伤程度的不同，每个患者的具体康复目标也是

不同的。确定患者的康复目标，主要依据其脊髓损伤的分类诊断，同时参考患者的年龄、体质及有无其他并发症等情况。根据脊髓损伤的处理原则，脊髓损伤患者的康复基本目标主要包括增加患者的独立能力和建立新生活、重返社会两个方面。

1. 重获独立能力 重获独立能力是康复的首要目标。独立能力既包括身体或生理功能上的独立，也包括独立做出决定和解决问题的能力。对高位脊髓损伤的患者可通过指导、别人的协助和应用辅助器具达到一种相对独立的生活方式。

2. 重建新生活 患者要掌握如何在残疾的状态下，最大限度地利用残存功能（包括自主的、反射的功能），以便尽可能地在较短时间内最大限度的生活自立，恢复与家人、朋友的人际关系，重新开始和建立有意义的新生活，尽量恢复对社会适应能力及潜在的就业能力，以达到全面康复、重返社会的目的。

二、康复治疗原则

脊髓损伤基本处理原则是：急性期重点抢救患者生命，预防及减少脊髓功能丧失，预防及治疗并发症；恢复期着重改善活动能力。主要有以下几个方面：

1. 代偿和替代 对于完全性损伤主要是加强残存肌肉的功能，采用矫形器固定关节，掌握拐或助行器的使用，采用电动轮椅可以使四肢瘫患者具备移动能力。

2. 改善与训练 通过肌力和维持关节活动度训练等治疗方法促进残存肌肉的功能，补偿不足的肌力，维持和增加关节活动度，防止关节挛缩，促进神经肌肉功能的恢复。

3. 训练与学习 通过神经反射再建立或神经肌肉再学习的途径，帮助患者适应新的模式完成日常生活动作。例如膀胱训练等作业治疗。

三、适应证和禁忌证

1. 适应证 脊髓损伤后的患者经康复治疗后其功能（包括潜在功能和代偿功能）得到改善，并且有需要治疗的各种并发症。

2. 禁忌证 脊髓损伤后生命体征不稳定者、脊柱不稳定者、有出血倾向、心肺功能衰竭者不能进行康复治疗。

四、康复治疗方法

脊髓损伤康复的要点：急性期着重预防并发症，恢复期改善活动能力。完全性脊髓损伤主要是加强残存肌肉的功能，促进关节活动度的恢复，掌握轮椅、支具的使用，达到生活自立、重返社会；不完全性脊髓损伤主要是促进瘫痪肌的功能恢复，减轻肌肉的痉挛，以改善功能障碍。

（一）早期康复治疗

伤后1~4周为早期（卧床恢复期），此期临床治疗与康复治疗是同时进行并互相配合的。若患者生命体征和病情基本稳定，在保证脊柱稳定性的前提下即可开始康复训练，早期康复训练宜在床上或床边进行，每天1~2次，训练强度不宜过量。主要目的是防止废用综合征（制动综合征），预防肌肉萎缩、骨质疏松、关节挛缩等。早期康复的内容主要包括：

1. 体位的摆放与变换 患者在床上保持正确的体位，不仅可保持骨折部位的正确排列，而且可以预防压疮、关节挛缩及痉挛的发生。在发病后立即按正确体位摆放患者。急性脊髓损伤后约2~4周之内，脊柱和病情相对不稳定，患者需要卧床和必要制动。对卧床患者要保持肢体处于良好的功能位置，定时变换体位，一般每2h翻身1次，当病情稳定，脊柱经固定并保持稳定后，提倡仰卧、侧卧及俯卧位体位变换，并逐步增加俯卧位的耐力。

（1）仰卧位：双上肢放于身体两侧的枕头上，双肩下垫物使肩向前，肘伸直，腕背屈约45°，指关节自然屈曲；髋关节伸展，在两腿之间放1~2个枕头，以保持髋关节轻度外展。膝关节伸直，但应防止过度伸直。双足底抵住软枕，使踝关节背屈。

（2）侧卧位：双肩均向前，呈屈曲位。肘关节屈曲，前臂旋后，上侧的前臂放于胸前的枕头上。腕关节自然伸展，指关节自然屈曲，躯干后放置一枕头给予支持。卧侧下肢的髋膝关节伸展，上侧下肢的髋膝关节屈曲放在枕头上并与下侧腿隔开，踝关节自然背屈。

2. 关节被动运动 在生命体征稳定之后就应立即开始全身各关节的被动活动，每天1~2次，每一关节在各轴向活动5~6次，以避免关节挛缩。进行被动活动时要注意动作轻柔、缓慢、有节奏，活动范围应达到最大生理范围，但不可超过，以免拉伤肌肉或韧带。髋关节外展要限制在45°以内，以免损伤内收肌群。对膝关节的内侧要加以保护，以免损伤内侧副韧带。在下胸段或腰椎骨折时，进行屈髋屈膝运动时要注意控制在无痛范围之内，不可造成腰椎活动。禁止同时屈曲腕关节和指关节，以免拉伤伸肌肌腱。腰椎平面以上损伤的患者需要特别强调髋关节屈曲及腘绳肌牵张运动，因为只有髋关节屈曲达到或超过90°时才有可能独立坐在床上，这是各种转移训练和床上活动的基础。高位脊髓损伤患者为了防止肩关节半脱位，可以使用肩矫形器。同时注意使用踝足矫形器，防止足下垂和跟腱挛缩。肩胛骨和肩带肌的被动活动与训练对于恢复上肢功能意义重大，不可忽视。

3. 直立适应性训练 逐步从卧位转向半卧位到坐位，倾斜的高度每日逐渐增加，以无头晕等低血压不适症状为度，循序渐进。下肢可使用弹性绷带，同时可使用腹带，以减少静脉血液淤滞。从平卧位到直立位需一周的适应时间。适应时间长短与损伤平面相关。

4. 呼吸训练及排痰训练 脊髓损伤后因呼吸肌及体位等受影响，致使呼吸道分泌物不易排除，引起肺不张和肺部感染，是四肢瘫早期的主要死因。必要时行气管切开，连接人工呼吸机，严密观察呼吸功能。呼吸训练包括胸式呼吸训练和腹式呼吸训练。重点是通过长呼气和深吸气，增加每次换气量。也可单手或双手放在患者胸骨下部或上腹部，在呼气时加压，在吸气接近结束时突然松开双手，以替代腹肌功能。对能随意支配呼吸者，进行缩口训练（吹蜡烛等）以增加呼气阻力，使气体缓慢呼出，增大肺泡扩张。同时进行手法按摩肋间肌及躯干肌的训练。排痰训练应先做 X 线检查，了解痰所在的部位，采取适当体位，双手叩击配合手部加压、震颤，以促进痰的排出。还可做咳嗽训练或雾化吸入促进排痰。

5. 膀胱和直肠训练 脊髓损伤后早期常有尿潴留和尿失禁。在早期尿道括约肌痉挛期需保留导尿管，每 4 ~ 6h 开放导尿管排尿一次。留置导尿管时要注意卧位时男性导尿管的方向必须朝向腹部，以免导尿管压迫尿道壁，造成尿道内压疮。掌握夹放导尿管的时机。要记录水的出入量，以判断放尿时机（膀胱储尿在 300 ~ 400ml 时有利于膀胱自主收缩功能的恢复）。每日进水量必须达到2500 ~ 3000ml，以避免膀胱尿液细菌的繁殖增长。留置导尿管者发生泌尿系统感染可以没有症状，抗菌药物往往无效，最好的办法是拔除导尿管。一旦出现全身性菌血症，可以采用敏感的抗生素治疗。痉挛期后拔除导尿管，采用间断清洁导尿。

脊髓损伤后的直肠问题主要是便秘。灌肠、肛门 - 直肠润滑剂和缓泻剂都可以采用。腹泻少见，多半为合并肠道感染。可以采用抗菌药物及肠道收敛剂治疗。

6. 压疮处理 要点是保持皮肤清洁、干燥；保持良好的营养状态；避免长时间皮肤受压（参见第二十四章第一节）。

7. 理疗 减轻损伤部位的炎症反应，除采用足量、有效的抗生素外，可应用物理疗法，物理治疗还有改善神经功能的作用。临床常用的有超短波疗法、紫外线局部照射、药物离子导入法等。

8. 心理治疗 康复治疗时必须为患者进行耐心细致的心理工作，对于患者的问题给予鼓励性的回答，帮助患者建立信心，积极参加康复训练。

9. 康复护理

（1）床和床垫：对脊椎稳定者可使用减压床或床上加气垫。

（2）翻身：强调每2h翻身一次，防止皮肤压疮。

（3）体位：患者可以采用平卧或侧卧，但要求身体与床接触的部位均匀地与床接触，避免某一局部压力过重发生压疮。病情许可的前提下，逐步让患者由平卧位向半卧位和坐位过渡。

（4）个人卫生护理：协助患者梳洗，注意采用中性肥皂。大小便及会阴护理，注意避免局部潮湿，以减少发生压疮的可能性。大小便后软纸擦拭，避免皮肤擦伤。

（二）恢复期康复治疗

一般12周后为恢复期。患者生命体征稳定、骨折部位稳定、神经损害或压迫症状稳定、呼吸平稳后即可进入恢复期治疗。

1. 肌力训练　肌力训练的目标是使肌力达到3级以上，以恢复实用肌肉功能。肌力训练的重点是3级肌力的肌肉，可以采用渐进抗阻练习；肌力2级时可以采用滑板运动或助力运动；肌力1级时只有采用功能性电刺激的方式进行训练。脊髓损伤者为了应用轮椅、拐或助行器，在卧位、坐位时均要重视锻炼肩带肌力，包括上肢支撑力训练、肱三头肌、肱二头肌训练和握力训练。对于采用低靠背轮椅者，还需要进行腰背肌的训练。步行训练的基础是加强腹肌、髂腰肌、腰背肌、股四头肌、内收肌等训练。卧位时可采取举重、支撑训练，坐位时利用支撑架等训练。

2. 肌肉与关节牵张训练　包括腘绳肌、内收肌和跟腱牵张训练。腘绳肌牵张是为了使患者直腿抬高大于90°，以实现独立坐。内收肌牵张是为了避免患者因内收肌痉挛而造成会阴部清洁和行走困难。跟腱牵张是为了保证跟腱不发生挛缩，以利于步行训练。牵张训练还可以帮助降低肌肉张力，从而对痉挛有一定的治疗作用。牵张训练是康复治疗过程中必须始终进行的项目。

3. 坐位训练　正确的独立坐是进行转移、轮椅和步行训练的前提。床上坐位可分为长腿坐（膝关节伸直）和短腿坐（膝关节屈曲）。实现长腿坐才能进行床上转移训练和穿裤、袜和鞋的训练，但前提是腘绳肌必须牵张度良好，髋关节屈曲活动超过90°。坐位训练还应包括平衡训练，即躯干向前、后、左、右侧平衡以及旋转活动时的平衡。这种平衡训练与中风和脑外伤时平衡训练相似，可参考相应章节。

4. 转移训练　包括独立转移和帮助转移。帮助转移指患者在他人的帮助下转移体位，可由两人帮助和一人帮助转移。独立转移指患者独立完成转移动作。转移包括：卧位-坐位转移、床上或垫上横向和纵向转移、床-轮椅的转移、轮椅-凳的转移以及轮椅-地转移等。在转移时可以借助一些辅助具，例如滑板。

5. 步行训练　先要进行步态分析，以确定髂腰肌、臀肌、股四头肌、腘绳肌等肌肉的功能状况。完全性脊髓损伤患者步行的基本条件是上肢有足够的支持力和控制力。如果具有实用步行能力，则神经平面一般在腰或以下水平。对于不完全性损伤患者，则要根据残留肌力的情况确定步态的预后。步行训练的基础是坐位和站位平衡训练，重心转移训练和髋、膝、踝关节控制能力训练。关节控制肌的肌力经过训练仍然不能达到 3 级以上水平者，必须使用适当的矫形器以代偿肌肉的功能。达到站位 3 级平衡时，患者可以开始平行杠内练习站立及行走，包括四点步、三点步和二点步，并逐步过渡到借助助行器或双拐行走。行走训练时要求上体挺直、步伐稳定、步态均匀。耐力增强之后可以练习跨越障碍、上下台阶、摔倒及摔倒后起立等训练。步行训练一般分为单纯站立、治疗性行走、家庭功能性行走和社区功能性行走四种功能水平。

（1）治疗性行走：行走只用于训练中，佩戴骨盆托矫形器或膝踝足矫形器，借助双拐进行短暂步行，一般适合于 $T_6 \sim T_{12}$ 平面损伤患者。

（2）家庭功能性行走：可在室内行走，但行走距离不能达到 900m，一般适合于 $L_1 \sim L_3$ 平面损伤患者。

（3）社区功能性行走：L_4 以下平面损伤患者戴踝足矫形器，能上下楼，能独立进行日常生活活动，能连续行走 900m。

6. 轮椅训练　损伤部位较低，上肢功能健全的患者，伤后 2～3 个月坐位训练已完成，可开始进行轮椅训练。训练之前要学会手闸操作，从地板上拾物、手移到脚踏板及轮椅上的支撑动作等。轮椅训练包括向前驱动、向后驱动、左右旋转训练及前轮翘起训练，上斜坡训练和跨越障碍训练，上下楼梯训练，越过马路镶边石的训练，过狭窄门廊的训练及安全跌倒和重新坐起的训练。注意在轮椅上每坐到 30min，必须用上肢撑起躯干或侧倾躯干，使臀部离开椅面减轻压力，以免坐骨结节发生压疮。

7. 辅助器具的应用　辅助器具的应用是脊髓损伤康复治疗的重要组成部分。脊髓损伤的水平不同，其康复目标和所需要的辅助器具也不相同。同时患者的年龄、体质、生活环境和经济条件也是影响选择辅助器具的重要因素。

一般来说，四肢瘫患者主要应用上肢支具和自助器及轻型轮椅；截瘫患者主要应用下肢支具和助行器及标准轮椅。

（1）上肢支具及自助器：主要包括手部夹板和自助器。手部夹板对颈髓损伤患者是必需的，应在入院后 48h 内提供，其应用目的是保持手部的正常位置和手指功能位，以防止畸形。夹板应在卧床期持续使用，洗漱和关节活动度训练时可摘下。自助器可代偿因瘫痪或肌肉无力或关节活动受限所致的部分身体功能障碍，保持所抓握的物体稳定，代偿不自主运动所致的功能障碍。自助器包括进食自助器、穿衣自助器、书写自助器等。

（2）下肢支具：配用适当的下肢矫形器为很多截瘫患者站立步行所必需。通常对于腰髓平面损伤有踝关节不稳，但腰、腹肌功能存在，尚能控制骨盆者可用膝踝足矫形器（KAFO）；下胸髓水平损伤，腰、腹肌受损时须用带骨盆托的髋膝踝矫形器（HKAFO）。KAFO与HKAFO的踝关节宜固定在背屈10°的位置，使站立时下肢稍前倾，以便利用髋过伸姿位保持髋部稳定及平衡。支具的固定注意使应力分散于各节段肢体，以防止压疮形成。

8. ADL能力的训练　早期主要练习床上生活自理活动，如进食、梳洗、穿上衣、脱裤子和鞋的动作。能在床上进行时，就应过渡到轮椅上进行。出院前练习入浴和入厕动作，达到能够在沐浴椅上淋浴、自己移到便器上及便后清洁的目标。此外，ADL能力训练应与手功能训练结合进行。

9. 心理治疗　脊髓损伤后大多数患者会有心理问题，表现为孤独感、自卑感、敏感、情绪反应强烈且不稳定，应针对不同心理问题给予及时治疗。

（三）合并症处理

1. 疼痛　疼痛为脊髓损伤的主要并发症之一。一般按疼痛的性质和来源大致分为周围神经痛、脊髓痛、内脏痛、肌张力或机械性疼痛。常用的处理方法有：

（1）预防和减少引起疼痛发生的外在因素，如感染、压疮、肌痉挛和内脏病变的发生。

（2）采用中西医结合的方法治疗。

（3）长期使用手动轮椅的患者易出现肩关节和（或）腕关节劳损而致疼痛，需训练患者正确使用手动轮椅，以减少或避免劳损的发生。

（4）理疗。

（6）心理治疗。

2. 肌肉痉挛　肌肉痉挛一般在损伤后3~6周开始发生，6~12个月左右达到高峰。常见诱因是膀胱充盈或感染、结石、尿路阻塞、压疮以及机体的其他感染或损伤。因此患者反复发生痉挛时要注意是否有合并症，及时去除诱发因素是缓解痉挛最有效的治疗方法之一。康复治疗方法包括：

（1）去除诱发因素：结石、感染等。

（2）牵张运动及放松训练。

（3）解痉药物应用。

3. 泌尿系统合并症

（1）尿路感染：患者由于感觉障碍，发生尿路感染时尿道刺激症状不明显，只能通过对尿液混浊、尿中有红、白细胞、尿培养阳性、血象白细胞增多和体温升高等感染现象观察。没有全身症状时一般不必采用药物治疗，增加饮水量是有效的方法。出现全身症状时，最好进行尿培养和药敏试验，以选择恰当的抗菌药物。理疗（超短波等）有明确的效果。

（2）尿路结石：脊髓损伤患者饮水一般偏少，加上长期卧床使尿液浓缩，长期不活动造成高钙血症和高磷酸血症，容易发生尿路结石。防治方法：适当增加体力活动，减少骨钙进入血液，多饮水，增加尿量和尿钙排泄，根据结石的性质适当改变尿液的酸碱度。必要时可以采用超声波碎石、中药排石等。

4. 深静脉血栓　据报道脊髓损伤患者中，深静脉血栓的发生率为 40% ～100%，但具有大腿或小腿肿胀、体温升高、肢体局部温度升高等临床表现的只占 15%。值得注意的是因患者感觉功能减退，相当一部分患者症状轻，容易被忽视，因此测量大、小腿的周径非常重要，早期需每日测量，中后期也需每周测量。脊髓损伤患者应尽量避免在下肢静脉输液，特别是刺激性液体。长期卧床休息时适当抬高下肢有助于静脉血回流，但不宜在膝下垫枕头，以免影响回流。要协助患者每日进行下肢被动运动。未发现和未处理的深静脉血栓可导致肺栓塞和突然死亡，因此需要早期诊断，立即给予肝素或右旋糖酐、尿激酶静滴。

5. 自主神经反射障碍　是由于脊髓损伤后自主神经系统中交感与副交感神经系统平衡失调导致，脊髓损伤水平以下的刺激一旦引起交感神经肾上腺能的介质突然释放，可能导致脑出血和死亡的严重并发症。多见于上胸段（T_6 以上）的脊髓损伤，在脊髓休克结束后发生。主要症状为头痛（有时剧烈跳痛）、视物不清、恶心、胸痛和呼吸困难。体征为面色潮红、出汗、脉缓或变快、血压升高、烦躁不安等。

治疗方法：立即抬高床头或采用坐位以减少颅内压力，监测血压和脉搏。立即检查和排除一切可能的自主神经障碍的诱因：①膀胱过度充盈，检查是否有导尿管堵塞或扭曲，如果没有留置导尿，可插导尿管缓慢排空膀胱。但如果排空膀胱过快，可导致痉挛，而使血压再次升高；②检查直肠内有无大量粪便未排出，如有大便，需手工清除，可先用麻醉药利多卡因，5min 后再清除大便，以避免因刺激直肠而使血压更高；③残肢部分是否有位置不当、扭曲或互相重叠，是否有过伸、压迫；④是否有压疮或深部感染；⑤指（趾）甲有无嵌甲、甲沟感染等。如果上述措施不能缓解症状，需使用药物降压，并监测血压，缓解后仍需继续监测 2h。

6. 异位骨化　异位骨化通常指在软组织中形成骨组织。在 SCI 后发生率由 16% ～58% 不等。发病机制不明。SCI 后的运动治疗与此病的发生无多大关系，因此休息不动并不能减少异位骨化的发生。此症脊髓损伤 4～10 周后，患者的大关节（好发于髋关节，其次为膝、肩、肘关节及脊柱），周围出现肿胀及热感。肿胀消退后，髋关节前面及大腿内侧可触及硬性包块。从而影响关节活动范围，使其坐位、转乘及更衣等动作造成不便，也容易导致压疮的发生。嘱患者家属在髋关节被动运动时不宜过度用力，尤其不能过度屈伸、按压。

7. 骨质疏松　由于脊髓损伤造成长期卧床，患者骨质疏松是非常多见的。骨质疏松的机制尚不完全清楚，防治的方法强调早期康复训练，尤其是站立训练，每天不应少于 2h（可分 2 次进行），饮食和药物中适当补充钙，鼓励患者多到户外活动，在体位变化、被动活动等时应动作轻柔，否则会引起病理性骨折。

8. 性功能障碍　大多数男性患者虽有反射性或精神性勃起，但总是不完全的，故性交能力很低。经心理治疗及有计划训练，15% ~25% 可获得满意的性生活。目前国外采用阴茎假体及直肠电刺激法解决性生活和排精问题，成功率较高，但仍有一定副作用。

9. 迟发性神经功能恶化　神经功能状态的恶化可以在损伤数年后出现（3 ~5 年占 12.1%），对患者的独立生活能力有明显的影响。迟发性神经功能恶化的原因不明，可能与过度使用或废用有关，也可能是退变的结果。

五、中医康复治疗

（一）针灸治疗

1. 毫针刺法　下肢瘫痪主要取环跳、承扶、风市、阳陵泉、足三里、承山、解溪、昆仑、二阴交、血海、太溪、肾俞、次髎等穴；上肢瘫痪取肩髃、肩贞、曲池、手三里、外关、阳溪、合谷等穴。此外还可取华佗夹脊穴。针刺补法，宜用弱刺激，留针时间要长。亦可配合经络走向施行梅花针，每 4 ~5 天 1 次。针后可加灸，特别是二便失禁者，用温针法。

2. 电针法　选穴同体针穴位，用疏密波或断续波，强度以患者肌肉微颤为度，每次通电 20 ~30min，10 次为 1 疗程。2 个疗程间隔 2 ~3 天。

3. 头针法　选顶颞前斜线、顶旁 1 线及顶旁 2 线，毫针平刺入头皮下，快速捻转 2 ~3min，每次留针 30min，留针期间反复捻转 2 ~3 次，或加用电针。

4. 耳针法　可取臀、胸椎、腰骶椎、肩、肘、髋、膝、踝、坐骨神经等穴，每次取 3 ~5 穴，留针 1h，或用皮内针埋针。

（二）推拿治疗

推拿以穴位推拿和经络按摩为主。下肢瘫痪主要取气冲、环跳、居髎、承扶、风市、足三里、阳陵泉、血海、三阴交、委中、承山、太溪、昆仑等穴，配合肾俞、命门、腰眼、八髎穴。如有上肢瘫痪，加用肩髎、肩贞、曲池、尺泽、少海、手三里、外关、合谷等穴。此外，可沿督脉、华佗夹脊穴按摩。手法宜平稳，由轻而重，在患者适应后逐渐加大力量。手法以指揉法、指摩法为主，结合推按，可从肢体远端推到近端。如瘫痪部位的肌肉已有一定的自主活动，推拿手法可渐加重，常用搓、摇、滚、拿等手法，以及揉捏肌肉法、捶拍肢体法，并加强对患肢作被动运动。推拿最后作揉、摩、滚、掌推等法，由远端到近端，以放松肌肉，疏通经络，促进气血循环。下肢截瘫的患者，也可利用健康的上肢对患肢进行自我按摩。

（三）气功及传统体育康复法

1. 截瘫患者以练卧位放松功为主，即意守少腹部丹田，自然深呼吸。同时可练存想默念的方法，即"以意领气"，把思想集中于瘫痪部位，由上到下反复想象肌肉放松，并闭目默念"松"字。经过一段时间练习后，思想能随意放松和集中，再使思想高度集中，心中默念"动"字，从远端大拇趾起动，逐渐向上扩大范围，同时也可配合被动运动。后期可练内养功、站桩功、强壮功等。

2. 在患者能独立行走后，可练太极拳、八段锦、五禽戏等，但必须有专人保护，防止摔倒。

（四）中药治疗

1. 内治 肝肾亏虚者，宜补益肝肾，以健步虎潜丸合六味地黄丸加减。若兼有瘀血阻络者，可加用赤芍、归尾、桃仁、延胡等；若大便秘结者，可加用火麻仁、柏子仁、玉竹等；若小便癃闭者，可加用肉桂、车前子、川牛膝；若二便失禁者，可加用金樱子、诃子、乌梅、益智仁等；如属肝肾阴阳两虚者，可用地黄饮子；痰瘀阻络者，宜化痰逐瘀通络，以接骨丹加减，也可用大活络丹。

2. 外治 小便癃闭者，可用粗盐500g炒热，加葱白1500g，切碎同炒香味出，用布包熨下腹部。

（五）饮食疗法

截瘫患者可选用补益脾肾、强壮筋骨、温通督脉的饮食，多食用血肉有情之品，可取动物的脊髓、脊骨煮汤或煮粥，如羊脊骨粥等，还可食用鹿肉。适量饮用十全大补酒、五加皮酒、史国公酒等。

六、康复注意事项

1. 制定一个长远的康复训练计划，使患者出院后，仍然能够利用当地条件因地制宜地不断进行康复训练，训练中应从易到难、循序渐进，持之以恒。

2. 心理疏导和教育要贯穿整个治疗始终，脊髓损伤后会产生一系列的心理和社会问题，要教育家属和患者正确面对残疾，调动患者康复训练的积极性，最大限度发挥患者潜在能力，改善生活质量。让患者了解脊髓损伤的基本知识、生活自理能力和所需要的训练技巧等。

3. 对完全性四肢瘫的患者进行关节活动度训练时，可将训练的要点教给患者，出院后患者可指导他人为其做关节活动度的练习，对不完全性损伤的患者，需将一些技巧和自我护理知识教给患者，以提高其功能独立性水平，如使用轮椅的技巧、从轮椅到床的转移技巧和皮肤的护理等。

4. 要培养患者良好卫生习惯，尤其是预防肺部感染和泌尿系感染，教会患者自己处理大小便，高位颈髓损伤患者的家属要学会协助患者处理大小便。对患者进行性康复教育，指导患者使用药物和性工具。

5. 按时准确服药，抗痉挛药停药时，要注意逐渐减量，以防止出现反跳。

6. 定期到当地医院查体，防止并发症发生和二次残疾。

7. 配合社会康复和职业康复部门，协助患者做好回归社会的准备，鼓励患者掌握一项职业技能，尽可能自食其力，真正做到回归社会。

第十章
周围神经病损的康复

第一节 概 述

周围神经（peripheral nerve）病损是由于感染、外伤、缺血、代谢障碍、中毒等因素引起的周围运动神经、感觉神经和自主神经结构和功能障碍。是临床常见损伤之一。

周围神经是由脑和脊髓以外的神经节、神经丛、神经干及神经末梢组成，是传递中枢神经和躯干各组织间信号的装置。依其功能及在中枢的起始部位，分为脑神经和脊神经；根据分布的不同，又分为躯干神经和内脏神经。周围躯干神经多为混合性神经，是由运动纤维、感觉纤维和自主神经纤维组成。

周围神经病损是下运动神经元的病变，一般分为周围神经损伤和周围神经病两大类。周围神经损伤是由于周围神经丛、神经干或其分支受外力作用而发生的损伤。周围神经病是指周围神经的某些部位由于炎症、中毒、缺血、营养缺乏、代谢障碍等引起的病变。习惯上将受外力作用而发生损伤的称为周围神经损伤；将因炎症引起的损伤称为神经炎；将由于营养代谢障碍等所致的损伤称为周围神经病。

一、病因及病理

（一）病因

周围神经病损的原因有多种，常见原因有：

1. 机械性损伤 大多由金属、刀、玻璃及机器造成的损伤，如刀割伤、挤压伤、挫伤、撕裂伤和骨折脱位所致损伤等。

2. 火器伤 由枪弹或弹片造成的损伤。

3. 医源性损伤 如注射、产伤、手术等技术操作有误造成损伤。

4. 其他 如感染、中毒、缺血、营养代谢障碍、结缔组织病、肿瘤及放射损伤等所致的周围神经病损。

（二）病理

周围神经损伤后的主要病理变化是受损远端神经纤维 24~48h 后发生的传导功能丧失，轴突分节、髓鞘分裂、呈脂肪变性、消失，称为瓦勒变性或神经纤维脂肪变性。如果神经膜未遭破坏，逐渐形成空管，其后从近端轴索形成轴芽神经再生。如果再生受阻，半年后神经膜管会因周围组织的压迫而萎缩，再生无望。

二、周围神经损伤的分类

英国学者 Seddon 将周围神经损伤分为三类：

1. 神经失用（neurapraxia） 为轻度损伤，多为牵拉、短时间压迫、邻近组织的震荡波及所致。神经轴突和神经膜均完整，传导功能暂时丧失，一般于数日至数周内自行恢复。

2. 轴突断裂（axonotmesis） 为中度损伤，多为挤压、牵拉、骨折、药物刺激、较长时间压迫、缺血等所致。神经轴突部分或完全断裂，神经内膜和施旺细胞完整，出现瓦勒变性，运动和感觉功能部分或完全丧失。经过一段时间后神经功能可自行恢复，但轴突需要较长时间地从损伤部位向远端再生，再生速度约为每日 1~2mm。

3. 神经断裂（neurotmesis） 为重度损伤，多为严重拉伤或切割伤、化学性破坏、严重缺血等所致。神经干完全断离，神经失去连续性，运动和感觉功能完全丧失。神经断裂必须手术修复，术后神经功能可恢复或恢复不完全。三种周围神经损伤的特征见表 10-1。

表 10-1 三种周围神经损伤的特征

		神经断裂	轴突断裂	神经失用症
病理	主要损害	完全解体	神经纤维断裂、施旺鞘保持	较大纤维的选择性脱髓鞘，无轴突变性
症状	解剖的延续性	可丧失	保持	保持
	运动瘫痪	完全	完全	完全
	肌萎缩	进行性	进行性	很少
	感觉障碍	完全	完全	常无
	自主神经障碍	完全	完全	常无
	变性反应	有	有	无
电诊断	病灶远端神经传导	无	无	保存
	运动单位动作电位	无	无	无
	纤颤电位	有	有	偶见

（续表）

		神经断裂	轴突断裂	神经失用症
恢复	手术修复	主要	不需要	不需要
	恢复速度	修复后每日 1~2mm	每日 1~2mm	迅速、数日或数星期
	性质	不完全	完全	完全

三、临床表现与诊断

（一）临床表现

周围神经损伤的主要临床表现有：

1. 运动障碍 该神经支配的某些肌肉弛缓性瘫痪、肌张力降低、肌肉萎缩。

2. 感觉障碍 表现为感觉减退或消失、感觉过敏，局部有麻木、灼痛、刺痛、自发疼痛，实体感缺失等。

3. 反射障碍 该神经所支配区域的深、浅反射及腱反射减弱或消失。

4. 自主神经功能障碍 局部皮肤发红或发绀，皮温升高或降低，无汗、少汗或多汗，指（趾）甲粗糙、脆裂，毛发脱落等。

（二）诊断

了解患者的伤、病史，结合周围神经的解剖部位和周围神经损伤的症状，检查周围神经支配的运动、感觉和自主神经系统的功能情况。可通过神经干叩击试验、神经电生理学、神经传导速度等辅助检查手段，对神经损伤进行判断。通过分析病损的原因，结合周围神经损伤的症状、体征及实验室检查，即可明确诊断。

第二节　康复问题

一、运动功能障碍

肌肉失神经支配而引起肌力减退或肌瘫痪，导致随意运动功能障碍。由于关节活动的肌力平衡失调，常出现一些特殊的畸形和运动异常，如桡神经肘上损伤的垂腕畸形、尺神经腕上损伤的爪形手、坐骨神经损伤者出现异常步态和行走困难等障碍。

二、感觉功能障碍

感觉障碍因神经损伤的部位和程度不同而表现不同，如局部麻木、刺痛、灼痛、感觉过敏、感觉减退、感觉消失或实体感消失等。

三、肿胀

肢体肿胀的主要原因是静脉与淋巴回流受阻。如各种损伤伤及了血管周围的交感神经；血管张力丧失；肌肉瘫痪，使肌肉对内部及附近血管的交替挤压与放松停止；广泛瘢痕形成及挛缩，压迫静脉血管及淋巴管等。

四、挛缩

由于肿胀、疼痛、不良肢位、受累肌与其拮抗肌之间失去平衡等因素的影响，常易出现肌肉、肌腱挛缩。

五、自主神经功能障碍

是一个牵涉交感神经系统功能障碍的综合征，常伴发于周围神经损伤，特别是神经撕裂伤。包括：疼痛、水肿、僵直、骨质疏松、皮肤营养变化、血管舒缩和出汗功能改变。

六、ADL 能力、职业能力和社会生活能力下降

周围神经病损后，由于运动、感觉等功能障碍，会不同程度地降低患者的日常生活活动、工作和劳动能力。

七、心理问题

主要表现有急躁、焦虑、忧郁、躁狂等。担心神经损伤后不能恢复，承受不了长期就诊的医疗费用。常影响其与他人的正常交往，严重时可产生家庭和工作等方面的问题。

第三节　康复评定

一、运动功能评定

1. 观察肢体有无畸形、肌肉萎缩、肿胀。

2. 肌力和关节活动度的评定（见第三章）。

3. 患肢周径的测量：用皮尺测量或用容积仪测量受累肢体周径并与相对应健侧肢体比较。

4. 运动功能恢复等级评定：由英国医学研究院神经外伤学会提出，将神经损伤后的运动功能恢复情况分为6级，简单易行，是评定运动功能恢复最常用的方法（见表10-2）。

表10-2　　　　　　　　周围神经病损后运动功能恢复评定表

恢复等级	评定标准	恢复等级	评定标准
0级(M_0)	肌肉无收缩	3级(M_3)	所有重要肌肉能抗阻力收缩
1级(M_1)	近端肌肉可见收缩	4级(M_4)	能进行所有运动,包括独立的或协同的运动
2级(M_2)	近、远端肌肉均可见收缩	5级(M_5)	完全正常

二、感觉功能评定

周围神经病损后感觉消失区往往较实际损伤小，且感觉消失区边缘存在感觉减退区。感觉功能评定参见第三章第五节内容。周围神经病损后感觉功能恢复的评定可参考英国医学研究院的分级评定表（见表10-3）。

表10-3　　　　　　　　周围神经病损后感觉功能恢复评定表

恢复等级	评定标准
0级（S_0）	感觉无恢复
1级（S_1）	支配区皮肤深感觉恢复
2级（S_2）	支配区浅感觉和触觉部分恢复
3级（S_3）	皮肤痛觉和触觉恢复、且感觉过敏消失
4级（S_4）	感觉达到S_3水平外，两点分辨觉部分恢复
5级（S_5）	完全恢复

三、反射检查

反射检查时需患者充分合作，并进行双侧对比检查。常进行的反射检查有肱二头肌反射、肱三头肌反射、桡骨骨膜反射、膝反射、踝反射等。

四、电生理学检查

电生理学评定对判断周围神经损伤的部位、范围、性质、程度和预后等均有重要价值。在周围神经损伤后康复治疗的同时，定期进行电生理学评定，还可监测损伤神经的再生与功能恢复的情况。

（一）直流感应电测定

应用间断直流电和感应电刺激神经、肌肉，根据阈值的变化和肌肉收缩状况，来判断神经肌肉的功能状态。通常在神经受损后15～20天即可获得阳性结果。

（二）强度－时间曲线检查

是一种神经肌肉兴奋性的电诊断方法，是将刺激的强度阈值与时间阈值的相互关系用一条曲线表示，以比较精确定量的方法测定组织的兴奋性。通常在神经受损3天后即可获得阳性结果。

（三）肌电图检查

对周围神经病损有重要的评定价值。是将肌肉兴奋时发出的生物电变化引出放大，用图形记录出来。一般可比肉眼或手法检查早1～2个月发现肌肉重新获得神经支配。可判断失神经的范围与程度以及神经再生情况。

（四）神经传导速度的测定

利用肌电图测定神经在单位时间内传导神经冲动的距离。以此可判断神经损伤的部位，神经再生及恢复的情况。可用于感觉神经和运动神经的功能评定，对于周围神经病损是最为有用的一项检查。

（五）躯体感觉诱发电位检查

是刺激从躯体周围神经引起的冲动，传到大脑皮层的感觉区，在头皮记录诱发电位，用以观察感觉通路是否处于正常生理状态。具有灵敏度高、定量估计病变、定位测定传导通路、重复性好的优点。

五、ADL 能力的评定

周围神经病损后，会不同程度地影响患者 ADL 能力。具体评定方法参见第三章第八节。

第四节 康复治疗

一、康复治疗目标

周围神经损伤不同阶段有不同的治疗目的。主要有早、中、后三期目标：

1. 早期 主要是止痛、消肿、减少卧床并发症，预防伤肢肌肉和关节挛缩。

2. 中期 通过训练促进神经再生，恢复肌力，增加关节活动度和感觉功能的恢复。

3. 后期 对于不能完全恢复的肢体，使用支具，使患者最大程度恢复其生活能力和社会活动能力。

二、康复治疗原则

（一）促进病损神经的恢复与再生

对于保守治疗的患者，发病后应早期应用神经营养药物和促神经再生药物，还应尽早应用物理因子治疗（超短波、脉冲短波、微波、超声波等）促进病损部位的水肿消退及炎症吸收，改善局部血液循环及组织营养、代谢，加快周围神经的恢复与再生。对保守治疗无效而又有手术指征的周围神经损伤患者应及时进行手术治疗。

（二）促进运动功能的恢复

周围神经病损早期可采用按摩、被动运动、肌电生物反馈及功能性电刺激治疗，维持关节正常活动范围，增加感觉输入，防止或延缓肌肉萎缩，促进肌肉收缩功能恢复。应注意保护瘫痪的肌肉，避免过度牵伸。

（三）促进感觉功能恢复

如果患者存在浅感觉障碍，可以选择不同质地（旧毛巾、丝绸、卵石等）、不同温度（凉水、冰块、温水）的物品分别刺激健侧及对应的患侧皮肤，增加感觉输入。有深感觉障碍者，在关节被动运动、肌力训练过程中，应强调局部的位置觉及运动觉训练。

（四）防止关节畸形、挛缩

损伤后应及早进行主动或被动关节运动，牵伸关节周围的纤维组织，防止挛缩，辅以必要的支具支持。

（五）提高日常生活活动能力

在进行病损部位运动功能训练的同时，应该指导患者结合自己的生活方式，在日常生活、工作过程中多使用患肢，使康复治疗贯穿于日常生活活动之中。

（六）改善心理状态

减轻或解除因损伤带来的焦虑、忧虑、躁狂等心理障碍。

三、适应证和禁忌证

周围神经病损存在功能障碍者均可做康复治疗，但任何情况下都禁忌做过伸运动。如果挛缩的肌肉和短缩的韧带有固定关节的作用，则应保持原状。训练应适度，不可因过分疲劳而加重损伤。

四、康复治疗方法

周围神经损伤急性期（约5～10天）炎症水肿消退后，重点是促进神经再生，恢复肌力，增加关节活动度和促进感觉功能恢复。后期对于不能完全恢复的肢体，使用支具，促进代偿，最大程度恢复其生活能力。

（一）理疗

1. 消肿、止痛 局部无金属内固定者用无热量超短波，根据部位的大小，对置或并置，每次治疗8～10min，每天1次。紫外线照射，若用红斑量，每天1次。抬高患肢，弹力绷带压迫，被固定的肢体静力性收缩，对患肢进行轻柔的向心性按摩和被动运动等来改善局部血液循环和营养状况，促进组织水肿和积液的吸收。

镇痛可采用直流电药物离子导入疗法、槽浴、低频电疗法、电按摩等。

2. 促进神经再生 失神经支配后1个月，肌萎缩最快，宜及早应用神经肌肉电刺激。此外还可选用直流电、调制中频、水疗、蜡疗等温热疗法进行治疗。应用神经生长因子（NGF）和成纤维细胞生长因子（FGF）等神经营养药物。

（二）运动疗法

采用增加肌力和耐力的辅助运动、抗阻运动等训练和扩大关节活动度的训练。根据肌力的不同，选择不同的训练方法：①受累神经支配肌肉肌力为 0 ~ 1 级时，使用被动运动。②受累神经支配肌肉肌力为 2 ~ 3 级时，使用范围较大的辅助运动、主动运动及器械性运动；随着肌力的增强，应减少辅助力量。③受累神经支配肌肉肌力为 3 ~ 4 级时，可进行抗阻训练，以争取肌力的最大康复。同时进行速度、耐力、灵敏度、协调性与平衡性的专门训练。

（三）作业治疗

根据功能障碍的程度、肌力及耐力的评定结果，进行有关的作业治疗以增加肌力，促进功能的恢复。如上肢周围神经损伤者可进行木工、编织、泥塑、打字、拧螺丝、修配仪器等操作；下肢周围神经损伤者可踏自行车、缝纫机等练习。在治疗中不断增加训练的难度和时间，以增强身体的灵活性和耐力。

（四）感觉训练

1. 感觉脱敏训练　神经再生阶段患者常有感觉过敏现象，这是由于再生的神经末梢及感觉终末器官尚未成熟之故。通过反复刺激过敏区，可以克服过敏现象。如将肢体置于漩涡水中 15 ~ 30min，漩涡从低速逐渐到快速；经常按摩过敏区，或用不同质地的物品（如毛巾、刷子、小珠子等）刺激。对实体感觉缺失者，指尖感觉有所康复时，进行触摸训练，先睁眼、后闭眼练习，或将日常可见的一些大小、形状或质地不同的物品（如手表、钥匙、螺丝、纽扣、橡皮等），让患者触摸辨认。

2. 感觉重建训练　即训练大脑对新刺激的重新认识。可用不同的物体放在手中，在睁眼或闭眼时触摸各种不同形状、大小木块，然后用不同织物识别和练习，最后用一些家庭常用物品练习。感觉训练原则是：先进行触觉训练，再进行振动觉训练。由大物体到小物体，由简单物体到复杂物体，由粗糙质地到细滑质地，由单一物体到混合物体。一般患者在训练 4 ~ 5 天后感觉功能就有改善，原来没有两点辨别能力的患者，在 2 ~ 6 周内可获得正常功能。

（五）矫形器的应用

神经麻痹后，肌力甚弱或完全消失，造成肢体不能保持功能位，可使用器械矫治。例如上肢腕、手指肌肉无力者可使用夹板固定；胸神经损伤致前锯肌麻痹时，可使用复杂的肩胛固定架；足部肌力不平衡所致足内翻、外翻、足下垂，可使用下肢短矫形器；大腿肌群无力致膝关节支撑不稳，小腿外翻、屈曲挛缩，可使用下肢长矫形器矫正。

（六）心理治疗

消除患者的心理障碍，采用心理咨询、集体治疗、患者示范等方式，使患者积极主动康复治疗。

五、中医康复治疗

（一）针灸治疗

1. 毫针刺法　总原则是以局部选穴为主，即根据病损不同部位，选取不同的穴位，以改善局部的气血循环，加强组织营养，消除炎性水肿，减少神经损害，防止肌肉的萎缩、挛缩与变形，促进神经的自我修复与再生，使神经传导功能、肌力、耐力及运动协调得到恢复。一般全身性病损以取阳明经穴为主。上肢取肩髃、曲池、手三里、阳池、外关、合谷；下肢取髀关、梁丘、环跳、承扶、风市、阳陵泉、悬钟、解溪、昆仑。任何患病部位均可加用足三里、大椎。加减法：足内翻加丘墟、申脉，足外翻加中封、商丘、照海；下肢能屈不能伸者，加犊鼻、膝阳关；下肢能伸不能屈者，加阴陵泉、曲泉；足趾翘不起者，加太冲或行间，久病损及肝肾者，可加肝俞、脾俞、肾俞。手法：小儿用平补平泻，轻捻转不留针；成人则视病之久暂虚实而行补泻，一般留针 15～20min，10 日为 1 疗程。休息 3 日再进行第 2 疗程。肌肉萎缩而无实热者，可用灸法或温针法。

2. 电针法　选穴同体针，疏密波，在患侧肢体选穴，针刺得气后留针，接通电针仪，强度以患者肌肉微颤为度，每次通电 20～30min。每日或隔日 1 次，10 次为 1 疗程。

3. 穴位注射法　参照体针穴位，每次选 1～3 个穴位，用 3%～5% 的复方当归注射液或维生素 B_1、B_{12} 或红花注射液，每穴注射 0.5～1.0ml。一般每天 1 次，10 天为 1 疗程。

4. 皮肤针法　要沿着经脉循行的方向，由内到外，由上到下叩刺。以手足阳明经为主，其他经脉辅之。

5. 头针法　选顶颞前斜线、顶颞后斜线、顶中线、顶旁 1 线及顶旁 2 线，毫针平刺入头皮下，快速捻转 2～3min，每次留针 30min，留针期间反复捻转 2～3次；或可加用电针，针后鼓励患者活动肢体。

6. 耳针法　选神门、交感、皮质下、坐骨神经、脾、肝、肾、脊髓、脑干等穴位，也可用王不留行籽外贴耳穴。

（二）中药治疗

1. 辨证用药

（1）瘀血阻络：损伤或感染之后肢体纵缓不收，麻木不仁，肢肿色紫，活动不利，伸屈困难，舌质淡暗有瘀斑，脉涩。治则：活血行气，化瘀通络。四物汤合活血丹加减：赤芍、当归、川芎、地鳖虫、五加皮、桃仁、刘寄奴、延胡索、威灵仙、香附、红花、槟榔、大黄等。若病久肌肉萎缩者，重用黄芪、人参；病初痛甚者，加玄胡、乳香、没药、降香等。

（2）气滞血瘀：肢体麻木，痿软无力，疼痛，痛有定处，舌质暗紫有瘀斑，脉涩。治则：行气活血，疏通经络。身痛逐瘀汤加减：当归、川芎、桃仁、红花、没药、香附、伸筋草、地龙、白花蛇、乌梢蛇等。麻木重者，加陈皮、枳壳。

（3）气血亏虚：肢体痿软无力，懒言少气，食少神疲，面色无华，舌质淡紫，苔薄白，脉细无力。治则：益气健脾，养血活血。八珍汤加减：黄芪、当归、川芎、赤芍、白芍、党参、白术、地龙、茯苓。有热者，加桑枝。

（4）肝肾亏虚：肢体肌肉萎缩无力，行走困难，甚则不能行走，舌质淡紫，苔薄，脉弱。治则：滋补肝肾。知柏地黄汤或虎潜丸加减：龟板、知母、黄柏、熟地、当归、白芍、锁阳、牛膝、陈皮、淮山等。阴虚火旺者，去锁阳，加生地、玄参、麦冬。

2. 中成药

（1）健步虎潜丸：每次 1 丸，每天 2 次。适用于肝肾亏虚证。

（2）大活络丸：每次 1 丸，每天 2 次。适用于气滞血瘀证。

（3）七厘片：每次 3 粒，每天 3 次。适用于气滞血瘀证。

（4）三七总甙片：每次 4 片，每天 2 次。适用于瘀血阻络证。

3. 外治 《理瀹骈文》采用苍术、黄柏（盐、酒炒）加牛膝、首乌、黑小豆蒸热敷患部，温通为主。药浴法常用活血通痹类药物，煎水外洗或热浴。每日 2 次，每次 15～20min。

（三）推拿治疗

上肢：拿肩井，揉捏臂臑、曲池、手三里、合谷部肌筋，点肩髃、曲池、外关、内关等穴，搓揉臂肌来回数轮。下肢；拿阴廉、承山、昆仑部肌筋，揉捏伏兔、承扶、殷门部肌筋，点腰阳关、环跳、风市、足三里、委中、承山、犊鼻、解溪、等穴，搓揉股肌来回数轮，手劲刚柔并济，以深透为主。以上推拿每天 1 次，10 次为 1 疗程。

（四）饮食疗法

可取烤干牛骨髓粉 300g，黑芝麻 300g，略炒香，研末，加白糖适量合拌，每服 9g，每天 2 次。或取新鲜猪骨髓 200g，黄豆 30g，粳米 100g，煮食。也可取猪或牛脊髓，烤干研粉，拌入炒米粉中，用白糖调服。并可用紫河车粉，每服 3g，每天 2 次。

六、常见周围神经病损及其康复

（一）三叉神经痛

三叉神经痛是一种在三叉神经分布区出现的反复性、发作性剧痛，又称为痛性痉挛。为神经性疼痛疾患中最常见者，多于中年后起病。临床最突出的表现是疼痛，为骤然闪电样发作，性质如刀割、针刺、电灼、电击样，持续 1～2min 后停止。60% 的患者为原发性三叉神经痛，也可继发于小脑肿瘤、脑蛛网膜炎、颅底恶性肿瘤及三叉神经根炎等。

康复治疗：可用直流电药物离子导入法，超声波疗法，超短波或微波等理疗；药物治疗以卡马西平、苯妥英钠为主，加用抗痉挛、维生素、镇静和多巴胺受体阻滞剂等药物。

（二）面神经炎

是面神经的茎乳突孔内急性非化脓性炎症，引起面神经核下麻痹（又称周围性面神经麻痹）。面神经炎可引起同侧面部所有表情肌无力，表现为患侧眼睑不能闭合或闭合不全，前额横纹变浅或消失，鼻唇沟变浅，露齿时口角歪向健侧，鼓腮时患侧口角漏气。

康复治疗：可用超短波或红外线局部治疗；及时采用激素、抗生素、维生素加抗病毒药物和营养神经等药物治疗；采用面部擦刷、轻叩等手法诱导患侧肌肉主动收缩，指导患者进行抬眉、瞪眼、用力闭眼、微笑、示齿、吹口哨、鼓腮等面部表情肌主动运动。

（三）上肢周围神经损伤

1. 臂丛神经损伤 臂丛由颈 5～8 神经前支和胸 1 神经组成。臂丛神经损伤多由牵拉所致，如交通事故、高处跌下、暴力、重物压伤颈肩部以及难产等。分为臂丛上部瘫痪（颈 5～6 神经受损）、臂丛下部瘫痪（颈 8～胸 1 神经受损）和混合型。

康复治疗：使用支具保护患肢，并保持在功能位；可选用温热疗法、电疗法；应根据病情、肌力选用被动运动、助力运动、主动运动及抗阻运动等运动疗法，如患肢功能不能恢复，应训练健肢的代偿功能。

2. 正中神经损伤 损伤多由切割伤、碾轮伤、枪弹伤及骨折等所致。表现为前臂不能旋前，屈肌群萎缩，屈腕肌力下降且尺侧偏。拇、示指不能屈曲，拇指不能对掌，大鱼际肌萎缩，手掌呈"猿掌"畸形，1～3指手掌桡侧感觉减退，示指末节掌侧感觉消失。

康复治疗：视病情不同而选用被动运动、主动运动及其他理疗方法，为矫正"猿形手"畸形、防治肌腱挛缩，运用支具使受累关节处于功能位。

3. 桡神经损伤 在臂丛诸周围神经中，桡神经最易遭受外伤。有相应的病史，如刀枪伤、手术、肱骨上部骨折、压迫等。出现垂腕、垂指畸形，前臂伸肌群萎缩，2～5指掌指关节不能伸，拇指内收，手背桡侧及1、2、3指感觉减退或消失。

康复治疗：在进行必要的手术、药物治疗的同时，可以进行适当的理疗、运动疗法，使用支具使腕、指保持功能位，以避免肌腱挛缩。

4. 尺神经损伤 常有外伤、切割伤及手术史等。可出现爪形手，手部骨间肌麻痹、萎缩，手指内收、外展功能障碍，手掌和手背尺侧感觉障碍，环指和小指指间关节不能屈曲，手不能尺偏。

康复治疗：为防止小指、环指掌指关节过伸畸形，可使用关节折曲板，使掌指关节屈曲45°，也可佩戴弹簧手夹板，使蚓状肌处于良好位置，屈曲的手指处于伸展状态。

（四）下肢周围神经损伤

1. 坐骨神经损伤 坐骨神经来自腰4、5和骶1、2、3神经。髋关节脱位、臀肌挛缩、手术伤和臀部肌注药物均可致其高位损伤，引起股后部肌肉及小腿和足部所有肌肉全部瘫痪，临床表现为膝关节不能屈曲，踝关节与足趾运动功能完全丧失，呈足下垂，跨越步态，小腿外侧及足部麻木，感觉丧失，皮肤干燥，足内在肌瘫痪，跟腱挛缩，跟腱反射消失。

康复治疗：应用理疗和运动疗法，应配用支具（如足托）或矫形鞋，以防止膝、踝关节挛缩及足内外翻畸形等。

2. 胫神经损伤 胫神经是坐骨神经的延续段，可因膝部外伤、胫骨中远段骨折等致伤，表现为小腿屈肌群和足底肌麻痹，足趾不能跖屈、呈仰趾畸形，足内翻受限。小腿后侧、足背外侧和足底感觉消失。

康复治疗：应用理疗和运动疗法，采用矫形器具等。

3. 腓总神经损伤 腓总神经损伤是下肢神经损伤中最常见的一种。见于腓骨小头骨折、膝关节外侧的创伤、小腿石膏固定或夹板固定不当等原因。腓总神经损伤后出现足下垂并内翻，小腿外侧及足背皮肤感觉障碍。

康复治疗：可用超短波、中低频电疗；足托或穿矫形鞋使踝保持90°位。如为神经断裂，应及早手术缝合。

七、康复注意事项

1. 康复治疗应早期介入。

2. 对于受累肌肉训练时，应根据肌肉力量选择运动方式，运动量不宜过大，以免肌肉疲劳。肌肉功能恢复期间不要使用代偿性运动训练，只有当肌肉功能恢复无望时才能发展代偿功能。

3. 对于感觉障碍的患者要注意防止皮肤损害。告知患者要经常注意无感觉区的存在，注意检查皮肤有无发红、水疱、烫伤、青肿等，并学会保护患肢，防止再损伤，例如用患手端热锅时，应该戴厚手套避免烫伤；患者外出时，应避免他人碰撞患肢，必要时佩戴支具，使患肢保持功能位。

4. 鼓励患者积极参加家务活动，尽量生活自理，避免再损伤的前提下尽可能地多用患肢，将康复训练贯穿于日常生活中。家属要学会一些被动、简易器械牵引的方法，配合患者在家继续治疗，促进患者功能早日恢复。

第十一章

颈椎病的康复

第一节 概 述

一、定义及流行病学

颈椎病（cervical spondylosis）是由于颈椎间盘退变及其继发性颈椎组织病变，刺激或压迫周围的颈神经根、颈部脊髓、椎动脉或交感神经所引起相应的一系列临床表现。常见症状轻则头颈肩臂麻木疼痛，重者肢体酸软无力，甚至大小便失禁、瘫痪，若椎动脉和交感神经受累则可见头晕、心慌等症状。

本病是一种常见病、多发病，影响人群范围较广，从 21～83 岁均可患病，患病率达 64.52% 以上。一般而言，颈椎病是中老年人的一种多发病，40～60 岁为高发年龄，而 70 岁以后患病率达 90%。但近年来的研究表明，颈椎病患病率呈现年轻化趋势，特别是经常使用电脑者，肩背肌肉长时间处于紧张状态，引起肩背痛、眩晕等各类颈椎综合征，使得办公室工作人员、会计、记者、教师及学生的发病率升高。有统计资料表明，青少年患病率占该病发病率的 12%。

二、病因及病理

1. 颈椎间盘退变或突出 颈椎间盘的生理性退变是本病的内因。人在 20 岁左右时，椎间盘发育成熟，髓核中含水量最多，弹性最好。一般在 25 岁以后颈椎间盘开始退变，髓核含水量逐渐下降，纤维环的纤维变粗变脆，很容易造成损伤或裂隙，髓核易由此突出。

2. 颈椎失稳、椎关节错位 由于髓核逐渐脱水、纤维化、椎间盘体积缩小，椎间隙变窄，脊柱稳定性下降，常引起小关节错位，使椎间孔或椎管变形变窄，横突孔排列变形，导致落枕等颈背部不适。

3. 骨质增生　由于后关节囊松弛，关节间隙变小，关节面易磨损而发生增生，同时钩椎关节面也因间隙小而磨损，可使关节突增生；前纵韧带、后纵韧带的松弛，椎体稳定性下降，促使椎体发生代偿性增生；因髓核含水量减少，椎间盘厚度下降，椎间孔上下径变窄，使各增生部位更易压迫血管神经而发病。

另外，颈椎的先天畸形如椎体融合、先天性椎管狭窄也易产生退变而发病。各种急性损伤、陈旧性损伤、慢性劳损及不适当的治疗、锻炼是其发病的外部因素。这些因素均可造成椎间盘、韧带、后关节囊等组织不同程度的损伤，从而使颈椎稳定性下降，发生代偿性增生，增生物直接或间接压迫神经、血管，就产生相关的症状。

三、临床表现、分型与诊断

由于颈椎间盘突出程度、部位及骨质增生的部位不同，根据临床表现分为神经根型、脊髓型、椎动脉型、交感神经型和混合型。

（一）临床表现与分型

1. 神经根型　最常见，约占60%。是由颈椎骨质增生、椎间盘突出、小关节紊乱压迫或刺激了神经根，使神经根发生水肿、炎症、粘连而引起的一系列临床表现。

（1）症状：一侧或两侧头、颈、肩、臂疼痛、麻木，颈僵不适，活动受限，颈部后伸、咳嗽、喷嚏或用力排便时疼痛加剧，并可出现沿神经走向的放射痛。上肢发沉，酸软无力，握力减退，持物易落。

（2）体征：颈部活动明显受限，颈椎棘突、横突、冈上窝、肩胛内上角和肩胛下角有压痛点，压顶试验阳性，臂丛神经牵拉试验阳性，低头试验和仰头试验阳性，重者手部肌肉萎缩，上肢皮肤感觉异常。

（3）X线平片：正、侧、双斜位可见生理前凸消失，椎间隙变窄，椎体前后缘骨质增生，钩椎关节、关节突关节增生及椎间孔狭窄，前纵韧带、项韧带钙化。

（4）CT、MRI：椎间盘突出、椎管和神经根管狭窄、脊神经受压。

2. 脊髓型　约占颈椎病的10%～15%，由颈椎盘病变（膨出、突出、脱出）、颈椎椎体后缘骨质增生、发育性椎管狭窄、黄韧带肥厚或钙化及后纵韧带的钙化压迫硬膜囊和脊髓，而产生相应症状，是颈椎病中最重的类型，症状复杂，早期不易发现，易误诊，致残率高。

（1）症状：多从下肢开始，逐渐发展到上肢。下肢无力沉重，迈步困难，步态笨拙，胸腰部束缚感；上肢麻木，一侧或双上肢无力，不能持重；严重时可见大小便失控，甚至可见瘫痪（单瘫、截瘫、偏瘫、三肢瘫、四肢瘫，均为痉挛性瘫痪）。

（2）体征：肌力减弱，但肌张力增高，膝反射、跟腱反射、腹壁反射、提睾反射、肛门反射减弱或消失，Hoffmann 征、Rossolimo 征、Babinski 征、Chardock 征等病理反射阳性、踝阵挛阳性、膝阵挛阳性，低头、仰头试验阳性，屈颈试验阳性。

（3）X 线平片：颈椎后缘增生，椎间隙狭窄，椎管狭窄，后纵韧带钙化。

（4）MRI：颈椎屈度异常，椎体后缘增生，椎间盘突出、膨出或脱出，硬膜囊或脊髓受压变形。

3. 椎动脉型 约占 10% ~15%，多由于颈椎或椎间盘退变，使椎间隙狭窄，颈段高度缩短，使椎动脉相对变长，发生弯曲扭结，兼之钩椎关节增生，椎关节失稳，小关节松动和移位，刺激压迫椎动脉使之痉挛、狭窄，而出现椎 – 基底动脉供血不足的症状。

（1）症状：症状的出现常与头部位置的变动有关，可有发作性眩晕、恶心、呕吐，猝倒，常伴有头痛、耳鸣、耳聋、弱视、复视、视物模糊、视幻觉、视野缺损等。

（2）体征：椎动脉扭曲试验阳性，低头、仰头试验阳性。

（3）X 线平片：钩椎关节增生，椎间隙狭窄。

（4）MRI、椎动脉造影：椎动脉弯曲、变细、受压。

4. 交感神经型 约占 10%。颈椎及椎间盘病变影响了韧带、硬脊膜、颈神经根、椎动脉等，反射性地刺激了颈交感神经而出现一系列症状。它常与椎 – 基底动脉供血不足同时存在，临床常难以区分。

（1）症状：头颈痛伴有头晕、恶心、呕吐、心慌、胸闷、心前区疼痛、视物模糊、失眠等。

（2）体征：心率过速或过缓，血压高低不稳，压顶试验、低头和仰头试验可诱发症状出现或加重。

（3）X 线平片：颈椎退行性改变。

5. 混合型 两型或两型以上的症状和体征混合存在，一般单一类型的颈椎病较少见，多是几种类型的症状同时存在，而以某一类型症状为主要表现。

（二）诊断标准

1. 临床表现与影像学所见均符合颈椎病者，可确诊。

2. 有典型的颈椎病临床表现，而影像学未见异常者，在排除其他病患后，也可诊断为颈椎病。

3. 只有影像学的异常，如 X 线平片上有椎体骨质增生、椎间隙狭窄，而无颈椎病的症状和体征者，不应诊断为颈椎病。

第二节　康复问题

颈椎病存在的康复问题主要是其症状所引起的功能障碍。

一、疼痛

颈肩及上肢均可能出现疼痛、酸胀、麻木，程度及持续时间不尽相同，可坐卧不安，日夜均痛，并有可能引起其他许多问题，因此解除疼痛是康复治疗的重要目的，也是患者的迫切要求。

二、肢体活动障碍

神经根型颈椎病患者可因上肢活动而牵拉神经根，使症状出现或加重，限制了其正常的肢体活动。脊髓型颈椎病患者因锥体束受压或脊髓前动脉痉挛缺血而出现上下肢无力、沉重，步态不稳，易摔倒，肢体肌肉抽动等。

三、日常生活活动能力下降

颈椎病患者因复杂多样的临床症状包括四肢、躯干和头颈部不适等而使日常生活和工作受到极大影响，甚至梳头、穿衣、提物、个人卫生、站立行走等基本活动明显受限。

四、心理障碍

颈椎病是以颈椎间盘、椎体、关节突等退变为基础，影响周围组织结构，并产生一系列症状，这种组织的退变无法逆转，尽管临床症状可以通过治疗得以缓解或解除，但病理基础始终存在，因此症状可能时发时止，时轻时重，不可能通过几次治疗就能痊愈，部分患者可能出现悲观、恐惧和焦虑的心理，也可能出现得过且过的心态而放弃积极的治疗。

第三节 康复评定

一、临床评定

目的是明确诊断，主要依靠详细的病史、体格检查及 X 线平片、CT 和 MRI 检查。

（一）常规检查

1. 病史 本病多发生于一些长期从事低头伏案或长时间保持一个姿势工作的人员，要详细询问发病原因、患者的职业、生活习惯与爱好、有无颈部外伤史及受凉史等。

2. 症状和体征 颈椎病患者多有颈肩臂背疼痛，一侧或双侧手麻、头痛、头晕、心慌、胸闷、多汗、上下肢无力，行走不便及大小便异常等症状。常见的体征有头、颈、肩的压痛点（枕孔、棘突、棘间、颈椎旁、冈上窝、肩胛区）；肌肉紧张，活动受限；压顶试验、臂丛神经牵拉试验、低头与仰头试验阳性，上肢腱反射亢进或减弱，病理反射阳性（Hoffmann 征、Rossollimo 征、Babinskin 征），大小鱼际肌、骨间肌萎缩，上下肢肌力减弱，肌张力增高。

（二）特征性检查

1. 压顶试验（Spurling 试验） 患者坐位，检查者站在患者身后，双手重叠用力向下按压患者头顶，若患者出现一侧或双侧手臂痛、麻则为阳性，说明神经根受压。

2. 臂丛牵拉试验（Eaten 试验） 患者坐位，颈部前屈，检查者一手抵于患侧颞顶侧，一手握住患侧手腕，向相反方向牵拉，如患肢出现疼痛或麻木感为阳性，提示臂丛神经受压。

3. 前屈旋颈试验（Feng 征） 令患者头颈前屈，做头部左右旋转运动，如颈椎出现疼痛为阳性，提示颈椎小关节有退行性改变。

4. 低头试验 患者站立，双足并拢，双臂在体侧自然下垂，低头看足尖 1min，如出现颈肩臂痛和手麻等神经根受压症状；头晕、耳鸣、心慌、胸闷、出汗、站立不稳等椎－基底动脉供血不足和交感神经受刺激症状；上下肢无力、小腿发紧、足趾麻等脊髓受压症状；则为阳性。

5. 仰头试验 患者站立，姿势同低头试验，头后仰，双眼看屋顶 1min，症状及意义同低头试验。

（三）影像学及其他检查

1. X 线平片检查　可拍摄正位、侧位、双斜位、侧位过屈、侧位过伸等 X 线平片，可观察到颈椎生理曲度异常（生理曲线变直、反张、发育畸形等改变），以及韧带钙化、椎体前后缘骨质增生、椎间隙狭窄、椎体移位、钩椎关节增生、椎管狭窄、椎间孔变小、小关节骨质增生等。

2. CT 检查　通常在临床症状结合 X 线片的基础上选择此类检查。重点了解椎间盘突出、后纵韧带钙化、椎管狭窄、神经管狭窄、横突孔大小等。

3. MRI 检查　了解椎间盘突出程度（膨出、突出、脱出）、硬膜囊和脊髓受压情况，髓内有无缺血和水肿的病灶，脑脊液是否中断，有无神经根受压，黄韧带肥厚，椎管狭窄等。对脊髓型颈椎病的诊断有重要价值。

4. 其他检查　肌电图、运动诱发电位、体感诱发电位、脑血流图、椎动脉造影检查等，可根据临床症状选择应用。

二、功能评定

（一）运动功能评定

对患者的姿势（坐、站、走路、工作时姿势和日常活动常采用的姿势）、颈肌张力、肌力、颈椎关节活动度、肢体运动功能、腱反射情况和步态等进行观察和评定，以了解患者的运动功能状况。

（二）社会心理学评定

通过对患者疼痛的程度、情绪反应、疼痛与情绪的关系及其生活和工作状况等进行评定，了解患者的心理特征及有无颈椎病诱发因素存在。

（三）日常生活活动能力（ADL）评定

对较严重的患者进行吃穿住行基本生活能力和购物、上街、乘车等 ADL 评价。常用的有 Barthel 指数评价法和 FIM 评价法。

第四节 康复治疗

一、康复治疗目标

颈椎病发病率较高，其症状复杂多样，虽不至于影响生命，但严重降低了患者的劳动能力和生活质量，其治疗目标是：

1. 减轻颈神经根、硬膜囊、椎动脉和交感神经的受压与刺激。
2. 解除神经根的受压与水肿。
3. 缓解颈、肩、臂肌痉挛。
4. 增强颈部肌肉力量，保持颈椎稳定性。

二、康复治疗原则

颈椎病在治疗过程中，应遵循以下基本原则：

1. 去除对神经、血管压迫因素，减轻压迫症状。
2. 治疗软组织劳损，恢复颈椎稳定性。
3. 加强颈肌锻炼，恢复颈部活动能力。
4. 避免诱发颈椎病的因素，预防复发。

三、适应证和禁忌证

（一）适应证

1. 神经根型、椎动脉型、交感神经型和早期脊髓型颈椎病。
2. 年老体弱或器官脏器功能不全，不能耐受手术者。
3. 颈椎病合并或伴发其他严重疾病，如脑梗塞、精神疾病等。
4. 不能确诊，需在治疗中观察者。
5. 手术后恢复期患者。

（二）禁忌证

脊髓受压严重、肿瘤、蛛网膜下腔出血、颈椎骨折、结核等应严禁使用颈椎牵引等疗法，以免加重病情。

四、康复治疗方法

颈椎病的治疗主要是采用非手术疗法，康复治疗适合于各种类型的颈椎病患者。对于轻型的病例，只要适当休息，服用消炎镇痛药物即可减轻症状，辅以针灸推拿、理疗等治疗可获良效。而对于症状严重，非手术疗法治疗无效者，可考虑手术，术后也应该尽早开始康复治疗。

（一）休息与制动

休息是颈椎间盘疾病治疗的基础，对急性椎间盘突出，休息可促使软组织损伤修复；对慢性椎间盘病变，可减轻炎症反应。

颈椎制动可以解除颈部肌肉痉挛，缓解疼痛；减少突出的椎间盘或骨赘对脊髓、神经根及椎动脉的刺激；颈椎术后制动是为了使手术部位获得外在稳定，有利于手术创伤的早日康复。制动方法包括颈托、围领和支架三类。

（二）颈椎牵引

颈椎牵引是目前颈椎病最常用且有效的方法。

1. 治疗作用　通过牵引可以解除颈肌痉挛，放松颈部；扩大椎间隙，增大椎间孔，从而减轻颈椎间盘内压力，有利于膨出、突出的椎间盘回纳，解除对神经根的刺激和压迫；伸张扭曲的椎动脉；拉开被嵌顿的小关节滑膜等。

2. 牵引方法　目前最常用的是枕颌带牵引法，可采用坐位或卧位。牵引的角度、时间及牵引重量是决定牵引效果的三个重要因素。

（1）角度：若牵引时最大的应力位置正好位于病变部位，其疗效最好。研究证明，牵引角度小时，最大应力位置靠近颈椎上段，牵引角度增大时，最大应力位置逐渐下移，因此可根据 X 线确定的病变部位来选择牵引的角度。一般来说，颈 1～4 的病变或脊髓型早期，头部保持中立位牵引；颈 5～6 的病变，牵引时颈部前屈 15°；颈 6～7 的病变，颈部前屈 20°；颈 7～胸 1 的病变，颈部前屈 25°。

（2）牵引重量：一般以体重、性别、体质和病情的不同而变化。治疗重量可从 6kg 开始，待患者适应后，逐渐增加至 12～15kg，但以不超过体重的 1/4 为宜，以此重量为治疗量维持，通常应以取得疗效又能为患者所耐受为度。牵引重量过大会引起颞颌关节痛、牙痛、头痛等不适，牵引重量增加过快、过大亦有可能造成肌肉、韧带、关节囊等软组织损伤。

（3）时间：牵引时间以 10～30min 为宜。一般持续牵引的牵引时间为 20～30min；间歇牵引包括牵引和放松时间，牵引时间 10～60s，放松时间 5～20s，总时间为25min。每天1次，10次为一疗程，直至症状消失，一般需4~6周，或更长时间。

（4）注意事项：脊髓型颈椎病要慎用。对牵引中出现不适和症状加重者，要立即停止牵引或调整牵引重量、时间及角度，观察患者的反应。

（三）手法治疗

手法治疗是通过治疗者的手推压椎体的棘突、横突，配合牵拉、旋转等手法，以提高椎间关节的活动功能，改善椎间盘的营养，扩大椎间隙和椎间孔，减轻骨刺和突出的椎间盘对神经根的刺激和压迫，改善血液循环，主要适用于神经根型颈椎病。目前国内常用的是 Maitland 手法，其主要操作方法有：

1. 自后向前推压棘突，使椎体自后向前水平滑动。
2. 自前向后推压椎体一侧，使椎体该侧自前向后旋转。
3. 推压椎体一侧的后关节突，使椎体自左向右旋转。
4. 推压椎体棘突侧面，使椎体自推压侧向对侧移动。
5. 用双手牵拉患者头部，使椎体向纵轴活动。

操作时可同时采用几种手法，并根据患者病情应用Ⅰ、Ⅱ、Ⅲ、Ⅳ级力度。C_1 ~ C_3手法的力量要比 C_4 ~ C_7 小得多。一般疼痛剧烈、应激性高用轻手法，慢性或关节活动功能障碍用重手法。以每秒1~2次的频率持续45s、60s或90s，每个疗程5~10次，疗程间歇10~20天。

（四）理疗

理疗可解痉、镇痛、消除神经根的炎症、减轻粘连、改善局部组织血液循环、调节自主神经功能、促进神经功能恢复。临床上理疗种类较多，可根据患者病情选用直流电药物离子导入、超短波治疗、调制中频电治疗、超声波治疗及红外线治疗等。

（五）运动治疗

对各型颈椎病证状缓解期或术后均可应用，能巩固疗效，防止复发。主要是通过增强颈部和肩胛带肌肉的力量，改善颈椎各关节功能。通过颈部功能练习，恢复及增进颈椎的活动功能，防止僵硬，改善血液循环，促进炎症的消退；还可缓解肌痉挛，减轻疼痛。可以采用医疗体操的方式，如颈功操。练习时，临床症状如果被诱发或加重者，则应暂停练习。

颈功操做法如下：

1. 左顾右盼　两脚分开，与肩同宽，两臂自然下垂，头颈慢慢向一侧转动，直至看到肩部，保持3～5s，还原，再转向对侧，重复5～10次。要求动作缓慢，幅度要大，使肌肉、韧带等组织受到充分牵拉，自觉颈部酸胀感。

2. 健侧牵伸 两脚分开，与肩同宽，两臂自然下垂，头颈向健侧缓慢侧屈，同时患侧手臂伸直用力下压，保持3～5s，这时患肢可能感到舒松或感到手臂部有发麻感，重复5～10次。若患者双手臂麻木疼痛，此节不做。

3. 夹脊牵颈 两脚分开，与肩同宽，双臂体侧叉腰，两臂用力向后，尽量使两肩胛骨靠近脊柱，同时挺胸，头稍低，后颈项上拔，静止用力保持10s左右，然后还原，重复10次。要求做到肩胛部出现酸胀，颈项部感到舒适。

4. 抗阻后伸 两脚分开，与肩同宽，双手托住颈枕部，用力向前向上提拔，同时头颈用力对抗两手阻力向后靠，静止对抗3～5s，还原，重复10次。要求做到颈项部感到发热、酸胀。

5. 颈项环绕 两脚分开，与肩同宽，双手叉腰，头颈放松，呼吸自然，缓慢转动颈部，幅度要大，顺时针、逆时针旋颈交替进行，重复10次。

6. 擦颈按摩 两脚分开，与肩同宽，两手轮流按颈项部各20～30次，并用两手拇指或中指点按有关穴位，如太阳、风池、肩井、曲池、手三里、内关、合谷等。

（六）药物治疗

对颈椎病的治疗目前尚无特效药，根据其病情进行对症治疗。常用药物包括镇痛药如布洛芬（芬必得）、双氯芬酸（扶他林）等；营养神经的药物如维生素 B_1、维生素 B_{12} 等；扩张血管药如地巴唑、尼莫地平、氟桂利嗪（西比林）等；抗眩晕药如倍他司汀（培他啶）等。

五、中医康复治疗

颈椎病根据其症状表现，属于中医痹证的范畴。中医治疗颈椎病具有丰富的经验，常用的有中药疗法、针灸疗法、推拿疗法等。

（一）中药治疗

可根据中医辨证，采用散风祛湿、活血化瘀、舒筋止痛法，对减轻疼痛、麻木、头晕等症状有较好的疗效。中成药常选用颈复康、抗骨质增生丸、元胡止痛片、通痹片等。

（二）推拿治疗

对颈椎病的推拿治疗，能够舒筋通络、缓解疼痛；扩大椎间隙及椎间孔，整复椎体和小关节滑脱，缓解对神经根的压迫，消除肿胀；松解粘连，解除肌肉和血管的痉挛，改善血液循环，增强局部的血液供应。

治疗者先分别按揉风池、天鼎、缺盆、肩井、肩中俞、肩外俞、曲池、手三里、合谷、内关、外关、神门等穴；然后放松颈肩部、上背部及上肢肌肉；再用拿法拿揉颈项部并配合推桥弓，推肩背部；随后做颈项部的拔伸法；最后，提拿两侧肩井并搓患肩至前臂反复几次，结束治疗。

（三）针灸治疗

针灸对颈椎病的主要作用是舒筋活血。可解除局部肌肉痉挛，提高痛阈，改善血液循环，以缓解疼痛、麻木。

中医理论认为，颈椎病的发生，多由风寒侵袭、气血不和、经络不通所致，毫针治疗多以颈项局部取穴为主，如大椎、天柱、颈椎夹脊。根据压痛点所在，取肩井、天宗；上肢及手指麻痛甚者加曲池、合谷、后溪、外关；头晕、头痛、目眩者加百会、风池、太阳；恶心、呕吐加天突、内关。

（四）传统体育康复法

1. 八段锦 可多练"五劳七伤往后瞧、摇头摆尾去心火、两手攀足固肾腰"三式。

2. 洗髓易筋经 可多练"韦驮献杵三式、摘星换斗、倒拽九牛尾、九鬼拔马刀、饿虎扑食、打躬式、躬尾式"等。

3. 太极拳 可据病情练全套或某几式。

六、康复注意事项

1. 避免损伤、注意保暖 外伤是引起颈椎发生退变的常见原因；在温度低的情况下，易出现颈部肌肉痉挛等不适，因此应注意保暖和防潮湿。

2. 合适的枕头高度 枕头的高度以侧卧时与肩同高为宜，一般为 12～15cm。枕头宜置于颈后，保持头部轻度后仰，使之符合颈椎的生理曲度。

3. 纠正与改变不良体位 注意调整桌面或工作台的高度，长时间视物时，应将物体放置于平视或略低于平视处，长时间工作时应定时改变头颈部体位，定期远视，床上屈颈看书、看电视是一种不良习惯，应予改正。

4. 加强预防 加强对颈椎病预防和保健知识的了解，预防或减少颈椎病的复发。

第十二章

腰椎间盘突出症的康复

第一节 概 述

一、定义及流行病学

腰椎间盘突出症（lumbar disc herniation，LDH）是因腰椎间盘变性，纤维环破裂，髓核突出刺激或压迫神经根、马尾，而引起腰痛、下肢放射性疼痛及感觉障碍等症状的一种疾病。

本病好发于青壮年，约80%发生于20～50岁之间，体力劳动者居多，男女比例约为3∶1。临床上以腰4～5、腰5～骶1两节段发病率最高，可达90%以上。其他椎间盘也可发生，可以单节或多节段发病。

二、病因及病理

一般来说，椎间盘从20～30岁开始变性。在日常生活和劳动中，由于负重和脊柱运动，椎间盘经常受到来自各方面的挤压、牵拉和扭转等作用，容易发生椎间盘退变、纤维环弹性减弱，在此基础上如有突然较大的外力作用或反复劳损，可导致纤维环破裂，髓核突出，突出的髓核刺激或压迫神经根和硬膜囊，而出现腰腿疼痛、麻木等一系列症状。

三、临床表现与诊断

（一）症状

1. 腰痛 是本病最早出现的症状，发生率在90%以上，多数患者有数周或数月的腰痛史，或有反复腰痛发作史，腰痛程度轻重不一，严重者可影响翻身和坐立。一般休息后疼痛减轻，咳嗽、喷嚏或用力时疼痛加重。

2. 下肢放射痛与麻木 疼痛沿坐骨神经分布区域放射，一般是从下腰部向臀部、大腿后方、小腿外侧及足部放射。疼痛性质呈刺痛或电击样痛，常伴有麻木。多为一侧疼痛，少数也可有双侧疼痛。

3. 感觉异常 患肢可有发凉、发胀等自主神经受累的表现。

4. 大小便障碍 当椎间盘组织压迫马尾神经时可出现大、小便障碍，鞍区感觉异常。

（二）体征

1. 脊柱侧凸 多数患者有不同程度的脊柱侧凸，可凸向健侧或患侧，是椎间盘突出的重要体征。

2. 腰部压痛点和放射痛 在椎间盘突出的棘突旁 1~2cm 处有明显压痛，并向同侧臀部及坐骨神经方向放射。若查不到压痛点，叩击下腰部也可引起放射痛。

3. 脊柱运动受限 100% 的患者不同程度地存在活动受限，在早期是功能性的，但病程长者也可有疼痛性后伸受限。

4. 可出现阳性试验 如直腿抬高试验及加强试验阳性、跟臀试验阳性、咳嗽征阳性、仰卧挺腹试验阳性、颈静脉压迫试验和屈颈试验阳性。

5. 腱反射、肌力及皮肤感觉改变 70% 的患者反射减弱或消失，可据此判断椎间盘突出的部位和程度。L_3~L_4 椎间盘突出时，大腿前侧及小腿前内侧痛觉减退甚至麻木感，伸膝肌力减弱，膝腱反射减弱或消失；L_4~L_5 椎间盘突出时，小腿前外侧、足背内侧、拇趾痛觉减退，拇趾背伸肌力减弱；L_5~S_1 椎间盘突出时，小腿和足的外侧以及足底痛觉减退，跟腱反射减弱或消失。

（三）X 线片、CT、MRI

X 线正、侧位片提示脊柱侧凸或腰椎生理性前凸消失或椎间隙变窄；腰椎 CT 检查可显示病变椎间隙有块状阴影突入椎管，硬膜囊和神经根受压。MRI 可直观显示病变部位及硬膜囊受压程度，可显示椎间盘纤维环破裂及游离的髓核碎片。

（四）诊断标准

根据病史、症状表现、体征及辅助检查可诊断。可参考以下标准：

1. 腰痛及腿痛呈典型的坐骨神经区域分布。

2. 皮肤感觉麻木，按神经区域分布。

3. 直腿抬高较正常减少 50%，床边伸膝实验可引起远近两端的放射痛。

4. 出现 4 种神经体征中的两种征象（肌肉萎缩、运动无力、感觉减退和反射减弱）。

5. 与临床症状、体征相符合的影像学检查征象。

第二节　康复问题

一、疼痛

是腰痛患者典型的问题。急性疼痛一般由致病因素直接导致，通过及时有效的治疗，其疗效大多良好。慢性疼痛病因较为复杂，是康复治疗的重点。

二、功能障碍

包括腰椎活动度受限、腹、背肌力减退、腰椎稳定性下降、脊柱侧弯及神经损伤等，对日常生活能力、工作能力等均有很大影响。

三、心理障碍

部分慢性患者对疾病产生恐惧心理，影响治疗效果，加重原有的功能障碍，或导致心因性躯体功能障碍。很多患者还会在治疗中及痊愈后采用消极的保护措施，如过度的休息和限制活动、防寒保暖、保护腰部等，不仅降低了正常的生理功能，而且易致复发。

第三节　康复评定

一、临床评定

目的是明确诊断，主要是通过病史、症状及详细的体格检查，结合 X 线片、CT、MRI 等检查方法，一般均能对病变间隙、突出物大小、突出方向、神经受压等情况作出判断。

二、功能评定

临床上为了评价腰椎间盘突出症的病情、了解康复治疗的效果，需要对患者在整体水平上进行量化的评估。常用的评价方法有下腰痛评价表、腰痛疗效评定表等。

（一）下腰痛评价表

本表用于了解下腰痛患者的日常生活活动能力和工作能力的评估，由日本骨科学会创立（见表12-1）。

表 12-1　　　　　　　　　下腰痛评价表

评价内容	得分
主观症状（9分）	
下腰痛（3分）	
无	3
偶有轻痛	2
频发静息疼痛或偶发严重疼痛	1
频发或持续性严重疼痛	0
腿痛或麻木（3分）	
无	3
偶有轻度腿痛	2
频发轻度腿痛或偶有重度腿痛	1
频发或持续重度腿痛	0
步行能力（3分）	
正常	3
能步行500m以上，可出现痛、麻、肌肉无力	2
因痛、麻、肌肉无力而步行＜500m	1
因痛、麻、肌肉无力而步行＜100m	0
体征（6分）	
直腿抬高试验（2分）	
正常	2
30°~70°	1
＜30°	0
感觉障碍（2分）	
无	2
轻度	1
明显	0
运动障碍（MMT）（2分）	
正常（5级）	2
稍弱（4级）	1
明显弱（3~0级）	0

（续表）

评价内容	得分		
	重	轻	无
ADL 受限（12 分）			
卧位翻身	0	1	2
站立	0	1	2
洗漱	0	1	2
身体前倾	0	1	2
坐 1 小时	0	1	2
举重、持物	0	1	2
膀胱功能（-6 分）			
正常	0		
轻度失控	-3		
严重失控	-6		
满分　27 分			

（二）腰痛疗效的评定

可利用表 12 - 2 的标准，若评分 >90 分，疗效为优；评分 75～90 分，疗效为良；评分 <50 分，疗效为差。

表 12 -2 　　　　　　　　　腰痛疗效的评定

症状和体征	得分
疼痛和麻木	
剧烈疼痛和持续麻木，需服止痛药	5
间歇性疼痛和持续麻木，晚间服止痛药	10
仅夜间疼痛，偶有麻木，不需服止痛药	15
无明显疼痛和麻木	20
行走	
<100m	4
100～500m	8
500～1000m	12
>1000m	16
生活及工作能力	
不能工作，日常生活不能自理	4
不能工作，日常生活部分自理	8
半日工作，日常生活能自理	12
坚持工作，日常生活能自理	16
压痛	
压痛、放射痛明显	4

（续表）

症状和体征	得分
压痛、无明显放射痛	8
压痛	12
无明显压痛	16
直腿抬高试验	
0°~30°	4
31°~60°	8
61°~90°	12
阴性	16
膝、跟腱反射	
未引出	4
明显减弱	8
减弱	12
无明显减弱	16

另外，国内外常将 Oswestry 功能障碍指数表（Oswestry disability index）用于评价下腰痛功能障碍，重复测试的信度高达 0.95，使用稳定性较好。主要方法是了解患者的腰痛（或腿痛）对日常活动的影响。

第四节　康复治疗

一、康复治疗目标

康复治疗的目的是：通过治疗减轻椎间盘承受的内压，促进突出物缩小回纳，解除神经根压迫，促进炎症的消退，松解粘连，缓解疼痛；通过增强腰背肌肌力训练，改善脊柱稳定性，巩固疗效，减少复发。

二、康复治疗原则

在病程急性期以消除或缓解疼痛为首要目的，随着症状的缓解，治疗目的和方法需及时转向恢复正常活动、加强局部和全身性的功能锻炼。

三、适应证和禁忌证

非手术疗法是腰椎间盘突出症康复治疗的重要方法，约有 90% 以上的患者通过非手术疗法而使症状得到缓解或治愈。如经保守治疗半年以上无效，或治疗后症状影响日常生活及工作者，可行手术治疗。

四、康复治疗方法

（一）卧床休息

平卧可使椎间盘内压降至最低水平，且肌肉松弛有利于突出物的回纳和椎间盘的修复，有利于消肿及症状缓解。卧床宜采用硬板床，取自由体位。严格的卧床不宜超过1周，若卧床时间过长可引起肌萎缩、骨质疏松及造成心理障碍，不利于功能恢复。离床活动时宜用腰围保护。

（二）腰椎牵引

牵引治疗对腰椎间盘突出疗效显著，是非手术治疗腰椎间盘突出的首选方法。通过牵引，可使腰椎的椎间隙增大，产生负压，并使后纵韧带紧张，起到向前推压作用，有利于突出的髓核回纳，缓解对神经根的压迫；使痉挛的肌肉放松，有助于疼痛的缓解；纠正腰椎小关节的位置异常。牵引方法为：患者仰卧于牵引床上，髋膝关节屈曲约60°，或双下肢自然伸直，用两个牵引套分别固定胸部和骨盆进行对抗牵引。牵引重量可从自身体重的60%开始，逐渐增加到相当于自身体重或增减10%左右，每次牵引30min，每天1~2次。牵引中患者一般感到疼痛减轻或有舒适感。

（三）理疗

理疗可提高局部组织温度，改善血液循环及组织代谢，促进炎症的消散吸收，消除神经根水肿，加速损伤修复，直接或间接地达到消除疼痛的目的，在腰椎间盘突出的治疗中应用广泛。常用的方法有中频电疗法、短波透热疗法、超短波疗法、超声波疗法、磁疗、红外线治疗等。

（四）运动疗法

长期的腰痛会伴有躯干部、臀部及患肢肌力的减弱，而躯干肌力的不足，就会影响脊椎的稳定性。腰椎间盘突出症患者常存在腰背肌和腹肌的减弱，影响了腰椎的稳定性，是腰痛迁延难愈的原因之一，因此在临床上应重视腰背肌和腹肌的锻炼，使腹肌与腰背肌保持适当平衡，维持良好姿势及保持腰椎的稳定。一般当患者症状初步缓解后，宜尽早开始卧位时的腰背肌和腹肌的锻炼。常用的腰肌锻炼方法有：①仰卧挺胸；②仰卧半桥；③俯卧撑；④俯卧燕式。每一动作重复6~20次，开始时重复次数宜少，以后酌情增加。腹肌锻炼方法可采用：①双上肢平伸抬头；②下肢平伸抬起。以上姿势维持 4~10s，重复 4~10 次。

（五）药物治疗

发病急性期，可使用解痉、消炎、脱水、镇痛以及改善局部血液循环的药物，给药途径可口服或静脉点滴，或硬脊膜外药物注射。病程恢复中还应给予神经细胞营养药物。

（六）手术治疗

对保守治疗无效或经常反复发作的患者，可进行手术治疗。手术后的康复治疗与非手术康复治疗的方法基本相同。

五、中医康复治疗

（一）药物治疗

可依据辨证情况选方用药：气滞血瘀用血府逐瘀汤、风寒用蠲痹汤、寒湿用小活络丹、湿热用四妙散、气血亏虚用独活寄生汤、肾阳虚用虎潜丸、肾阴虚用六味地黄丸。

（二）推拿治疗

推拿是治疗腰椎间盘突出的有效方法，推拿可降低椎间盘内压力，促使突出物回纳；改变突出物的位置，松解粘连，解除或减轻对神经根的压迫；加强局部血液循环，促使受压的神经根恢复功能。可采用按、揉等手法放松腰臀部肌肉，用牵伸法、下肢后伸扳法、腰部斜扳或旋转复位等手法以矫正复位。

（三）针灸治疗

针灸治疗腰椎间盘突出症，可缓解疼痛，促进神经根水肿和炎症的吸收和消散。一般采取体针治疗，取穴以足太阳膀胱经穴为主：委中、环跳、肾俞、大肠俞、腰阳关、阿是穴。$L_3 \sim L_4$ 椎间盘突出可加承扶、阳陵泉、足三里；$L_4 \sim L_5$ 椎间盘突出可加风市、膝阳关、三阴交；$L_5 \sim S_1$ 椎间盘突出可加关元俞、气海俞、殷门、昆仑、悬钟。每次选用 3~5 个穴位，采用中等刺激强度，留针 30min，每天 1 次。

（四）传统体育康复法

可选用五禽戏、洗髓易筋经、太极气功、保健功等。洗髓易筋经重点做神龙绞柱、旋转腰胯等动作，各做 20～30 次；太极气功重点做转身望月、捞海观天、推波助浪等，各做 20～30 次；保健功做搓腰、搓尾闾、揉膝、搓涌泉等各 200 次。

六、康复注意事项

1. 注意腰部姿势　长期弯腰工作者的腰腿痛及腰椎间盘突出的发病率均较高。纠正的方法是改善腰部姿势，避免长时间的一个姿势工作。

2. 及时治疗腰痛　对于平素经常腰痛的患者，应查明腰痛的原因，及时治疗，减少腰椎间盘突出的发病率。

3. 加强腰、腹部肌肉锻炼　加强腰部和腹部肌肉锻炼，可增加腰椎的稳定性，减轻腰椎负荷，对椎间盘有保护作用。

4. 注意腰部保暖。

第十三章

关节炎的康复

关节炎是临床上一种常见的疾病，其症状表现主要是关节疼痛、肿胀、关节变形和渐进发展的功能障碍，并可导致心理和情绪的异常，严重者可造成残疾。

第一节 类风湿性关节炎的康复

一、概述

（一）定义及流行病学

类风湿性关节炎（rheumatiod arthritis，RA）是一种慢性全身自身免疫性疾病，其关节的病变特征为对称性、多发性关节炎。全身关节均可受累，尤其以掌指关节、近端指间关节和跖趾关节为多见，有的以侵犯脊柱关节为主，也可累及肩、肘、腕、膝、踝等关节。病至后期，可逐渐发生关节功能障碍和畸形。

我国约有 400 万患者，患病率为 0.32%～0.36%。本病好发于 20～40 岁青壮年，发病以女性居多，男女比例为 1∶4。类风湿性关节炎发病率高、致残率高，病程长，可反复发作而逐渐转为慢性。

（二）病因及病理

类风湿关节炎的病因尚未十分明确，一般认为与感染、过敏、内分泌失调、自身免疫反应及家族遗传有关。其基本病理改变为关节滑膜的慢性炎症，急性期滑膜表现为炎细胞浸润和渗出，邻近组织也有炎性改变；病变进入慢性期，滑膜变得肥厚，形成绒毛样突起，突向关节腔内或侵入到软骨和软骨下的骨质，造成关节破坏、关节畸形和功能障碍。

（三）临床表现与诊断

大部分患者起病缓慢，在出现明显的关节症状前可有数周的发热、全身肌肉酸软无力、食欲减退等症状，以后逐渐出现典型的关节症状。

1. 关节局部表现　常见晨僵、关节痛与压痛、关节肿胀畸形及功能障碍，最常见的受累部位为腕、掌指关节、近端指间关节，其次是趾、踝、膝、肘、肩等关节。呈对称性、持续性。若病变持续发展，则关节僵直，手指出现"鹅颈状"畸形，掌指关节向尺侧半脱位。

2. 关节外表现　类风湿性关节炎主要累及手足等关节，也可累及任何有滑膜的关节、韧带、肌腱、骨骼、心、肺及血管。常见有类风湿结节、类风湿血管炎、肺间质性变和结节样变、胸膜炎、心包炎及胃肠道、肾、神经系统、血液系统等的改变。

3. 实验室检查　有轻度贫血、活动期血沉加快、C 反应蛋白升高、类风湿因子（RF）大多阳性。免疫复合物和补体、关节滑液、类风湿结节活检及关节的 X 线检查有助于诊断。

4. 诊断标准　对类风湿性关节炎的正确诊断应建立在对整个病情的综合判断上，并排除其他非风湿关节病后才可确诊。1987 年美国风湿病协会（ARA）发表了修订的类风湿关节炎诊断标准被广泛采用（见表 13 – 1）。

表 13 – 1　　　　　　　　　1987 年 ARA 修订的类风湿关节炎诊断标准

定义	注　释
1. 晨僵	关节及其周围的僵硬感在获得最大改善前至少持续 1 小时（病程≥6 周）
2. 至少 3 个以上关节部位的关节炎	医生观察到 3 个以上关节部位（有 14 个可能累及部位：左侧或右侧的近端指间关节、掌指关节、腕、肘、膝、踝及跖趾关节）同时有软组织肿胀或积液（病程≥6 周）
3. 手关节的关节炎	腕、掌指或近端指间关节中，至少有 1 个关节肿胀（病程≥6 周）
4. 对称性关节炎	身体两侧相同关节同时受累（双侧近端指间关节、掌指关节及跖趾关节受累时，不一定绝对对称，病程≥6 周）
5. 类风湿结节	医生观察到在骨突部位、伸肌表面或关节周围有皮下结节
6. 类风湿因子阳性	任何检测方法证明血清类风湿因子含量异常，而该方法在正常人群中的阳性率小于 5%
7. 放射学改变	在手和腕的后前位像上有典型的类风湿关节炎放射学改变，必须包括骨质侵蚀或受累关节及其邻近部位有明确的骨质疏松

注：年龄在 18 岁以上的患者且以上 7 条中满足 4 条或 4 条以上，并排除其他关节炎，即可诊断类风湿关节炎。我国类风湿关节炎病情较美国人轻，标准中第 1 条和第 2 条对国人不尽适合，可参考执行。

5. 鉴别诊断 类风湿关节炎应与强直性脊柱炎、骨性关节炎、系统性红斑狼疮、风湿性关节炎相鉴别。

二、康复问题

1. 疼痛 类风湿性关节炎可以侵及全身各关节，几乎所有关节都有不同程度的疼痛。

2. 日常生活活动受限 长期慢性骨关节的疼痛可导致患者活动时症状加重，从而减少活动。而单纯的减少活动又可影响软骨的营养，从而加重软骨退变。

3. 肌肉萎缩和肌力减退 疼痛可引起肌肉活动减少，造成废用性肌肉萎缩和肌力减退。此外疼痛还可通过神经性抑制作用，影响肌力。

4. 关节活动障碍 关节和关节周围组织的进行性退变，导致关节挛缩、关节负荷异常，形成异常的步态。

5. 生活质量下降和心理障碍 由于关节疼痛的反复发作和对日常活动的恐惧，患者的生活质量显著下降，同时产生严重心理障碍。慢性疼痛本身有显著的心理成分，因此心理压抑可加重疼痛症状。

三、康复评定

本病为全身性疾患，炎症改变与结构变化同时存在，病变的活动与稳定交互发生，关节局部与关节外表现并存。由于为慢性进行性疾患，患者心理变化和社会问题也必然存在，为此应予综合全面评估。

（一）病残评定

根据美国风湿协会提供的标准将其分为四级：

Ⅰ级：功能完好，能无困难地进行各种活动。

Ⅱ级：虽有单个或多个关节不适或功能受限，但仍能完成日常生活活动。

Ⅲ级：功能受限，部分或不能完成正常工作或仅能完成部分生活活动。

Ⅳ级：大部分或完全功能丧失，需卧床或限于依靠轮椅行动，生活自理能力丧失或仅保留极少部分。

（二）病期评定

根据 X 线片所见，可分为四期：

1. 早期 轻度骨质疏松，但无软骨和骨破坏。

2. 中期 骨质疏松，软骨或软骨下骨轻度破坏，关节间隙变窄，运动受限，肌萎缩。

3. 晚期 软骨和骨破坏，关节变形，不全脱位，尺侧偏位，过伸，明显肌萎缩。

4. 末期 具有晚期各项，并有关节纤维性强直或骨性强直。

（三）炎症活动性评定

炎症活动性评定可以根据临床表现判断炎症是否处于活动期。

1. Lansbury 全身指数法 是类风湿关节炎活动性常用的评价方法。主要通过晨僵（持续时间）、疲劳感（出现时间）、疼痛程度（缓解疼痛所需药物种类或服阿司匹林片数）、肌力（主要检查握力，用血压计或握力计测定）、血沉（用 Westergren 法）来评价其活动性。

（1）临床指标：①晨僵持续 1 个小时以上；②6 个关节以上有压痛或活动时有疼痛；③3 个关节以上有肿胀；④发热 1 周以上，体温高于 37.5℃；⑤握力：男性 <192mmHg，女性 <146mmHg。

（2）实验室指标：①血沉 >27mm/h；②类风湿因子测定 >1：40 以上（免疫乳胶法）。

2. 疼痛评定 根据疼痛发生的持续时间、严重程度、缓解方式、服用止痛药的类别及剂量分析，可采用目测类比定级法进行测量、分析及治疗（参见第二十四章第六节）。

（四）关节活动度的评定

由于关节的破坏和周围软组织受累，再加上重力的影响，常见的畸形有肩内收内旋、肘屈、前臂旋前、腕尺侧偏、手指"天鹅颈"样畸形及足外翻、扁平足、踝外翻等。重点是掌指、指间关节活动度的测定，分析关节活动受限的原因，并选择适宜的改善方法。

（五）ADL 能力的评定

由于肌肉萎缩和关节畸形，给生活带来极大不便和痛苦，影响其 ADL 及生活质量。通过对 ADL 的评估，了解患者日常生活的各项基本功能状态，明确功能障碍的程度，从而确定康复目标，制定康复计划，选择治疗训练措施。

国际惯用的生活活动能力分级分为 4 级。1 级：和健康常人相近，能完全生活自理；2 级：自理有困难，但无人协助可以照料生活；3 级：生活需他人部分协助，独立无法全部完成；4 级：动作极困难或卧床生活，大部或全部靠人协助。

（六）心理和社会因素的评定

病残后主要可以引起焦虑、忧郁等心理反应，对患者工作、家庭会产生很大影响。通过对患者心理反应的评定，了解存在问题，进行针对性的康复。

四、康复治疗

（一）康复治疗目标

类风湿性关节炎康复治疗的主要目标是：缓解疼痛，消除炎症和肿胀；保持肌力及关节功能，预防及纠正畸形；改善生活自理能力，提高生活质量。

（二）康复治疗原则

1. 康复治疗前全面了解患者病情，制定完整的治疗计划。
2. 多种治疗措施综合应用。
3. 根据病期的不同，采用不同的治疗及康复措施。
4. 控制疾病活动，减轻疼痛，维持从事日常生活活动和工作的能力。
5. 对患者及其家属进行宣教，以取得配合，提高康复治疗效果。

（三）康复治疗方法

1. 休息与制动 在疾病活动期疼痛剧烈时，要注意减少运动，必要时应卧床休息，以休息后能消除疲劳、减轻或解除关节局部肿痛为宜。为缓解症状，减轻疼痛，防止关节畸形，可用各种类型夹板进行腕、指等小关节局部功能位外固定，制动休息，要求腕背伸 $40° \sim 45°$，手指微屈，一般不超过 2 周。

2. 药物治疗 抗风湿药物有非甾体类抗炎药、抗风湿药和糖皮质激素等。常用药物为非甾体类抗炎药，如消炎痛、布洛芬、萘普生和炎痛喜康等，主要是缓解疼痛，不能改变本病的病理过程；抗风湿药物如金制剂、青霉胺、甲氨蝶呤等，这类药物可影响本病原有的病理过程；糖皮质激素药物适用于有关节外症状或关节炎明显时，早期小剂量应用。

3. 理疗

（1）冷疗：在炎症的急性活动期采用冷疗法，可缓解疼痛。如冰袋外敷、冰按摩、冰水浸浴、冷却剂喷雾等作用于关节局部，每次治疗时间 10min 左右。

（2）热疗：在慢性稳定期，可采用温热疗法如温泉疗法、蒸汽浴、泥疗、蜡疗、红外线、高频电疗法等，以镇痛、消除肌痉挛，增加软组织伸展性及增加毛细血管通透性。

（3）低中频电疗：如TENS、间动电疗法、干扰电疗法及音频电疗法，具有镇痛和防止肌肉挛缩作用。

4. 运动疗法　急性炎症期关节渗出、肿胀明显，可在卧床休息的情况下，每日坚持在床上进行小运动量的关节体操、等长肌肉收缩练习，以预防关节畸形及肌肉萎缩。在应用夹板等固定时，应每2h取下，进行关节的无痛范围的被动、主动运动。进入稳定期，患者全身症状及关节局部肿胀基本消失，关节疼痛减轻，但关节挛缩、僵硬、活动受限明显，此时应以增加病变关节活动范围及周围肌肉肌力的主动运动疗法为主，防止和矫正畸形、预防肌肉萎缩、保持患者功能状态及日常生活活动能力。活动量以患者稍感疼痛但次日疼痛能消失为度。

5. 关节保护技术　在同一体位下避免长时间负重；维持良好姿势，以减轻对某一关节的负重；在急性疼痛时不应过多活动；应用合适的辅助装置和夹板；改变必要的工作程序，以减轻关节应激。

6. 作业治疗及ADL活动训练　可通过编织、刺绣、弹琴、踏自行车、缝纫机等作业活动来增强关节活动度和肌力的训练，提高体力和耐力；通过ADL的训练如梳头、穿脱衣服、上下楼、使用自助器具等，进一步提高患者的生活自理能力。

7. 矫形器　夹板和矫形器常用于不负重关节和不稳定的关节，以减少关节活动或保持关节于最佳功能位，可根据患者的具体情况选择使用。如上肢可用腕、手指矫形器，腕掌矫形器，掌指关节尺侧偏畸形矫形器；下肢可用踝足矫形器、膝矫形器；脊柱可用脊柱矫形器等。

五、中医康复治疗

祖国医学认为本病属于痹证的范畴，其治疗多采用药物、针灸、推拿、气功、导引等。

（一）药物治疗

可根据辨证情况选药组方以治疗。①风寒湿痹阻型：此型最常选用的方剂为乌头汤、麻黄附子细辛汤。此外也可选用羌活胜湿汤及独活寄生汤。常选用的药物为：麻黄、黄芪、乌头、桂枝、细辛、白芍、川芎、当归、附子、防风、防己、羌活、独活、鸡血藤。②风湿热痹阻型：此型最常用的方剂为白虎加桂枝汤、越婢加术汤、二妙散、蠲痹汤。常用药物为：知母、薏苡仁、石膏、黄柏、防己、红花、忍冬藤、滑石、秦艽、连翘、防风。③瘀血阻络型：常用的药物为：没药、乳香、红花、当归、川芎、香附、赤芍、桃仁。④肝肾阴虚型：常用的药物为：桑寄生、地黄、续断、牛膝、独活、芍药。单味中药治疗亦有一定效果，如雷公藤总甙、山海棠等。

（二）针灸治疗

针灸治疗痹证有较好效果，以循经的远端、患部取穴为主，也可采用阿是穴。常用的取穴处方：肩部用肩髃、肩髎、肩贞、臑俞、阿是穴；肘臂部用曲池、合谷、天井、外关、尺泽、少海、小海；腕部用阳池、外关、合谷、阳溪、腕骨；背脊部用大椎、身柱、腰阳关、夹脊；髋部用环跳、居髎、悬钟；股部用秩边、承扶、伏兔、殷门、风市、阳陵泉；膝部用犊鼻、梁丘、阳陵泉、阴陵泉、膝阳关；踝部用申脉、照海、昆仑、丘墟。另外，行痹加膈俞、照海；痛痹加肾俞、关元；着痹加足三里、商丘；热痹加大椎、曲池、阿是穴。

（三）推拿治疗

早期以和营通络、滑利关节为治疗原则；后期骨性强直者以舒筋通络、活血止痛为原则。患者坐位，治疗者站于一侧，在上肢内、外侧上下往返施治，同时配合各关节的被动活动，并配合按揉肩髃、肩贞、肩髎、曲池、尺泽、手三里、合谷、阳池、大陵；治疗者坐于前侧，捻、揉腕部及各掌指和指间关节，同时配合适度的摇法，然后再摇肩、肘关节、搓上肢；用滚法作用于臀、大腿、小腿、髋、膝、踝的周围，重点为髋、膝、踝关节的后面，同时配合髋的后伸、外展、外旋，膝的伸、屈，踝关节的屈伸及内外翻的被动运动，并点按环跳、居髎、委中、承山、阳陵泉、足三里等穴。

整个治疗过程中，以早期治疗效果较好，晚期发生畸形和关节僵硬、骨质疏松的患者，治疗时禁止手法粗暴，以免发生骨折。

（四）气功及传统体育疗法

在练习气功的基础上，可进行五禽戏、易筋经、八段锦、太极拳等运动。

六、康复注意事项

1. 采取正确体位，防止畸形发生。
2. 注意关节保护，日常工作中应注意避免加重畸形的活动。

第二节 骨性关节炎的康复

一、概述

（一）定义及流行病学

骨关节炎（osteoarthritis，OA）又称为骨性关节病、增生性关节炎或退行性关节病，是关节软骨退行性变和继发性骨质增生而导致的一种慢性、不对称的非炎症性疾病。是关节炎中最常见的类型。多发生于负重大、活动多的关节，如髋、膝、踝等关节。本病常见于中老年人，发病率约3%，随年龄的增加发病率升高，国内调查551例骨关节炎中，40岁以下发病较少，占12%；60岁以上者占44.3%。此外，发病与种族、职业、性别等因素有关。

（二）病因及病理

根据有无局部或全身的致病因素，可将骨关节炎分为两类：原发性骨关节炎和继发性骨关节炎。

原发性骨关节炎的发病无明显病因，可能与年龄、遗传、体质、代谢等因素有关，主要为关节软骨的退行性病变。继发性骨关节炎是由其他疾病引起的骨关节机械性异常而导致的关节衰变，如创伤、骨骼先天性发育异常、畸形、骨骼的缺血性坏死等。

骨关节炎最早的病理改变发生在关节软骨，表现为软骨软化、糜烂，造成软骨下骨裸露，继发滑膜、关节囊及关节周围肌肉的改变，使关节活动受限，关节应力改变，关节不稳定。

（三）临床表现与诊断

临床主要表现为关节疼痛，早期为间断性钝痛，后期呈持续性逐渐加重，尤其是在活动和负重时疼痛加重，休息后减轻。若长时间保持一定体位，可出现关节暂时性僵硬，常发生于晨间或白天关节经一段时间不活动时。体位转换时，常感活动不便、疼痛。经活动后疼痛减轻，但若活动过多，疼痛又可加重。部分患者有关节活动障碍和"交锁"症状。

检查可见病变关节肿胀、压痛、活动时摩擦感或有异常声响，病情重者可有肌肉萎缩及关节畸形。

X 线片可见关节间隙变窄，骨赘形成，关节面不规则，软骨下骨硬化，可见囊腔形成，有时可见游离体。

本病的诊断不难，通过症状表现、X 线检查可确诊，但要排除其他疾病的可能。

二、康复问题

参见类风湿关节炎的康复问题。

三、康复评定

（一）分级评定

根据 X 线片的表现，临床可分为五级：

0 级：无改变。

Ⅰ级：轻微骨赘。

Ⅱ级：明显骨赘，但未累及关节间隙。

Ⅲ级：关节间隙中度变窄。

Ⅳ级：关节间隙明显变窄，软骨下骨硬化。

（二）疼痛评定

参见第二十四章第六节。

（三）关节活动范围评定

参见第三章第四节。

（四）肌力的评定

参见第三章第二节。

（五）ADL 能力的评定

参见第三章第八节。

四、康复治疗

（一）康复治疗目标

减轻关节肿胀、缓解疼痛；维持和提高关节活动功能；增强患肢肌力和关节稳定；应用矫形器预防和纠正关节畸形。

（二）康复治疗原则

1. 急性期支具固定，防止畸形。
2. 注意休息，保护关节，避免过度活动。
3. 合理的药物治疗，减轻患者疼痛，控制炎症。
4. 应用合适的矫形器及辅助器具，以预防、矫正关节畸形，保护和补偿关节功能。

（三）康复治疗方法

1. 休息与合理运动　一般的骨性关节炎无须卧床休息，只要限制相关关节的活动量，就可达到休息的目的。但症状明显时要充分休息，症状缓解后进行适当的关节运动，以保持肌力和关节稳定性，若关节出现肿胀、疼痛加重时，则应卧床休息，以减少关节运动。

2. 药物治疗　主要应用消炎镇痛药和中成药，如阿司匹林、消炎痛、布洛芬、炎痛喜康等，中成药可选通痹丸、抗骨质增生丸、壮骨关节丸等。

3. 理疗　可根据情况选用直流电药物离子导入疗法、音频电疗、磁疗、短波、超短波、红外线、蜡疗、热水浴、矿泉浴、药物浴等，以促进血液循环、减轻肌肉痉挛、缓解疼痛。

4. 运动疗法　运动能够保持关节的柔韧性和提高肌肉力量。骨性关节炎时，活动量不宜过大，以免使病情加重，但长期不活动又易造成关节的僵硬，因此可采用小运动量的运动。

（1）关节运动：开始时以主动运动为主，范围应达到患者能忍受的关节最大活动度，随病情好转，可由主动运动逐渐过渡到辅助运动，以使关节能够达到其最大活动范围，然后进行抗阻运动。

（2）肌力练习：首先采用肌肉等长收缩练习，待疼痛缓解或解除固定后，进行等张肌肉收缩，直至抗阻练习。对膝关节炎患者，应注意增强股四头肌肌力训练，可强化膝关节的稳定性，有利于行走。训练方法是：患者平卧床上，下肢伸直，使股四头肌做等长收缩；或抬高下肢，两侧交替进行；或端坐于肌四头肌训练椅上，做肌四头肌等长和等张训练。若活动后无任何不适，可适当增加运动量；若活动后有短暂的疼痛，说明可耐受，但需注意控制运动量；若疼痛长时间不消失，说明活动量过大，需做调整。

5. 能量节约技术　应用合适的辅助装置，以最大限度发挥其生物力学功能，在最佳体位下进行行走和手部活动；戴（穿）用合适的自助具和衣着；改造家庭环境，以适应病情的需要；在生活中要注意休息，维持足够肌力；保持良好姿势；对不宜对抗重力的关节活动，可在消除重力的情况下进行。

6. 支具　为减少负重关节的负荷，防止关节进一步磨损，可采用各种支具，如腋杖、手杖等。

五、中医康复治疗

（一）药物治疗

可辨证分型施治：①湿热痹阻：可用蠲痹汤加味：防己15g、杏仁15g、滑石15g、连翘9g、山栀9g、半夏9g、薏苡仁15g、赤小豆9g、蚕沙9g、络石藤20g、桑枝20g。②风邪偏胜：可用防风汤加减：防风12g、当归12g、赤芍12g、杏仁6g、黄芩12g、秦艽15g、葛根12g、麻黄9g、甘草6g、茯苓15g、桂枝9g。③湿邪偏胜：可用羌活9g、独活9g、桂枝9g、当归9g、川芎6g、木香5g、乳香6g、海风藤30g、桑枝30g、甘草5g、茯苓15g、薏苡仁15g。④寒邪偏胜：可用乌头汤加减：川乌9g、麻黄9g、白芍12g、黄芪12g、甘草9g、蜂蜜15g、羌活9g、秦艽9g。⑤虚证：可用独活寄生汤加减：独活9g、寄生18g、秦艽9g、防风9g、细辛3g、杜仲12g、牛膝12g、当归9g、地黄12g、白芍12g、人参9g、茯苓15g、甘草6g、川芎9g、肉桂6g、生姜5g。

成药可用健步虎潜丸、抗骨质增生丸、六味地黄丸等。

（二）熏洗治疗

1. 方法一　威灵仙50g、牛膝50g、苏木30g、络石藤30g、透骨草30g、伸筋草24g、土鳖虫24g、川乌24g、草乌24g、独活24g、桑寄生24g、红花24g、赤芍24g、川芎24g、延胡索24g、肉桂24g。装入纱布袋内，放到特制熏蒸床电热锅中，加适量水浸泡后，加热至50℃～80℃，随患者耐受程度调整温度。患者暴露患膝，俯卧于熏蒸床上，患膝对准电热锅上口，床单覆盖，使中药蒸气直接熏蒸患处，每次30～40min，每天1次；15次为1个疗程。

2. 方法二　荆芥20g、防风20g、公英15g、地丁15g、苦参15g、艾叶20g、红花25g、川椒25g、海桐皮20g、五加皮20g、透骨草20g、细辛15g、牛膝20g、甘草10g。上药加水2000ml，煎至1500ml，以不烫为度，熏洗患处，每剂药可连用3天，2周为一个疗程，每日熏洗2次，每次约20～30min。治疗期间可适当减少活动。

（三）饮食疗法

1. 汤　一般的骨关节痛，用牛筋、鹿筋、鱼胶、鲨鱼骨、乌蛇煲瘦肉或老鸡汤，有以形补形、驱风祛湿的功效。

2. 茶　①苍耳威灵仙茶：苍耳子 12g、乌龙茶叶 5g、威灵仙 12g、红糖 50g，治风寒湿痹，关节疼痛；苡米防风茶：苡米 30g、防风 10g，治风湿热关节痛；灵仙木瓜茶：威灵仙 10g、木瓜 10g，治关节疼痛沉重，麻木不仁；②桑枝茶：桑枝 30g、白酒少许，治风寒湿痹，四肢挛缩。

3. 药酒　虎骨酒：虎骨 50g、白酒 1500g，治风湿骨痛；乌鸡酒：乌鸡 1 只、黄酒 2500g，治风寒湿痹；乌蛇酒：乌梢蛇 1 条、白酒 1000g，专治顽痹，关节冷痛。另外虎骨木瓜酒、国公酒、十全大补酒、三蛇酒等都有祛风湿，补气血，止痹痛的功效。

（四）针灸及推拿治疗

参见类风湿性关节炎。

六、康复注意事项

1. 注意消除或避免致病因素，如避免机械损伤、维持良好的姿势。
2. 正确使用支具，减轻病变关节负重。
3. 疼痛剧烈时应注意休息，不予负重，以减轻症状。
4. 积极进行维持和提高关节功能性的锻炼。

第三节　强直性脊柱炎的康复

一、概述

（一）定义及流行病学

强直性脊柱炎（ankylosing spondylitis，AS）是以中轴关节（包括骶髂关节、肋椎关节）慢性进展性炎症为主的自身免疫性疾病。发病部位在富有韧带和肌腱附着的骨突出部位，脊柱各关节如骶髂关节、关节突关节、肋椎关节及关节周围组织、肌腱、筋膜和肋间肌均可累及。随着病情发展，常发生椎间盘纤维环及其附近韧带钙化和骨性强直。发病率约 0.3%，好发于中青年男性，男女比例

9：1，发病高峰在 15～35 岁。

（二）病因及病理

病因不明确，有家族遗传倾向，人类组织相关抗原（HLA）研究发现，有 90% 以上患者的 HLA – B_{27} 阻性为阳性，在发病中起到一定作用，并且患者家属中的 HLA – B_{27} 阳性型者为 48% 。损伤、受凉、感染为其诱发因素。

本病的特异性病理改变为慢性肌腱末端炎症，即附着在骨端部位的韧带、腱鞘、包囊的慢性炎症，由于炎症反复发作，从而导致相应部位骨和软骨出现炎症，使局部有破坏和新骨形成。最初病变在骶髂关节，以后有骨突炎及肋椎关节炎，脊柱的其他关节由下而上相继受累，正常脊柱的腰曲度消失，胸曲则呈显著的后凸，胸廓也变成扁平。又因各肋椎关节强硬，胸廓的扩张运动受到限制，肺活量显著减少；如髋关节受累强直，则整个脊柱和下肢变为强硬的弓形。

（三）临床表现与诊断

发病一般缓慢，早期症状为反复发作的腰骶部疼痛和不适感，活动受限，腰僵，可出现一侧或双侧坐骨神经痛；病变后期可出现腰、胸、颈椎活动受限，驼背畸形，髋、膝、踝关节畸形强直，并可出现关节外表现，如复发性虹膜炎、心脏及肺部病变等。

本病可依据强直性脊柱炎（AS）的纽约修正标准诊断。

1. 临床标准

（1）超过 3 个月的下背疼痛和僵硬，运动可以改善，休息不能缓解。

（2）腰椎矢状面、额状面活动受限。

（3）胸扩展受限。

2. 骶髂关节炎放射线分级标准

0 级：正常。

Ⅰ级：变化可疑。

Ⅱ级：轻度异常，局限性侵蚀、硬化，关节间隙正常。

Ⅲ级：明显异常，中度或进展性关节，有以下 1 项或 2 项以上改变：侵蚀、硬化、狭窄或部分强直。

Ⅳ级：严重异常，关节完全强直。

放射线标准：骶髂关节炎：双侧≥Ⅱ级，单侧≥Ⅲ～Ⅳ级。

3. 诊断

肯定 AS：具备放射线的标准和至少具有 1 项临床标准。

可疑 AS：①单有 3 项临床标准；②有放射线标准，无任何临床标准（应排除其他原因骶髂关节炎）。

二、康复问题

参考类风湿关节炎的康复问题。

三、康复评定

（一）病期和炎症活动期评定

炎症活动期表现为疼痛加重，并可出现发热、疲劳、食欲差等全身症状，关节外表现出现虹膜炎、血沉加快。病变程度主要依靠 X 线检查，早期为双侧骶髂关节侵蚀，晚期椎突关节融合消失，椎旁韧带钙化，脊柱强直呈"竹节"样改变。

（二）整体功能评定

参照美国风湿病协会提供的残疾分级标准，采用 Steinbracker 功能指数，将残疾分为四级：

Ⅰ级：仅有腰骶部功能受限或晨僵，能无困难完成所有日常工作。

Ⅱ级：脊柱活动受限甚至部分强直，但仍能进行日常活动。

Ⅲ级：脊柱强直，只能进行极少一般职业活动，生活尚可自理。

Ⅳ级：脊柱驼背固定，生活基本不能自理。

（三）脊柱活动度评定

主要评定脊柱前屈、后伸、侧弯及下蹲的程度。

1. 枕墙距离 用以评定颈椎、胸椎后凸程度。患者直立，足跟及臀部紧靠墙面，下颌内收，测后枕与墙面之间水平距离，正常枕部与墙距离为 0。

2. 下颌胸骨距离 此法主要评定颈椎前屈功能，患者坐位，颈部前屈，测量下颌至胸骨体上缘距离。正常人为 0。

3. 指尖地面距离 患者直立，膝伸直，腰前屈测量患者中指指尖与地面距离，评定脊椎前屈功能。指尖与地面距离越小，说明前屈功能越好。

4. 改良 Schober 指数 患者直立位，取背部正中线髂嵴水平为零，分别向下量取 5cm、向上量取 10cm，各作一标记，然后，让患者保持双膝直立，弯腰，测定两标记之间的距离，若两点少于 4cm，提示腰椎活动度降低。

5. Molletal 法 侧屈时，对侧腋中线与通过胸骨体和剑突接点的水平线相交，此交点和该侧髂嵴最高点距离表示脊椎侧屈功能。

6. 下蹲 是腰椎、髋、膝、踝联合运动,下蹲时测臀部与地面距离。

(四)胸廓活动度评定

患者双手抱头,分别测量深吸气和深呼气时的胸围,其差值正常人为 4 ~ 7cm,若 <2.5cm,说明胸廓呼吸度变小,活动受限。

(五)ADL 能力评定

主要用于晚期患者,有严重脊柱、髋膝功能障碍时,影响起立、下坐、弯腰、行走、穿脱衣服等动作,应针对这些项目重点评估。

四、康复治疗

(一)康复治疗目标

强直性脊柱炎的治疗目标在于控制炎症,缓解症状,保持腰椎最佳功能位置,避免脊柱畸形,维持正常生活和工作。

(二)康复治疗原则

强直性脊柱炎的治疗重在早期诊断,一旦明确诊断就应坚持正规的药物治疗和康复治疗。治疗应以早期治疗,控制中期发展,改善晚期症状,采取综合治疗为原则。

(三)康复治疗方法

1. 药物疗法 通常采用非甾体类抗炎药,如萘普生、双氯芬酸、布洛芬、消炎痛等;并发周围关节病变常用氨甲蝶呤、柳氮磺嘧啶等;甾体类激素用于病情较重,有全身症状及虹膜炎患者。

2. 休息与制动 强直性脊柱炎的急性发作期应卧床休息,患者需卧硬板床,枕头不能过高,以保持脊柱的生理弯曲。应尽量采用仰卧位或俯卧位,避免侧卧位,特别是屈腿侧卧位,以防导致脊柱驼背畸形。对于颈椎受累患者,应该使用低枕头来防止颈椎的反弓畸形。

3. 运动疗法 适当运动可以延缓受累关节的强直,保持关节活动度,增强对抗畸形方向的肌肉力量,减轻疼痛,减少药物用量,改善生存质量。脊柱、髋关节、肩关节要做各方向全关节活动范围的运动,每天 2~3 次,对已有活动受限的关节应增加每日运动训练次数,以使脊柱的各个节段、髋关节、肩关节、膝关节的韧带受到牵拉并保持其固有特性。对胸廓活动受限者应坚持扩胸运动和练习深呼吸，做呼吸体操，使胸式呼吸和腹式呼吸交替使用。对容易出现驼背的胸腰段脊柱更应多作后伸运动。对于进展期已开始出现驼背脊柱畸形时，可用脊柱手法牵引，或器械牵引等使其得以矫正。

4. 理疗　如病变局部有渗出、炎症明显时，可将冰块放入塑料袋中，置于患处冷敷。对于脊柱、髋关节、肩关节、膝关节和骶髂关节受累患者，应用温热疗法可以取得减轻疼痛、延缓病情、改善功能、矫正畸形的效果，常采用蜡疗、超短波、红外线等。水的治疗和泥的压力作用以及水中运动，都有利于强直性脊柱炎患者的康复。水的浮力作用使关节运动时所需力量明显减少，躯体四肢的活动较易，可预防和矫正脊柱及其他关节的畸形、改善脊柱、四肢功能，维持和改善胸部活动，增加肺活量。另外也可采用红斑量紫外线、磁疗、干扰电及音频电疗以消炎止痛。

5. 矫形器的应用　对疼痛明显并有进行性脊柱变形的患者，可用脊柱矫形器来维持脊柱的正常姿势和畸形矫正。

6. 日常生活活动能力训练　疾病后期，脊柱出现纤维性、骨性强直，此时疼痛多已减轻，而病变关节出现伸展性强直、驼背畸形等，严重影响患者的日常生活活动。此时应指导患者进行穿衣、洗漱、进食、行走、入厕等方面的训练，必要时可借助辅助用具，尽可能使患者生活自理。

7. 手术治疗　后期患者出现脊柱强直或髋关节、肩关节、甚至膝部的强直，为了改善患者的日常生活能力和工作能力，需进行驼背畸形矫正手术，髋、膝等关节行人工关节置换术。

五、中医康复治疗

祖国医学无此病名，据其脊柱强直、驼背畸形以及关节肿大、变形僵硬强直、骨质受损等临床症状，可归属于驼背、骨痹、龟背、历节风、竹节风、尪痹、顽痹、腰腿痛、痹证等范畴。

1. 药物治疗　祖国医学认为，本病病位在骨，其性属本虚标实、虚实错杂证，故在辨证治疗时要根据患者局部关节表现、全身情况，结合舌脉，分清阴阳、寒热、虚实。可将其分为肝肾亏虚、湿热阻络、寒湿阻络、痰瘀阻络等几个证型。本病早期以实证为主，多湿热、痰瘀、寒滞相夹杂；晚期则以虚实夹杂，以虚为主。治疗过程以滋补肝肾为本，兼顾清热、活血、散寒、止痛。①湿热痹阻证：方选二妙散加味：苍术10g、黄柏10g、川牛膝10g、苡米10g、连翘10g、忍冬藤15g、苦参10g、秦艽10g、生地10g、茵陈20g、防己10g、木瓜10g。发热者加柴胡10g、黄芩10g；关节红肿甚者加生石膏20g、赤芍10g、丹皮10g；关节痛甚者加穿山龙15g、蜈蚣2条。②寒湿阻络证：方选麻黄附子细辛汤合乌头汤加减：制附子 10g、麻黄 6g、细辛 3g、黄芪 15g、芍药 10g、川乌 4.5g、当归 10g、桂枝 10g、威灵仙 10g；关节肿者加苍术 10g、苡米 10g；腰脊痛甚者加狗脊 15g、桑寄生 15g；关节痛甚者加全蝎 6g、蜈蚣 2 条。③瘀血痹阻证：方选身痛逐瘀汤合二陈汤加减：桃仁 9g、红花 9g、川芎 9g、当归 9g、陈皮 9g、半夏 9g、没药 3g、五灵脂 9g、地龙 9g、香附 9g、秦艽 9g、羌活 9g、牛膝 9g、甘草 6g；关节冷痛者加制附片 9g（先煎）；关节红肿者加黄柏 6g、苍术 9g；关节疼痛甚者加全虫 6g、蜈蚣 2 条。④肾气亏虚证：方药选用独活寄生汤加减：独活 9g、秦艽 9g、细辛 3g、防风 9g、肉桂 6g、桑寄生 15g、杜仲 15g、牛膝 10g、当归 10g、熟地 10g、白芍 10g、川芎 9g、党参 9g、茯苓 9g、甘草 6g。偏于肾阳虚者，加制附片 6g、肉桂 6g；偏于肾阴虚者，加旱莲草 10g、女贞子 10g；腰背强直者，加蜈蚣 2 条、僵蚕 10g；五心烦热者，加龟板 15g、青蒿 15g；疼痛甚者，加制乳香、没药各 3g。⑤单味药可选用雷公藤总甙、山海棠等。

2. 推拿治疗 推拿对缓解疼痛，改善脊柱关节活动度，预防脊柱畸形有重要的作用。患者俯卧，上胸部和大腿前分别垫 2~3 个枕头，使前胸及腹部悬空，在腰背部沿脊柱及两侧，用滚法上下往返治疗，同时另一手掌在背部沿脊柱按压，按压时要配合患者呼吸，呼气时向下按压，吸气时放松；用指按法按压脊柱两侧膀胱经臀部秩边、环跳及居髎穴；患者仰卧，以滚法治疗髋关节前部，配合髋关节的外展、外旋；患者坐位，用滚法治疗颈项两侧及肩胛部，并配合颈项的旋转及俯仰动作，按揉或一指禅推颈椎两侧，上下往返，拿风池及颈椎两侧到肩井；患者两肘屈曲，双手交叉抱于后枕部，治疗者用膝部顶住患者背部，以两手握住患者两肘，做向后牵引及向前俯的扩胸俯仰动作，要配合呼吸运动；患者坐位，暴露腰背，上身前俯，治疗者用肘压法施治于脊椎两侧，再直擦背部督脉及两侧膀胱经，横擦骶部，以透热为度。

3. 针灸治疗 ①毫针选穴：天柱、风池、大椎、大杼、风门、身柱、心俞、至阳、膈俞、肝俞、脊中、命门、肾俞、关元俞、腰阳关、膀胱俞、八髎、腰俞、秩边、环跳。以上穴位用补法，留针 30min，隔日 1 次，10 次为 1 疗程。②电针选穴：选用上述处方中 4~6 穴进针，得气后通电。通电时间为 10~20min，隔日 1 次。10 次为 1 疗程。疗程结束，间歇 1 周，可继续使用。

4. 小针刀治疗 在脊柱或椎旁用手按压触摸，寻找敏感、酸痛点，或条索、硬结状物，以小针刀（直径 1mm，针刀口 0.8mm）2 次进针法进针，进行剥拨铲切法治疗，不留针。每次治疗 1~5 针，3~5 日治疗 1 次。可调节气血，畅通经络，改善微循环。

5. 穴位注射法 选用夹脊、足三里等穴，选用具有活血通络、止痛等作用的药物，如当归注射液、丹参注射液、野木瓜注射液，每次可选 3~5 对穴位，进针得气后，每穴注射 0.5ml 药物，隔日 1 次，10 次为 1 疗程。

6. 传统体育疗法　可选用太极拳、八段锦、易筋经等。

六、康复注意事项

1. 注意患者情绪的调控。

2. 不宜过度劳累，防寒保暖，以免病情加重。

第十四章

肩周炎的康复

第一节　概　述

一、定义及流行病学

　　肩关节周围炎，简称肩周炎（scapulohumeral periarthritis），中医又名冻结肩、漏肩风或五十肩等，是肩关节周围肌肉、肌腱、滑膜及关节囊等病变而引起的肩关节疼痛和运动功能障碍综合征。

　　本病多见于 40 岁以上的中老年人，尤其以 50 岁左右多见，与退行性病变有明显关系，女性发病率高于男性，多见于体力劳动者。一部分患者有自愈趋势，仅遗留有轻度功能障碍，大部分患者如得不到有效的治疗，有可能严重影响肩关节的功能活动。

二、病因及病理

（一）病因

　　确切的病因仍不十分明了，可能与软组织退行性变、肩关节损伤、肩关节活动减少、颈椎疾患、内分泌系统疾病、神经系统疾病、免疫功能方面的改变、姿势失调有关。

　　1. 软组织退行性变　　如冈上肌腱炎、肱二头肌腱炎、肩峰下滑囊炎、关节囊炎，这些慢性炎症和损伤，均可波及关节囊和周围的软组织，引起关节囊的慢性炎症和粘连。

　　2. 肩关节损伤　　肩部挫伤、肱骨外科颈骨折和肩关节脱位等损伤，由于局部出现炎性渗出，疼痛及肌肉痉挛，会导致肩关节囊和周围软组织粘连，而发生肩关节的冻结。

3. 肩关节活动减少　肩关节脱位、上肢骨折、外科手术后固定时间过长或脑外伤、脑卒中后瘫痪侧肢体肩关节所处的状态，使肩关节活动减少，造成局部血液循环不良，淋巴回流受阻，炎性渗出淤积，日久纤维素沉着，粘连形成，导致关节囊挛缩和周围软组织粘连。

4. 颈椎源性肩周炎　指由于颈椎病引起的肩周炎。其特点是先有颈椎病的症状和体征，而后发生肩周炎的症状，它是颈椎病的一种临床表现或者说是一种临床类型，而不是肩关节与周围软组织退行性改变的结果。

5. 其他疾病诱发　如冠心病、精神心理因素、内分泌紊乱、糖尿病等。

（二）病理

肩周炎的病理过程分为三期：早期、中期（粘连期）和恢复期。早期表现为肩关节周围肌肉、肌腱、滑膜、韧带及关节囊等软组织发生慢性无菌性炎症，肩关节活动受限；以后随着病情发展，肩关节周围软组织广泛受累，发生慢性炎症，造成关节内外粘连，进入冻结期；再后，经治疗或自然恢复，疼痛自然缓解，肩关节功能活动逐渐好转，进入恢复期。

三、临床表现与诊断

（一）症状

本病的主要症状是疼痛与肩关节功能活动受限。

1. 疼痛　多数患者呈慢性发病，隐袭进行，常因外展、上举肩关节时引起疼痛才被注意。也有少数患者疼痛较重。主要表现为肩部周围阵发性疼痛，常因天气变化及劳累而诱发，以后逐渐发展到持续性疼痛，并逐渐加重。疼痛性质可呈钝痛、刀割样痛和刺痛等，夜间往往加重而不能入睡，不能向患侧侧卧。肩部受牵拉时，可引起剧烈疼痛，有时可放射到前臂和手。

2. 功能活动受限　肩关节各方向活动受限，以外展、外旋、后伸受限最显著。特别是当肩关节外展时，出现典型的"扛肩"现象，梳头、穿衣等动作均难以完成。严重时，肘关节功能亦受限，屈肘时手不能摸肩。病程长者，可出现肩胛带肌萎缩，尤以三角肌萎缩多见。

（二）体征

1. 压痛点　检查可见冈上肌腱、肱二头肌长、短头肌腱及三角肌前、后缘有明显的压痛。

2. 活动障碍　肩关节表现为前屈、后伸、外展、内旋、外旋等活动范围减小。

3. 肌肉萎缩　肩关节周围肌肉尤以肱二头肌、三角肌等废用性萎缩为明显，肌力下降。

对于本病依据临床症状和体征一般不难做出诊断。X线检查多呈阴性，对诊断无直接帮助，但可以排除骨关节疾患。

第二节　康复问题

一、疼痛

疼痛是肩周炎的主要症状，疼痛剧烈，往往夜间加重，严重影响睡眠。

二、肢体活动障碍

肩周炎患者常因肩部疼痛、肌肉痉挛、关节囊和肩部其他软组织的挛缩及粘连而直接导致肩关节活动受限。

三、ADL 能力下降

患者由于疼痛及肩关节活动受限，导致梳头、穿衣、提物等基本活动明显受限。

四、心理障碍

肩周炎患者可因严重而持续的疼痛造成情绪波动不稳，严重者可产生焦虑和忧郁，如果病程迁延较长则可能产生悲观失望。

第三节　康复评定

一、疼痛测定

治疗前、中及后期均用同样的方法进行疼痛评定（参见第二十四章第六节）。

二、关节活动度和肌力测定

用测角器测量肩关节活动度，患者的患肩关节外展上举、前屈上举、后伸及内旋等活动范围均小于正常范围。应与健侧进行对照性测量。肌力主要是针对与肩关节活动有关的肌肉进行测定。

三、ADL 能力评定

患臂需进行 ADL 能力评定，如患者有穿脱上衣困难，应了解其受限程度；询问入厕、个人卫生及洗漱（梳头、刷牙、洗澡等）受限的程度；了解从事家务劳动如洗衣、切菜、做饭等受限情况。

四、Constant – Murley 法

包括疼痛（15 分）、日常生活活动（20 分）、关节活动度（40 分）和肌力（25 分）四个部分，共 100 分，其中 35 分（疼痛和日常生活活动）来自患者主诉的主观感觉，65 分（关节活动度和肌力）为医生的客观检查。是一个全面、科学而又简便的方法（表 14 – 1）。

表 14 – 1 　　　　　　　　Constant – Murley 肩功能评定标准

项目	评分	项目	评分
1. 疼痛（最高 15 分）		91°~120°	6
无疼痛	15	121°~150°	8
轻度痛	10	151°~180°	10
中度痛	5	ii. 外旋（最高 10 分）	
严重痛	0	手放在头后肘部保持向前	2
2. ADL（最高 20 分）		手放在头后肘部保持向后	2
i. 日常生活活动的水平		手放在头顶肘部保持向前	2
全日工作	4	手放在头顶肘部保持向后	2
正常的娱乐和体育活动	3	手放在头顶再充分向上伸直上肢	2
不影响睡眠	2	iii. 内旋（最高 10 分）	
ii. 手的位置		手背可达大腿外侧	0
上抬到腰部	2	手背可达臀部	2
上抬到剑突	4	手背可达腰骶部	4
上举到颈部	6	手背可达腰部（L_3 水平）	6
上举到头顶部	8	手背可达 T_{12} 椎体水平	8
举过头顶部	10	手背可达肩胛下角水平（T_7 水平）	10
3. ROM		4. 肌力（最高 25 分）	
i. 前屈、后伸、外展、内收 4 种		MMT0 级	0
活动分别按下列标准评分（每种活		I	5
动最高 10 分，4 项最高 40 分）		II	10
0°~30°	0	III	15
31°~60°	2	IV	20
61°~90°	4	V	25

第四节 康复治疗

一、康复治疗目标

肩周炎的发病可分3期，根据各期特点确定康复治疗的目标。

1. 急性期 一般持续2~4周，康复治疗目标是止痛，解除肌肉痉挛，加速炎症吸收，预防肩关节功能障碍的发生。

2. 慢性期 本期的病程不稳定，可持续数周、数月乃至1年以上。康复治疗应以主动或被动运动为主，使粘连减少到最小程度，恢复肩关节活动功能。

3. 恢复期 加强功能锻炼，使患者肩关节功能恢复正常或接近正常。

二、康复治疗原则

对急性期患者，康复治疗应着重减轻疼痛，缓解肌肉痉挛，加速炎症的吸收，疼痛严重者可采取措施使局部暂时制动；对缓解期患者，应强调解除粘连，恢复肩关节活动功能。

三、康复治疗方法

（一）药物疗法

急性期患者疼痛明显，需用药物控制，可选用消炎镇痛、缓解肌肉痉挛的药物，如水杨酸制剂、吲哚美辛（消炎痛）、布洛芬、双氯芬酸（扶他林）等。对疼痛明显并有固定压痛点者可用局部注射，该方法能止痛，松弛肌肉和减轻炎症水肿。常用醋酸泼尼松龙0.5~1.0ml，加1%普鲁卡因2~5ml混合液，作痛点注射，每周1次，2~3次为1疗程。

（二）理疗

主要作用是促进血液循环，消炎止痛，松解粘连。可采用超短波、微波、音频、红外线、超声波等疗法。

（三）运动疗法

急性期主要是促进血液循环和炎症吸收、防止组织粘连和肌肉萎缩、预防关节活动受限；缓解期主要是松解粘连、发展肩关节周围肌肉的力量，从而逐步增加肩关节的活动度。根据不同的病情，选择不同的运动方法。

1. 徒手操 立位进行。

（1）腰前屈，上肢自然下垂，双上肢交替做前后、左右摆动及画圈动作。

（2）面对墙，足尖距墙一定距离，将患侧上肢前屈上举触墙，尽量上移至最高处。

（3）患侧对墙，足与墙保持一定距离，将患侧上肢外展上举以指尖触墙，尽量上移至最高处。

（4）背靠墙，屈肘，将上臂及肘部靠拢体侧并贴紧墙面，以双拇指触墙，再反向触胸。

（5）双手体前相握，前屈上举过头顶，触枕部。

（6）双手背后相握，以健侧带动患侧内收，再以拇指沿腰椎棘突上移至最高处。

2. 器械操 立位进行。

（1）棍棒操：①双手体前握棒，对臂前屈上举左右摆动；②双手背后握棒，臂后伸左右摆动，并屈肘上提；③双手背后握棒，以健手握棒上端，患手反握棒下端，斜背棒并向健侧外上方拉推。

（2）吊环操：双手握住吊环，通过滑轮装置，以健肢带动患肢做外展和前屈上举动作。

（3）肩梯操：面对或侧对肩梯，前屈或外展患肢，用手指钩住肩梯牵拉患肩。

（4）回转训练：面对回转训练器，调整手柄在滑动杠上的位置，使患肢伸直做绕环回转动作。

（5）拉力操：面对、侧对或背对拉力器，患手握住拉力绳柄，拉动训练患肩相关肌肉。

3. 关节松动术 对肩周炎的关节松动手法治疗技术，可以改善肩部的血液循环及营养代谢、松解组织粘连、缓解疼痛。可对肩关节采用摆动、滚动、推动、旋转、分离和牵拉等手法。在急性期，因疼痛剧烈，应多用Ⅰ级手法，即在肩关节活动的起始端小范围地松动，以每秒1~2次的频率进行，时间为45~60s；在缓解期，因肩关节活动受限，应多用Ⅱ、Ⅲ级手法，即在肩关节活动范围内大幅度的松动，Ⅱ、Ⅲ级手法以是否接触关节活动的终末端来区别，时间为60~90s。Ⅲ、Ⅳ级手法都接触终末端，对改善活动度效果显著，但若使用不当，可引起较明显的疼痛。每种手法可重复使用2~3次。

（四）作业疗法

1. 改善关节活动度的动作，选择以肩关节内、外旋为中心的作业，如挂线练习。①肩关节外展 90°位施行的木框挂线训练：木框置于体侧，进行肩关节90°的内、外旋拉径线练习；置于上方，得到屈曲位的外展。②肩关节 0°位作业：木框置于前下方，在较低的线框进行拉径线操作。③肩关节屈曲 90°位作业：通过拉径线操作可使肩关节得到水平内收、外展。

2. 改善肩关节内、外旋和增强上肢伸展肌肌力的各种作业。

3. 不同位置或动作改善肩关节伸展的作业：如砂纸磨光、推拉锯、推重物或推车等。

四、中医康复治疗

（一）针灸治疗

针灸可舒筋行气、通络活血、止痛。取穴一般以肩关节局部穴位为主，选穴：肩髃、肩贞、阿是穴及阳陵泉、中平穴（足三里下 1 寸）。若肩前部疼痛，后伸疼痛加剧者加尺泽、阴陵泉；肩外侧疼痛、三角肌压痛、外展疼痛加剧者加手三里、外关；肩后部疼痛、肩内收时疼痛加剧者加后溪、大杼、昆仑、条口透承山。

（二）推拿治疗

对肩周炎的治疗，急性期宜疏通经络、活血止痛；慢性期宜疏通经络、松解粘连、滑利关节。

患者坐位，医生站在患者患侧，用一指禅推法施治于患侧肩前部、上臂部及肩背部，往返数次，同时配合做肩部被动的外展及外旋；拿肩井、拿患肢，从肩部拿至腕部，按揉或点按肩髃、肩髎、天宗、肩贞、曲池、手三里、外关、合谷等穴位；弹拨肩前部痛点如喙突、结节间沟、肩上部三角肌止点部位的痛点、肩后部的痛点，弹拨痛点部位的条索样结节及肌腱张力较高处，由轻而重，由浅入深，反复弹拨，具有止痛及松解粘连作用；医生站于患者后方，一手扶肩、一手托住肘部，做肩关节摇法，幅度从小到大，摇动数次，然后医生一手固定患侧肩胛骨、另一手托住患肢肘部上抬，做患肩外展动作，逐渐加大扳动幅度，可用肩部扳法、上举扳法、内收扳法、后伸扳法、外展扳法，以松解粘连，恢复关节活动度；最后用擦法、揉法施治于患肩及上肢部；并搓抖患肢，结束治疗。

（三）中药治疗

可选用活血化瘀、通经活络、散寒祛湿药物辨证治疗。

1. 初期 为炎症期，肩部疼痛难忍，尤以夜间为甚，睡觉时常因肩部怕压而取特定卧位，翻身困难，疼痛不止，难以入睡。可选用柴胡10g、当归10g、白芍15g、陈皮10g、清半夏10g、羌活10g、桔梗10g、白芥子10g、黑附片10g、秦艽10g、茯苓10g，以白酒作引，水煎服，每天2次。饭后服用。

2. 后期 如果初期治疗不当，将逐渐发展为肩关节活动受限，呈冻结状，影响日常生活，吃饭、穿衣、洗脸、梳头均感困难，严重者生活不能自理，肌肉出现萎缩。可用当归30g、丹参30g、桂枝15g、透骨草30g、羌活18g、生地黄30g、香附15g、草乌9g、忍冬藤40g、桑枝20g，水煎服，每天2次。

（四）传统体育疗法

可选用太极气功、太极拳、八段锦、易筋经等。

五、康复注意事项

1. 在治疗同时应配合肩部功能锻炼，防止肩关节运动功能低下。
2. 要求患者坚持锻炼，持之以恒，循序渐进。

第十五章

骨折后的康复

第一节 概 述

骨折（fracture）是指骨或骨小梁的完整性受到破坏，或骨的连续性发生部分或完全中断。如果骨骼本身原已有病变，在遭受外力时而发生骨折，称为病理性骨折。骨折是日常生活工作中常见的一种损伤，以四肢骨折和脊柱骨折为多见。骨折后常伴有不同程度的肌肉、肌腱、韧带、血管、神经、关节囊、滑囊、皮肤等软组织损伤。伤后由于关节周围及关节内组织粘连、肌肉和肌腱挛缩、骨化性肌炎、创伤性关节炎、骨折愈合不良或神经损伤等原因，使患者遗留疼痛及功能障碍。

一、病因、分类及愈合

骨折的原因是多方面的，可由直接或间接暴力、肌肉拉力或积累劳损及骨骼疾病引起，而尤以外伤性骨折（如工作、生活、交通及运动中的各种意外事故）最为常见。根据骨折的程度和形态的不同，可分为完全性骨折和不完全性骨折；根据骨折处是否与外界相通，可分为闭合性骨折和开放性骨折；根据导致骨折的原因，可分为创伤性骨折、疲劳性骨折和病理性骨折；根据骨折端的稳定程度，可分为稳定性骨折和不稳定性骨折。

骨折的愈合是功能恢复的关键，在整个愈合过程中，应去除不利于骨折愈合的阻抑性因素，加强促进骨折愈合的因素。骨折的修复愈合过程可分为4期：①血肿机化期：骨折局部形成血肿，出现创伤性反应，伤后6~8h血肿内开始有肉芽组织新生，血肿被替代，并进一步演化为纤维结缔组织，将骨折两端连在一起，此过程约需2~3周；②原始骨痂形成期：骨折端成骨细胞开始增生，通过膜内化骨和软骨内化骨的过程，分别形成内骨痂、外骨痂和环状骨痂，此过程

4～6周内完成；③成熟骨板期：新生的骨小梁逐渐增加，排列趋向规则，死骨被吸收，新骨代替死骨，原始骨痂逐渐被改造成成熟的板状骨，此过程在8～12周内完成；④骨痂塑形期：骨组织结构根据人体运动，按照力学原理重新改造，最终达到正常骨骼和结构，骨折痕迹完全消失，此过程约需2～4年。

二、临床表现与诊断

（一）症状

1. 局部表现 骨折后患者一般表现为：

（1）疼痛及压痛：骨折后除骨组织受损、周围软组织也受到不同程度损伤，局部有疼痛及压痛，患肢移动时可加剧。

（2）肿胀和瘀斑：由于骨髓、骨膜、周围软组织损伤及血管破裂出血，在骨折处出现明显肿胀和皮下瘀斑。

（3）畸形和功能障碍：由于骨折使骨的完整性和连续性破坏或骨折断端移位畸形，加之疼痛、肿胀等，使肢体丧失部分或全部功能。

2. 全身表现 多发性骨折、骨盆骨折、股骨骨折、脊椎骨折及严重开放性骨折可因大量出血、剧烈疼痛导致休克。

（二）体征

1. 畸形 骨折移位时，受伤肢体的形状则发生改变，常有缩短、成角、旋转等畸形。

2. 异常活动 骨折后在肢体非关节部位出现了不正常假关节的活动。

3. 骨擦音 骨折片有移位者，骨折断端之间，可互相摩擦产生骨擦感或骨擦音。

4. 局部肿胀瘀斑 骨折周围软组织可见肿胀、瘀斑或水疱。

5. 压痛和叩击痛 间接压痛最有价值。直接压痛往往不准确，因软组织损伤同样存在压痛。位置较深的骨折，有叩击痛存在。

6. 功能障碍 骨折后由于肢体内部支架的断裂和疼痛，使肢体丧失部分或全部活动功能。

（三）影像学改变

X线检查对骨折的诊断和治疗具有重要价值，可了解骨折部位、类型、移位等情况。X线摄片检查需包括正、侧位和邻近关节，必要时还需要拍摄特定位置或健侧肢体相应部位的X线片进行对比。

（四）诊断

对骨折的诊断要求全面，应包括骨折部位、性质、程度及有无合并症等，一般根据病史、临床症状、体征及 X 线片，即可诊断。个别难以诊断的关节内骨折、波及椎管的骨折等，则需要依据 CT 扫描或 MRI 诊断。

第二节　康复问题

一、疼痛和肿胀

骨折后局部组织受到损害，同时并发出血或淤血，表现为局部疼痛和肿胀。肢体骨折愈合后的肿胀多由于血管壁弹性减弱、运动减少致肌肉的"唧筒"作用减弱所产生的血液回流障碍所致。

二、废用性肌肉萎缩

骨折肢体制动后，肌肉出现废用性萎缩，肌力下降。多数废用性肌肉萎缩是可逆的，仅有肌纤维变细，当肌肉萎缩严重时，可有部分肌纤维透明变性并崩解。

三、关节活动障碍

制动后关节周围纤维组织的挛缩及关节内外组织的粘连是导致关节主、被动活动均受限的一个重要原因；关节囊、韧带、肌腱和疏松结缔组织缺乏必要的牵拉而逐渐挛缩，使关节活动受限；另外，可能存在的关节内结构异常如骨缺损、关节内骨折复位欠佳、关节内存在游离体、关节软骨因营养障碍而坏死，甚至剥脱形成溃疡；关节周围软组织严重损伤后的瘢痕形成均可明显影响关节的活动范围；关节内骨折继发创伤性关节炎；非外伤部位的关节也可因为长时间不活动导致关节僵硬等均是导致关节活动障碍的因素。

四、骨质疏松

制动使骨丧失了应力负荷的刺激，同时使骨组织血液循环受到影响，导致骨代谢障碍，导致骨无机盐流失，引起骨质疏松，在肌腱、韧带附着处骨质疏松更为明显，粗暴的被动活动则可能造成撕脱性骨折。

五、关节稳定性减弱

制动使关节韧带强度降低，同时由于部分肌肉萎缩、肌力下降，吸收及缓冲应力的能力减弱，使韧带失去保护和支持，而容易损伤。

六、整体功能下降

骨折后较长时间的卧床休息，对全身各系统功能产生明显影响，如心肺功能水平降低，并发坠积性肺炎、尿路感染、压疮、便秘及血栓性静脉炎等。

七、ADL 能力下降

局部制动、卧床休息、关节活动受限及肌力下降可使骨折患者日常生活和工作受到明显影响。

八、心理障碍

因各种原因而产生上述的康复问题，特别是经过康复治疗后功能障碍仍较明显，并有可能长期存在时，患者可出现各种心理问题如焦虑、忧郁等；如果这种功能障碍严重影响患者的生活质量和工作要求时，更应注意其心理的异常变化。

第三节 康复评定

骨折康复评定的主要目的是判断有无运动功能障碍及程度，制定治疗措施，检查康复治疗效果，作出下一步治疗的决策。

一、肌力检查

骨折后，由于肢体运动减少，常发生肌肉萎缩，肌力下降。肌力检查是判定肌肉功能状态的重要指标，常用 MMT 法。

二、关节活动度检查

骨折后，由于关节内外粘连、关节挛缩，将导致关节活动受限，要重点检查关节活动范围。

三、肢体长度及周径测量

骨折可造成肢体长度和周径的变化，肢体长度测量时，上肢全长度是测量肩峰到中指尖端的距离；大腿长度是指从髂前上棘至膝关节内侧间隙的距离；小腿长度是测量从膝关节内侧间隙至内踝的距离。肢体周径测量时，必须选择两侧肢体相对应的部位进行测量，测大腿周径时取髌骨上方10cm处，测小腿周径时取髌骨下方10cm处，并与健侧进行对比。

四、步态分析

下肢骨折后，易影响到下肢的步行功能，可通过步态分析，了解有无异常步态及其性质和程度。

五、ADL 能力评定

对骨折后留有肢体功能障碍、影响日常生活者，应对其日常生活活动能力做出全面评定。对上肢骨折患者重点评定个人生活自理能力如穿衣、进食、个人卫生和上厕所等；对下肢骨折患者重点评定其转移、行走及上下楼梯等能力。

第四节 康复治疗

一、康复治疗目标

1. 促进血肿和渗出物的吸收。
2. 加速骨折断端的纤维性连接和骨痂形成。
3. 防止关节粘连、僵硬，恢复关节活动。
4. 减少肌肉萎缩程度，促进肌力恢复。
5. 防止发生制动综合征（如肌肉萎缩、关节僵硬、坠积性肺炎、血栓性静脉炎等），尽早恢复日常生活活动能力。

二、康复治疗原则

整复、固定和功能锻炼是治疗骨折的三个步骤，也是骨折康复应遵循的基本原则。

1. 整复 复位分为解剖复位（即两骨折端的接触面和两骨折段在纵轴上恢复正常的解剖关系）和功能复位（两骨折端虽未恢复到正常的解剖关系，但骨折愈合后对肢体功能无明显影响）。尽可能达到解剖复位，至少应达到功能复位。

2. 固定 合适的固定，以维持已经整复的位置。通过外固定（如小夹板、石膏绷带、持续牵引等）和内固定（如接骨板、螺丝钉等）将骨折段于解剖复位的位置予以固定。

3. 功能锻炼　功能锻炼是骨折后康复治疗的主要手段，可促进骨折愈合，防止或减少后遗症、并发症，应鼓励患者及早进行。

康复治疗时应遵循的原则是：

①康复治疗应从整复、固定后开始，并贯穿于全部治疗过程。循序渐进，直至功能恢复。②康复治疗时必须保持骨折良好的对位对线，指导鼓励有利于骨折愈合的活动，控制影响骨折愈合的不正确活动。③康复治疗必须以恢复和增强肢体固有生理功能为原则。

三、适应证和禁忌证

各种类型的骨折，经妥善复位、固定处理后均应及时开始康复治疗。在骨折延迟愈合并针对原因进行必要的骨科处理同时，也应加强康复治疗，给骨骼以一定的应力刺激，改善肢体血液循环，促进愈合。若有局部炎症、病理性骨折时，禁忌功能锻炼；关节内血肿、伤口局部有异物、或骨折与脱位尚未妥善处理时，应暂缓功能锻炼。

四、康复治疗方法

在外伤炎症期、骨痂形成期，局部肢体在外固定或连续牵引中，可进行一期康复治疗；在骨痂成熟期，外固定已去除，可进行二期康复治疗。

（一）一期康复治疗

肿胀和疼痛是骨折复位固定后最主要的症状和体征，持续性肿胀是骨折后致残的最主要原因。制动可造成肢体的失用性改变，肌肉运动减少可导致废用性肌萎缩，肌力下降；制动可使关节周围的纤维组织如关节囊、关节韧带和疏松结缔组织发生挛缩，使关节活动受限，长期制动还可造成骨质疏松。

1. 运动疗法

（1）患肢非固定关节的训练：术后第二天即可开始患肢近端和远端未被固定关节各个方向、全关节活动范围的主动与被动训练，以促进肢体血液循环及增加骨折端的轴向压力，有利于消除肢体肿胀、促进骨折端愈合，并可防止关节挛缩畸形。上肢应特别注意肩关节的外展、外旋、掌指关节的屈伸及拇指外展的训练；下肢要注意保持踝关节的背屈，以防足下垂。尤其是老年人，应防止肩关节粘连和僵硬的发生。对于关节面骨折，由于关节内外粘连较重，常遗留有严重的关节功能障碍，为减轻障碍程度，在固定 2～3 周后，应每天取下外固定物，在保证骨折对合端稳定的前提下做受累关节的主动或被动运动，并逐步增加关节活动范围，运动后继续使用固定物，可促进关节软骨的修复，减少关节内外的粘连。

（2）患肢肌肉训练：骨折固定部位肌肉进行有节奏、缓慢的等长收缩练习，可防止废用性肌萎缩，并挤压骨折端，有利于其愈合。一般在复位稳定2~3天，局部疼痛减轻时，即可开始训练。收缩的强度以患者能忍耐的疼痛为度，每次收缩持续5~6s，放松20~30s，每10次为1组，每日可根据情况训练2~3组，训练量以不引起肌肉过劳为宜。

（3）患肢抬高：有助于肢体肿胀的消除，一般要求肢体的远端要高于近端，近端要高于心脏平面。

（4）健肢正常活动训练：对健侧肢体和躯干应尽可能保持其正常活动，尽量早期离床活动或在床上做肢体的活动，以改善全身状况，防止压疮、呼吸系统及泌尿系统感染等并发症，尤其是年老体弱的患者更应注意。

2. 理疗　可改善血液循环、消炎、消肿、减轻疼痛、减少粘连及肌肉萎缩、促进骨折的愈合。可以采用音频和超声波以减少粘连；红外线、蜡疗、短波等以改善局部血液循环，促进渗出液吸收；低中频电刺激以防治肌肉萎缩；直流电钙离子导入以治疗骨愈合迟缓或骨不连接；超短波或低频磁疗以促进骨再生区代谢过程加强，有利于骨折愈合。

3. 支具的使用　可采用夹板、石膏托及弹性支架。当关节挛缩较顽固时，可在运动与牵引的间歇期用夹板或石膏托固定患肢，以减少纤维组织的弹性回缩，加强牵引的效果。随着关节活动范围的逐渐增大，夹板或石膏托也作相应的更换，此外，亦可用特别的弹性支架做关节的持续牵引。

（二）二期康复治疗

此时骨折已基本愈合，此期最常见的是僵硬、粘连等关节活动障碍，康复治疗着重于恢复关节活动范围和肌力，并进一步促进肢体运动功能、日常生活活动能力和工作能力的恢复。

1. 运动疗法　重点在于增加关节活动度训练，以主动运动为主，根据需要可配合被动运动和抗阻运动。

（1）主动运动：受累关节进行各方向的主动活动，以牵伸挛缩、粘连的组织。运动以不引起明显疼痛为度，幅度应逐渐增大。每个动作可重复多遍，每日数次。

（2）助力运动和被动运动：刚去除外固定的肢体可先采用助力运动，随关节活动范围的改善可逐渐减少助力。对组织挛缩及粘连严重者可进行被动运动，牵拉活动受累的关节，但动作应平稳柔和而有节奏，以不引起明显的疼痛为度。

（3）关节松动术：是解决关节活动受限或僵硬关节的有效手法操作，可配合热疗进行手法牵引。治疗时一手固定关节近端，一手握住关节远端，施加适当的力量牵引，根据治疗的需要决定牵引方向如屈、伸、内收、外展、内旋、外旋等，使组成关节的骨端能在关节囊和韧带等软组织的弹性范围内移动。牵引力量以引起患者可耐受的酸痛感为宜。

（4）恢复肌力训练：逐步增加肌肉的工作量，以引起肌肉适度的疲劳。

①0~1级的肌力：可采用水疗、按摩、低频脉冲电刺激、被动运动等。

②2~3级肌力：以主动运动为主，配合助力运动，但助力宜小。

③4级肌力：应进行抗阻运动，可采用渐进抗阻练习或等速练习，以促进肌力最大限度的恢复。

2. 理疗　用局部紫外线照射，可促进钙质沉着与镇痛；用蜡疗、红外线、短波、按摩、漩涡浴等以促进血液循环，改善关节活动功能；用直流电碘离子导入、超声波、音频电疗以软化瘢痕，松解粘连。

3. 平衡与协调训练　机体平衡的保持一方面靠感觉，将外感受器、本体感受器和特殊器官的信息进行整合，另一方面要依靠运动系统和固有姿势反射的整合。平衡训练可通过静态平衡法和动态平衡法来训练。协调性训练是利用残存部分的感觉系统以及利用视觉、听觉和触觉来管理随意运动，可在卧位、坐位、站位、步行及增加负荷的步行中对上、下肢及躯干进行训练。

4. 手术治疗　对经过康复训练而不能改善的肢体功能障碍，可通过适当的手术，使其得到改进。如对外伤后肢体遗留较严重畸形所造成的功能障碍，可行肢体矫形术；关节内及关节外粘连所导致的关节功能障碍，可行关节松解术等。

五、中医康复治疗

（一）中药治疗

内服与外用药物是治疗骨折的两个重要方法。

1. 内服药　初期可用活血止痛汤、和营止痛汤、新伤续断方、复元活血汤等以活血化瘀，消肿止痛；中期以新伤续断方、续骨活血汤、桃红四物汤、接骨紫金丹等以接骨续筋；后期可用壮筋养血汤、生血补髓汤、六味地黄汤、八珍汤等以壮筋骨、养气血、补肝肾。

2. 外用药　初期用消瘀止痛药膏、清营退肿膏、双柏散、定痛膏等以活血化瘀，消肿止痛；中期以接骨续筋药膏、驳骨丹、碎骨丹等以接骨续筋；后期以万应膏、损伤风湿膏、金不换膏、跌打膏、伸筋散等以舒筋活络；骨折后期，如骨折断端在关节附近，可用海桐皮汤、骨科外洗一方、骨科外洗二方、舒筋活血洗方、上肢损伤洗方、下肢损伤洗方等熏洗及熨药方以活血散瘀、舒筋活络，防止关节强直及筋脉拘挛。

（二）推拿治疗

可用推拿法，在初期可采用轻柔的滚法、揉法等在未固定的近端和远端进行向心性的按摩，以消除局部肢体的肿胀；后期在外固定去除后可用较重的拨法、擦法、揉法、滚法、拿捏法、点穴法，配合屈伸法、旋转摇晃法，以缓解肌肉痉挛、松解粘连、活血消肿、祛瘀止痛、改善关节的活动范围。

六、康复注意事项

1. 应掌握骨折的愈合过程，定期摄片检查骨痂的生长情况，以随时调整康复治疗方法。康复治疗必须循序渐进，逐渐加量。以主动活动为主，被动活动为辅，活动范围由小到大，次数由少到多。

2. 严格控制不利于骨折端稳定的活动，如增加重力和旋转的活动。

3. 功能锻炼以恢复肢体的生理功能为主，例如上肢以增强手的功能为主，下肢以增加其负重，步行能力为主。

4. 进行被动活动时，不应急于施行强力的牵拉和对骨折部位的按摩，任何练习不应引起疼痛。

5. 若骨折延期愈合，关节内有骨折片及损伤性关节炎，不宜进行体疗性功能锻炼。

6. 医患配合，医务人员要把功能锻炼的原则、方法和注意事项等向患者介绍清楚，使患者心中有数，主动、科学地进行功能锻炼。

第十六章 | 手外伤的康复

第一节 概 述

一、定义及流行病学

手外伤（impairments of hand）康复是针对手功能障碍的各种因素如疼痛、肿胀、瘢痕粘连、关节僵硬挛缩、肌肉萎缩等，在手外科的临床诊断和处理的基础上，采用物理疗法、作业疗法和手部夹板、辅助器具等手段，使患手最大程度的功能恢复，以适应日常生活活动、工作和学习的需要。

手是运动的器官，与外界的接触最多也最频繁，很容易受到伤害。国内资料表明，在骨科就诊患者中，手外伤约占就诊人数的 1/4，其中开放性损伤占手外伤总数的 2/3，发病率占创伤总数的 1/3 以上，右利手受损为 91.2%，男女受伤比例为 3.5：1，高发于 16～30 岁。

自 1978 年美国成立手治疗师协会以来，许多从事手康复工作的理疗师和作业治疗师积累了丰富的经验，通过康复治疗的早期介入，使手外伤患者的手术效果和功能恢复有了明显的提高，康复医学已与手外科临床工作相互渗透，患者从受伤到手术前后，从组织愈合到功能恢复，从职业训练到重返社会，都需要康复治疗。

二、病因及病理

手外伤常见为复合性损伤，涉及手部皮肤、皮下组织、肌肉、肌腱、骨、关节、神经、血管等。依据损伤的原因和类型通常分为骨折、肌腱损伤、周围神经损伤、烧伤、断指再植等。创伤后遗留的功能障碍与创伤的类型、程度有密切的关系，如切割伤，切面较整齐，早期修复后遗留功能障碍较轻；而压砸、撕脱、碾挫伤，虽经清创修复，伤口愈合后仍遗留严重的伤残。

外伤后手部的病理变化一般在第1周处于炎症反应期，可见组织充血、水肿，断端有白细胞浸润；第2周处于清创期，可见白细胞、巨噬细胞浸润，坏死组织脱落，水肿加剧；第3周处于胶原纤维增生期，可见纤维细胞增生，毛细血管增生，上皮细胞增生（皮肤损伤），伤口收缩，胶原纤维增多；第4周开始处于重塑成熟期，细胞减少，胶原增加，沿长轴方向排列的胶原纤维更加成熟，组织抗张力慢慢恢复，6周时达50%，8周后组织抗张力逐渐接近正常。修复持续达伤后1年时间左右。

三、临床表现与诊断

手外伤患者大都有急性创伤史，临床症状上可表现为受损部位的疼痛、局部肿胀、皮肤破损及畸形（例如成角畸形、缺如）等。

体检时可在局部有按压痛或叩击痛、出现异常活动或骨擦音、活动受限、感觉过敏或减退，随着时间的延长可观察到明显的肌肉萎缩和关节僵硬等。

对于可疑有骨损伤的患者及时进行X线检查；有神经损伤的患者进行肌电图、神经诱导电位及电诊断等检查可明确诊断。

第二节 康复问题

由创伤或疾病导致手功能恢复缓慢的常见康复问题有肢体肿胀、感觉障碍、关节僵硬、肌力下降、心理障碍、日常生活活动能力降低以及职业能力和社会生活能力下降等。这些问题如果在早期加以重视或及时处理，会提高整体康复的效果。

（一）水肿

创伤或炎症都会引起手外伤后组织的水肿。皮下组织、筋膜间隙、肌肉间筋膜和腱鞘、关节囊等都会有浆液性渗出液浸于其中。如果渗出液不及时被清除，将会机化造成上述组织的粘连，使各关节僵硬，活动度受到限制。如果水肿在早期得到控制，使之降至最低程度，就能很快恢复活动。

（二）感觉障碍

手的表面及内部的滑膜、腱鞘和骨膜等都有非常丰富的神经末梢，任何创伤刺激必然会产生感觉的异常，表现形式多样，如疼痛、感觉过敏、倒错、减退、消失，严重者可出现血管运动紊乱，称之为反射性交感神经营养不良综合征。

（三）关节僵硬

关节僵硬的起因是水肿和制动，水肿的组织液不能有效的吸收即发生纤维素沉积、组织粘连，加上制动后关节周围的韧带缩短、挛缩将其固定于某一僵硬的位置。最难处理的问题是掌指关节过伸和近端指间关节屈曲挛缩畸形。

（四）运动功能障碍

手部神经及肌腱损伤本身会降低手的肌力，外伤后出现的各种并发症，如水肿、粘连、瘢痕、挛缩、慢性疼痛、肩手综合征等，均会导致肌肉的进一步萎缩无力，关节僵硬，运动功能障碍。

（五）心理障碍

突然创伤的打击使患者出现焦虑、恐惧、抑郁情绪，并且依赖性增加，自卑感加重，主观感觉异常等心理问题也随之出现，常常感到不能适应社会。

（六）ADL 能力降低

运动、感觉、心理障碍均导致日常生活活动能力降低。

（七）职业能力和社会生活能力下降

肌力和耐力的不足，减弱了患者手的精细协调功能和操作工具的能力，为患者重返工作岗位带来了困难。

第三节　康复评定

康复评定内容主要包括：肢体一般状况、运动功能、感觉功能和手的灵巧性、协调性等。

一、肢体一般状况

通过望诊、触诊、动诊及量诊，可对患者的主动活动、伤手情况作出初步判断。包括伤口感染、血液循环、皮肤的温度和发汗情况、瘢痕、畸形、肿胀、萎缩等。

（一）望诊

1. 一般情况 包括皮肤的营养情况、色泽、纹理、有无瘢痕、有无伤口、皮肤有无红肿、溃疡、窦道，手及手指有无畸形等。

2. 手的姿势 在正常情况下，当手不用任何力量时，手的内在肌和外在肌处于相对平衡状态，这种自然位置称"手的休息位"。手的休息位是：腕关节背伸约 10°~15°，并有轻度尺侧偏；手指的掌指关节及指间关节呈半屈曲状态，从示指到小指，越向尺侧屈曲越多，各指尖端指向舟骨结节；拇指轻度外展，指腹接近或触及示指远节指间关节的桡侧。无论在手部损伤的诊断、畸形矫正或肌腱修复手术中，都需要用"手的休息位"这一概念作参考。

手的"功能位"是指手在这个位置上能够很快地作出不同的动作，能发挥最大功能的位置。手部治疗中常用的功能位即腕关节背伸 20°~25°、拇指处于对掌位、掌指关节屈 40°、近侧指间关节屈 70°、远侧指间关节屈 15°、前臂轴线与中指轴线在一条线上，犹如握玻璃杯的姿态，这个姿势手不容易发生挛缩，功能恢复也快，又是握力最大的位置。了解手的功能位对处理手外伤，特别是骨折外固定和包扎时非常有用，包扎固定伤手尽可能使手处于功能位，否则会影响手的功能恢复。

在手部严重外伤、烧伤时，由于侧副韧带快速收缩造成手掌指关节伸直、指间关节屈曲，这个姿势使手难以完成各种功能性活动，又称为手的损伤位。

（二）触诊

通过触摸，治疗者可以了解伤处的皮肤温度、弹性、硬度（瘢痕）、软组织质地、排汗情况、肿胀程度、有无压痛，判断手或手指皮肤的毛细血管反应、血液循环情况。

（三）动诊

是对手部关节活动的检查。动诊又可分为主动及被动活动，通过关节活动可以估计关节僵硬、粘连等功能障碍的情况。

（四）量诊

包括肢体周径、肢体长度和容积的测定。前 2 项可以利用软皮尺测定肢体的周径和长度；肢体容积测定可利用一个排水口的大容器及量杯。测量时，将肢体浸入容器中，容器中有水平停止杆，使肢体进入容器中的一定位置，排出的水从排水口流出。使用量杯测出排水的体积，此即为肢体的体积。可测量双侧肢体，以便对比。

二、运动功能评定

主要包括手的肌力、握力、手指的捏力和手部关节的总活动度。

（一）肌力测定

临床用徒手肌力检查法。肌力评定按 Lovett 标准（0~5 级）执行。

（二）握力测定

用握力计测量，对于握力很小的手也可通过握血压计气囊测定。

（三）捏力测定

用捏力计测量。包括拇指与示指桡侧的侧捏力；拇指与示、中、环、小指的指尖捏力；拇指与示、中指同时用力的三指捏力。

（四）关节活动度测定

使用量角器分别测量手指的掌指关节（MP）、近侧指间关节（PIP）和远侧指间关节（DIP）的主动及被动活动范围。如果关节活动度评定小于正常范围，需要进一步鉴别可能的三种情况：主动活动及被动活动均受限，障碍原因在于关节本身或手内外在肌挛缩；被动活动范围正常而主动活动不能，障碍原因在于肌腱断裂或神经损伤；主动或被动活动均丧失，关节处丁强直位置。

关节总主动活动度（total active movement，TAM）测量，作为一种肌腱功能评定的方法，能比较全面地反映手指肌腱功能情况，可以对比手术前后的主动、被动活动程度，实用价值大。但它测量及计算时比较繁琐。

具体操作是用量角器测量 MP 关节、PIP 关节、DIP 关节的主动屈曲角度之和减去各关节主动伸直受限角度之和，即为 TAM。

总主动屈曲角度 - 总主动伸直受限角度 = 总主动活动度

（MP + PIP + DIP）-（MP + PIP + DIP）= TAM

评价标准：

优：屈伸活动正常 TAM >220°；

良：功能为健肢的 75% 以上，TAM200°~220°；

中：功能为健肢的 50%~75%，TAM180°~200°；

差：功能为健肢的 50% 以下，TAM <180°。

三、感觉功能评定

在有神经功能受损的情况下进行。

（一）手指浅感觉

包括痛觉、温度觉、触觉。触觉检查时宜用棉毛或软毛刷轻触、轻刷指腹部所得结果较准确。痛觉检查时用针轻刺指腹皮肤，以观察其对疼痛的反应。用针不能过于尖锐，否则易刺破皮肤；也不能过于圆钝，否则检查结果易与深部感觉相混淆。应从感觉消失区向四周检查，所得的感觉障碍范围较准确。

（二）手指深感觉

包括运动觉、位置觉、震动觉。

（三）皮层复合感觉

包括两点辨别感觉、立体觉。正常人手指末节掌侧皮肤的两点区分试验距离为 2～3mm，中节 4～5mm，近节为 5～6mm。两点区分试验的距离越小，越接近正常值范围，说明该神经的感觉恢复越好。它是神经修复后常采用的检查方法。检查时检测器两针尖沿指腹一侧纵向测试，两点之间距离从大到小，直到不能分辨两点为止。两针尖要同时接触皮肤，用力不宜过大，以针尖按压点皮肤稍发白为度。当针尖接触指腹皮肤 2～3s 后即应移动针尖接触的位置，重复测试。两点试验距离超过 1cm 时，表明神经恢复较差。

（四）叩击试验（Tinal 试验）

沿着损伤神经由远至近地轻叩，以探查再生神经纤维生长恢复情况。如果患者感觉麻刺远至假设的损伤部位，表示神经再生。如果在损伤处感觉疼痛，表示神经瘤形成。

四、灵巧性及协调性测定

灵巧性及协调性测定基本原则相同，即令受试者将物品从某一位置转移到另一位置，并记录完成操作的时间。手灵巧性及协调性有赖于感觉和运动的健全，也与视觉等其他感觉灵敏度有关。临床上常用的有：

（一）Moberg 拾物测试

试验时在桌上放一个约 12cm×15cm 的纸盒，在纸盒旁放上螺母、回形针、硬币、别针、尖头螺丝、钥匙、铁垫圈、约 5cm×2.5cm 的双层绒布块、直径 2.5cm 左右的绒布制棋子或绒布包裹的圆钮等 9 种物体，让患者尽快地、每次一件地将桌上的物体拾到纸盒内。先用患手进行，在睁眼情况下拾一次，再在闭眼情况下拾一次；然后用健手按以上程序进行。计算每次拾完所需的时间，并观察患者拾物时所用的手指以及用何种捏法。Omer 测定正常睁眼下拾完 9 种物品需 10s，非利手需 8～11s；在闭眼情况下，利手需 13～17s，非利手需 14～18s。

（二）Carroll 上肢功能定量测试

将与日常生活活动有关的上肢动作，分成几个特殊部分：抓握、前臂旋转、肘部屈伸、肩部上提（见表 16－1）。该测试是计时的。

表 16－1　　　　　　　　　　Carroll 上肢功能定量测试

目的	方法
检查抓握功能（4 项）	拿起 4 块不同大小木块 从柱上拿起 2 块不同大小垫圈 拿起 1 个球 拿起 4 个不同大小玻璃珠
检查上肢功能及协调性（2 项）	把 1 个小垫圈套在钉子上，把熨斗放在架子上 把壶里的水倒进 1 个杯子里，再把杯里的水倒进另 1 个杯子里，把手依次放在前额、头顶、后脑勺、嘴上，然后写姓名

应注意并非所有的手外伤患者都需要上述全部项目的检查评定。可先用快捷测试方法大致了解手的基本情况，然后根据患者具体情况，作进一步的检查。通常在首次和末次评定时应全面一些，在治疗过程中的评定可选重点项目评定。

第四节　康复治疗

一、康复治疗目标

手外伤康复的目标是在最短的时间内，使患手恢复最佳功能状态，尽力减少和防止并发症的出现或加重，使其安全、有效地适应新的环境，重返工作岗位和社会。

二、康复治疗原则

（一）控制肿胀、预防感染、促进愈合

对于手外伤患者，早期的消炎、镇痛和促进创面愈合的治疗是非常关键的环节，可应用超短波、微波、红外线、紫外线等理疗手段，改善患手局部血液和淋巴液循环，增强细胞膜通透性，提高组织再生能力。

（二）预防粘连、软化瘢痕

早期瘢痕组织由未成熟的、新陈代谢非常活跃的胶原组织组成，有"蠕变"的特性，可对外部应力产生反应，在持续应力下，瘢痕组织能够顺着应力的方向松弛、变软、延伸，胶原可重新排列。早期用加压治疗、轻柔按摩等，直接给予皮肤瘢痕以持续的压力，降低局部血供，抑制胶原蛋白的增加，促使其更有序和有方向的重新排列；后期用运动疗法帮助肌腱滑动，被动伸展运动或使用手夹板，提供柔和而持续牵拉，使关节周围的肌腱、韧带、关节囊、粘连组织被拉长并重新排列，瘢痕松弛。同时使用音频、超声波、蜡疗等治疗以软化瘢痕，松解粘连。

（三）改善运动功能

通过各种主动和被动运动改善肌力、增加关节活动范围，增强运动的协调性，改善机体对运动的耐力。

（四）恢复感觉功能

对于缺乏保护觉和辨别觉的患者通过集中注意力、回忆、生物反馈等综合训练，提高感觉功能。

（五）增强生活适应力

通过作业活动增强手的灵活性、手眼的协调性、对动作的控制能力和工作耐力，提高感知功能，改善情绪，调整心理状态，掌握一种生活和工作技能。

三、适应证和禁忌证

手外伤者，如关节损伤、韧带损伤、关节软骨损伤等常见骨科运动创伤性疾病，均可进行康复治疗。

若患者出现休克、合并颅脑损伤与严重全身性感染、出血、肺水肿、肺功能

不全、脑水肿等不稳定的临床情况时，禁忌康复的各种治疗。手背烧伤、关节或肌腱暴露、关节深部疼痛及皮肤移植 5~7 天内，运动疗法要慎重进行。

四、康复治疗方法

（一）手部骨折后康复

手部骨折的治疗原则与人体其他部位骨折者相同，即准确的复位、有效的固定与合理的功能锻炼。

康复治疗分为两个阶段进行：骨折整复后的固定期（早期）和骨折临床愈合期（后期）。

固定期（早期）：早期康复治疗的重点是控制水肿，促进骨折愈合。牢固的骨折固定是手部骨折康复的第一步，有足够的稳定性以允许早期活动而不发生骨折移位。对于稳定性骨折，一般伤后 5~7 天即可开始邻近关节的主动活动；不稳定性骨折及复合性骨折脱位者，应固定 3 周以后开始主动运动练习。

骨折愈合期（后期）：后期康复的治疗重点在于消除残存的肿胀；软化、松解纤维瘢痕组织；增加关节活动范围；恢复和增强肌力和耐力；恢复手功能的协调性和灵活性。

1. 掌骨骨折

（1）拇指掌骨基底骨折：①固定期：开始时对伤手示、中、环、小指进行被动活动，用健手辅助伤手进行指间关节的屈伸运动。待局部疼痛消失后，以主动活动为主。每日 3 次，每次活动时间以局部轻度疲劳酸胀感为宜。②骨折愈合期：拇指进行屈伸、外展、内收、对掌活动练习，运动幅度不应过大，以骨折部位不痛为限，每日 3 次，每次 20~30min。逐渐增加运动范围。

（2）其他掌骨基底骨折：骨折移位明显时给予复位，石膏托固定 4 周。之后逐步开始手指的主动活动。

（3）掌骨干骨折：骨折复位后，用前臂至近节手指石膏固定 6 周，指间关节可自由活动。

（4）掌骨颈骨折：①固定期：骨折复位后，用石膏或夹板固定 3~6 周。早期以拇指和健侧手指的被动运动为主，1 周后可主动运动，术后 3~5 天进行伤指的远侧指间关节和近侧指间关节的被动运动；进行腕关节和肘、肩关节的主动运动。禁止掌指关节的主动和被动运动，防止骨折端剪力影响骨折愈合。②骨折愈合期：伤指掌指关节先进行被动附加运动，继则改为助动和主动运动，当掌指关节活动范围明显改善时，可进行主动抗阻运动训练。伤后 8 周，即进行肌力、耐力训练。

2. 指骨骨折　一般需要固定4~6周。

（1）近节指骨骨折：骨折整复后，掌指关节屈曲45°，近侧指间关节屈曲90°，用背侧石膏条固定4~8周。

（2）中节指骨骨折：骨折整复后，如果骨折向掌侧成角者应屈曲位固定，如果骨折向背侧成角者应伸直位固定4~6周。

（3）末节指骨骨折：骨折整复后，需将近侧指间关节屈曲90°，远端指间关节过伸位固定4~6周。

指骨骨折康复治疗要点：①固定期：健指尽早进行活动，如健指与伤指活动没有牵连，以主动运动为主；如与患指有牵连，则以被动活动为主。每次活动应达到最大范围。伤指疼痛、肿胀开始消退时，根据骨折部位和症状而确定活动，若中节、远节指骨骨折，MP关节活动范围可大些；若近节指骨骨折，MP关节活动会影响骨折愈合，则不宜活动MP关节。②骨折愈合期：重点训练指间关节屈伸，逐渐恢复关节的活动度、肌力和手功能，通过不同强度与训练目的的主动活动、抗阻性活动和功能性作业活动来实现。远端指间骨折时，指端常合并过敏，需用不同质地物质摩擦指尖，敲打和按摩指尖，进行过敏治疗。

（二）手部肌腱修复术后康复

良好的手功能是建立在手部屈伸肌和内在肌的力学平衡的基础上，任何一个肌腱的损伤都会打破这种平衡，影响手功能的发挥。由于肌腱损伤修复的过程中，特别容易发生肌腱粘连，所以，在肌腱损伤的康复中特别强调早期活动。

1. 屈指肌腱损伤　屈指肌腱是从前臂肌肉–肌腱连接处开始，经过前臂、腕管、手掌和手指纤维鞘管等处，止于中节和末节指骨的腱性组织。各个部位均有不同的解剖结构和特点，损伤后也有不同的处理原则和要求。屈指肌腱一般分为五个区域。其中从远侧掌横纹，即指纤维鞘管起始部，至中节指骨的中部（或在指浅屈肌腱抵止处）这段区域称为Ⅱ区。传统上，Ⅱ区屈肌腱损伤最难处理，由于此段肌腱位于硬韧而狭长的骨纤维鞘管内，指浅、深屈腱互相交叉，极易粘连，修复结果常不理想。所以又特别强调在Ⅱ区修复后早期活动的重要性。

（1）术后第2天，用背侧石膏托或用低温热塑材料制作夹板固定伤手，维持腕20°~30°屈曲，MP关节45°~60°屈曲，指间关节伸直位。将橡皮筋一端用胶固定于指甲，其另一端通过掌心的滑车后用别针固定在前臂屈侧的敷料上。3天后，由治疗师指导做屈伸手指活动，持续3周。要求"主动伸展，被动屈曲"，即令患者主动伸展手指，依靠橡皮带被动屈曲。此期间禁止主动屈曲指间关节及被动伸展指间关节，以防肌腱断裂。

（2）术后第4~5周，除去石膏托，允许伤指主动屈曲。让患者进行下列训练活动：轻微的主动屈曲手腕、手指的活动；主动伸展掌指关节和指间关节；在掌指关节充分屈曲的情况下，持续、小心地被动伸展指间关节；开始活动腕关节时要注意：在伸展腕部时要保持手指屈曲；在伸展手指时，要保持腕部屈曲，不能同时伸展两处。在训练的间隙及夜间，需继续佩戴石膏托，以确保安全。

（3）术后第 6 周，轻度功能性活动。若手指不能完全伸直时，将腕关节固定于中立位，轻柔被动牵引屈指肌，如屈曲挛缩明显，可使用手指牵引夹板。术后第 7 周开始进行轻度抗阻力练习，如使用强度各异的塑料油泥、橡皮球练习，以维持手的抓握能力；术后第 8 周，强化抗阻练习，增强肌力、耐力；术后第 12 周，允许进行所有功能性活动和 ADL 练习，如和面团、搓洗衣物、拧螺丝等。

2. 伸指肌腱损伤　伸肌腱修复术后虽发生粘连的机会及粘连的程度远不及屈肌腱修复术后，一旦发生粘连，同样会对手功能产生不利的影响。

（1）伸肌腱修复术后使用掌侧夹板，固定腕关节 30°～40° 伸直位，同时用橡皮筋牵拉伸直所有指间关节。另外用掌侧夹板防止 MP 关节屈曲。术后 1～3 周内嘱咐患者，在夹板范围内主动屈曲指间关节，依靠弹力牵引被动伸指，每次 2～3 回，每日 6～8 次。以后逐渐增加练习次数。

（2）术后 3 周，去除掌侧辅助手夹板，患者继续主动屈指、被动伸指练习。此时尽可能全范围主动屈曲指关节，特别是掌指关节，以防挛缩。

（3）术后 7 周，去除夹板，主动伸指练习。包括各条肌腱滑动练习并逐渐开始抗阻力训练；8 周开始增加强度，做关节全范围的抗阻活动；10～12 周完全自由活动。

3. 肌腱松解术后的康复　肌腱松解术后，为防止肌腱与周围组织间产生粘连，应尽早开始手部各关节的被动和主动活动。

（1）松解术后 24h 开始，去除敷料，鼓励患者主动进行指屈浅、深肌腱单独滑动，握拳、直角握拳、勾指等练习。此时疼痛和水肿可能妨碍练习的进行，可以给予服用止痛药、理疗等方法处理。

（2）术后 2 周，伤口拆线，用压力疗法、按摩等直接给予皮肤瘢痕以持续的压力，后期可应用被动伸展运动或手夹板，提供柔和而持续牵拉，使关节周围的肌腱、韧带、关节囊、粘连带被拉长并重新排列，瘢痕松弛。并辅以中频电、超声波、蜡疗等理疗，以松解粘连，软化瘢痕。

（3）术后 6 周，开始抗阻练习，并通过作业性活动增强手的灵活性、对动作的控制能力和工作耐力，掌握一种生活和工作技能。

（三）手部周围神经损伤后康复

手部的正中神经、尺神经及桡神经属于周围神经，神经断裂修复后，神经缝合端有个愈合的过程，再生的神经纤维经过瓦勒变性过程，到达终末结构也有一个生长成熟过程。从神经修复到恢复功能计算，神经纤维的再生速度为每天 1~2 mm。

周围神经损伤整体康复程序中特别强调感觉再训练，它能使患者在功能性感觉恢复中发挥最大的潜能。

感觉再训练的基本原理：周围神经损伤后，感觉传导速度减慢，加之神经末梢的排列错误，阻碍了许多新生的轴突芽长入原来的髓鞘内，因而出现了非正常感觉和某些部位的感觉缺如。患者通过感觉学习（即集中注意力、反馈、记忆、强化），可在脑中产生对这种异常刺激感觉与受伤前脑中已存在的、对某物体形状、大小、重量的识别反应模式的联系。定位训练的目的是将触觉和视觉刺激联系起来，形成新的触-视模式。

手的感觉恢复顺序是：痛觉和温觉、30Hz 振动觉、移动性触觉、恒定性触觉、256Hz 振动觉、辨别觉。因此，感觉训练早期主要是痛、温觉、触觉和定位、定向的训练。后期主要是辨别觉训练。腕部正中神经和尺神经修复术后 8 周，可以开始早期阶段的感觉训练。假如存在感觉过敏，则脱敏治疗应放在感觉训练程序之前。

训练方法：训练选择在安静的房间里进行，定位觉训练时先用 30Hz 的音叉让患者知道什么时候和在什么部位开始有移动性触觉，然后用铅笔擦头沿需要训练的区域，由近到远触及患者的刺激部位。患者先睁眼观察训练过程，然后闭上眼睛，将注意力集中于他所觉察到的感受，而后睁眼确认，再闭眼练习。经过闭眼-睁眼-闭眼训练程序，反复学习，直至患者能够准确地确认刺激部位；辨别觉训练开始时，让患者辨别粗细差别较大的物体表面，逐渐进展到差别较小的物体表面。每项训练采用闭眼-睁眼-闭眼方法，利用反馈，重复地强化训练。

正规的感觉再训练结束、患者恢复主动活动后，后期阶段的感觉训练是依靠患者进行日常生活能力和作业能力，充分利用自己双手不断训练和使用而得以维持的。

神经损伤后在不同的康复阶段，治疗的内容有所不同，如图 16-1 所示。

1. 正中神经损伤　功能障碍表现为：屈肌（除尺侧腕屈肌及环、小指深屈肌外）、旋前肌和大鱼际肌麻痹；拇外展、屈拇、屈示指和中指的远侧指间关节功能丧失；腕屈曲、手尺偏、"猿手"畸形；拇、示、中指和环指桡侧半手指皮肤感觉缺失。

0	3周	6周	3月	6月	1年

◄─────────► 损伤修复后的保护

◄────────────────────────► 预防继发畸形

◄──────────────────────────────► 增加活动范围

◄────────────────────► 增强肌力

◄──────────────────────────────────► 感觉再训练

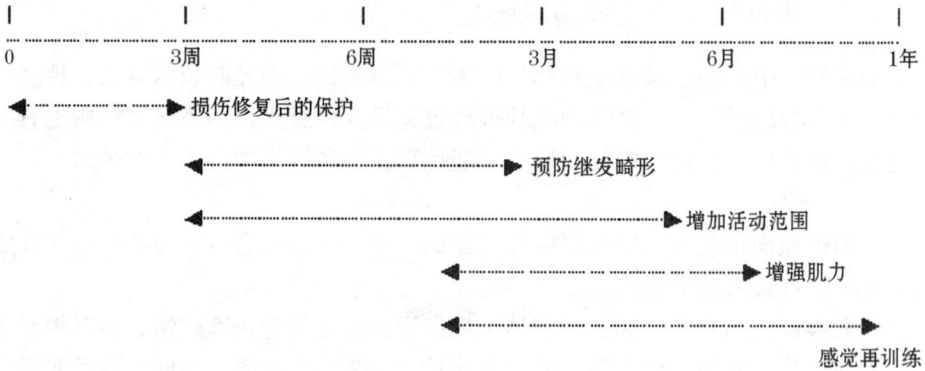

图 16 - 1　不同时间治疗的内容

（1）损伤修复术后，手夹板腕关节屈曲位固定 3 周，随后逐渐伸展腕关节至正常位（大约 4 ~ 6 周）。

（2）主动活动训练。

（3）用视觉来保护感觉丧失区。

（4）使用日常生活辅助器具，如佩戴对指夹板，预防第一指蹼挛缩。

（5）感觉再训练。

2. 尺神经损伤　功能障碍表现为：环、中指不能伸直近端和远端指间关节；不能分指、拇指不能内收；"爪形手"畸形；小指和环指尺侧半皮肤感觉缺失。

（1）佩戴 MP 关节阻挡夹板，预防环、小指爪形指畸形。

（2）用视觉代偿、保护手尺侧缘皮肤感觉丧失区。

（3）对神经无恢复者，可考虑重建内在肌功能手术。

3. 桡神经损伤　功能障碍表现为：伸腕伸指麻痹，垂腕垂指畸形，拇指蹼区感觉缺失。

（1）使用腕关节固定夹板，维持腕关节伸直，掌指关节伸直，拇指外展位。预防伸肌过牵。

（2）通过抓握和松弛动作训练肌肉。

（3）对神经无恢复者，可施行伸腕、伸拇、伸指功能重建手术。

（四）断肢（指）再植术后康复

断肢（指）损伤常是骨骼、肌腱、神经、血管的复合性损伤，创面与外界形成开放环境，再植术后由于早期血供不稳定，加上创面污染机会增加，常易出现并发症。康复目标是保护修复后组织，促进愈合，减轻肿胀及疼痛，避免关节僵硬，加速功能恢复，特别是触觉恢复。

1. 术后早期　需厚敷料包扎，患肢置于稍高于心脏水平，1周后改用合适的夹板把腕关节固定于中立位（0°），掌指关节屈曲40°，指间关节伸直，拇指外展45°及背伸。未受伤的肘、肩关节主动活动，受伤部位在术后4～10天可进行柔和的、保护性的被动活动。当关节和肌腱得到适当伸展时，可指导患者把关节维持在被动活动所达到的屈伸位置。活动时如疼痛难忍，则要终止活动，以免影响植肢存活。

2. 术后3周　开始逐渐增加脱下夹板活动的时间。逐渐加强患侧肢体的被动活动及主动活动，对于伤口有瘢痕或肢体有肿胀者可选择音频、超声波等理疗方法，也可以选择轻柔的向心性按摩，或用弹力绷带，由远端至近端包扎伤肢，以控制肿胀。

3. 术后6周　开始逐渐加强整个手部关节的运动，如屈伸所有手指关节。8周后，逐渐增加抗阻运动，手的灵巧性活动，进行恢复神经功能的感觉再训练。

4. 术后12周　开始强化日常生活的手功能，增加手指的灵巧性、握力、捏力、耐力训练，进行恢复职业或重新选择的新职业训练。

五、中医康复治疗

（一）中药治疗

1. 大黄蜜虫汤系列类　①大黄蜜虫膏：大黄50g、黄芩12g、桃仁10g、杏仁10g、芍药20g、地黄50g、干漆5g、虻虫10g、水蛭12g、蛴螬10g、蜜虫10g、甘草15g，上药加入500ml麻油浸泡48h，上火煎至油沸后微火煎，药为金黄色时捞出，加白蜡30g，制成油纱条，消毒备用。②大黄蜜虫液：药物组成同上，将药纳入砂锅内，加水500ml浸泡后，上火煎煮（常规煎法），两煎共取汁500ml，氯化钠按0.9%比例加入液中，煮沸备用。③大黄蜜虫酊：药物组成同上，将药物加入300ml沸水中，继续加热，搅拌煮沸消毒，去火待凉后，置入无菌容器中，95%酒精500ml浸泡36h以上待用。④大黄蜜虫汤：大黄9g、黄芩12g、甘草6g、桃仁9g、杏仁6g、芍药10g、干地黄10g、虻虫5g、水蛭6g、蛴螬5g、蜜虫6g，水煎服，每日1剂，早晚分服。

使用方法：就诊即常规行清创缝合术，修复组织后用大黄蜜虫酊纱条敷贴创伤缝合创面，皮肤缺损创面用大黄蜜虫油纱条敷贴。盖以敷料，常规包扎（或小夹板外固定），胶布固定。治疗过程中采用常规换药法。再次换药，以大黄蜜虫酊常规消毒皮肤，范围略大，大黄蜜虫液清洁创面后，皮肤创面组织缺损用大黄蜜虫膏油纱条敷贴。创伤缝合创面、皮肤完整及青紫、瘀血处，用大黄蜜虫酊敷贴，其余同上。治疗期间，服大黄蜜虫汤，每日1剂。该法能改善血液流变学指标，降低血黏度，且对患手甲皱微循环综合积分值有显著改善作用，同时显著降低外周血中 ADH 的水平，提高患者血浆 EGF 水平，减轻伤口水肿，降低血清皮质醇含量，解除糖皮质激素对毛细血管新生和上皮组织增生的抑制作用。

2. 辨证论治　对手外伤患者，在进行必要的外科处理后，可结合中医进行辨证论治：①早期（损伤10天内）：若属气滞血瘀者，以明显的手部肿胀和持续性疼痛为特点，伴不同程度的功能障碍，舌有瘀点、苔腻，脉浮紧或涩。治则：利水消肿，活血祛瘀。基本方：生地20g、桂枝8g、当归10g、川芎8g、赤芍12g、泽兰12g、桃仁10g、红花6g、田七15g、云苓15g、车前草25g、血竭10g。服法：水煎服，每日1剂，早晚各1次。若属邪毒内滞者，多因损伤时污染严重，清创不彻底及引流不畅所致，都具有红肿热痛等局部症状，舌红苔黄，脉洪数。治则：清热解毒，凉血化瘀。基本方：生地30g、银花15g、野菊花15g、蒲公英25g、桔梗15g、田七12g、赤芍12g、黄柏15g、车前草30g、薏仁30g、大黄15g、丹皮12g。服法同前。②中期（损伤10~20天）：若属筋脉拘挛者，患者肿胀虽减，但瘀血未消，筋脉失气血之濡养而发生粘连、僵硬、强直，致使关节拘挛而屈伸不利。舌淡苔白或有瘀点，脉弦涩。治则：活血舒筋，祛瘀通络。基本方：桑枝15g、续断12g、苍术10g、地龙12、田七10g、五加皮15g、川芎6g、归尾10g、泽兰12g、宽筋藤15g、云苓15g、血竭8g。服法同前。若属瘀血化热者，多因早期失治或引流不畅，导致瘀血停聚不化、局部有瘀斑及血肿，部分患者伴低热，舌苔少，脉细数。治则：活血化瘀退热。基本方：柴胡20g、田七15g、生地20g、川芎6g、当归8g、桃仁10g、红花6g、泽兰15g、厚朴10g、大黄10g（后下）、云苓12g、薏仁20g。服法同前。③后期（损伤20天以后）：属筋骨萎弱者，主要为筋脉肌肉萎弱无力，舌淡苔白，脉细。治则：补益气血，强壮筋骨。基本方：党参12g、云苓12g、白芍12g、续断10g、杜仲12g、桑寄生30g、桂枝8g、当归6g、川芎6g、田七12g、泽兰10g、熟地20g。服法同前。若属寒凝经筋型，经筋屈伸不利为主。治则：温中散寒，壮骨通络。基本方：桂枝12g、赤芍12g、白芷10g、细辛6g、党参20g、云苓12g、血竭10g、杜仲12g、五加皮15g、当归10g、肉桂10g、白术12g。服法同前。

3. 中药熏洗法　方药组成：伸筋草20g、桃仁12g、红花6g、当归12g、川芎12g、赤芍12g、白芍12g、丹参18g、制川乌9g、制草乌9g、桂枝12g。红肿明显者酌加丹皮、薏苡仁；肢端冰凉者酌加续断、艾叶。熏洗方法：将药放入纱布袋内，将药袋放入1000ml水中煎煮15~20min后备用。取出药袋，加入白醋100ml，将药液煮沸，患手暴露，进行药物蒸气熏蒸。待药液温度降低到50℃左右时，将患手浸入药液中泡洗。每次治疗20~35min，每天2~3次，每天1剂，7天为1个疗程。熏洗后用毛巾擦干进行功能锻炼。

（二）灸法治疗

经常规处理，伤口基本愈合后，可在局部施以温和灸，以加强局部气血循环，促进功能恢复。

六、康复注意事项

由于手的解剖和功能复杂，康复训练时要循序渐进，对患者手的功能、职业要求及预期可能达到的目标要有清楚的判断，选择的治疗项目和活动量要针对个体化需要，在训练开始、中期及结束阶段要进行功能评定，以便及时发现问题和纠正。对于手外伤后出现焦虑、自卑、情绪低落，为不能恢复正常工作、生活及为前途担忧的患者，要及时了解和掌握患者的心理变化，通过言语、行为和态度等方式进行疏导教育，提供心理上的安慰和情绪上的鼓励，帮助患者尽可能恢复生活能力和劳动能力，重返社会。

第十七章

截肢后的康复

第一节 概 述

一、定义及流行病学

截肢（amputation）是指截除肢体全部或部分的手术，其通过关节者称为关节离断。截肢目的是将已失去生存能力、危害生命安全和没有生理功能的肢体切除。截肢后康复是通过残肢训练和假肢装配，以代偿和重建丧失肢体的部分功能，防止或减轻截肢对患者身心造成的不良影响，使患者早日回归社会。

美国现有截肢者超过 15 万人，其上、下肢截肢比率为 1∶3。我国截肢患者约有 100 万人，截肢年龄以 20～50 岁最多，其中创伤造成的约占肢残者的 1/3。上肢截肢约占 2/3，下肢截肢约占 1/3。

二、病因

在我国截肢常见的原因有损伤（工伤、交通事故、战伤、自然灾害等）、肿瘤、感染、周围血管疾病（阻塞性动脉硬化、动脉闭塞性疾病、动脉硬化伴有糖尿病引起肢体缺血）、神经损伤后肢体神经营养障碍、先天性肢体畸形无任何功能者。

三、截肢分类

截肢分为上肢截肢和下肢截肢，截肢部位的命名，主要是依据解剖学来区分。

（一）上肢截肢

1. 肩胛胸廓截肢 切除范围包括肩胛骨和锁骨组成的上肢带骨及上肢的所

有构成部位。

2. 肩关节离断 是肩胛骨关节盂和肱骨头构成的解剖学肩关节处的离断。

3. 上臂截肢 上臂截肢的长度通常是用残肢长度与上臂长度的百分比来表示。上臂长度是由肩峰为起点到肱骨外上髁的距离。残肢长度公式如下：

残肢长度（%）=肩峰至残肢末端长度（cm）/上臂长度（cm）×100%

当残肢长度为上臂长度的30%～50%时为短残肢；在50%～90%时，称为标准残肢，无论其长度和外观形状都是上臂接受腔相配的最适条件，而且残肢的活动性接近正常。

4. 肘关节离断 肘关节离断的残肢较长，上臂和肩部动作基本保持正常。

5. 前臂截肢 前臂残肢的长度通常是用残肢长度与前臂长度的百分比表示。前臂长度是在肘屈曲90°，前臂中立位下，由肱骨外上髁到尺骨茎突的距离，残肢长度是由肱骨外上髁到残肢末端的距离。其公式为：

残肢长度（%）=肱骨外上髁至残肢末端长度（cm）/前臂长度（cm）×100%

若残肢长度在0～35%之间为极短残肢；在35%～55%为短残肢；在55%～80%之间时为中残肢；在80%～90%时为长残肢。

6. 腕关节离断 腕关节离断几乎保存了100%的前臂功能，残肢本身的功能性很强。

7. 部分手截肢 部分手截肢，多数情况保留了腕关节的功能，残肢的自身功能性也较高，在日常生活中能起到很大作用。

（二）下肢截肢

下肢截肢范围是从骨盆到足趾，各部位名称分别为骨盆截肢、髋关节离断、大腿截肢、膝关节离断、小腿截肢和部分足截肢。下肢截肢后，由于骨骼与肌肉被切断，残肢因长度不同在功能上有很大差异，对下肢假肢的种类也有不同的要求。在大腿截肢，残肢长度是按照将股骨长度分为上、中、下各1/3来区分，在各范围内的截肢分别称为短、中、长残肢；在小腿截肢，一般将在小腿1/2以下截肢称为长残肢，在小腿1/4以上的截肢称为短残肢，二者之间的截肢为中残肢。

第二节　康复问题

一、肢体功能缺失

由于肢体的丧失，与肢体相应的功能，如上肢的各种日常活动能力、下肢的站立、行走能力等也随之缺失。

二、残端肿胀

残肢肿胀是截肢患者常见的问题，如不及时治疗，可因局部血液循环障碍造成组织坏死。

三、残端疼痛和幻肢痛

除了正常的外科手术切口疼痛外，患者还存在残端疼痛及幻肢痛。大部分患者因疼痛无法入睡、食欲降低，严重地影响了患者术后的康复。

四、残肢畸形

截肢后由于残肢肌力不平衡、术后残肢不合理的体位、术后缺乏早期功能锻炼，可导致残肢的畸形。常见的有上臂截肢后肩关节内收，前臂截肢后肘关节屈曲，大腿截肢后髋关节屈曲外展，小腿截肢后膝关节屈曲，前足截肢后马蹄内翻挛缩畸形等。残肢的畸形将直接影响到假肢的选配与安装。

五、残肢端肌萎缩

由于截肢后残肢的运动减少或很少抗阻运动，使残肢部位肌肉出现废用性萎缩，不仅影响关节活动度，而且影响装配假肢。

六、ADL 受限

截肢后，患者的进食、个人卫生、穿衣、使用厕所、行走等各方面的能力受限，使其在日常生活中对他人的依赖性增强。

七、心理障碍

截肢后由于肢体的缺损和功能丧失，对患者是一种巨大的打击，患者表现出悲观、沮丧、自我孤立于社会的态度，在家庭、婚姻、工作、生活等问题上忧心忡忡等。

八、职业问题

肢体的缺损和功能丧失，使得患者从事原工作的能力减弱或已完全不能从事原有的工作，患者面临着康复后又要重新择业的困难和一系列问题。

第三节 康复评定

截肢者的康复评定工作贯穿在康复流程的全过程，是截肢康复的核心，其内容和范围是比较广泛的，但在康复不同阶段各有其重点的评定内容，这样有利于判断残肢、假肢、训练及身休各方面的情况，制定下一步的康复目标。

一、全身状况的评定

目的是判断患者截肢的原因，能否装配假肢，能否承受配戴假肢后的康复功能训练，利用假肢活动的能力，以及是否患有其他疾病。

二、残肢的评定

残肢的情况对假肢的安装和配戴假肢后的代偿功能有着直接影响，理想的残肢在穿戴假肢后，经过康复训练会得到良好的代偿功能，非理想残肢则相反。

（一）残肢外形

残肢外形不良将影响假肢接受腔的配戴。残端一般要求为圆柱形，这种外形可以满足全面接触、全面承重假肢接受腔的装配要求，而传统的圆锥形残端已不适合装配要求。

（二）残肢长度

残肢长度的测量对于假肢的选择和安装非常重要，截肢术创造的一个长度适宜的残肢，往往使截肢者终生受益，而一个长度不适当的残肢，将给截肢者穿戴假肢带来许多问题。残肢长度测量法如下：

上臂残端长度测量：从腋窝前缘到残肢末端。

前臂残端长度测量：从尺骨鹰嘴沿尺侧到残肢末端。

大腿残端长度测量：从坐骨结节沿大腿后面到残肢末端。

小腿残端长度测量：从胫骨结节到残肢末端。

理想的长度：上臂截肢应在肩峰下 16～24cm 处；前臂截肢应在肘下 8～18cm 处；大腿残端（膝上截肢）长度为 25cm 左右；小腿残端（膝下截肢）长度为 15cm 左右。

（三）有无残端畸形

如果残肢关节畸形明显，不宜安装假肢。即使勉强安装假肢，也会影响假肢穿戴及其功能。若假肢负重力线不良或假肢接受腔不合适，可造成患者步态异常。

（四）残肢皮肤情况

检查残肢皮肤有无瘢痕、溃疡、窦道及游离植皮等影响假肢配戴的因素，尤其是皮肤的血液循环状态和皮肤的神经营养状况更为重要。如果皮肤条件不好，应积极进行治疗，否则不宜安装假肢。

（五）关节活动度

要定期进行关节活动度的测量，注意检查残端能否完成各个方向的自主活动。

（六）残肢肌力

残肢肌肉力量的强弱对假肢的配戴及发挥其代偿功能有重要的作用。因此，要对上、下肢各主要肌群进行仔细的肌力评定，最好在截肢后第 6 周残端创面完全愈合后开始测定，只有肌力在 3 级以上时，才能配戴假肢。

（七）神经瘤情况

检查有无神经瘤及其大小、部位、疼痛程度等，必要时应手术切除，才可安装假肢。

三、假肢的评定

假肢可分为临时假肢和永久假肢，前者是截肢术后，残肢状况尚未完全定型及稳定时装配的，只用来进行功能训练制作的穿着接受腔，这种接受腔多使用石膏或高分子材料制作。后者是在残肢状况稳定，用耐久性强的材料制作的假肢。

（一）临时假肢的评定

一般截肢手术后 2 周切口拆线，伤口愈合良好时，约在术后 3 周安装临时假肢；也可以在截肢手术后立即在手术台上安装。前者为普通临时假肢，后者为手术后即装临时假肢。手术后即装临时假肢有利于残肢尽早定型及早期离床进行功能训练，可减少幻肢感，也可对患者心理产生积极的影响。

临时假肢的评定内容包括：

1. 接受腔合适情况　所谓接受腔是指假肢上的用于容纳残肢，传递残肢与假肢间的作用力，连接残肢与假肢的腔体部分。评定假肢接受腔时，主要是观察评定接受腔是否与残肢松紧适宜，接受腔内壁与残肢间有无间隙，残肢末端与接受腔底部是否紧密接触，局部有无压迫和疼痛等。

2. 假肢的悬吊情况　观察患者行走时假肢是否有上下窜动即"唧筒"现象。可通过站立位残肢负重与不负重时拍 X 线片，测量残端皮肤与接受腔底部的距离变化来判断：一般在负重与不负重位的距离变化不应超过 2cm，距离 <1cm 为优；1～1.5cm 为良；1.5～2cm 为尚可；>2cm 为差。若悬吊效果不良，就要对假肢进行处理。

3. 假肢的对线情况　良好的假肢对线是非常重要的，可通过工作台对线、静止对线和动态对线来评定生理线是否正常，站立时身体重心有无向后、向前倾倒的感觉等。尤其是当假肢存在一定程度的畸形时，下肢假肢的对线就更加重要，对线不良将造成异常步态或残肢部位出现压迫和疼痛。

4. 穿戴假肢后残肢情况　穿戴假肢后可进一步判断假肢接受腔的适合程度，观察残肢皮肤有无红肿、硬结、破溃、皮炎及疼痛，残肢末端有无因与接受腔接触不良，腔内负压造成局部肿胀等现象。

5. 观察步态　观察行走时的异常步态，分析其产生原因，并加以纠正。步态与截肢水平、残肢状况、其他肢体情况、假肢种类、装配技术、患者年龄、康复训练及患者心理素质等有密切的关系。

6. 上肢假肢　主要检查悬吊带与操纵索系统是否合适。

7. 假手功能　评定假手的开闭功能、协调性、灵活性，尤其是日常生活活动能力。

经过一段时间穿戴临时假肢的康复训练，待残肢已定型良好，即残肢的周径在连续穿戴假肢 2 周后不再改变时，就可以安装和穿戴永久性假肢。

（二）永久假肢的评定

1. 重点评定内容　永久假肢应重点强调以下内容的评定：

（1）上肢假肢评定：要对上肢假肢做进一步的日常生活活动能力的评定，对于一侧假手，应观察其辅助正常手动作的功能，同时要对假肢本身进行评定。

（2）下肢假肢评定：重点评定下肢假肢的步态及行走能力，如行走的距离、上下阶梯、越过障碍物等。

（3）对假肢部件及整体质量的评定：通过评定，使患者获得满意、质量可靠、代偿功能良好的假肢。

2. 评定标准

Ⅰ级（完全康复）：仅略有不适感，能完全生活自理，恢复原工作，照常参加社会活动；

Ⅱ级（部分康复）：仍有轻微功能障碍，生活能自理，但不能恢复原工作，需要改换工种；

Ⅲ级（完全自理）：生活能完全自理，但不能参加正常工作；

Ⅳ级（部分自理）：生活仅能部分自理，相当部分需依靠他人；

Ⅴ级：仅外观、美容改善，功能无改善。

四、ADL 评定

由于肢体缺损和功能的丧失，患者的日常生活活动能力受到很大的影响，评定可采用 PULSES ADL 功能评定量表和 Barthel 指数分级法。

五、职业能力评定

职业能力可从行走或行动、上肢功能、手功能 0、体力、耐力、运动速度、技能、工作习惯、工作机会、经济上的妨碍以及社会支持系统等方面来评定。

第四节　康复治疗

一、康复治疗目标

通过康复训练，预防关节挛缩畸形，增强肌肉力量，减轻疼痛，避免并发症的发生；减少由于截肢给患者带来的心理影响；帮助截肢者发挥残肢最佳的代偿功能，使其能够有效地使用假肢；最终回归社会，从事力所能及的工作。

二、康复治疗原则

1. 重视截肢平面与安装假肢的关系，合理选择截肢水平。
2. 认真做好患者的心理康复。
3. 术后尽早开始康复训练。
4. 正确指导患者及家属做好残肢的功能练习。

5. 处理好非理想残肢。

三、截肢的适应证

1. 外伤性截肢 外伤肢体确实无法修复存活、或存活后无实用功能的严重的肢体外伤。

2. 肿瘤截肢 肿瘤侵犯范围较广或保肢手术后复发或肿瘤造成肢体无功能。

3. 血管病性截肢 由于阻塞性动脉硬化、血栓闭塞性脉管炎等阻塞血管所致肢体坏死。

4. 糖尿病性截肢 糖尿病性的血管病变使足血运障碍，而导致的足溃疡、感染、坏死。

5. 先天性畸形截肢 对先天性畸形在婴儿或幼儿期进行部分或全部肢体切除后，应用假肢会使总体功能得到改善。

6. 感染性截肢 肢体严重感染威胁患者生命。

7. 肢体坏死性截肢 如烧伤、冻伤后造成的肢体坏死性截肢。

四、康复治疗方法

（一）截肢后的处理

1. 术后即装假肢 由于接受腔的压迫，限制了肢体肿胀，对残肢定型、早期离床功能训练、减少幻肢感等有积极作用。

2. 硬绷带包扎 术后残肢用石膏绷带包扎，可有效地减少渗出和肿胀，有利于残肢定型。当术后48h拔出引流管对伤口换药后，可继续包扎，直到拆线，术后一般应用2周，切口愈合拆线后改为软绷带包扎。

3. 软绷带包扎 术后残肢端用无菌纱布棉垫覆盖后，用弹力绷带加压包扎。注意包扎不可过紧，以免导致残肢肿胀，影响残肢血液循环。

4. 保持合理的残肢体位 由于截肢切断了相拮抗的肌肉，大腿截肢后，髋关节常有屈曲、外展趋势，小腿截肢后，膝关节常有屈曲趋势。因此，应指导患者在卧床、坐起和站立时正确摆放残肢，如膝下截肢的患者膝关节要伸直位、避免将残肢悬于床缘，膝上截肢的患者要避免使两大腿处于外展体位等，以免发生关节的挛缩与畸形。术后应尽早离床，在医师指导下进行关节活动和肌力训练。

5. 弹力绷带的包扎 术后伤口拆线后，应持续进行弹力绷带包扎，预防和减少残肢肿胀及皮下过多脂肪的沉积，是促进残肢成熟定型的关键步骤。其要点如下：

（1）绷带：小腿及上肢须采用10cm宽，大腿采用12～15cm宽的弹力绷带，长度为 2 ~ 4m。

（2）缠绷带步骤：①先顺沿残肢长轴方向缠绕 2 ~ 3 次，然后应斜形从远端向近端缠绕成螺旋状。对于大腿残肢应缠至骨盆部位；小腿残肢应缠绕到膝关节以上大腿部；上臂残肢应缠绕到胸廓；前臂残肢要缠绕到肘关节以上。②绷带应全天（24h）缠绕，但每天要更换缠 4 ~ 5 次。夜间一定不能除去。③弹力绷带的松紧度以远端比近端大为宜。凡是穿戴假肢者，只要脱去假肢期间，残端就要用弹力绷带包扎，否则，残肢的脂肪沉积、体积增加，给假肢穿戴造成困难。

（二）截肢后的运动训练

康复训练包括患者的全身体能和残肢本身两个方面。由于穿戴假肢患者在行走时较正常人消耗更多的能量，以同样的速度在平地行走，一般小腿截肢要比正常人多消耗 10% ~ 40% 的能量，大腿截肢者要多消耗 65% ~ 100%，双侧大腿截肢者平均比正常人多消耗 110%，这就要求下肢截肢者要全面提高体能，有比较强壮的身体。

1. 使用假肢前的训练

（1）增加全身体能的运动训练：要进行躯干肌和未截肢肢体的强化训练，以及心肺功能等耐力训练。重点增强背肌和腹肌训练，单腿站立训练，单腿跳训练。这样既加强了肌力，又训练了平衡。也可选择各种适合患者的运动，如轮椅篮球、坐地排球等。

（2）残肢的训练：包括①关节活动训练：早期进行残肢关节活动和功能训练是防止关节挛缩的重要环节，上肢残肢以肩关节、肘关节活动为主，下肢残肢以髋关节、膝关节活动为主。如小腿截肢者，应增强膝关节屈伸训练；大腿截肢者进行髋伸、内收、外展训练。②肌力训练：只有良好肌力的残肢才能很好地带动和控制假肢，在上肢，假手的开闭动作、日常生活活动能力、协调性等与残肢及健侧肢体的肌力强弱有明显的关系；在下肢，残肢对假肢的悬吊能力、控制能力、步态及行走与残肢的肌力密切相关，应进行主动的肌力训练，并利用各种器械进行主动抗阻力训练。③增强残肢皮肤强度（特别是负重部分皮肤）的训练：为了促进残端皮肤角质化，增强其耐磨性，可取治疗用泥挤压残端或将残端置于细砂内挤压，以加强残端皮肤对假肢接受腔的耐磨性。④使用助行器的训练和站立与步行训练：应特别注意患者使用拐杖的指导，由于使用拐杖行走身体易前倾，要注意纠正身体的姿势。

2. 穿戴假肢的训练

（1）穿戴临时假肢的训练：截肢后，首先确定安装临时假肢的合适时间。假如全身情况及残肢条件许可，一般术后应尽快穿戴临时假肢。训练内容包括穿戴临时假肢方法的训练、站位平衡训练、迈步训练和步行训练。

（2）穿戴永久假肢的训练：经过穿戴临时假肢后的各种康复训练已达到基本目的和要求，再穿戴上永久性假肢后就可以很好地应用假肢。

1）上肢假肢的训练：上肢假肢的应用训练远比下肢假肢的训练复杂和困难得多。首先从训练截肢者熟悉假肢和假肢控制系统开始，再训练手部开闭动作和抓握物体。上肢假肢的应用训练主要是吃饭、更衣等日常生活动作。在单侧上肢截肢的患者，要进行利手交换的训练，使原来不是利手的健肢变成功能性更强的利手，而假手主要起辅助手的作用。

2）下肢假肢的训练：没有稳定的站立平衡就不能顺利地行走，指导患者使用臀中肌的方法，掌握只用假脚外侧站立的方法会收到较好的效果。面对镜子观看自己用假肢行走的步态，对异常步态予以纠正。

常见异常步态的原因如下：

①侧倾步态：在假肢支撑体重步行时上身向假肢侧倾斜。其原因见于：假肢过短、对线不良、足部偏外、接受腔不合适；或髋外展肌肌力弱、大腿内侧病变、疼痛、残肢外展挛缩等。

②步幅不均：假肢侧与健肢侧的步幅不等。其原因见于：接受腔不合适、髋关节屈曲挛缩、假肢不能承重或假肢侧支撑期时间过短等。

③划弧步态：假肢侧在摆动期表现向外侧划弧的步行姿态。其原因见于：假肢过长、假肢的膝关节屈曲不良、假脚跖屈或残肢外展挛缩等。应认真检查和分析产生异常步态的原因，针对具体原因进行矫正。

对于下肢截肢者，穿戴假肢后还应进行在石子路、砂土地等不平的路面上行走、上下阶梯、迈门槛、跨过窄沟及障碍物的训练，以及倒地后站起、搬运物体、对突然意外作出快速反应能力等灵活性训练。

3. 非理想残肢的康复 非理想残肢是指不能安装假肢或穿戴假肢有困难或有问题的残肢。如短残肢、残肢外形不良、残肢皮肤条件差、关节挛缩畸形、关节活动受限、肌肉力量弱、残肢痛或严重幻肢痛等。可通过各种康复方法，使非理想残肢变成可以穿戴假肢的较为理想的残肢。采取非手术处理的方法后，残肢仍不能穿戴假肢时，可以采取手术矫治的方法，或通过假肢的调整，适应非理想残肢的条件，以发挥假肢的代偿功能。

（三）心理康复

心理康复是整个康复程序中不可缺少的组成部分，并贯穿在每个康复阶段中。截肢给患者以后的工作、生活、婚姻、家庭等均造成极大影响。患者会出现焦虑、恐慌、抑郁、暴怒等各种心理变化，有的不配合治疗甚至拒绝手术，给治疗和康复带来了困难。因此，应帮助和鼓励患者消除悲观、沮丧、自我孤立于社会的态度，正确认识自我的价值，对现实采取承认的态度，积极主动地进行康复治疗与训练。

（四）儿童截肢康复的特殊性

小儿截肢约75%是由于创伤，包括车祸伤、工具伤、火器伤和电击伤；约25%是由于疾病而被迫截肢。成人截肢的大部分原则和技术同样适用于儿童，但儿童截肢有其特殊性。

1. 骨骼生长发育失调　小儿生长发育较快，在截肢时应尽量保存长骨的骨骺，在可能的情况下，应行关节离断术而不做经长骨干的截肢。关节离断术保留了长骨远端的骨骺，残端将按正常的速度继续生长，且避免了骨端的过度生长。

2. 多次残端修整　对于残肢过度生长，儿童截肢常需施行一次或数次的残端修整术。

3. 儿童截肢后的不良姿势　应对截肢儿童早期装配假肢并进行残肢、假肢的训练，以防止儿童截肢后养成不良的姿势而导致关节挛缩、脊柱侧弯畸形。这些畸形一旦形成，就会增加康复训练的难度。

五、中医康复治疗

（一）针灸治疗

对于残肢痛、幻肢痛：①白会透四神聪，上肢痛加胸（T_2、T_3）华佗夹脊；下肢痛加腰（L_2、L_3）华佗夹脊。操作：百会向四神聪各透刺0.5~0.8寸，平补平泻法，夹脊穴直刺0.5~1寸，平补平泻法，行针5min，间歇行针，每次30min，10次为1个疗程，休息1日后，继续下1个疗程。②选穴：第1组穴：风府、神庭、内关、神门、足三里、丰隆、血海、三阴交、太冲，上肢穴位取双侧，下肢穴位取健侧。第2组穴：头针的感觉区上1/5（健侧）。每日针灸1次，连续3~4周，2组穴位轮换使用。方法是第1组穴先坐位取风府穴，得气后出针，仰卧位针刺其他穴位，留针30min。第2组穴进针后接WQ-10DI型多用电子穴位测定治疗仪，用连续波，频率每分钟200次，强度以患者能耐受为度，通电30min。若患肢局部有凉感，用艾条在局部施以雀啄灸，灸至有温热感，皮肤潮红为止。

（二）中药治疗

内服方：黄芪50g、当归25g、白芍25g、川芎10g、香附10g、干地龙15g、郁金 15g、丝瓜络 15g、蜈蚣 1 只。每日 1 剂,水煎服,15 天为 1 个疗程。

外洗方:①当归 50g、红花 10g、川芎 15g、郁金 15g、益母草 20g、透骨草 20g、血竭 20g。每天 2 次,每次 15min,15 天为 1 个疗程。②当归 20g、红花 20g、紫草 20g、白鲜皮 20g、桑枝 15g、泽兰 20g、柴胡 20g、透骨草 20g、丹参 15g、草乌 12g、海桐皮 20g、延胡索 15g。每天 3～4 次,每次 30min。

(三) 推拿治疗

人体四肢的十二经脉左右对称并且互相连通,幻肢痛的产生与十二皮部及其经脉有密切联系。这一方面是被截肢皮部及其经络通过经脉的信息传递而形成幻肢痛,另一方面可能是某些内脏器官的功能失调,通过经脉向皮部传导反应。根据《素问·缪刺论》中"邪客于经,左盛则右病,右盛则左病",采用健侧按摩,手法有点法、二指禅、揉、滚、推、拿等,有较好的疗效。也可采用滚、揉、捏、摩等轻手法在残端进行推拿,具有温通气血、舒筋活络的作用,能促进瘢痕组织软化,减少幻肢痛的发生。

六、康复注意事项

(一) 保持适当的体重

现代假肢接受腔的形状、容量十分精确,一般体重增减超过 3kg 就会引起腔的过紧、过松,使接受腔变得不合适;下肢截肢者穿戴假肢行走,消耗能量比正常人大得多,截肢水平越高,体重越大,能耗就越大;肥胖者残肢长度与残肢横径的比值减少,残肢外形接近半球形,残肢的杠杆作用减弱,对假肢的控制能力减弱,不利于发挥假肢的代偿功能,所以,保持适当的体重非常重要。

(二) 防止残肢肌肉萎缩

残肢残留部分肌肉的训练常被忽略。如果这部分肌肉得不到训练,残肢就会继续萎缩,对假肢接受腔的配戴及功能的发挥不利。小腿截肢者要训练小腿残肢的肌肉,做幻足的伸和屈训练;大腿截肢者要做患膝关节的伸直和屈曲训练,即残留的股四头肌和腘绳肌的训练,以防止大腿残肢的肌肉萎缩。

(三) 防止残肢肿胀及脂肪沉积

配戴假肢的截肢者在不穿戴假肢时,残肢一定要使用弹力绷带,尤其是夜间或因某些原因而一段时间不能穿戴假肢时,对防止残肢肿胀及脂肪沉积有重要作用。

（四）保持残肢皮肤和假肢接受腔的清洁

保持残肢的皮肤健康，防止残肢皮肤发生红肿、肥厚、增生角化毛囊炎、疖肿、溃疡、过敏、皮炎等。残肢袜套要经常清洗，接受腔也要经常清洁。

第十八章

关节置换术后的康复

第一节　概　述

一、定义及流行病学

关节置换术是指用人工关节替代和置换病损或受伤的关节。包括髋、膝、肘、肩、桡骨头、掌指关节等。近年来，世界范围内关节置换术的数量成倍增长，据统计，以全膝关节置换术为例，90年代美国的置换手术与80年代相比增长速度达3倍。中国自20世纪80年代开展了关节置换术的实践和探索，其中人工髋和膝关节置换手术在临床上开展的较多。本章重点介绍髋关节、膝关节置换术后的康复。

二、病因及病理

（一）类风湿性关节炎

小关节滑膜炎所致的关节肿痛，继而软骨破坏、关节间隙变窄，晚期因严重骨质破坏导致的关节僵直、畸形和功能障碍。

（二）骨性关节炎

常见于中老年人，由于年龄增大，软骨的积累性损伤和软骨黏多糖下降及纤维成分的增加，从而导致软骨韧性下降。

（三）严重骨折

关节骨折后造成关节正常结构的严重损害。

（四）骨与关节肿瘤

骨与关节肿瘤，尤其是恶性肿瘤，必须部分截骨、截关节者。

第二节　康复问题

一、运动功能减退

关节病变疼痛及活动限制可引起肌肉活动减少，造成废用性肌肉萎缩和肌力减退；疼痛还可通过神经性抑制作用，影响肌力和关节稳定性，从而增加活动时的能量消耗；关节和关节周围组织的进行性退变，关节及关节软骨的破坏，手术前后的关节制动，均不同程度导致关节挛缩、粘连，使患者运动功能明显减退。

二、行走功能异常

由于关节挛缩的影响，形成异常的步态，导致关节负荷异常；下肢髋、膝置换术后，因手术截骨或假体安装部位的不合适等因素，可能会影响双下肢长短变化；关节活动范围的受限、关节周围肌肉力量的不平衡、关节不稳定以及局部疼痛等，均会不同程度地影响步态和步行能力。

三、疼痛

接受关节置换术的患者术前因长期患有关节疾患，如退行性骨关节病、类风湿性关节炎、外伤后关节炎等，出现关节的反复、进展以及活动后加重性的慢性疼痛，药物和其他保守治疗效果不显。关节置换手术后，由于手术等创伤，患者术后也会感到较为剧烈的疼痛。

四、关节活动受限和畸形

由于关节病损、不理想的关节置换手术等可以造成关节活动受限和关节畸形，以膝关节为例，可见屈曲畸形、过伸畸形、内、外翻等畸形，使膝关节活动能力降低。

五、ADL 能力降低

关节严重的疼痛和畸形会造成患者活动时症状加重而减少活动，使日常生活活动能力（如穿裤、穿鞋、转移、行走、上下楼梯等）下降，使患者丧失劳动能力。单纯的减少活动可以影响软骨的营养，加重软骨退变。由于体力活动减少，将增加肥胖、高血脂、高血压和冠心病的发病率或加重病情，肥胖本身又可以加重关节负荷，导致活动时疼痛，从而形成恶性循环。

六、生活质量下降和心理障碍

由于关节疼痛的反复发作和对日常活动的恐惧，患者的生活质量显著下降，同时产生严重心理障碍。慢性疼痛本身有显著的心理成分，因此心理压抑可加重疼痛症状。

第三节 康复评定

一、术前评定

术前的评估应包括全身整体状况以及单项的康复评估。康复评价内容包括：

（一）患者一般情况

包括原发疾病、全身健康状况、精神状态、实验室检查及放射学检查等。X线检查可了解手术关节有无畸形、增生等影像学的改变，作为重要手术参考依据。

（二）患肢的运动功能评定

可采用手法肌力评测法了解上、下肢肌肉的力量，特别是关节置换术的关节周围的肌肉评估，对制定康复训练计划尤为重要；关节活动度检查（尤其是手术关节）可以确定有无关节活动异常及挛缩畸形；观察步态，确定步态类型、有无使用助行器；测定手术肢体的长度。

（三）ADL能力评定

可采用Barthel指数进行评定。还可以采用美国风湿病协会的残疾分级标准进行病残评估。

（四）手术详细情况评价

包括手术入路，选择假体的类型，术后假体位置，固定方法（骨水泥和非骨水泥），术中有无截骨、植骨、股骨骨折等。

　　这里介绍专用于髋关节置换手术前后的 Harris 评价标准（见表 18 - 1），可以对以上内容进行综合评价。

表 18 - 1　　　　　　　Harris 人工全髋关节置换术疗效评分标准

表　　现		得分
1. 疼痛程度		
无	无疼痛	44
弱	微痛或稍痛，不影响功能	40
轻度	一般活动不受限，过量活动后偶有中度疼痛	30
中度	疼痛可忍受，日常活动稍受限，但能正常工作，偶然服用比阿司匹林强的止痛剂	20
剧烈	有时剧痛，但不必卧床；活动严重受限；经常使用比阿司匹林强的止痛剂	10
残障	因疼痛被迫卧床；卧床也有剧痛；因疼痛跛行，残障	0
2. 功能		
①爬楼	一步一阶，不用扶手	4
	一步一阶，用扶手	2
	用某种方法能上楼	1
	不能上楼	0
②交通	有能力进入公共交通工具	1
③坐椅	在任何椅子上坐 1 小时而无不适	5
	在高椅子上坐 1 个半小时而无不适	3
	坐任何椅子均舒服	0
④穿袜等	穿袜、系鞋带方便	4
	穿袜、系鞋带困难	2
	不能穿袜系鞋带	0
3. 步态		
	无跛行	11
	稍有跛行	8
	中等跛行	5
	严重跛行	0
4. 行走辅助器（平稳舒适行走）		
	不需辅助器	11
	单手杖长距离	7
	多数时间用单手杖	5
	单拐	3
	双手杖	2
	双拐	1
	完全不能走（要说明原因）	0

（续表）

表　　现	得分
5. 行走距离	
不受限	11
6 个街区	8
2～3 个街区	5
室内活动	2
卧床或坐椅（轮椅）	0
6. 畸形	
①无固定的屈曲挛缩畸形＜30°	1
②无固定的内收畸形＜10°	1
③无固定的伸展内收畸形＜10°	1
④无肢体短缩＜3.2cm	1
7. 活动范围（指数值由活动度数与相应的指数相乘而得）总分5	
前屈　　　　0°～45°	5
45°～90°×0.6	
90°～110°×0.3	
外展　　　　0°～15°×0.8	
15°～20°×0.3	
＞15°×0	
伸展外旋　　0°～15°×0.4	
＞15°×0	
内收　　　　0°～15°×0.2	
（活动范围的总分为指数值的和乘0.05）	

　　Harris 评分总分100分，其中日常活动能力和步态占47分，疼痛占44分，关节活动占5分，关节畸形占4分，共100分。90～100分为优，80～90分为良，70～80为中，低于70分为差。

二、术后评定

　　在术后1～2天、术后1周、2周（住院患者）以及术后1月、3月和半年（门诊患者）进行评测。

（一）临床评定

　　住院患者要评测其心、肺功能，除观察一般生命体征，还要了解心脏和呼吸功能在卧床和活动时的状况；检查伤口局部有无皮肤红、肿、热等感染体征；伤口愈合情况，有无渗出等。浮髌试验判断关节内有无积液及程度；关节周围组织的围径和肢体围度可作为判断软组织肿胀和肌肉萎缩的客观指标。

（二）综合评定

采用 Harris 评分。

（三）活动及转移的能力

根据患者术后不同阶段，评估患者床上活动及转移能力，坐位能力（包括床边及坐椅的能力）、站立、行走、上下楼梯、走斜坡等活动功能。训练患者行走时，除评测患者的步幅、步频、步宽等外，还须仔细观察患者行走时的异常步态，不同原因如疼痛、肌肉力量降低、感觉异常造成的步态是不同的。

第四节　康复治疗

一、康复治疗目标

1. 预防长期卧床的并发症。
2. 改善置换术后关节的活动范围，保证重建关节的良好功能。
3. 训练和加强关节周围的肌群，达到重建关节的稳定性。
4. 训练平衡和步行能力。
5. 恢复日常生活自理能力。
6. 加强对置换关节的保护，延长关节的使用寿命。

二、康复治疗原则

1. 个体化　要遵循个体化原则制定康复计划，针对不同患者的体质、病情、手术及心理素质等，因人而异、区别对待。

2. 循序渐进　根据患者功能水平逐步增加训练强度，切忌操之过急，以免发生不应有的损伤。

3. 全面化　康复训练必须兼顾患者整体情况，待全身和局部状况平稳后进行训练。在训练过程中，如出现血栓形成、伤口感染、关节脱位等应停止训练，及时处理。

三、适应证和禁忌证

（一）适应证

主要为退行性关节病、破坏性类风湿关节炎和某种程度的创伤后关节炎。一般下肢关节置换的必要性高于上肢。

（二）禁忌证

1. 绝对禁忌证 近期患有化脓性关节炎、被置换关节的周围出现麻痹或神经病性关节炎。

2. 相对禁忌证 严重骨质疏松、关节周围严重且无法矫正的韧带缺损和其他某种程度的生理或心理缺陷。

四、康复治疗

（一）术前康复治疗

1. 学习不负重触地式步行 手术前先要教患者学会使用拐杖或助行器进行不负重触地式步行，为术后早期步行做准备。肥胖者应注意术前控制体重，减少术后假体的负担，延长假体寿命。

2. 保持下肢于中立位 尽量使下肢处于无内旋、外旋的伸直状态，利用箱型足夹板或钉子鞋完成。

3. 患者持续牵引 患侧下肢持续皮牵引或骨牵引，目的是降低损伤部位的疼痛和肌痉挛，减少髋关节内及病变部位的压力，牵引重量为 3~5kg。

4. 肌力训练 增加患肢和其他肢体的肌力训练，包括患髋外展肌、股四头肌、腘绳肌的等长和抗阻练习；患侧踝关节和足趾的主动活动；健侧下肢各关节的主动活动和肌力练习。

5. 改善关节活动范围 可以采用关节的主动和助力活动、肌肉牵张技术、牵引及使用支具等方法，改善和矫正肌肉的挛缩和关节活动受限。

6. 学会日常活动自理 教会患者在卧位下排便，床上转移活动，学会借助助行器的行走，学会在辅助器具帮助下穿裤、袜、鞋。

7. 术前康复教育 让患者了解手术方式，术后并发症，术后日常注意事项，术后复诊及掌握关节保护技术等。教患者学会深呼吸及咳嗽，预防卧床引起肺部感染。

（二）术后康复治疗

1. 体位的摆放　对于髋关节置换术，有四种危险而应避免的体位：①髋屈曲超过 90°；②下肢内收超过身体中线；③伸髋外旋；④屈髋内旋。根据手术入路，体位摆放有所不同。后外侧入路手术后，应避免髋屈曲超过 90°，过度旋转和内收；前外侧入路手术后，应避免外旋。用枕头使患者的髋关节外展是为了防止患肢内收、内旋，在患者术后睡觉或休息时使用，通常需要使用枕头 6～12周，12 周后髋关节的假囊形成，此时的肌力足以控制髋关节的稳定。

2. 理疗

（1）冰疗：由于关节置换术，尤其是膝关节置换术，常采用骨水泥固定，因骨水泥固定后会释放热量，使得周围软组织温度升高，并可持续数周。冰疗不仅能降低软组织的温度，同时能减轻术后关节周围软组织肿胀和疼痛。术后第 1天即可使用冰袋，置于手术的关节周围，每日 1～2 次，每次 30～60min，7～10天为 1 疗程。

（2）经皮神经电刺激：关节置换术由于软组织及骨的手术创伤相对较大，造成的疼痛是极为严重的。临床常采用静脉或口服止痛药镇痛。经皮神经电刺激作为药物的辅助止痛治疗在临床上广泛应用，可采用频率为 100Hz 的双通路四电极分别置于手术伤口两侧，治疗时间为 30～60min，强度为 2 倍的感觉阈。每日 1～2 次，7～10 天为 1 疗程。

3. 预防并发症发生　尽早开始床上活动、呼吸、咳嗽练习和踝关节"泵"式往返练习，以预防呼吸道感染、静脉血栓等并发症的发生。

4. 肌力训练　手术后 1～2 天可进行手术侧关节周围肌肉的等长收缩，以及非手术关节上、下肢的主动活动和抗阻训练，以保持肌肉的力量和柔韧性。每日 1～2 次，每次 30～60min。手术后 1 周，渐进性抗阻训练可逐渐从屈髋、伸膝开始，直到关节无痛时再增加阻力，达到患者的耐受程度。

（1）髋关节置换术后：进行患侧股四头肌、腘绳肌、臀部肌肉的等长收缩练习，术后第 5 天开始助力主动运动，应注意患侧肢体重量的支持。第 3 周开始髋屈伸、外展肌力渐进抗阻锻炼，尤其要重视髋外展肌力的训练。从抗自身重力开始，阻力的设置要考虑术肢的承受能力，以不引起患侧髋部疼痛为宜。一般不主张早期直腿抬高，以免引起髋臼承受过高压力，不利于假体的稳定，并可引起腹股沟处疼痛。术后 2～3 周可采用固定自行车练习。

（2）膝关节置换术后：主要包括股四头肌、腘绳肌的肌力训练。由于患侧膝关节疼痛而制动，必然会引起患侧髋关节肌群和腰背肌力量的减弱。所以在早期需进行相应肌群的训练。以训练股四头肌和腘绳肌的等长收缩为主。

术后的肌力训练应坚持循序渐进和不引起疼痛为原则。除了手术肢体的肌力锻炼，术后第1天还应视全身情况进行健肢和上肢练习，为行走和使用拐杖做必要的准备。

5. 关节活动范围训练

（1）非受累关节的主动活动：鼓励患者早期加强非受累关节全活动范围的主动活动。

（2）患侧髋关节活动：在术后早期（引流管）拔除后，采用坐位，使髋关节被动渐进屈曲10°~90°。7天后，做侧卧位的外展、后伸10°练习，外展不宜超过60°；坐位和站位髋屈伸练习；站位髋的内收、外展练习。如髋臼位置良好，初次髋部手术者，可考虑髋关节做内外旋练习。训练前应对假体的位置有很好的了解，如髋臼前倾过多，则在外旋、内收伸直时不稳；如髋臼前倾不够，则在屈曲，内收内旋位时不稳；如髋臼外翻过多，则在屈曲60°、内收内旋位不稳；如髋臼外翻不够，则在极度屈曲内收内旋位最易发生假体撞击。如股骨前倾过多，则在伸展、内收和外旋位时不稳；前倾不够，则在极度屈曲内收和内旋时不稳。康复训练人员只有了解假体位置的优劣，才能很好指导患者活动，避免训练时发生脱位等并发症。

（3）患侧膝关节活动：术后第2~3天，患者可先借助外力如毛巾、悬吊装置等，帮助活动膝关节，进行关节助力-主动、主动活动，逐渐过渡到自行做主动屈伸关节的练习。每日1~2次，每次30~60min。

6. 牵伸训练　以膝关节置换术为例，术后2~4周膝关节屈曲度应达到90°。若患者膝关节有屈曲或伸展挛缩，则应对膝关节进行屈曲和伸展的牵伸训练。牵伸训练应掌握几个要点：①牵伸训练可以利用患者自身体重、治疗师或牵伸装置的力量；②牵伸力量的方向应与肌肉或软组织挛缩的方向相反；③牵伸训练时，固定关节近端，牵伸关节远端；④在关节可动范围内，先主动、后被动地活动到关节受限处；⑤牵伸不可强力，使关节超过正常活动范围。每次牵伸持续5~10s，5~10次为1组，每日2组。

7. 体位转换能力训练　以髋关节置换术为例：

（1）卧位-起坐训练：鼓励患者借助双臂支撑力量起坐，为下一步借助步行器或双拐行走做准备。切忌借助床头系带起坐，因为用床头系带双臂用力牵拉起坐时，因腘绳肌紧张（尤其对长期卧床或年长者），患者不易控制屈髋角度，易使髋屈曲过大伴屈膝和髋关节内旋，而导致髋关节脱位。

（2）长腿坐-床旁坐位转换：向患侧转位移动（后跟进的健侧不能过中线），便于控制患侧髋关节内收，同时利于提高髋外展肌力。方法：先移患侧至床边，同时将身体前移并将双脚搬离床，用手支撑床边，缓慢向前移动，直至双脚接触地面。

（3）翻身训练：鼓励患者多向患侧翻身，能在确保安全情况下独立完成。若向健侧翻身，必须在他人的帮助下维持患髋于外展位，以免因外展肌力不足，受重力的影响而出现髋屈曲、内收和内旋，导致脱位。

（4）坐－站的转换：健侧膝、足在后，患侧膝、足在前，双手支撑，保持在起立时躯体重心移动过程中患侧屈髋不超过 90°，以防止脱位。由站到坐位时，膝关节不能超过髋关节。

8. 髋关节控制训练　增强髋关节周围软组织的生理功能可提高其稳定性。

（1）骨盆下降训练：患侧下肢外展约10°，保持上身不动，令患者做髋关节下蹬动作，治疗师在足部施加适当阻力。

（2）搭桥训练：令患者在仰卧位下以双下肢和双肩为支点，做臀部上抬的动作。

9. 负重练习　术后开始下地行走的时机受假体类型、固定方式、手术操作、髋关节软组织情况、患者体力等影响。骨水泥型假体在术后第 3～7 天开始；术中有大粗隆截骨或术中植骨、股骨骨折的患者应根据 X 线片推迟到术后至少 2月；采用多孔表面骨长入型假体，至少术后 6 周方能练习步行。患侧肢体由不负重－少负重－部分负重－完全负重进行渐进负重练习，同时进行重心转移训练、立位平衡训练。

10. 步态训练　当患者具有一定的肌力和平衡能力时，对于骨水泥固定的患者，可进行步行训练，一般在术后的 3～7 天开始。1 周之后，步行训练可借助平衡杠、助行器从部分负重、逐步过渡到手术后 6 周完全负重。在平衡杠或步行器辅助下，可进行膝关节开链和闭链的训练。对于非骨水泥固定的患者，步行练习应延迟。步态训练可分为站立相和摆动相。在站立相，训练患者的髋伸展，膝关节屈、伸控制，髋、膝、踝的协调运动，以及患肢的负重练习。在摆动相，训练患者摆动时屈髋屈膝，伸髋屈膝，足跟着地时伸膝和足背屈。除此之外，骨盆的移动和旋转，行走时各关节的配合协调运动和行走姿势要仔细观察和分析，必要时进行训练和矫正。获得一定步行能力后，患者开始进行上、下楼梯的训练。如一侧膝关节手术，上楼时非手术肢体先上，下楼时手术肢体先下。

11. ADL 能力训练　术后鼓励患者尽早进行床上的功能性活动，如翻身、卧－坐转移、坐－站转移、入厕转移。良好的躯干旋转是患者完成床上功能活动的重要基础。术后 1 周，鼓励患者自行穿衣，入厕，行走。日常生活活动仍需注意避免特殊的体位，以防假体脱位或磨损。术后 5～6 周，患者练习上、下楼梯，骑自行车和乘车等功能性活动。

（三）置换术后康复程序

1. 膝关节置换术后康复程序

（1）术后 1~2 天：①消肿止痛：电疗、冰疗；②踝部、脚趾的主动活动；③股四头肌、腘绳肌、臀肌的等长收缩；④CPM 机：术后第 2 天 0°~45°开始，每天增加 ROM10°。

（2）术后 2~6 天：①膝关节主动活动，直腿抬高；②床上活动（翻身、坐起、移动、坐到床边）；③桥式运动：每日 3 遍，每遍做 10 次；④CPM 机：每天增加 10°；⑤术后第 4 天开始站立练习，逐渐过渡四脚拐，4~6 天部分负重；⑥ADL 训练：穿裤、鞋、袜、乘车。

（3）术后 7 天：①部分负重行走训练（四脚拐→肘拐→手杖）；②股四头肌、腘绳肌渐进性肌力训练。

（4）术后 2 周：①楼梯，坡度行走；②髋、膝、踝协同训练；③腘绳肌牵伸，防止屈曲挛缩；④股四头肌被动牵伸，增加膝的弯曲度。

（5）术后 3 周（宣教和随访）：①增加肌力，步态练习（行走速度、耐力、楼梯、坡度）；②ADL：洗澡、入厕、乘车等；③如需要，进行被动牵伸，水疗等；④功能训练及达到重归社会；⑤出院宣教；⑥制定随访时间及计划。

2. 髋关节置换术后康复程序

（1）术后第 1 天：①卧床；②辅助外展位；③辅助髋、膝关节屈曲、伸展；④髋外展肌、伸展肌和股四头肌等长收缩；⑤踝、足和趾的主动活动。

（2）术后第 2 天：①继续第 1 天的训练；②卧位至坐；③长腿坐至床边坐；④翻身活动；⑤髋关节控制训练。

（3）术后 3~12 天：①髋关节活动训练；②髋关节周围肌肉力量训练；③步态及负重训练；④尝试上、下楼梯；⑤尽可能用拐杖行走，达到部分负重；⑥发展独立生活能力，能自我起床，转移和行走；⑦ADL 训练。

（4）出院后：①继续上、下楼梯练习，注意坐、卧时不要交叉双腿；②出入汽车练习；③3 个月之后，可适当开始散步、游泳等活动。

（四）常见并发症的治疗

1. 下肢深静脉血栓 患者术后应尽早进行被动、主动活动，尽早下床练习。一旦发现患者有不明原因的下肢肿胀、局部疼痛，可立即行下肢 B 超或静脉血流图的检查，以及早确诊和治疗。

2. 关节脱位 主要强调术后的预防措施，尤其是在术后的 6 周之内。一旦发生，可考虑手术治疗，并立即制动。

3. 异位骨化 发生率5%~71%，常发生在术后1年内。高发病种有活动期强直性脊柱炎和类风湿关节炎、短期内迅速进展的骨性关节炎和特发性骨骼肥厚症。对这些患者活动时应特别注意。

4. 同侧股骨骨折 同侧股骨骨折占THR术后并发症的第三位。骨质疏松、假体松动和外伤均易导致骨折。注意活动强度和时间。

五、中医康复治疗

（一）中药治疗

1. 下肢深静脉血栓的治疗 髋膝关节置换术后下肢深静脉血栓形成的治则：化瘀消肿、养阴清热。可选用化瘀消肿汤：全当归15g、丹参12g、川牛膝12g、水蛭4g、黄芪20g、赤芍10g、生地10g、牡丹皮10g、生薏仁9g、泽泻9g、白芍9g、生甘草6g。常规预防感染，并进行康复训练。

2. 中药外治 冰片、芒硝按1∶3的比例配制，混匀研末，与75%酒精按每克兑0.5~1.0ml的比例调制成糊状，于术后第1天起，每天换药时将芒冰散均匀地外敷于患膝及伤口周围，每天1次，病情严重者每天2次。5天为1个疗程。主要用于关节置换术后瘀、肿、痛等，具有活血化瘀、清热消肿、促进炎症吸收、改善血液循环的作用。

（二）针灸治疗

1. 毫针刺法 中、后期可在置换关节的上下方选取穴位进行针刺，如膝关节部位选梁丘、鹤顶、血海、足三里、阳陵泉等以改善局部循环，消肿止痛，促进功能恢复。可用温针灸。

2. 电针疗法 选穴同毫针，疏密波，每日1次，每次15~20min，10次为1疗程。适用于术后中、后期的恢复性治疗。

3. 灸法 术后的中、后期，可在局部施以温和灸，同时配合康复训练，以加强局部气血循环，促进炎性水肿的吸收。

（三）气功及传统体育康复疗法

1. 气功 以放松功、站桩功为主。

2. 传统体育 太极拳或五禽戏。二者主要适宜于恢复期的治疗。

六、康复注意事项

1. 康复教育始于术前，并贯穿于康复的全过程，康复教育是康复计划顺利完成的必要前提。可采取交谈、书面或磁带、录像带等形式进行。

2. 为了巩固关节置换术后的效果，延长置换关节的寿命，让患者在日常生活活动中要采取关节保护技术，使用能量节约技术。

第十九章

心血管疾病的康复

心血管疾病是发达国家疾病死亡和致残的重要原因。在发展中国家，心血管疾病也日益成为一个突出的问题，风湿性心脏病、高血压病、心肌病已经非常普遍，尤其冠心病、高血压病出现明显增加的趋势。在我国，虽然目前还没有心脏疾患致残的准确统计资料，但心脏疾患的致残已经成为了不容忽视的医学问题。因此，心血管疾病的康复就成为现代医学，特别是现代康复医学的一个重要的方面。

第一节　冠心病的康复

一、概述

（一）定义及流行病学

1. 定义　冠状动脉粥样硬化性心脏病（coronary atherosclerotic heart disease）指冠状动脉粥样硬化使血管腔狭窄或阻塞，或（和）因冠状动脉功能性改变（痉挛）导致心肌缺血、缺氧或坏死而引起的心脏病，统称冠状动脉性心脏病（coronary heart disease），简称冠心病。

美国心肺、血液研究所的《心脏康复的临床实践指导》对于心脏康复的定义是："心脏康复是涉及医学评价、运动处方、心脏危险因素矫正、教育和咨询……的综合长期程序，用以减轻心脏病的生理和心理影响，减少再发心肌梗死和猝死的危险，控制心脏症状，稳定或逆转动脉硬化过程和改善患者的心理和职业状态"。心脏康复的意义不仅为了提高生活质量，还要通过对冠心病危险因素的研究，开展卫生教育，改变不合理生活方式，保持心理健康，矫正危险因素，减轻症状，降低复发率。

2. 流行病学 本病多发生在 40 岁以后，男性多于女性。在欧美发达国家本病常见，美国约有 700 万人患本病，每年约 50 余万人死于本病，占人口死亡数的 1/3 ~ 1/2，占心脏病死亡数的 50% ~ 75%。目前我国年发病率为 120/10 万人口，年平均死亡率男性为 90.1/10 万人，女性为 53.9/10 万人。随着人民生活水平提高，期望寿命延长和膳食结构改变，我国冠心病发病率和死亡率正在继续升高。

（二）病因及病理

1. 病因 本病病因尚未完全确定，对常见的冠状动脉粥样硬化所进行的广泛而深入研究表明，本病是多病因的疾病，即多种因素作用于不同环节所致，这些因素称为危险因素或易感因素。主要的危险因素有以下几方面：

（1）年龄、性别：本病临床上多见于 40 岁以上的中、老年人，49 岁以后进展较快。男性与女性相比，女性发病率较低，但在更年期后发病率增加。年龄和性别属于不可改变的危险因素。

（2）血脂异常：脂质代谢异常是动脉粥样硬化的基本因素。

（3）血压：血压增高与本病关系密切。60% ~ 70% 的冠状动脉粥样硬化患者都患有高血压，其患病的人数较血压正常者高 3 ~ 4 倍。

（4）吸烟：吸烟者本病的发病率和病死率比不吸烟者高 2 ~ 6 倍，且与每日吸烟的支数呈正比。被动吸烟也是导致冠心病发病的危险因素。

（5）糖尿病与糖耐量异常：糖尿病患者中本病发病率较非糖尿病者高 2 倍。本病患者糖耐量减低者也常见。

次要的危险因素为：①肥胖；②体力活动少，脑力工作紧张，经常有工作紧迫感者；③常进较高热量、含较多动物性脂肪、胆固醇、糖和盐的食物者；④遗传因素；⑤性情急躁、好胜心和竞争性强、不善于劳逸结合的 A 型性格者。

2. 病理 本病的病理改变是冠状动脉的粥样硬化，在此基础上发生冠状动脉的供血与心肌需血之间平衡关系失调，冠状动脉血流量不能满足心肌代谢的需要，引起心肌急剧的、暂时的缺血缺氧（发生心绞痛）；或因冠状动脉内不稳定的粥样斑块脱落，突然造成血管闭塞和心肌梗死。有的血管痉挛也可导致管腔闭塞，血供急剧减少或中断。心肌严重而持久地急性缺血达 1h 以上，即可发生心肌梗死或急性冠脉综合征。

（三）临床表现与诊断

1. 心绞痛 是一种以心前区发生缩窄、紧迫、烧灼性疼痛为主要症状，常向左侧下颌、背、肩或手臂等部位放射，疼痛常持续 20min 以上，伴有呼吸困难、出汗等不适感为特征的临床综合征。心绞痛分为两种基本类型：一是稳定型心绞痛（劳力性心绞痛），其发作诱因明确，通常因劳力或情绪激动而加重，休息或服用硝酸甘油可迅速缓解；另一类型是不稳定型心绞痛，包括静息性心绞痛、新近发作性心绞痛和恶化性心绞痛三种亚型。心绞痛的程度一般按照加拿大心血管学会（CCSC）方法分级。

Ⅰ级：日常体力活动（如散步，登梯等）不会引起心绞痛，但在情绪紧张，工作节奏加快或行走时间延长时可发生心绞痛。

Ⅱ级：日常活动轻度受限，心绞痛发生于快步行走和登梯，爬坡，餐后活动，寒冷，刮风，情绪激动，或者发生于睡醒后数小时。心绞痛发生于行走超过2个街区的距离，或以通常的速度和状态登越二层或以上楼梯时。

Ⅲ级：日常体力活动明显受限。心绞痛发生于在行走超过 1~2 个街区距离或以通常速度登一层楼梯时。

Ⅳ级：任何体力活动均可引起心绞痛，休息时亦可能出现心绞痛。

2. 急性冠脉综合征（ACS）   包括不稳定性心绞痛、非 Q 波心肌梗死和 Q 波心肌梗死，可分为 ST 段抬高和 ST 段不抬高两类。诊断标准为：

（1）ST 段抬高的 ACS：缺血性胸痛≥30min，服硝酸甘油不缓解，心电图至少 2 个肢体导联或相邻 2 个以上的胸前导联 ST 段抬高≥0.1mV。

（2）ST 段不抬高的 ACS：不稳定性心绞痛的诊断：初发劳力性心绞痛或恶化劳力性心绞痛，可有心肌缺血的客观证据：

1）胸痛伴 ST 段压低≥0.05mV，或出现与胸痛相关的 T 波变化，或倒置 T 波伪改善；

2）既往患急性心肌梗死、行 PTCA 或冠状动脉旁路移植手术；

3）既往冠状动脉造影明确了冠心病的诊断；

4）TnT 或者 TnI 增高。ST 段不抬高的心肌梗死与不稳定性心绞痛的区别在于 CK - MB 增高是否大于或等于正常上限的 2 倍。

3. 急性心肌梗死   诊断必须具备下列 3 项中的 2 项：

（1）缺血性胸痛的临床病史；

（2）心电图动态演变；

（3）心肌坏死的血清心肌标志物浓度的动态改变。

二、康复问题

冠心病患者除了直接由于心肌供血不足导致心脏功能障碍之外，还由于心脏功能障碍、心绞痛症状，特别是缺乏体力活动和不良生活习惯等，导致一系列的躯体和心理问题，需要进行康复治疗。这些问题包括：

1. 心血管功能障碍   缺乏运动本身就可以导致心血管功能减退，冠心病患者往往体力活动减少，从而降低心血管系统的适应性，导致循环功能降低。这种缺乏运动导致的心血管功能衰退，只有通过适当的活动和运动训练才能解决。

2. 呼吸功能障碍 冠心病直接的全身表现是缺氧症状，与循环功能不良有关。而长期的心血管功能障碍均会伴随不同程度的肺循环功能障碍，使肺血管和肺泡气体交换的效率降低，吸氧能力下降，诱发并加重缺氧症状。因此，对于冠心病患者呼吸功能的训练是不可忽视的重要环节。

3. 全身运动耐力减退 全身运动耐力是指持续进行全身体力活动的能力。冠心病和缺乏运动可导致机体吸氧能力减退和骨骼肌氧化代谢能力障碍，从而使全身运动耐力降低。

4. 代谢功能障碍 冠心病的代谢障碍主要是脂质代谢和糖代谢障碍。脂质代谢障碍主要是血胆固醇和甘油三酯增高，高密度脂蛋白胆固醇降低。脂肪和能量物质摄入过多而消耗不足（缺乏运动）是基本原因。缺乏运动可导致胰岛素抵抗，除了引起糖代谢障碍外，还可促使形成高胰岛素血症和血脂升高。因此，采用适当运动锻炼的方式纠正脂质代谢十分重要。

5. 行为障碍 冠心病患者往往伴有不良生活习惯、心理障碍等，也是影响患者日常生活和治疗的重要因素。

6. ADL 和职业能力障碍 由于心肺功能的下降，以及全身运动耐力的减退，冠心病患者会出现不同程度的 ADL 障碍，甚至出现职业能力的减退。

三、康复评定

（一）运动试验

1. 代谢当量的定义及其测量 身体的工作能力是恢复职业、回归家庭和社会最主要的指标。身体的工作能力可以用身体做功时的负荷量来反应，在临床实践中，人们常用代谢性指标——耗氧量来反应人体能量的需求，这就是代谢当量（MET）。

（1）MET 的定义：是指在安静的休息状态下身体对氧的摄取量，用耗氧量来计算人体活动时对能量需求的单位是 MET，即：每 kg 体重在 1min 内摄取 $3.5ml\ O_2$ 为 1 个 MET。通常 $1\ MET = 3.5mlO_2/min \cdot kg$ 体重，当人体活动时，用力越大，耗氧越多，其 MET 的数值也越高，因此 MET 值可以作为人体在特定工作时用力程度的一个客观指标。

（2）MET 的测定：MET 的测定需要较为复杂的运动肺功能检测设备。一般在运动性康复之前应做运动试验，以确定患者对运动的不利反应、进行危险性分层和评测功能容量。在运动试验中，利用运动肺功能检测设备对呼出的气体进行分析，可对运动每一时刻的耗氧量进行同步的测定并立即转化为 MET 值。

MET 反映的是一个复杂的代谢过程，除了心脏功能之外，肺功能、肌肉关节功能、血红蛋白水平及携氧能力、体重和营养情况也会有一定影响。通过运动肺功能检测，本身可对患者的肺功能进行准确的判断，再结合临床检查除外其他影响因素，则 MET 值是与心脏功能呈正相关的。

2. 运动试验方法 在运动性康复之前，应常规做运动试验。关于运动试验方法的细节请参考有关康复评定学内容，这里只介绍有关方法的适用范围及优、缺点。

（1）下肢运动试验

1）平板运动试验：在这种运动试验中，由于患者自身的体重是固定的，运动负荷主要取决于速度和平板的坡度，因而能量消耗量的增加是自动标准化的。但对于步行稳定性差（如老年人）或有下肢矫形外科情况的患者来说，平板运动试验就不太合适。此外，平板跑台占地面积大、噪音大、设备费用高、躯干运动较大而不利于心电监测；因用力抓握把手的等张收缩可使收缩压偏高。

2）踏车运动试验：功率自行车有坐位和半卧位踏车两种方式，但无论哪一种，其能量的消耗不仅取决于运动负荷，而且必须在负荷每增加一档时，根据体重加以标准化。许多踏车运动试验方案是只按每 2~3min 增加 25~50W，而不考虑体重因素，这是不恰当的。另外，踏车运动试验比较便于心电图和血压的监护和配合其他检查，如运动超声心动图和运动核素试验等。

3）二阶梯或跑步运动试验：在没有运动平板或功率自行车的情况下，可利用二阶梯或跑步，甚至利用步行作为运动试验的手段。这些运动试验方法较为简单，也不需要特殊的复杂设备，但结果不够精确。因此，只适用于较为基层的单位。跑步和步行运动试验则是根据完成一段规定距离（400m）所需的时间计算出其代谢当量数（MET）。

（2）上肢运动试验：是利用上肢功量计来进行运动试验的。适用于下肢有神经、血管和矫形外科情况的患者。一般是将踏车运动试验用的设备加以改装，把脚踏改为手摇即可。

（3）等长收缩运动试验：是一种静止性运动试验。如抓握收缩运动试验，是指使用握力计，用一定程度（如 50%）的最大随意收缩保持一段时间，同时每 30~60s 监测一次心率、血压和心电图，并注意观察患者的自觉症状。又如 Valsalva 运动试验，利用胸内压的增加和关闭声门产生的等长收缩，观察心脏的反应。这种运动试验虽然不需任何特殊设备，但有可能产生 ST 段的移位和室性心律失常，在颈动脉窦反射高度敏感的患者，甚至可能出现心动过缓，严重时出现心脏停搏，所以在心脏康复的临床上应慎用。

3. 运动试验的禁忌证及停止指征

（1）在下述情况下，患者的运动试验应予禁忌：①急性炎症性心脏疾患；②未控制的充血性心力衰竭；③心肌梗死急性期；④血压高于 26.7/14.7kPa（200/110mmHg）；⑤急性肺部疾患（如急性支气管哮喘，肺炎）；⑥急性肾脏疾患（如急性肾小球肾炎）；⑦药物过量（如洋地黄中毒）。

（2）停止运动试验的指征：如果出现严重的心律失常，如心电监护时发现有室性心动过速或室上性心动过速，运动试验应马上停止。

如果出现下列有潜在性危险的症状、体征和情况时，运动试验也应停止：①运动产生的疼痛、头痛、眩晕、晕厥、呼吸困难、乏力等；②与一般反应不相称的苍白、出冷汗；③血压过度升高：收缩压 > 32kPa（240mmHg），舒张压 > 16kPa（120mmHg）；④血压逐渐下降；⑤心电监护显示异常；⑥运动中 ST 段压低或升高超过 3mm；⑦运动产生的心律失常，如室性期前收缩的频率增加及室上性心动过速；⑧室性心动过速（连续 3 次或更多）；⑨运动产生的各种类型的传导阻滞。

（二）超声心动图运动试验

超声心动图可以直接反映心肌活动的情况，从而揭示心肌收缩和舒张功能，还可以反映心脏内血流变化情况，所以有利于提供运动心电图所不能显示的重要信息。运动超声心动图比安静时检查更加有利于揭示潜在的异常，从而提高试验的敏感性。检查一般采用卧位踏车的方式，以保持在运动时超声探头可以稳定地固定在胸壁，减少检测干扰。较少采用坐位踏车或活动平板方式。运动方案可以参照心电运动试验。

（三）行为类型评定

Friedman 和 Rosenman（1974）提出行为类型，其特征是：

1. A 类型 工作主动、有进取心和雄心、有强烈的时间紧迫感（同一时间总是想做两件以上的事），但是往往缺乏耐心、易激惹、情绪易波动。此行为类型的应激反应较强烈，因此需要将应激处理作为康复的基本内容。

2. B 类型 平易近人，耐心，充分利用业余时间放松自己，不受时间驱使，无过度的竞争性。

（四）ADL 评定

通过对患者的自理能力评定，制订和调整康复计划，评定康复效果，安排回归家庭或就业。常用的 ADL 评定方法有 Barthel 指数分级法等。

（五）职业能力评定

评定冠心病患者的职业能力，必须结合患者的心脏功能分级、临床情况以及机体的最大耗氧量。如有临床症状的心功能Ⅲ级的患者，代谢当量有可能达到4METs。这就意味着患者仍可以从事某些坐位，甚至站立位的轻度或中度的工作。此外，还须考虑患者工种的性质、工作的环境和工作量等因素。

四、康复治疗

（一）康复治疗分期

根据冠心病康复治疗的特征，国际上一般将康复治疗程序分为三期：

1. Ⅰ期康复 指急性心肌梗死或急性冠脉综合征住院期康复。CABG 或 PTCA 术后早期康复也属于此列。发达国家此期已缩短到 3～7 天。Ⅰ期康复实际时间是发病后住院期。

2. Ⅱ期康复 指患者出院开始，至病情稳定性完全建立为止，时间 5～6 周。由于急性阶段缩短，该期的时间也趋向于逐渐缩短。

3. Ⅲ期康复 指病情处于较长期稳定状态，或过渡期过程结束的冠心病患者，包括陈旧性心肌梗死、稳定性心绞痛及隐性冠心病。PTCA 或 CABG 后的康复也属于此期。康复程序一般为 2～3 个月，自我锻炼应该持续终生。

（一）康复治疗目标

1. Ⅰ、Ⅱ期康复治疗目标 包括改善心肺功能；重新调节体力活动以恢复习惯的日常生活；向患者和家属进行有关疾病过程的教育，以及在早期康复阶段给予心理上的支持。

2. Ⅲ期康复治疗目标 包括检查和治疗影响疾病进展的易患因素，指导和加强能改善疾病预后的生活习惯，适当地调节体力，以利于恢复职业性活动和业余爱好活动。

（三）康复治疗原则

冠心病患者的康复治疗既是综合性的，又是个体化的。在制订康复治疗计划时，最重要的因素是要考虑疾病的轻重程度、药物和外科治疗、易患因素、体力条件、职业状况和情绪状态，并根据疾病的不同时期、不同类型，综合运用运动疗法、饮食调节、心理调整、戒烟等康复手段，达到提高患者生活和职业能力的目的。

1. Ⅰ期康复 需要通过科学的指导和教育，在严格监控下，进行适量的床上和病区内活动，减少或消除绝对卧床休息所带来的不利影响。

2. Ⅱ期康复 应给予积极的健康教育和指导，保持适当的体力活动，恢复生活自理能力，逐步适应家庭活动，待病情完全稳定，即可准备参加Ⅲ期康复锻炼。

3. Ⅲ期康复 应进行有针对性的心肺有氧运动锻炼，从而改善机体的有氧代谢，促进心脏侧支循环形成（冠脉搭桥）和冠状动脉供血量提高，使心肌内在收缩性相应提高；同时，积极控制危险因素，主要包括：①改善脂质代谢异常；②改善高血糖及糖耐量异常；③控制高血压；④改善血液高凝状态；⑤帮助戒烟。

（四）适应证和禁忌证

1. 适应证

（1）Ⅰ期：患者生命体征稳定，无明显心绞痛，安静心率<每分钟110次，无心力衰竭、严重心律失常和心源性休克，血压基本正常，体温正常。

（2）Ⅱ期：与Ⅰ期相似，患者病情稳定，运动能力达到3代谢当量（METs）以上，家庭活动时无显著症状和体征。

（3）Ⅲ期：临床病情稳定者，包括陈旧性心肌梗死，稳定型劳力性心绞痛，隐性冠心病，冠状动脉分流术和腔内成形术后，心脏移植术后，安装起搏器后。过去被列为禁忌证的一些情况，如病情稳定的心功能减退、室壁瘤等现正在被逐步列入适应证的范畴。

2. 禁忌证

（1）Ⅰ期：不稳定性心绞痛；血流动力学不稳定，包括血压异常、严重心律失常、心衰或心源性休克；严重合并症，包括体温超过38℃、急性心肌炎或心包炎、未控制的糖尿病、新近的血栓或栓塞；手术切口异常；出现新的心电图心肌缺血改变；患者不理解或不合作康复治疗。

（2）Ⅱ期：与Ⅰ期相似。

（3）Ⅲ期：①绝对禁忌证：主要为临床情况不稳定的患者，包括未控制的心力衰竭或急性心衰，严重左心功能障碍，血液动力学不稳的严重心律失常（室性或室上性心动过速，多源性室早，快速型房颤，Ⅲ°房室传导阻滞等），不稳定型或增剧型心绞痛，急性心包炎，心肌炎，心内膜炎，严重的未控制的高血压（安静血压>210/110mmHg），急性肺动脉栓塞或梗塞，肺水肿，全身急性炎症、发热、传染病和下肢功能障碍，确诊或怀疑主动脉瘤，严重主动脉瓣狭窄或主动脉瓣下狭窄，血栓性脉管炎或心脏血栓，精神疾病发作期或严重神经官能症。②相对禁忌证：严重高血压（安静时收缩压 > 180/100mmHg），运动时低血压或其他严重血压反应异常，明显心动过速或过缓，中度瓣膜病变和心肌病，肺动脉高压，心脏明显扩大或代偿期心衰，高度房室传导阻滞及高度窦房阻滞，严重冠状动脉左主干狭窄或类似病变（安静时 ST 压低 > 0.2mV），严重肝、肾、甲状腺疾病及严重糖尿病，血电解质紊乱，慢性感染性疾病，运动会导致恶化的神经肌肉疾病、骨骼肌肉疾病或风湿性疾病，晚期妊娠或妊娠有合并症者，重症贫血，明显骨关节功能障碍，运动受限或可能由于运动而使病情恶化，明显情绪应激或压抑。

（五）分期康复治疗方法

1. Ⅰ期康复　以循序渐进地增加活动量为原则，生命体征一旦稳定，无合并症时即可开始。康复治疗方案很多，其基本原则是根据患者的自我感觉，尽量进行可以耐受的日常活动。康复治疗普遍采用团队合作模式，即由心脏科医师、康复科医师、康复治疗师（物理治疗、作业治疗、心理治疗师等）、护士、营养师等共同工作。

（1）床上活动：一般从床上的肢体活动开始，包括呼吸训练。活动时一般从肢体远端的小关节开始，从不抗地心引力的减重活动逐步过渡到主动活动再至抗阻力的活动，活动时强调呼吸自然、平稳。每进行一项活动时，如果患者无憋气、费力现象则可向强度增高的活动进行。一些吃饭、洗脸、刷牙、穿衣等日常生活活动也可早期进行。

（2）呼吸训练：呼吸训练主要指腹式呼吸。腹式呼吸的要点是在吸气时鼓起腹部，让膈肌尽量下降；呼气时腹部收缩下陷，尽量把肺的气体排出。呼气与吸气之间要均匀连贯，不可憋气。

（3）坐位训练：开始坐起时可以将枕头或被子放在患者背后，或将床头抬高。当在有物品支托（靠背）下的坐位训练适应之后，可逐步过渡到无支托的独立坐。坐位是重要的康复起始点，应该从第一天就开始。

（4）步行训练：步行训练应从床边站立开始，先克服体位性低血压。在站立无问题之后，开始床边步行，以便在疲劳或不适时能够及时上床休息。此阶段开始时最好进行若干次心电监护活动，特别注意避免上肢高于心脏水平的活动，例如患者自己手举盐水瓶上厕所。此类活动的心脏负荷增加很大，常是诱发意外的原因。

（5）保持大便通畅：务必使患者保持大便通畅。可在床边放置简易的坐便器，尽早让患者坐位大便，但是禁忌在大便时过分用力或蹲位大便。如果出现便秘，应该使用通便剂。患者有腹泻时也需要注意观察，因为频繁的肠道蠕动可以诱发迷走反射，导致心律失常或心电不稳。

（6）上下楼梯：上下楼梯的活动是保证患者出院后在家庭活动的重要环节。下楼的运动负荷较小，而上楼的运动负荷较大，且主要取决于上楼的速度。必须保持非常缓慢的上楼速度。一般每上一级台阶可稍休息片刻，以保证呼吸平稳，没有任何症状。

（7）康复治疗方案：根据国内外的经验，结合工作实际，我们推荐南京医科大学制定的冠心病"七步骤康复治疗参考方案"（表19-1）。患者可根据自己的运动反应确定治疗进度及调整方案。如果患者在训练过程中无不良反应，运动或活动时心率增加＜每分钟10次，次日训练可进入下一阶段。如运动中心率增加在每分钟20次左右，则需要继续同一级别的运动。如心率增加超过每分钟20次，或出现任何不良反应，则应该退回到前一阶段运动，甚至暂时停止运动训练。为了保证活动的安全性，可以在医学或心电监护下开始所有的新活动。在无任何异常的情况下，重复性的活动不一定要连续监护。

表19-1　　　　　　　　　冠心病 I 期康复参考方案

活动	步骤						
	1	2	3	4	5	6	7
冠心病知识宣教	+	+	+	+	+	+	+
腹式呼吸	10min	20min	30min	30min×2	-	-	-
腕踝动（不抗阻）	10次	20次	30次	30次×2	-	-	-
腕踝动（抗阻）	-	10次	20次	30次	30次×2	-	-
膝肘动（不抗阻）	-	-	10次	20次	30次	30次×2	-
膝肘动（抗阻）	-	-	-	10次	20次	30次	30次×2
自己进食	-	-	帮助	独立	独立	独立	独立
自己洗漱	-	-	帮助	帮助	独立	独立	独立
坐厕	-	-	帮助	帮助	独立	独立	独立
床上靠坐	5min	10min	20min	30min	30min×2	-	-
床上不靠坐	-	5min	10min	20min	30min	30min×2	-
床边坐（有依托）	-	-	5min	10min	20min	30min	30min×2
床边坐（无依托）	-	-	-	5min	10min	20min	30min
站（有依托）	-	-	5min	10min	20min	30min	-
站（无依托）	-	-	-	5min	10min	20min	30min
床边行走	-	-	-	5min	10min	20min	30min
走廊行走	-	-	-	-	5min	10min	20min
下一层楼	-	-	-	-	-	1次	2次
上一层楼	-	-	-	-	-	-	1~2次

说明：①帮助：指在他人帮助下完成。②独立：指患者独立完成。

（8）出院前评估：当患者顺利达到训练目标后，可以进行症状限制性或亚极量心电运动试验，或在心电监护下进行步行。如果确认患者可连续步行 200m 无症状和无心电图异常，可以安排出院。

由于患者住院时间日益缩短，国际上主张 3 ~ 5 天出院，所以 I 期康复趋向于具有合并症及较复杂的患者。早期出院患者的康复治疗不一定完全遵循固定的模式。

2. II 期康复 此期患者可进行室内外散步，医疗体操（如降压舒心操、太极拳等），气功（以静功为主），家庭卫生，厨房活动，园艺活动或在邻近区域购物，以及作业治疗等康复手段。活动强度为 40% ~ 50% 最大心率（HRmax），活动时主观用力记分（RPE）不超过 13 ~ 15 分。一般活动无须医生监测，但进行较大强度活动时可采用远程心电图监护系统监测，或由有经验的康复治疗人员观察数次康复治疗过程，以确保安全性。无并发症的患者可在家属帮助下逐步过渡到无监护活动。注意循序渐进，禁止过分用力，活动时不可有气喘和疲劳。可以参考 II 期康复程序（表 19 - 2）。所有上肢超过心脏水平面的活动均为高强度运动，应该避免或减少。训练时要注意保持一定的活动量，但日常生活和工作时应采用能量节约策略，比如制定合理的工作或日常活动程序，减少不必要的动作和体力消耗等，以尽可能提高工作和体能效率。每周需要门诊随访一次。出现任何不适均应暂停运动，及时就诊。

表 19 - 2　　　　　　　　　　冠心病 II 期康复参考方案

活动内容	第一周	第二周	第三周	第四周
门诊宣教	1 次	1 次	1 次	1 次
散步	15min	20min	30min	30min ×2 次
厨房工作	5min	10min	10min ×2 次	10min ×3 次
看书或电视	15min ×2 次	20min ×2 次	30min ×2 次	30min ×3 次
降压舒心操	保健按摩学习	保健按摩 ×1 次	保健按摩 ×2 次	保健按摩 ×2 次
缓慢上下楼	1 层 ×2 次	2 层 ×2 次	3 层 ×1 次	3 层 ×2 次

出院后的家庭活动可以分为以下 6 个阶段：

（1）第一阶段

1）活动：可以缓慢上下楼，但要避免任何疲劳。

2）个人卫生：可以自己洗澡，但要避免洗澡水过热，也要避免过冷、过热的环境。

3）家务：可以洗碗筷、蔬菜、铺床、提 2kg 左右的重物、短时间园艺工作。

4）娱乐：可以打扑克、下棋、看电视、阅读、针织、缝纫、短时间乘车。

5）需要避免的活动：提举超过 2kg 的重物、过度弯腰、情绪沮丧、过度兴奋、应激。

（2）第二阶段

1）个人卫生：可以外出理发。

2）家务活动：可以洗小件衣物或使用洗衣机（但不可洗大件衣物），晾衣服，坐位熨小件衣物，使用缝纫机，掸尘，擦桌子，梳头，简单烹饪，提4kg左右的重物。

3）娱乐活动：可以进行有轻微的体力活动的娱乐。

4）性生活：在患者能够上下两层楼或可以步行1km而无任何不适时，患者可以恢复性生活。但是要注意采取相对比较放松的方式。性生活之前可服用或备用硝酸甘油类药物，必要时可先向有关医生咨询。适当的性生活对恢复患者的心理状态有重要作用。

5）需要避免的活动：长时间活动，烫发之类的高温环境，提举超过4kg的重物，参与涉及经济或法律问题的活动。

（3）第三阶段

1）家务活动：可以长时间熨烫衣物，铺床，提4.5kg左右的重物。

2）娱乐活动：轻度园艺工作，在家练习打高尔夫球，桌球，室内游泳（放松性），短距离公共交通，短距离开车，探亲访友。

3）步行活动：连续步行1km，每次10～15min，每天1～2次。

4）需要避免的活动：提举过重的物体，活动时间过长。

（4）第四阶段

1）家务活动：可以与他人一起外出购物，正常烹饪，提5kg左右的重物。

2）娱乐活动：小型油画制作或木工制作，家庭小修理，室外打扫。

3）步行活动：连续步行每次20～25min，每天2次。

4）需要避免的活动：提举过重的物体，使用电动工具，如电钻、电锯等。

（5）第五阶段

1）家务活动：可以独立外出购物，短时间吸尘或拖地，提5.5kg左右的重物。

2）娱乐活动：家庭修理性活动，钓鱼，保龄球类活动。

3）步行活动：连续步行每次25～30min，每天2次。

4）需要避免的活动：提举过重的物体，过强的等长收缩运动。

（6）第六阶段

1）家务活动：清洗浴缸、窗户，可以提9kg左右的重物（如果没有任何不适）。

2）娱乐活动：慢节奏跳舞，外出野餐，去影院和剧场。

3）步行活动：可列为日常生活活动，每次 30min，每天 2 次。

4）需要避免的活动：剧烈运动，如举重、锯木、开大卡车、攀高、挖掘等，以及竞技性活动，如各种比赛。

3. Ⅲ期康复　此期康复训练时应遵循以下基本原则：①因人而异的个体化原则；②循序渐进的学习和训练适应原则；③持之以恒的长期锻炼原则；④整体康复的全面性原则；⑤提高患者训练的兴趣性原则。

（1）治疗方法

1）运动方式：包括有氧训练、循环抗阻训练、柔韧性训练、作业训练、医疗体操、气功等。运动形式可以分为间断性和连续性运动。间断性运动指基本训练期有若干次高峰靶强度，高峰强度之间强度降低。其优点是可以获得较强的运动刺激，所用时间较短，不至于引起不可逆的病理性改变。主要缺点是需要不断调节运动强度，操作比较麻烦。连续性运动指训练的靶强度持续不变，这是传统的操作方式，主要优点是简便，患者相对比较容易适应。

2）运动量：运动量要达到一定的阈值才能产生训练效应。每周的总运动量（以热卡表达）应在 700kcal ~ 2000kcal（约相当于步行或慢跑 10 ~ 32km）。运动量 < 700kcal/w 只能维持身体活动水平，而不能提高运动能力。运动量 > 2000kcal/w 则不增加训练效应。运动总量无明显性别差异。METs 消除了体重影响，比热卡在计算上更为实用。

运动量的三个基本要素为：①运动强度：运动强度是康复效果与安全性的关键。运动训练所必须达到的强度称之为靶强度，可用下列方式表达：心率储备、METs、RPE（主观用力记分）等。靶强度与最大强度的差值是训练的安全系数。靶强度一般为 40% ~ 85% VO_2max（最大吸氧量）或 METs，或 60% ~ 80% 心率储备，或 70% ~ 85% HRmax（最大心率）。靶强度越高，产生心脏中心训练效应的可能性就越大。②运动时间：指每次运动锻炼的时间。靶强度运动一般持续 10 ~ 60min。在额定运动总量的前提下，训练时间与强度成反比。运动强度小者可用延长运动时间来弥补，准备活动和结束活动的时间另外计算。③训练频率：训练频率指每周训练的次数。国际上多数采用每周 3 ~ 5 天的频率。

（2）训练实施：每次训练都必须包括准备活动、训练活动和结束活动。

1）准备活动：主要目的是预热，即让肌肉、关节、韧带和心血管系统逐步适应训练期的运动应激。一般采用医疗体操、太极拳等，也可附加小强度步行。

2）训练活动：指达到靶训练强度的活动。

3）结束活动：主要目的是冷却，即让高度兴奋的心血管应激逐步降低，适应运动停止后血液动力学改变。运动方式可以与训练方式相同，但强度逐步减小。

充分的准备与结束活动是防止训练意外的重要环节。训练时发生的心血管意外情况75%均发生在这两个时期。此外，合理的准备与结束活动对预防运动损伤也有积极的作用。

（3）注意事项

1）参加训练前应进行充分的体检。

2）康复训练过程中要注意循序渐进，保证一定的活动量，活动中所有上肢超过头顶的活动，均应看作是高强度的运动，应尽量避免或减少。

3）应定期检查和修正运动处方，避免过度训练。

4）药物治疗发生变化时，要注意相应地调整运动方案。

5）患者出现任何不适均应停止训练。

（4）性功能障碍及康复：患者遭受心脏意外事件后的康复治疗中，恢复正常性功能常是其目标之一。有两项间接试验，可了解患者有无能力：一是上二层楼试验（尽可能快地上二层楼梯，可同时作心电监测）。通常性生活中心脏排血量约比安静时提高50%，这和快速上二层楼梯的反应性相似。二是观察患者能否完成5～6METs的活动，因为性生活时最高能量消耗约相当于4～5METs。

五、中医康复治疗

1. 中药治疗

（1）心血瘀阻：症见胸部刺痛、绞痛，固定不移，入夜更甚，日久不愈，伴胸闷气短，心悸不宁，口唇及舌质紫暗或有瘀斑，舌下脉络青紫，脉弦涩或结代。治法：活血化瘀，通脉止痛。方药：冠心Ⅱ号方加减，药用丹参、赤芍、川芎、红花、降香。

（2）痰浊闭阻：症见胸脘痞闷如窒而痛，或痛引肩背，气短，肢体沉重，形体肥胖，痰多，纳呆恶心，舌暗苔浊腻，脉弦滑。治法：通阳泄浊，豁痰降逆。方药：瓜蒌薤白半夏汤合温胆汤加减，药用瓜蒌、薤白、半夏、陈皮、茯苓、竹茹、枳实、丹参、当归。

（3）寒凝心脉：症见猝然心痛如绞，每因受寒而诱发或加剧，胸中窒闷，甚则胸痛彻背，背痛彻心，胸闷气短，心悸，重则喘息、不能平卧，面色苍白，形寒肢冷，舌淡苔白，脉沉细。治法：祛寒活血，通阳宣痹。方药：当归四逆汤合瓜蒌薤白白酒汤加减，药用桂枝、细辛、当归、白芍、甘草、瓜蒌、薤白、白酒（少量）。

（4）气虚血瘀：症见胸痛、胸闷，动则尤甚，休息时减轻，乏力气短，心悸汗出，舌体胖有齿痕，舌质暗有瘀斑或瘀点，苔薄白，脉弦或有间歇。治法：益气活血。方药：保元汤合桃红四物汤加减，药用人参或党参、黄芪、桃仁、红花、川芎、赤芍、当归、生地、桂枝、甘草。

（5）气阴两虚：症见胸闷隐痛，时作时止，心悸气短，倦怠懒言，面色少华，头晕目眩，遇劳则甚，舌红少津，脉细弱或结代。治法：益气养阴，活血通脉。方药：生脉散加减，药用党参、麦冬、五味子、黄芪、白芍、桂枝、炙甘草。

（6）心肾阴虚：症见胸闷且痛，心悸盗汗，心烦不寐，腰膝酸软，耳鸣头晕，舌红或有紫斑，脉细数。治法：滋阴补肾，养心安神。方药：左归饮合桃红四物汤加减，药用熟地、山药、枸杞、炙甘草、茯苓、山萸肉、桃仁、红花、赤芍、当归、川芎。

（7）阳气虚衰：症见胸闷气短，心痛频发，心悸汗出，畏寒肢冷，腰酸乏力，咳嗽喘息，甚者神志昏蒙，唇甲淡白或暗紫，舌淡白或紫暗，脉沉细或沉微欲绝。治法：益气温阳，活血通脉。方药：保元汤合右归饮加减，药用人参、黄芪、附子、肉桂、熟地、山萸肉、枸杞、杜仲、甘草、陈皮、当归。

2. 针灸治疗

（1）毫针刺法：常用心俞、厥阴俞为主穴，以内关、膻中、间使、足三里等为配穴。寒凝心脉加郄门、血海；心脉瘀阻加膈俞、血海、郄门；痰浊闭阻加丰隆、肺俞、中脘；气阴两虚加三阴交、关元；心阴不足加神门、三阴交、太溪；心阳亏虚加关元、气海、大椎。每日 1 次，每次 4~6 个穴位，10~15 次为1 个疗程。虚证宜用补法，实证宜用泻法。

（2）耳针法：主穴为心、神门、皮质下、交感，配内分泌、肾、胃。每次选 3~5 穴，左右耳轮换，针刺留针 30min，每日或隔日 1 次，或用王不留行籽按压，每日 2~3 次，每次 5min。

（3）穴位注射法：取穴内关、郄门、心俞、厥阴俞，用 0.5% 普鲁卡因10ml，每穴注射 2.5ml，或丹参注射液、毛冬青注射液每穴注射 0.5~1ml，每次选 1~2 穴，每日或隔日 1 次。

（4）艾灸法：取内关、膻中、心俞相伍，以悬灸法，可降压、降脂、提高免疫功能、增强抗病力。

3. 推拿治疗 按摩推拿可以使肌肉放松，血脉流通。患者仰卧，医者用双手掌顺肋间隙分推胸肋部 2min。用右手大鱼际轻快、柔和地擦屋翳、灵墟、天池各 1min，以穴位处有透热感为度。用双拇指交替缓慢点按前臂心包经路线 3遍（从上至下），点内关、神门、足三里各 1min。患者俯卧位，医者用双手掌揉背部以肩胛间区为重点，手法要柔和、深沉、缓慢。用拇指点揉心俞、厥阴俞、肝俞、脾俞、胃俞、涌泉。用双手掌推抚上背至小腿部。患者端坐，医者用拇指压枕骨下缘，多指揉拿后颈及肩颈部，手法要柔和。能够疏导气血，改善症状，并可预防静脉血栓形成等并发症。

4. 饮食疗法　对于冠心病患者，中医强调食疗，不同证型的冠心病患者可选用不同的食疗方。如：

（1）人参粥：人参6g，茯苓20g，麦冬10g，水煎去渣取汁，加粳米50g，共煮成粥，每日晨起作早餐食之。用于气阴两虚型冠心病。

（2）薤白粥：薤白15g，白檀香5g，水煎去渣取汁，用药汁加小米50g煮粥，早晨空腹服食。用于寒凝心脉型冠心病。

（3）瓜蒌莱菔子粥：全瓜蒌20g，莱菔子15g，水煎去渣取汁，加50g大米共煮成粥，临睡前空腹服食。用于痰浊阻滞型冠心病。

（4）桃仁山楂粥：炒桃仁10g，山楂30g，将桃仁、山楂捣碎研末，与50g大米共同煮粥，早晨空腹服食。用于心血瘀阻型冠心病。

（5）红花檀香茶：红花5g，白檀香3g，用沸水冲泡，当茶频饮，一般可冲泡3～5次，宜当天饮完。饮用此茶2个月后，可明显减少心绞痛的发作次数，减轻发作程度。

（6）丹参蜂蜜饮：丹参、蜂蜜各30g。先将丹参加水500ml，文火煎至250ml，去渣留汁，兑入蜂蜜调匀，分早晚两次服用。

5. 情志调摄法　本病患者一般多存在心理障碍，主要表现为焦虑和抑郁。恢复期患者依然如此。以致影响气血运行，有碍疾病之康复。故应对患者及其家属做好思想工作，解除种种不必要的精神负担。教育患者涵养精神、安神逸志、心胸坦然豁达。对平素性情急躁、易于紧张焦虑的患者，应指导其学会自我调节，学会松弛精神、肌肉的方法，避免不良情绪的产生。还可根据患者的具体情况，指导其参加力所能及的娱乐活动，如欣赏音乐、观赏书画、种花养鸟、游园钓鱼等静态娱乐活动，以增加生活乐趣，消除精神焦虑和抑郁，树立生活信心，有益于康复及延年益寿。在选择音乐时，如患者以精神焦虑为主，可选用"安神"类乐曲，如《二泉映月》、《春江花月夜》等；如患者以抑郁为主，则可选"抒情开郁"类乐曲，如《高山流水》、《阳关三叠》、《百鸟朝凤》等。

6. 气功及太极拳

（1）气功：开始宜练静功，可选择放松功，每天练1～2次，每次15～20min，并可逐渐增加练功时间。以后可选动静结合的功法。练气功可减轻心脏负担，保障冠状动脉的血液供应，纠正心肌缺氧，帮助梗死部位侧支循环的建立，因而有利于心肌梗死患者的康复。

（2）太极拳：可选练简化太极拳。开始可先练习云手、搂膝拗步、野马分鬃、倒卷肱等单式：随后可根据体力情况练半套或全套，若仍感运动量不够者，可重复练习两遍，或学练二十四式或四十八式太极拳。

六、健康宣教

健康宣教是向患者及其家属进行宣传和教育，使患者易于改善并保持健康的生活行为，主动地参与同心脏疾患作斗争，这十分有利于达到心脏康复的预定目标。因此，患者及其家属应该学习有关该种心脏病的表现、恢复的过程和康复的益处、康复治疗的方法及注意事项。患者要改变其不恰当的生活方式和行为，改善悲观、失望的心理状态，增强生活的信心，这些都必须有家庭和社会的支持。所以康复宣教的目的就是提高患者的"健康状态"，这不仅是身体上的，而且是心理上和社会生活上的，并且最终提高患者的生活质量。

（一）运动方面

1. 患者训练时应穿戴宽松、舒适、透气的衣服和鞋。

2. 避免在阳光下和炎热气温时剧烈运动。训练的理想环境是 4C°～28C°，空气湿度 <6%，风速不超过 7m／s。

3. 选择适当的运动，上坡时要减慢速度；饭后不作剧烈运动。避免竞技性运动。

4. 运动时如发现下列症状，应停止运动，及时就医：上身不适（包括胸、臂、颈或下颌，可表现为酸痛、烧灼感、缩窄感或胀痛）、无力、气短、骨关节不适（关节痛或背痛）。

5. 训练必须持之以恒，如间隔 4～7 天以上，再开始运动时宜稍减低训练强度。

（二）饮食方面

1. 低脂饮食 国内外大量研究证明冠心病危险因素中高脂血症是发生冠状动脉粥样硬化的重要因素，故对患者进行的低脂饮食教育及指导，对于冠心病防治至关重要，也是取得饮食治疗疗效的有力保证。

2. 饮食原则 患有严重冠心病的患者，应采取少量多餐的原则；少吃高脂肪、高胆固醇（如全脂乳、奶油、蛋黄、肥肉、肝、内脏等）食物，尽量多吃些容易消化的食物；不宜多饮可乐类饮料；切忌暴饮暴食，晚餐不宜过饱，否则易诱发急性心肌梗死；禁饮烈性酒，因酒精能使心率加快，加重心肌缺氧；同时要保持大便通畅。

（三）心理行为方面

大量事实表明，心理冲突及行为因素与冠心病的发病、病情、康复有关，心理治疗和冠心病常识的宣教是护士和康复治疗师必须进行的常规内容，并贯穿于治疗的各个时期。通过教育使患者理解冠心病的发病特点，注意事项和预防再次发作的方法，帮助他们正视自己的疾病，鼓励患者参加各种社交活动，特别强调规律的生活和个性修养等。

（四）帮助戒烟

世界卫生组织已将吸烟列为对人类健康最有危害的因素之一。要教育患者充分了解戒烟的利、弊。如从患者病情、经济、家庭、社会状况等方面向患者详细说明吸烟的危害与戒烟的益处，要提供有关戒烟的（文字、音像）教育资料帮助患者戒烟。

第二节 高血压病的康复

一、概述

（一）定义及流行病学

1. 定义与分类 高血压病是指由于动脉血管硬化以及血管运动中枢调节异常所造成的动脉血压持续性增高的一种疾病，又称为原发性高血压。继发于其他疾病的血压升高不包括在内。《2004 年中国高血压防治指南》就高血压的定义与分类作了详细规定，见表 19 - 3。

表 19 - 3 　　　　　　　　　血压水平的定义和分类

类别	收缩压（mmHg）	舒张压（mmHg）
正常血压	< 130	< 85
正常高限	130 ~ 139	85 ~ 89
1 级高血压（轻度）	140 ~ 159	90 ~ 99
2 级高血压（中度）	160 ~ 179	100 ~ 109
3 级高血压（重度）	≥180	≥110
单纯收缩期高血压	≥140	< 90

注：1mmHg = 0.133kPa；若患者的收缩压与舒张压分属不同级别时，则以较高的分级为准；单纯收缩期高血压也可按照收缩压水平分为 1、2、3 级；将血压 130 ~ 139/85 ~ 89mmHg 列为正常高值是根据我国流行病学数据分析的结果，血压未在此范围内者，应认真改变生活方式，及早预防，以免发展为高血压。

2. 流行病学 高血压患病率和发病率在不同国家、地区或种族之间有差别，工业化国家较发展中国家高，美国黑人约为白人的 2 倍。高血压患病率、发病率及血压水平随年龄增加而升高，高血压在老年人较为常见，尤其是收缩期高血压。我国自 20 世纪 50 年代以来进行了 3 次（1959 年，1979 年，1991 年）成人血压普查，高血压患病率分别为 5.11%、7.73%、11.88%，总体上呈明显上升趋势，据此推算我国现有高血压患者已超过一亿人。流行病学调查显示，我国高血压患病率和流行存在地区、城乡和民族差别，北方高于南方，华北和东北属于高发区；沿海高于内地；城市高于农村；高原少数民族地区患病率较高。男、女性高血压患病率差别不大，青年期男性略高于女性，中年后女性稍高于男性。

（二）病因及病理

1. 病因 原发性高血压的病因为多因素，可分为遗传和环境因素两个方面。高血压是遗传易感性和环境因素相互作用的结果。一般认为在比例上，遗传因素约占 40%，环境因素约占 60%。

（1）遗传因素：高血压具有明显的家族聚集性，父母均有高血压，子女的发病概率高达 46%，约 60% 高血压患者可询问到有高血压家族史。高血压的遗传可能存在主要基因显性遗传和多基因关联遗传两种方式。在遗传表型上，不仅血压升高发生率体现遗传性，而且在血压高度、并发症发生以及其他有关因素方面，如肥胖，也有遗传性。

（2）饮食：不同地区人群血压水平和高血压患病率与钠盐平均摄入量显著有关，摄盐越多，血压水平和患病率越高，但是同一地区人群中个体间血压水平与摄盐量并不相关，摄盐过多导致血压升高主要见于对盐敏感的人群中；高蛋白质摄入属于升压因素，动物和植物蛋白质均能升压；饮酒量与血压水平线性相关，尤其与收缩压，每天饮酒量超过 50g 乙醇者高血压发病率明显增高。

（3）精神应激：城市脑力劳动者高血压患病率超过体力劳动者；从事精神紧张度高的职业者发生高血压的可能性较大；长期生活在噪声环境中听力敏感性减退者患高血压也较多。

（4）其他因素

1）体重：超重或肥胖是血压升高的重要危险因素。高血压患者约 1/3 有不同程度肥胖。肥胖的类型与高血压发生关系密切，腹型肥胖者容易发生高血压。

2）避孕药：服避孕药妇女血压升高发生率及程度与服用时间长短有关。35 岁以上妇女容易出现血压升高。口服避孕药引起的高血压一般为轻度，并且可逆转，在停服避孕药后 3～6 个月血压可恢复正常。

3）阻塞性睡眠呼吸暂停综合征（OSAS）：OSAS 是指睡眠期间反复发作性呼吸暂停。OSAS 常伴有重度打鼾。OSAS 患者 50% 有高血压，血压高度与 OSAS

病程有关。

2. 病理　病理基础是血管紧张度增高和血管硬化，使外周阻力增高，导致血压增高。高血压早期无明显病理改变。长期高血压引起全身小动脉病变，表现为小动脉中层平滑肌细胞增殖和纤维化，管壁增厚和管腔狭窄，导致重要靶器官如心、脑、肾组织缺血。长期高血压及伴随的危险因素可促进动脉粥样硬化的形成及发展，该病变主要累及中、大动脉。

（三）临床表现与诊断

1. 临床表现　绝大多数高血压病（95% ~ 99%）属于缓进型，多见于中老年，其特点是起病隐匿、进展缓慢、病程长达 10 余年至 20 年以上，初期很少有症状，约半数患者因体检或高血压并发其他疾病就医时测量血压才发现增高；高血压临床表现无特异性，主要表现为头晕、头痛、头胀、视物模糊、心悸、健忘、多梦、耳鸣、乏力等。

2. 诊断　主要根据所测量的血压值，并依据高血压病判断标准进行诊断。一旦诊断高血压，需作有关实验室检查，评估靶器官损害和相关危险因素。

二、康复问题

原发性高血压病的临床治疗效果一般很好，但是也存在一定的康复问题：

1. 身体活动能力下降　原发性高血压病患者由于活动时过分忧虑，往往限制活动，导致心肺失健和骨骼肌失健，使运动耐力下降。这一问题不能用药物治疗解决。

2. 心血管疾病发作危险性增大　原发性高血压病是脑血管意外、心肌梗死、肾功能障碍等严重合并症的常见诱因或病理基础。这些合并症往往导致严重残疾。从康复一级预防的角度应该控制高血压。缺乏运动是这些合并症的共性问题。

3. 长期药物治疗的困难　尽管原发性高血压病一般都可以用药物有效地控制，但脉压差很小的舒张期高血压，药物治疗效果不佳；药物长期使用难免有副作用，也有经济压力；同时单纯药物治疗不能主动纠正由于缺乏运动导致的身体失健。

三、康复评定

康复评估主要包括如下几个方面：

1. 确定血压值及其他心血管危险因素。

2. 有无靶器官损害或糖尿病。

3. 有无并存的临床情况，如心、脑、肾脏病变。

上述三项详见表 19 - 4。

4. 根据我国高血压人群的危险度分层标准进行危险度分层（表 19 - 5）。

5. ADL 评定：通过对患者的自理能力评定，制订和调整康复计划、评定康复效果、确定安排回归家庭或就业。常用的 ADL 评定方法有 Barthel 指数分级法等。

6. 职业能力评定：评定高血压病患者的职业能力，必须结合患者的心脏功能分级、临床情况及机体的最大耗氧量。

表 19 - 4　　　　　　　　　影响预后的高血压危险因素

心血管病的危险因素	靶器官的损害	糖尿病	并存的临床情况
●收缩压和舒张压水平（1～3级） 男性>55岁 女性>65岁 ●吸烟 ●血脂异常 TC≥5.7mmol/L（220mg/dl）或 LDL - C>3.3mmol/（130mg/dl）或 HDL - C<1.0mmol/L（40mg/dl） ●早发心血管病家族史 一级亲属发病年龄<50岁 ●腹型肥胖或肥胖腰围 　男性≥85cm 　女性≥80cm BMI≥28kg/m² ●C反应蛋白≥1mg/dl	●左心室肥厚（心电图、超声心动图或X线） ●动脉壁增厚 ●颈动脉超声 IMT≥0.9mm或动脉粥样硬化性斑块的超声表现 ●血清肌酐轻度升高 男性115～133μmol/L（1.3～1.5mg/dl） 女性107～124μmol/L（1.2～1.4mg/dl） ●微量白蛋白尿 尿蛋白 （30～300mg/24h） 白蛋白/肌酐比异常 男性≥22mg/g（2.5mg/mmol） 女性≥31mg/g（3.5mg/mmol）	空腹血糖≥7.0mmol/L（126mg/dl） 餐后血糖≥11.1mmol/L（200mg/dl）	●脑血管疾病 缺血性脑卒中史 脑出血史 短暂性脑缺血发作史 ●心脏疾病 心肌梗死史 心绞痛 冠状动脉血运重建 充血性心力衰竭 ●肾脏疾病 糖尿病肾病 肾功能受损 血清肌酐 男性>133μmol/L（1.5mg/dl） 女性>124μmol/L（1.4mg/dl） 蛋白尿>300g/24h 肾功能衰竭 血清肌酐 >177μmol/L（2.0mg/dl） ●外周血管疾病 视网膜病变 出血或渗出 视乳头水肿

表19－5	按危险分层，量化地评估预后		
	血压（mmHg）		
其他危险因素和病史	1 级高血压 SBP140～159 或 DBP90～99	2 级高血压 SBP160～179 或 DBP100～109	3 级高血压 SBP≥180 或 DBP≥110
Ⅰ 无其他危险因素	低危	中危	高危
Ⅱ 1～2 个危险因素	中危	中危	很高危
Ⅲ ≥3 个危险因素或靶器官损害或糖尿病	高危	高危	很高危
Ⅳ 并存的临床情况	很高危	很高危	很高危

注：表 19－5 仍沿用 1999 年指南的分层，量化估计预后应根据我国队列人群 10 年心血管发病的绝对危险，若按低危患者＜15%、中危患者 15%～20%、高危患者 20%～30%、很高危患者＞30%，作为中国人的标准，将高估我国人群的危险，尚待对上述标准进行评议，以最终确定适合我国的危险度分层标准。

四、康复治疗

（一）康复治疗目标

主要治疗目标是最大限度地降低心血管病的死亡和病残的危险。在治疗高血压的同时，通过非药物手段积极干预患者检查出来的所有可逆性危险因素（如吸烟、血脂异常或糖尿病），并适当处理患者同时存在的各种临床情况及功能障碍。

1. 使血压下降到接近正常范围。血压降至 140/90mmHg 以下，老年患者的收缩压降至 150mmHg 以下，有糖尿病或肾病的高血压患者，降压目标是 130/80mmHg 以下。

2. 防止或减少心脑血管并发症。

3. 减少对单纯药物降压的副作用及治疗费用。

4. 提高生活质量。

（二）康复治疗原则

1. 建立合理的生活方式　高血压病的发生与发展，与下列危险因素有关：如缺乏运动、精神紧张、肥胖、嗜烟等。要控制和消除这些因素，主要是建立合理的生活方式。正确处理应激，善于放松身心，坚持适量的运动锻炼，合理饮食，避免超重，还要戒烟。

2. 早期康复，终生坚持　高血压病早期进行康复，花费少，效果好，价值大，可预防病变的发展及继发病变的产生，甚至可基本控制和治愈。

3. 强调综合治疗 高血压病的防治不能单纯依靠药物或其他某一方法，必须多途径地综合治疗，如在药物治疗的同时，必须注重调节饮食、调摄情志、适量运动等。这样的综合疗法起效快、降压效果明显。

4. 强调非药物治疗 利用运动、饮食、娱乐、行为等康复法，使血压下降和保持在稳定水平，消除症状，从身体、心理上适应生活要求，改善生活质量，控制危险因素和病变的发展。

（三）适应证和禁忌证

1. 适应证 主要适用于临界性高血压，I～II期高血压病以及部分病情稳定的III期高血压病患者。对于目前血压属于正常偏高者，也有助于预防高血压的发生，达到一级预防的目的。

2. 禁忌证 任何临床情况不稳定患者，包括急进性高血压，重症高血压或高血压危象，病情不稳定的III期高血压病，合并其他严重并发症，如严重心律失常、心动过速、脑血管痉挛、心衰、不稳定性心绞痛、出现明显降压药的副作用而未能控制、运动中血压过度增高（>29.33/14.67kPa 或 220/110mmHg）。

（四）康复治疗方法

高血压病的康复治疗主要强调非药物治疗，其主要内容包括：规律的运动锻炼，放松训练，医疗体操，行为治疗和高血压危险因素控制。高血压病的社区康复近年来得到广泛重视。

1. 改善生活方式，纠正危险因素

（1）改善行为方式：主要是避免过分的情绪激动，逐步学会适当的应激处理技术和心态。吸烟可以增加血管紧张度，增高血压，因此戒烟也是行为纠正的内容。运动训练和心理应激治疗均可以显著提高患者承受外界应激的能力，从而提高患者的社会适应能力和生活质量。

（2）降低体重：主要通过减低热量摄入和增加活动消耗来实现。实施时应注意循序渐进。

（3）限制酒精摄入：每天酒精摄入量应该 <20～30g。

（4）减少钠盐摄入：已有研究表明，采用降低饮食钠盐的方式，可以使收缩压降低 5～10mmHg 左右。建议饮食中钠的含量每天 <100mmol 或 2.3g，或氯化钠摄入少于6g。

（5）维持饮食中足够的钾、钙和镁：高钾饮食有助于防止高血压发生，钾不足可以诱发高血压，并导致心室异位节律。饮食中的钙与血压呈负相关，低钙可增加高钠摄入对血压的影响。有证据提示低镁与高血压有关。

（6）减少饮食中胆固醇和饱和脂肪酸的摄取：每日胆固醇摄入应＜300mg，脂肪占总热量的30%以下，饱和脂肪酸占总热量的10%以下。运动与饮食结合疗法在血脂和血压改善方面作用最强。

（7）慎用避孕药：口服避孕药和激素替代疗法所采用的雌激素和孕酮均可能升高血压，因此对高血压患者应该避免使用。

（8）降低血糖和改善胰岛素抵抗：高胰岛素血症和胰岛素抵抗可以从多途径影响高血压，胰岛素具有肾脏储钠作用，同时增加儿茶酚胺释放，增强血管壁对缩血管物质的敏感性，降低血管对舒血管物质的敏感性。此外，胰岛素还增加组织生长因子的生成，从而增加细胞钠和钙的含量。规律的运动、减肥和高纤维素饮食可以治疗胰岛素抵抗。降糖药、减肥药和某些抗高血压药对降压和胰岛素抵抗有协同作用。

2. 运动疗法 高血压患者的运动治疗侧重于降低外周血管阻力，在方法上强调中小强度、较长时间、大肌群的动力性运动（有氧训练），以及各类放松性活动，包括气功、太极拳、放松疗法等。对轻症患者以运动治疗为主，对于Ⅱ期以上的患者则应在降压药物的基础上进行运动治疗。适当的运动治疗可以减少药物用量，降低药物副作用，稳定血压。

（1）运动强度：不宜过大，一般认为运动强度在68METs以下，运动时心率以维持在每分钟100～125次钟为宜。平素心动过缓或使用β受体阻滞剂者，则运动后心率与安静时相比增加每分钟20次为宜。运动持续时间每次30～60min，运动频率至少每周3次，每日坚持者效果更佳。

（2）运动治疗方法：常用的运动医疗方法有有氧训练、循环抗阻运动、降压体操等，现分述如下：

1）有氧训练：常用方式为步行、踏车、游泳、慢节奏的交谊舞等。强度一般为50%～70%最大心率（HRmax）或40%～60%最大吸氧量（VO₂max），主观用力记分（RPE）一般为11～13。停止活动后心率应在3～5min内恢复正常。步行速度一般不超过110m/min，一般为50～80m/min，每次锻炼30～40min左右，其间可穿插休息或医疗体操、太极拳等中国民族形式的拳操。50岁以上者活动时的心率一般不超过每分钟120次。活动强度越大，越要注重准备活动和结束活动。训练效应的产生需要至少1周的时间，达到较显著的降压效应需要4～6周。一段时间训练后，收缩压一般可降低10mmHg，舒张压一般降低8mmHg左右。

2）循环抗阻运动：以前任何形式的抗阻运动均视为高血压患者的禁忌项目，理由是高血压患者在抗阻运动时有可能产生过强的心血管反应。但近年来的研究提示，在一定范围内，中小强度的抗阻运动可产生良好的降压作用，而并不引起血压的过分升高。一般采用循环抗阻训练，即采用相当于 40% 最大一次收缩力作为运动强度，做大肌群（如肱二头肌、腰背肌、胸大肌、股四头肌等）的抗阻收缩，每节在 10～30s 内重复 8～15 次收缩，各节运动间休息 15～30s，10～15 节为一循环，每次训练 1～2 个循环，每周 3～5 次，8～12 周为 1 疗程。逐步适应后可按每周 5% 的增量逐渐增加运动量。

3）降压体操：全国许多大型疗养、康复中心参照太极拳、八段锦的长处，编制了许多适合高血压的降压体操。体操的目的在于增强人体的调节功能，有助于降压作用，四肢大幅度的活动和放松的腹式呼吸练习，有助于降低周围血管的阻力，从而有助于降低血压。降压体操的动作、幅度宜大，肌肉放松，速度适中平稳，要和腹式呼吸结合进行，在做体操时应按节次循序进行，不作长时间头低位动作（如过度体前屈），不跳跃，不快速旋转，不使劲憋气，不紧张用力，不过分上举双臂等，以避免血压波动或增加心脏负担。高血压体疗运动量与冠心病不同，宜小不宜大。这是因为大运动量可以使血压波动过大和心率剧增，既会引起头痛、头晕等症状，也有发生脑血管意外、心绞痛的可能，而较小运动量，则可见末梢血管阻力降低，心脏每分钟输出量减小，血压下降。有人认为，体疗时心率不宜超过每分钟 102～125 次。

3. 饮食疗法　高血压患者应在低盐饮食的基础上，掌握三高三低的饮食原则（高蛋白、高维生素、高纤维、低糖、低盐、低脂肪）。

（1）控制热量：在高血压患者中，肥胖或体型高大者较多，肥胖者脂肪过多，压迫心肌，增加心脏负担。因此，高血压患者首先要节制饮食，控制体重，随体重减轻，血压可下降；相反体重每增加 12.5kg，收缩压可上升 10mmHg，舒张压升高 7mmHg。建议低热量饮食，每日每公斤体重约需 25～30 卡热量。

（2）采用低脂肪、低胆固醇饮食：食物中的不饱和脂肪酸增多时，血浆胆固醇可下降，因此应尽量食用植物油，如花生油、豆油、菜油、芝麻油，而以玉米油为最好。同时应避免食用过多的胆固醇食物，如动物内脏（肝、脑、心、肾等）、蛋黄、肥肉、乌贼鱼等。

（3）适量蛋白质：蛋白质代谢产生的有害物质，可引起血压波动，应限制动物蛋白，而选高生物价优质蛋白，其中植物蛋白质可占 50%。动物蛋白可选用鱼肉、鸡肉、牛肉、鸡蛋白、牛奶、猪瘦肉等。

（4）进食多糖类碳水化合物：进食多糖碳水化合物、含食物纤维高的食物，如淀粉、糙米、标准粉、玉米、小米等均可促进胃肠蠕动，加速胆固醇排出，对防治高血压病有利。葡萄糖、果糖及蔗糖等，均有升高血脂之忧，故应少用。

（5）合理摄入矿物质和微量元素：①限钠：食盐中含大量钠离子，人群普查和动物试验都证明，吃盐越多，高血压病患病率越高。限制食盐后血压可降低，故高血压病患者，供给食盐以每日 2～5g 为宜。②补钾：有些利尿降压药可使钾大量从尿中排出，故应供给含钾丰富食物或钾制剂，含钾高食物有龙须菜、豌豆苗、莴笋、芹菜、丝瓜、茄子等。③补钙：钙治疗高血压病有一定疗效，含钙丰富的食物有黄豆及其制品，如葵花子、核桃、牛奶、花生、鱼、虾、红枣、韭菜、柿子、芹菜、蒜苗等。

（6）补充足量维生素 C：大剂量维生素 C 可使胆固醇氧化为胆酸排出体外，改善心脏功能和血液循环。橘子、大枣、番茄、芹菜叶、油菜、小白菜、莴笋叶等食物中均含有丰富的维生素 C，总之多吃新鲜蔬菜和水果，有助于高血压病的防治。

（7）饮茶戒烟少酒：卷烟中尼古丁可刺激心脏，使心跳加快、血管收缩、血压升高和加速动脉粥样硬化；饮少量葡萄酒可扩张血管，活血通脉，但长期大量饮酒则会促进动脉粥样硬化；茶叶含有多种对防治高血压病的有效成分，其中以绿茶为好。

（8）食物选择：①多选用能保护血管和降血压及降脂的食物，如有降压作用的食物芹菜、胡萝卜、番茄、荸荠、黄瓜、木耳、海带、香蕉等。降脂食物有山楂、香菇、大蒜、洋葱、海鱼、绿豆等。此外草菇、香菇、平菇、蘑菇、黑木耳、银耳等蕈类食物营养丰富，味道鲜美，对防治高血压病、脑出血、脑血栓均有较好效果。②禁忌食物：所有过咸食物及腌制品、蛤贝类、虾米、皮蛋、酒、浓茶、咖啡以及辛辣的刺激性食物均在禁忌之列。

4. 中医康复治疗

（1）中药治疗：①肝火亢盛：症见眩晕头胀痛，面红目赤，口苦口干，溲黄便秘，心烦易怒，舌红苔黄，脉弦数。治法：平肝泻火。方药可用龙胆泻肝汤加减：龙胆草、栀子、黄芩、柴胡、生地、车前子、泽泻、甘草、当归、丹皮、决明子、赤芍、钩藤、夏枯草。②阴虚阳亢：症见眩晕头痛，腰膝酸软，耳鸣健忘，五心烦热，心悸失眠，口咽干燥，双目干涩，舌质红苔白或少苔，脉沉细或细弦。治法：平肝潜阳。方药可用天麻钩藤饮加减：天麻、钩藤、生石决明、栀子、黄芩、川牛膝、杜仲、益母草、桑寄生、夜交藤、朱茯神、丹皮、赤芍、生龙牡。③阴阳两虚：症见头晕眼花，耳鸣健忘，腰膝酸软，面色少华，心悸气短，失眠多梦，神疲乏力，夜间多尿或大便溏泄，阳痿遗精，四肢不温，舌质淡，脉沉细无力。治法：调补阴阳。方药可用二仙汤加减：仙茅、仙灵脾、巴戟天、当归、知母、黄柏、熟地、杜仲、桑寄生、山萸肉、牛膝、龟板、鳖甲、龙骨、牡蛎。④痰湿壅盛：症见头晕头痛，头重如裹，胸闷脘痞，纳呆，嗜睡，腹胀肢麻，心悸气短，身重倦怠，呕吐痰涎，体胖身重，口中黏腻，舌胖大，苔腻，脉濡滑。治法：化痰除湿。方药可用半夏白术天麻汤加减：半夏、白术、陈皮、泽泻、天南星、天麻、川芎、薏苡仁、茯苓、益母草、竹茹、菖蒲、全瓜蒌。⑤兼夹证：除上述主要四型分类辨证以外，各种类型均可夹杂以下兼证，使病情更加复杂。若兼肝风内动，则见半身不遂，口眼㖞斜，肢麻舌麻，舌体不正，言语謇涩，手足蠕动，甚则跌仆昏迷；若兼痰浊中阻，则见形体肥胖，口中流涎，苔腻脉滑；若兼肝旺痰阻，则见眩晕，耳鸣，呕逆痰涎，苔腻，脉弦滑；若兼血瘀凝滞，则见胸闷胸痛，舌暗红青紫或有瘀点、瘀斑，舌下静脉迂曲紫暗，脉涩。其治疗：肝风内动可加用羚羊角粉、全蝎粉、钩藤，亦可合用羚羊钩藤汤加减；痰浊中阻可加用莱菔子、全瓜蒌、山楂肝旺痰阻可加用生代赭石、法半夏、夏枯草；瘀血凝滞可加用丹参、赤芍、三七粉、益母草、泽兰，或合用失笑散、桃红四物汤。

（2）针灸治疗：①治则：肝火亢盛、阴虚阳亢者，滋阴降火、平肝潜阳，只针不灸，泻法；痰湿壅盛者，健脾化痰、清利头目，针灸并用，平补平泻；气虚血瘀者，益气养血，化瘀通络，针灸并用、补泻兼施；阴阳两虚者，滋阴补阳、调和脏腑，针灸并用，补法。②处方：百会、曲池、合谷、太冲、三阴交。③加减：肝火亢盛加风池、行间平肝泻火；阴虚阳亢加太溪、肝俞滋阴潜阳；痰湿壅盛加丰隆、足三里健脾化痰；气虚血瘀加血海、膈俞益气活血；阴阳两虚加关元、肾俞调补阴阳；头晕头重加百会、太阳清利头目；心悸怔忡加内关、冲门宁心安神。④操作：痰湿壅盛、气虚血瘀、阴阳两虚者，百会可加灸；太冲应朝涌泉方向透刺，以增滋阴潜阳之力；其他腧穴常规针刺。

（3）推拿治疗：推拿按摩康复法可疏导气血，扩张血管，调节血压，改善症状。①患者取坐位，先用拇指平推后颈部，然后推前额、头顶及头部两侧，同时也可用按法和摩法，一般约需 10～15min。然后用掐和振两侧风池和肩井两穴作轻泻法（缓摩为补，急摩为泻；顺经为补，逆经为泻）。②在背部督脉经和两侧足太阳膀胱经路线上，用拇指平推。③改仰卧位，揉摩腹部约10min左右。④最后轻捏和推两侧下肢，并拿委中、承山等穴，同时可配四肢穴位如合谷、神门、足三里、复溜、涌泉等穴。⑤以头痛、晕眩等肝阳上亢的症状为主时，除按顺序按摩外，当加掐行间、神门、气海等穴。如以失眠疲乏、面色萎黄、虚弱症状为主时，加用足三里、神门、涌泉等穴，作揉法。

（4）情志调摄法：中医认为情志因素与本病关系密切，情志不遂，喜怒太过，常可影响肝木之疏泄、肾水之涵养。现代研究表明，外界的不良刺激，可引起长时间强烈和反复的精神紧张、焦虑和烦躁等情绪波动，可导致和加重高血压。因此，情志调摄在本病康复医疗中占有重要地位。常用的方法有情志相胜法、说理开导法、行为疗法，同时还可结合暗示、色彩等疗法，以提高康复医疗效果。

此外，鼓励患者多参加有利于调养情志的娱乐活动，如园艺、钓鱼、书画、弹琴、赏乐等，以移情易性，保持心情舒畅，精神愉快，消除影响血压波动的有关因素。以音乐疗法为例，对性情抑郁忧愁的患者，可交替选听乐曲节奏明快，旋律流畅，情调欢快的具有开畅胸怀、舒解郁闷作用的乐曲，如《流水》、《百鸟朝凤》、《步步高》、《喜洋洋》等；对情绪急躁、心烦失眠的患者，可选听节奏缓慢，旋律柔绵婉转，曲调低吟悠然的具有安神宁心，镇静除烦作用的乐曲，如《幽兰》、《春江花月夜》、《平湖秋月》、《雨打芭蕉》等乐曲。实验表明，认真欣赏一首旋律优雅、曲调柔和的小提琴协奏曲，可使血压下降 1.33~2.66kPa（相当于 10~20mmHg）。

（5）药膳疗法：①淡菜松花蛋：淡菜 15g，松花蛋 2 个，文火将淡菜焙干，研成细末，松花蛋去皮切成块状，放于盘中后把淡菜末撒上，加酱油、香油、蒜、醋等调料，拌食即成。②雪羹汤：海蜇皮、荸荠各适量，海蜇皮清洗去盐后，切成丝，荸荠洗净去皮及嫩芽后切成片状，一同放入锅中，加适量水煮成汤即可食用。③芹菜粥：芹菜 50g，大米 50g，将芹菜洗净去叶梗，与大米煮成粥，叶子洗净煎汁，待粥煮沸后加入即可。④菊花乌龙茶：杭菊花、乌龙茶各适量，将杭菊花冲洗干净与乌龙茶一同放入杯中，用滚水冲泡饮用。

（6）气功及传统体育康复：①太极拳：太极拳是我国传统的健身运动项目。锻炼时形体外动，意识内静，动静结合，以静御动，内外兼修，以内制外，虚实相间，虚中求实，以意导气，以气动身，身动圆活，如环无端，从而经络疏通，气血流畅，遍达周身，充分体现"太极"本意，激发协调人体自身的阴阳气血，使内气发于丹田，又复归于丹田，丹田气充，肾精内藏，神气内敛，从而达到防病治病之目的。体质较好的人可打全套简化太极拳，体力较差者可选练几种招式。②气功：气功包括动功和静功两大类，主要通过调心（意念集中）、调身（姿势或动作）、调息（呼吸）来改善全身功能。动功和静功应用于高血压病的治疗均已见报道。较多采用的放松功法包括松静功、站桩功等。练功时强调排除杂念、松静自然、呼吸匀称、意守丹田（脐下）或涌泉（脚心）。每次 30min 左右，每天 1~4 次。注意衣着要舒适，练功前解除大小便。③高血压病保健功：根据高血压病特点和常见的症状，常用保健功有如下七节：a. 浴面：先将两手掌摩擦生热后，手掌顺着鼻两旁及眼眶前额耳颊作洗脸状轻轻按摩转圈重复作 16~32 次。能滋润颜面，减轻头痛。b. 揉头皮：手呈爪状，以手指接触头皮，轻轻来回交叉揉动。状如理发时洗头搓抓法，重复 16~32 次。可疏散头部充血状况，减轻头痛、头晕，使头脑清醒。c. 鸣天鼓：两手掌稍用力按着左右耳孔。两手中指放在脑枕部，食指叠在中指上，然后食指向下轻叩风池穴，每次 16~

32次。能改善耳鸣头晕。d. 抚头颈：两手掌交叉放在颈后，头略向后仰，然后两手在颈项左右来回抚摩，反复作16~32次。可改善颈部强硬、紧张及酸痛。e. 抚胸胁：右手贴切于左胸前，左手按于左肾区，自上向下反复按摩，换一侧亦然，重复作16~32次。可减轻胸闷腰酸症状。f. 平气：身体直立，两足分开较肩略宽，两臂在吸气时从身体两侧沿弧形线路向前上正中线方向移动，速度随个人呼吸快慢而异，动作柔和匀缓，当吸气完毕时，手掌正好抵达喉头水平，接着呼气，两手掌心向下，沿胸前正中线徐徐下降，在呼气末，两手正好降到脐部；然后两手向左右分开，徐徐上升，随下一次呼吸重复进行，反复8次。可调整呼吸，使气血下沉。g. 云手：两腿直立，两足分开与肩相等，膝关节微微弯曲，身体先左侧45°转动，左手在上，右手在下，掌心相对呈抱球状，然后伴同身体向左逐渐转动，右手向前上升，左手向后下降，并随之沿着弧形向左运动，两下肢随身体转动亦相应运动，重心逐渐移至右腿，左虚右实（脚步仍原位），当身体向右摆45°时，右手正好在喉头水平前一尺处，左手垂放于左腰部，然后两手分别运动呈左手向上，右手向下抱球状，接着继续下一个动作，反复8~16次。全身活动可舒筋活络。

（五）康复注意事项

高血压患者康复治疗时要注意：①锻炼要持之以恒，如果停止锻炼，训练效果可以在2周内完全消失。②高血压合并冠心病时活动强度应偏小。③不要轻易停止药物治疗，在很多情况下，运动治疗只是高血压治疗的辅助方法，特别是Ⅱ期以上的患者。④不排斥药物治疗，但在运动时应该考虑药物对血管反应的影响。⑤坚持整体的综合康复，切忌偏执于某一治疗手段。

第二十章

慢性阻塞性肺疾病的康复

第一节 概 述

慢性阻塞性肺疾病（chronic obstructive pulmonary disease，COPD）的发病率、致残率和死亡率在近年来有不断增加趋势，尤其在我国，已经上升为第4位。由于呼吸功能障碍的逐渐加重，使患者日常生活活动或劳动、工作受到严重影响，对患者个人、家庭和社会都带来困难和负担，为此，以提高 COPD 患者生活质量和日常生活能力为目的康复治疗尤为重要。

一、定义及流行病学

COPD 是由于慢性气道阻塞引起的，以阻塞性通气功能障碍为主要表现的一组呼吸道病证。主要包括慢性支气管炎、支气管哮喘以及阻塞性肺气肿。该病常呈进行性发展，与肺部对有害气体或有害颗粒的异常炎症反应有关，可伴有气道高反应性。当慢性支气管炎、肺气肿患者肺功能检查出现气流受限、并且不能完全可逆时，则可诊断 COPD。如患者只有慢性支气管炎和（或）肺气肿，而无气流受限，则不能诊断为 COPD，可将有咳嗽、咳痰症状的慢性支气管炎视为 COPD 的高危期。

由于大气污染及吸烟人数增加等因素，COPD 有逐渐增加的趋势，居当前全世界死亡原因的第 4 位。根据世界银行和世界卫生组织发表的研究报告，至 2020 年 COPD 将成为世界疾病经济负担的第 5 位。近年在我国北部和中部地区 102 230 名成年人调查，COPD 成人患病率为 3.17%，估计全国有 2500 万人罹患此病，45 岁以后随年龄增加而增加，死亡率也在逐年增加。

吸烟、污染、感染、气候变化等均为发病的重要诱因，其中吸烟是最重要的因素。肺气肿的发病率尚无确切的统计数据，但是大量的临床报告提示80%是由慢性支气管炎发展而来，而且极易发展为肺源性心脏病，导致心肺功能均受到损害。有报道指出美国的慢性支气管炎、肺气肿患者近5年内的死亡率较前提高近1倍，且有20%的患者只能卧床。

二、病因及病理

（一）病因

1. 吸烟　COPD的主要发病因素为吸烟。吸烟者的患病率较非吸烟者高4~8倍。与吸烟时间、吸烟量成正比。

2. 感染　呼吸道反复感染是慢性支气管炎发病、加重及复发的基本原因。往往是在病毒或支原体感染的基础上继发细菌感染。

3. 过敏　慢性支气管炎，尤其是哮喘型支气管炎患者，对多种抗原皮试的阳性率也显著高于正常人，说明其发病与过敏有一定关系。

4. 其他因素　如空气污染、职业暴露、呼吸道防御力减退、长期制动以及遗传等，也是引起慢性支气管炎的重要因素。

（二）病理

主要病理改变是气管、支气管的慢性炎症和破坏，造成气腔狭窄，引起固定性气道阻塞；肺实质过度膨胀、弹性丧失和肺毛细血管床破坏、肺血管壁增厚。

慢性炎症使支气管壁逐渐破坏，特别是弹力纤维层破坏，支气管壁对抗压力的能力降低。在支气管壁破坏的情况下，呼气时增高的肺间质压首先使支气管壁过早塌陷，加重了气道狭窄，如果患者用力呼气，则肺间质的压力增加和气道流速增加而导致支气管内的负压效应，将使气道狭窄进一步恶化。加上COPD患者由于呼吸困难而用力呼吸和快速呼吸，使胸腔内压力更为增大，从而使支气管壁塌陷更加恶化，肺泡通气量降低，解剖死腔增加（表20-1），表现为以呼气困难为特征性的异常呼吸模式。

随着病情发展，肺泡持续扩大，回缩障碍，残气量及残气量占肺总量的百分比增加。肺气肿日益加重，肺泡周围毛细血管受挤压而退化，致使肺毛细血管减少，此时肺区虽有通气，但肺泡壁无血流灌注，导致生理死腔增大；也有部分肺区虽有血流灌注，但肺泡通气不良，不能参与气体交换，产生通气与血流比例失调，使换气功能障碍。通气和换气功能障碍可引起缺氧和二氧化碳潴留，发生不同程度的低氧血症和高碳酸血症，最终出现呼吸衰竭。

表 20 - 1		不同呼吸状态下肺泡通气量的改变		
	A	B	C	D
呼吸状态	呼吸频率 （次/min）	潮气量 （ml）	通气量 B×A（ml）	肺泡通气量 （B－150）×A（ml）
平静呼吸	14	450	6300	4200
浅促呼吸	30	210	6300	1800
深慢呼吸	10	630	6300	4800

三、临床表现与诊断

（一）临床表现

1. 咳嗽、咳痰 以慢性咳嗽、咳痰为主要症状，初起早晨加重，以后晚上也明显，咳痰为白色黏液痰，合并感染时有脓性痰。

2. 气短、喘息 气短为逐渐加重，活动后明显；有的患者发生喘息。

在发病过程中，常有反复呼吸道感染，以冬季发病为多。随疾病进展，急性加重变得频繁。

3. 体征 早期体征可不明显，通常胸部听诊可有呼气延长或呼气时有干啰音。随疾病进展出现胸部过度膨隆，前后径增加，横膈运动受限，呼吸音减低，心音遥远。此外两肺底或肺野可有湿性啰音和（或）干啰音。有喘息症状者，肺部可闻及哮鸣音。晚期患者呼吸困难加重，常采取身体前倾位，颈、肩部辅助呼吸肌参加呼吸运动。有口唇发绀及右心衰竭体征。

4. 胸部 X 线检查 早期无异常发现，病情进展时出现肺纹理增加、增粗、紊乱等改变，胸廓扩张，肋间隙增宽，肋骨平行，两肺野透亮度增加，膈肌降低、变平。

（二）诊断

根据病史、危险因素接触史、体征及实验室检查等资料综合分析确定。有通气功能障碍，肺功能测定时第 1 秒用力呼气量占用力呼气比值 <70%，最大通气量 <80% 预计值，残气量 >40% 肺总量即可确诊为慢性阻塞性肺疾病。早期轻度气流受限时可有或无临床症状。胸部 X 线检查有助于确定肺过度充气的程度及与其他肺部疾病鉴别。

第二节　康复问题

1. 呼吸困难　由于 COPD 的病理生理变化，使患者在呼吸过程中的有效通气量降低；长期炎症侵袭使支气管壁纤维环及软骨环受到破坏，呼气时管壁过早受压而塌陷闭塞以及细支气管黏液腺与纤毛受损，呼吸道分泌物排除能力降低，均导致患者出现缺氧症状，表现为劳力性气短、气喘等呼吸困难，给患者带来极大痛苦。

2. 病理性呼吸模式　由于肺气肿的病理改变，使膈肌活动受限，影响患者平静呼吸过程中的膈肌活动，为了弥补呼吸量的不足，患者往往在安静时也用肋间肌进行呼吸，甚至运用辅助呼吸肌（如胸大肌、斜方肌等）参与呼吸的病理性异常呼吸模式，更加重耗氧。

3. 活动能力下降　由于形成了病理性呼吸模式，使机体耗氧量从正常的2%增加到了50%，以及患者惧怕劳力性呼吸困难而活动减少，使得呼吸及循环系统对运动的适应能力减退，从而导致肺功能及日常生活能力下降。

4. 心理改变　由于本病为慢性病变，病程长，患者长期处于咳嗽、气短、气促、胸闷等缺氧状态，不仅影响健康和劳动力，造成社会生产及经济巨大损失，同时给患者本人也带来极大的心理压力和精神负担。

第三节　康复评定

康复医学中进行的呼吸功能测定，通常沿用临床常用的测定方法，包括主观呼吸功能障碍感受分级和客观检查，从简单的肺活量测定至比较高级的呼吸生理试验。不仅用于判断病情，还可用于指导康复治疗。

一、主观呼吸功能障碍程度评定

主观呼吸功能障碍程度评定即以有无出现呼吸短促及其程度进行分级，常用分级法有：

（一）按日常生活能力评定

日常活动能力是衡量患者病情严重程度和评价患者疗效的重要指标。通常采用6级制评定（表20-2）：

表20－2　　　　　　　　　　　COPD 患者日常活动能力评定

分级	表　现
0级	虽存在不同程度的肺气肿，但活动如常人，对日常生活无影响，无气促
1级	一般劳动时出现气短
2级	平地步行不出现气短，速度较快或登楼、上坡时，同行的同龄健康人不出现气短而自己已感气短
3级	慢步不到百步即有气短
4级	讲话或穿衣等轻微活动时即感觉气短
5级	安静时出现气短，无法平卧

（二）自觉气短气急症状分级

根据 Borg 量表改进（南京医科大学），气短气急症状分级比较见表20－3。

表20－3　　　　　　　　　　　气短气急症状分级比较

分级	表　现
1级	无气短、气急
2级	稍感气短、气急
3级	轻度气短、气急
4级	明显气短、气急
5级	气短、气急严重，不能耐受

（三）呼吸功能改善或恶化程度

当自觉气短、气急症状改善时，可使用以下分值半定量化标准评定：

－5——明显改善；

－3——中等改善；

－1——轻改善；

0——不变；

1——加重；

3——中等加重；

5——明显加重。

二、肺功能测试

（一）肺活量（VC）

指尽力吸气后缓慢而完全呼出的最大空气容量。由于简单易行，是最常用的参考指标之一。肺活量常随限制性及阻塞性呼吸系统疾病的严重性的增加而逐渐下降。但由于其误差较大（>20%），因此临床很少用此单一指标作为评估依据。

（二）第1秒用力呼气量（FEV$_1$）

指尽力吸气后用最大强力快速呼气，第1秒所能呼出的呼气容量。FEV$_1$占用力肺活量（FVC）比值，即1秒率（FEV$_1$/FVC%）与COPD的严重程度及预后相关良好（表20-4）。

FEV$_1$是早期观测气道阻塞的较为敏感的指标，主要反映气道状态，慢性阻塞性肺疾病的患者第1秒内的呼气量<70%。其他的评价指标还有血气分析中的氧分压、二氧化碳分压等，较多用于临床诊断，这里不作专门介绍。

表20-4　　　　　　　　　　　　肺功能分级标准

COPD分组	FEV$_1$/FVC
Ⅰ级（轻）	≥70
Ⅱ级（中）	50~69
Ⅲ级（重）	<50

三、运动能力评定

（一）平板或功率车运动试验

通过活动平板或功率车进行运动试验获得最大吸氧量、最大心率、最大MET值、运动时间等相关量化指标来评定患者运动能力，判断肺功能损伤程度。也可通过平板或功率车运动试验中患者的主观用力程度分级（Borg计分）等半定量指标来评定患者运动能力。

（二）定量行走评定

让患者步行6min或12min，记录其所能行走的最长距离。对于不能进行活动平板运动试验的患者可行此项评定，以判断患者的运动能力及运动中发生低氧血症的可能性。也可以采用定距离行走，计算行走时间的方式评定。

此外，功能评估还包括呼吸肌力量评估（最大吸气压及最大呼气压），上、下肢肌肉力量评估，心理状态评估，营养状态评估，生活质量评估等。

第四节　康复治疗

治疗性呼吸练习在隋·巢元方《诸病源候论》中最早提出，呼吸系统的康复治疗在西方的开展也比其他疾患的康复治疗早。可以认为呼吸系统疾病的康复是现代康复医学的奠基石之一。

一、康复治疗目标

1. 采取多种措施，阻止或延缓肺部病变的进展，减少和治疗并发症。
2. 尽可能恢复有效的腹式呼吸，改善呼吸功能。
3. 提高心功能和全身体力，尽可能恢复活动能力。
4. 减轻患者精神压力，消除思想顾虑，减轻自觉症状。
5. 清除或减少引起呼吸道的炎症和刺激因素，保持呼吸道卫生。

总之，经过合理的呼吸系统康复治疗后，可减轻呼吸道症状和精神压力，减少用药量，缩短住院日，减少经济耗费，提高运动耐力、日常生活自理能力和恢复工作的可能性。

二、康复治疗原则

1. 个别对待　根据患者的不同病情和具体情况，制定不同的康复治疗方案。

2. 综合治疗　治疗时不仅要考虑肺的局部病变，还应观察到以呼吸系统症状为主、同时涉及多个器官、系统以及心理社会等诸问题的疾患。为此，采取多学科、多方法的综合治疗，才能使患者恢复到最佳功能状态。

3. 重视心理社会和行为干预　患者的焦虑、抑郁等心理状态，会加重呼吸困难症状和影响疾病的治疗效果，使病情进一步加重。因此，良好的心理疏导有助于使患者放松紧张情绪，减轻症状，提高治疗的信心，可使治疗取得事半功倍的效果。

三、适应证和禁忌证

1. 适应证　病情稳定的 COPD 患者。

2. 禁忌证　合并严重肺高压；不稳定心绞痛及近期心梗；认知功能障碍；充血性心衰；明显肝功能异常；癌转移；近期脊柱损伤、肋骨骨折、咯血等。

四、康复治疗方法

（一）重建腹式呼吸模式

腹式呼吸是一种低耗高效的生理性的呼吸模式，呼吸过程通过增加膈肌活动度来提高肺的通气量。COPD 患者由于肺气肿的病理改变，使膈肌明显降低，限制了膈肌的活动。不少患者在平静呼吸时膈肌几乎不动，即使在深呼吸时膈肌也只能活动 1～2cm。患者为了弥补呼吸量的不足，常代偿性地使用胸式呼吸、甚至动用辅助呼吸肌进行呼吸，久之形成了浅快、用力式的病理性异常呼吸模式。再加上不少患者因年龄偏大，出现不同程度的驼背或肋软骨有不同程度的钙化，限制了肋骨和胸廓的活动，虽然患者借助了辅助呼吸肌群收缩，仍不能明显增加肺通气量。因此，重建生理性腹式呼吸模式是 COPD 康复过程中的首要任务。现将重建腹式呼吸的要领归纳如下：

1. 放松训练 患者因气短、气急常出现精神和颈背部肌肉紧张而消耗更多的氧量，而放松训练则有助于改变这种因精神紧张和肌肉紧张耗氧的恶性循环。

指导患者首先采取放松体位，常采用前倾依靠坐位、椅后依靠坐位和前倾站位。现以前倾依靠坐位为例：患者坐于桌前，头靠在置于前面桌上折好的被子或枕头上，两臂放于被子或枕头下。采取这一体位的好处在于：①头靠于被子或枕头上有助于放松颈背部肌肉；②此体位可固定患者肩带部，以减少呼吸时的过度活动，而使机体耗氧量下降；③前倾休位时因腹肌的张力下降，使腹部在吸气时容易隆起，有助于腹式呼吸；④重症患者如第 1 秒用力呼气量仅仅在 400ml 左右或更低，更宜长期采用这一体位。

对不容易松弛的患者，可教其放松技术，例如让患者首先使拟放松部位的肌肉先收缩，体会一下什么是紧张，然后再让患者放松，逐步将各个紧张的肌群松弛。还可以让肌肉紧张的部位作节律性的摆动或转动，均有利于该部位肌肉的松弛。

2. 加压暗示呼吸法 为常用的腹式呼吸法，是利用加压的方法诱使患者恢复腹式呼吸，宜在卧位或坐位下进行。

（1）手按压法：通常用患者自己的手，按压在上腹部（双手置上腹）或胸腹部两侧（一手置胸部、一手置上腹）以集中注意力，吸气时腹部缓慢隆起，双手加压作对抗练习，呼气时腹部下陷，双手随之下压，进一步增加腹压，从而使膈肌进一步上抬。如此反复练习，可以帮助患者明确腹式呼吸的方法，逐渐改善和增加膈肌的活动。

（2）下胸季肋部布带束胸法：患者取坐位，用一宽布带交叉束于下胸季肋部，患者两手抓住布带两端，呼气时拉紧布带，以约束下胸廓、增加腹内压，吸气时逐渐放松布带而扩展下胸廓，反复进行。

（3）砂袋按压法：也可用 5～10kg 砂袋置于脐与耻骨中间加压，并嘱患者练习腹式呼吸，每次 30min，每天 2 次。此法可降低功能储量 150～300ml，减低每分通气量，减少生理死腔，改善和提高呼吸效率。

临床上还采用抬臀呼气法，让患者头低卧位，两足置于床架上，呼气时抬高臀部，可利用腹腔脏器的重量将膈肌向胸腔推压，迫使膈肌上抬 0.8～3.9cm，吸气时还原，以增加潮气量。

3. 缩嘴呼气法 可增加呼气时的阻力，这种阻力可向内传递到支气管，使支气管腔内能保持一定的压力，平均增加 0.49kPa（5cmH$_2$O），以防止呼气时支气管和小支气管的过早塌陷，增加气体从肺泡内的排出，减少肺内残气量，从而吸入更多的新鲜空气，缓解缺氧症状。要求患者吸气时经鼻腔，呼气时将嘴唇缩紧如吹口哨样，在 4～6s 内将气体缓缓呼出。

4. 缓慢呼吸 这一呼吸方式有助于减少解剖死腔，提高肺泡通气量，而且可以提高血氧饱和度。呼吸频率宜控制在每分钟 10 次左右，通常先呼气后吸气。

5. 调整呼吸时相 COPD 患者常表现为吸气短促，呼气深长而费力，这一呼吸模式对肺的通气效率很不利。一般要求吸气和呼气的长度基本相等，在呼气时绝对不能费劲用力和屏气，才能改善通气呼吸功能。此外，且呼和吸之间要稍作停顿，这样可以强化呼吸中枢对呼吸的调节作用，从而改善呼吸功能。

通过上述的呼吸练习后，常能较为满意地恢复腹式呼吸。由于开始练习时患者常不能很好掌握要领，并且不恰当地过度深呼吸又会发生过度通气综合征，可出现胸闷、气促、头痛等症状。因此每练习 3～5 次，宜暂停数分钟，然后再练；如此反复，直到患者完全掌握要领，并要求患者坚持进行腹式呼吸练习。

（二）排痰训练

排痰训练目的是促进呼吸道分泌物排出，降低气流阻力，减少支气管肺的感染。包括体位引流，胸部叩击、震颤及直接咳嗽。

1. 体位引流 通过使病变部位位于高处的体位摆放，利用重力作用，促进各个肺段内积聚的分泌物排出，不同的病变部位采用不同的引流体位，对 COPD 患者通常采用的 5 种基本引流体位和主要引流的肺部节段见表 20－5。

引流频率视呼吸道分泌物多少而定，分泌物少者，每天上、下午各引流 1 次，分泌物多者宜每天引流 3～4 次，餐前进行为宜，每次引流一个部位，时间 5～10min，如有数个部位，则总时间不超过 30～45min，以免疲劳。

表 20 - 5　　　　　　　　　　　常用引流体位

体　位	引流部位
1. 倾斜俯卧位，头低 45°	两肺下叶和后底区
2. 倾斜左右侧卧位，头低 45°	左右肺下叶外底区
3. 倾斜仰卧位，头低 45°	两肺下叶前底区
4. 倾斜左右半侧卧位，头低 30°	右侧中叶，左侧后叶
5. 半卧位，向后靠	两肺上叶前区
半卧位，向前靠	两肺上叶肺尖、后区

2. 胸部叩击、震颤　体位引流时配合应用胸部叩击、震颤技术，有助于黏稠、浓痰脱离支气管壁。其方法为治疗者握空拳，运用腕力在引流部位的胸壁部，双手轮流有节奏的叩击拍打 30 ~ 45s，以松动支气管内分泌物，使之脱落易排出，患者可自由呼吸。叩击拍打后治疗者用手按住胸壁部加压，此时嘱患者作深呼吸，在深呼气时作颤摩震动，连续作 3 ~ 5 次，再作叩击，如此重复 2 ~ 3 次，再嘱患者咳嗽以增加排痰效果。

3. 咳嗽训练　咳嗽是呼吸系统的防御功能之一，COPD 患者咳嗽机制受到损害，最大呼气流速下降，纤毛活动受损，痰液本身比较黏稠。因此更应当教会患者正确的咳嗽方法，以促进分泌物排出，减少反复感染的机会。咳嗽的全过程分以下 5 个步骤：第 1 步先进行深吸气，以达到必要的吸气容量；第 2 步吸气后要有短暂闭气，以使气体在肺内得到最大分布，使气管到肺泡的驱动压尽可能保持持久；第 3 步关闭声门，当气体分布达到最大范围后再紧闭声门，以进一步增强气道中的压力；第 4 步通过增加腹内压来增加胸内压，使呼气时产生高速气流；第 5 步声门开放，当肺泡内压力明显增高时，突然将声门打开，即可形成由肺内冲出的高速气流，促使分泌物移动，随咳嗽排出体外。

4. 理疗　采用超短波、超声雾化等治疗有助于消炎、抗痉挛、排痰、保护黏液毯和纤毛功能。如超短波治疗时，将电极对置放于治疗部位，应用无热量或微热量，每日 1 次，15 ~ 20 次 1 个疗程。超声雾化治疗，将抗生素、祛痰药及激素等药物和水分，以雾化方式吸入气道，每次 20 ~ 30min，每日 1 次，7 ~ 10 次为 1 个疗程。

（三）体力训练

体力训练是肺康复的重要内容，主要采用有氧训练和医疗体操，包括下肢训练、上肢训练及呼吸肌训练，以改善肌肉代谢、肌力、全身运动耐力和气体代谢，提高身体免疫力，锻炼因人而异。

1. 下肢训练　散步是所有可以走动患者的一种简单易行、有效的锻炼方法。

要求患者掌握的要领在于保持全身放松，呼吸均匀、平静和缓，对老年体弱者尤宜。其他下肢训练法有慢跑、上下楼梯、蹬自行车、爬山等。运动量可用目标心率作为运动强度的指标：以年龄预计最大心率（200－年龄）取其80%为最高值。一般每次活动后脉搏增加20%～30%，并在运动结束后5～10min回到安静水平。初始阶段运动5～10min，每天4～5次，逐步适应后可延长至20～30min，每天3～4次。应记录每日行走或蹬车的距离和时间，运动计划应每周评估调整，连续10～12周。

2. 上肢训练 提高患者上肢的活动能力，也是不容忽视的体力训练内容，因为做饭、洗衣等日常生活中的很多活动都需要上肢完成，可选择一些方法如使用手摇车训练、提重物训练及做上肢高于肩水平的各种活动。手摇车训练：从无阻力开始，5W递增，运动时间20～30min，速度为50r/min，以运动时出现轻度气急、气促为宜。提重物练习：患者手持重物，开始0.5kg，以后渐增至2～3kg，作高于肩部的各个方向活动，每次活动1～2min，休息2～3min，每日2次，以出现轻微的呼吸急促及上臂疲劳为度。

3. 呼吸肌训练 可以改善呼吸肌耐力，缓解呼吸困难症状。

（1）吸气肌练习：采用可以调节的不同口径抗阻呼吸器，在患者可以接受的前提下，使吸气时产生阻力，呼气时没有阻力的吸气肌练习，开始练习时间每次3～5min，每天3～5次，以后可增加至每次20～30min，以增加吸气肌耐力，还可以通过不断减少吸气管直径以增强吸气肌的肌力。

（2）呼气肌训练：呼气肌练习是COPD患者改善呼吸功能的最关键的训练。

1）腹肌训练：腹肌是最主要的呼气肌。COPD患者常有腹肌无力，使腹腔失去有效的压力，从而减少膈肌的支托及减少外展下胸廓的能力。训练时患者取仰卧位，腹部放置砂袋作挺腹练习（腹部吸气时隆起，呼气时下陷），砂袋重量开始为1.5～2.5kg，以后可逐步增加至5～10kg，每次练习5min；也可仰卧位作两下肢屈髋屈膝，两膝尽量贴近胸壁的练习，以增强腹肌。

2）吹蜡烛法：患者取坐位，将点燃的蜡烛放在口前10cm处，吸气后用力吹蜡烛，使蜡烛火焰飘动。每次训练3～5min，休息数分钟，反复进行。每1～2天将蜡烛与口的距离加大，直到距离增加到80～90cm。

（四）中医康复治疗

1. 中药治疗

（1）寒饮射肺：症见恶寒发热，身痛汗出，咳逆喘促，膨膨胀满，气逆喘憋，痰稀泡沫量多，口干但不欲饮，苔白滑，脉浮紧。治法：外散寒邪，内逐水饮。方药：小青龙汤加减，药用麻黄、芍药、细辛、干姜、炙甘草、桂枝、五味子、半夏。

（2）痰热壅肺：症见外感风热，或风寒化热，发热不恶寒，气急胀满，咳喘烦躁，痰黄黏稠，不易咳出，面红，目如脱状，口干但不欲饮，舌红苔黄腻，脉浮数。治法：清热化痰，降气止咳。方药：清气化痰丸加减，药用陈皮、杏仁、枳实、黄芩、瓜蒌、茯苓、胆南星、制半夏。

（3）肺肾两虚：症见胸满气短，语声低怯，动则气喘，或见面色晦暗，或见面目水肿，舌淡苔白，脉沉而弱，此为肺肾气虚之见症；若肺肾阴虚则见咳嗽痰少，胸闷烦躁，手足心热，动则气促，口干喜饮，舌红苔净，脉沉细。治法：补益肺肾，止咳平喘。方药：人参蛤蚧散加减，药用蛤蚧、甘草、杏仁、人参、茯苓、贝母、桑白皮、知母。

（4）脾肾阳虚：症见胸闷气憋，呼多吸少，动则气喘，冷汗自出，四肢不温，畏寒神怯，小便清长或失禁，舌淡而嫩胖，脉微细。治法：脾肾双补，温阳纳气。方药：金匮肾气丸加减，药用熟地黄、山药、山茱萸、泽泻、茯苓、丹皮、桂枝、麻黄。

（5）寒痰内闭：症见面色青黑，四肢发凉，神志恍惚或不清，痰声辘辘，痰塞气壅，甚则舌短卷缩，言语不清，舌质暗苔白滑，六脉沉伏。治法：温阳化痰开闭。方药：三生饮加减，药用生南星、生川乌、生附子、木香、生姜。

（6）热痰内闭：症见面赤谵语，胸中闷胀，烦躁不安，神志不清，喉间痰黏难出，甚则舌强难言，舌质红，苔黄腻。治法：清热涤痰开窍。方药：竹沥水送服至宝丹。

（7）虚阳外脱：症见胸高气促，额汗如珠，或冷汗自出，四肢厥逆，神志不清，喉间鼾声，鼻头发冷，脉微欲绝。治法：回阳固脱。方药：四逆汤加减，药用附子、干姜、甘草。

2. 针灸治疗

（1）毫针刺法：取太渊、太溪，用补法，膻中、孔最用泻法，三阴交平补平泻。

（2）穴位注射法：主穴：肺俞、定喘；配穴：肾俞、丰隆、曲池。脾虚甚加脾俞；肾虚喘甚加天突、肾俞；气血两虚加足三里。每周2次，5～7次为1疗程，每次每穴注射核酪注射液2ml。可调气活血、扶正培元。

（3）耳穴贴压法：选穴：肺、肾、心、气管、平喘、皮质下，以王不留行籽贴压，3天更换1次，两耳交替进行，7次为1疗程。可降低肺气肿患者的红细胞压积、血浆黏度和全血黏度。

3. 推拿治疗 慢性阻塞性肺病的患者易患感冒，继发细菌感染后常常使支气管炎症加剧。为了预防感冒，建议采用以下方法：

（1）按揉迎香穴：迎香穴属于手阳明大肠经，位于鼻翼外缘。用两手中指指腹紧按迎香穴，作顺、反时针方向按摩各16～32次。

（2）擦鼻两侧：两手拇指根部掌面的大鱼际肌或两侧拇指近节互相对搓摩擦致热，自鼻根部印堂穴开始沿鼻两侧下擦至迎香穴。可两手同时，也可一上一下进行。各擦16～32次。

（3）按太渊穴：太渊穴属手太阴肺经，位于手腕桡侧横纹头，即桡侧腕屈肌腱的外侧、拇长展肌腱的内侧。用拇指指腹紧按穴位作顺、反时针方向按摩各16次，左、右侧交替进行。

（4）浴面拉耳：主要为摩擦脸面和耳部。两手掌互搓致热，紧贴前额发际，自上向下擦至下颌部，然后沿下颌分擦至两耳，用拇、示指夹住耳垂部，轻轻向外拉约2～3次，再沿耳向上擦至两侧颞部，回至前额部，重复16次，最后两手掌窝成环状，掩盖鼻孔，呼吸10次。

（5）捏风池穴：风池属足少阳胆经，位于枕骨下发际，胸锁乳突肌和斜方肌止点之间的凹陷处。用两拇指指腹紧按该穴，其他各指分别置于头顶部，作顺、逆时针方向按摩各16次，或用一手的拇、示指分别按两侧的风池穴，按捏16次。得气感为局部酸、胀、热明显，并向下方和向内放散。然后，用手掌在颈项部作左右按摩16次。

4. 饮食疗法 强调辨证施治，肺阴虚者，应常食梨、银杏、百合、鸭肉、燕窝等食物。常用的药膳原料有银耳、麦冬、沙参、冬虫夏草、川贝等。肺气虚者宜常食鸡肉、鸡蛋、鹌鹑肉、鸽肉、冬笋、口蘑、菠菜、黄瓜、樱桃等食物。常用药膳原料有党参、白术、山药、大枣、茯苓、莲子、芡实、人参、黄芪等。气血两虚者，宜常食鸡肉、鸭肉、猪肉、牛肉、鳝鱼、墨鱼等食物。常用药膳原料有党参、黄芪、当归、熟地黄等。

此外，COPD常用的食疗与药膳方有：

（1）四仁鸡子粥：白果仁、甜杏仁、核桃仁、花生仁各200g。捣碎，每日取20g，加水一小碗，煮数次沸腾，打鸡蛋1个，加冰糖适量服。

（2）猪肺三子煲：猪肺半具、诃子（捣碎）3g、五味子（捣碎）5g、葶苈子6g。猪肺切条状，药物用纱布包好，置砂锅内煮至猪肺烂熟，饮汤食肺。隔日1次。

（3）燕窝炖白及：燕窝、白及各10g，小火炖烂，每日早、晚各服1次。

（4）蜜酒蛤参散：蛤蚧1对，涂以蜜酒，火上烤脆，研末，人参研末，混匀。每日早、晚各1次，每次3g，温开水服。有补肺温肾纳气之功。

5. 气功及传统体育康复法 太极拳、八段锦、五禽戏对COPD有较好治疗作用，"纳气功"对本病有一定疗效，要领如下：

放松：呼吸自然，意念从头到足依次放松，重复 3 次。

贯气：分三条线，即吸气时，意念气从百会穴进，呼气时则分别按：①百会→印堂→人中→天突→膻中→丹田→会阴→两腿内侧→涌泉；②百会→五脏六腑→会阴→两腿内侧→涌泉；③百会→大椎→命门→两侧臀部→两腿外侧→涌泉这三条线意念气下贯，并意念排出体内浊气，重复三次。注意贯气时不一定一次呼气从百会直至涌泉，可以中途换气，但换气应在某一穴位上进行，吸气时意念停留该部，呼气时再继续下行。

纳气：仍自然呼吸或作腹式呼吸，切忌用力。意念集中在丹田，默默念"心想丹田"、"耳听丹田"、"眼内视丹田"。重复九次后养功片刻，再进行第 2 遍。反复进行，直至丹田有发热感。然后采用纳气呼吸，吸气时意念将丹田之气送入命门穴，用腹呼吸，重复 9 次。每次练功约 20min，每日 1 次。除纳气功外，松静功、强壮功亦可练习。

（五）日常生活指导

1. 节省能量技术　为了减少患者日常活动中不必要的耗氧，要求患者学会有效的能量节省技术，以节约能量，提高身体功能储备力，完成更多的活动，Rondinelli 与 Hill 提出的节省能量原则如下：

（1）事先准备好日常家务杂事或活动所需的物品或材料，并放在一处。

（2）把特定工作所需的物品放在紧靠活动开始就要用的地方。

（3）尽量取坐位，并使工作场合利于减少不必要的伸手或弯腰。

（4）移动物品时用双手，搬动笨重物体时用推车。

（5）工作中尽量选择左右活动，避免不必要的前后活动。

（6）活动要缓慢连贯地进行。

（7）工作中要经常休息，至少每小时休息 10min，轻重工作交替进行。

（8）工作中缩唇并缓慢呼气。

2. 营养　营养状态是 COPD 患者症状、残疾及预后的重要决定因素，包括营养不良和营养过剩两种情况。食物摄入不足，能量消耗过大是患者营养不良的主要原因；而营养过剩则是由于缺乏体力活动和过度进食所致。因此，给予 COPD 患者必要的饮食指导，可以改善患者营养状态，增加机体抵抗力，增强呼吸肌力量，影响病情转机。

3. 心理治疗　COPD 患者往往由于长期的慢性气道阻塞症状，影响活动、工作、学习，甚至经常住院，患者在心理上受到严重伤害，表现焦虑、沮丧、抑郁惊慌等心理变化，患者的这种心理现象可进一步加重呼吸困难症状，因此，心理及行为干预是非常必要的，指导患者学会放松肌肉，减压及控制惊慌，使他们从容面对现实，战胜自我，同时也要取得家庭和社会的关注，取得患者家属和朋友的积极支持和理解关心。

五、康复注意事项

1. 因人而异　各个患者的锻炼方法不可以简单地模仿。非发作期可以进行较剧烈的运动锻炼，而发作期则需要注意锻炼强度不能过大，合并心血管疾病患者运动锻炼时要充分考虑心血管的承受能力。

2. 循序渐进　锻炼时逐步增加难度和强度，必须量力而行。

3. 持之以恒　运动锻炼的效果在停止运动后很快消失，所以应该持续终生。

4. 全面锻炼　不仅应该注重外呼吸功能的锻炼，也不可忽视内呼吸功能锻炼，特别是全身体力和心脏功能。同时也要注意呼吸系统疾病病因的预防性锻炼，增强全身抵抗力和心理功能的改善。

5. 环境适宜　锻炼的环境必须适宜。避免在风沙、粉尘、寒冷、炎热、嘈杂的环境锻炼。最好经鼻呼吸，以增加空气温度和湿润度，减少粉尘和异物刺激。

6. 警惕症状　运动锻炼后的第 2 天早晨起床时应该感觉正常，如果出现与平常不一样的症状变化，例如疲劳、乏力、头晕等，应该及时就诊。运动时和运动后均不应该出现明显气短、气促或剧烈咳嗽。

7. 结合临床　临床病情变化时，务必及时调整康复锻炼方案，避免治疗过程诱发呼吸性酸中毒和呼吸衰竭。

六、健康宣教

健康宣教是 COPD 康复的重要组成部分，教育内容除了一般知识如呼吸道的解剖生理、病理生理、药物的正确使用及症状评估等，还应包括以下内容：

1. 氧气的正确及安全使用　长期低流量吸氧（小于 5L/min）可提高患者生活质量，使 COPD 患者的生存率提高 2 倍。在氧气使用过程中主要应防止火灾及爆炸，在吸氧过程中禁止吸烟。

2. 戒烟　各种年龄及各期的 COPD 患者均应戒烟。戒烟有助于减少呼吸道黏液的分泌，降低感染的危险性，减轻支气管壁的炎症，使支气管扩张剂发挥更有效的作用。

3. 感冒的预防　COPD 患者易患感冒，可采用防感冒按摩，冷水洗脸，食醋熏蒸，增强体质等方法来预防感冒。

第二十一章

代谢疾病的康复

随着生活方式的改变以及人口的老龄化，各种营养代谢性疾病不断增多，已经成为严重危害人们健康的重要原因，因此也成为康复医学关注的重要问题。

第一节 糖尿病的康复

一、概述

（一）定义及流行病学

糖尿病（diabetes mellitus）是一组以持续性高血糖为特征的、由遗传因素和环境因素相互作用所致的代谢障碍性疾病。其特点为由于胰岛素的绝对或相对不足和靶细胞对胰岛素的敏感性降低，引起碳水化合物、蛋白质、脂肪、电解质和水的一系列代谢紊乱。临床上以多饮、多尿、多食、体重减轻等"三多一少"的症状为主要表现，还可出现多种急性和慢性并发症，严重危害患者的身体健康，是导致死亡第5位的病因，也是严重致残的疾病。1997年国际糖尿病联盟把糖尿病分为四种类型：Ⅰ型糖尿病（胰岛素依赖型，IDDM）、Ⅱ型糖尿病（非胰岛素依赖型，NIDDM）、其他特异型（如由β细胞功能遗传缺陷、胰岛外分泌疾病等所致）以及妊娠型糖尿病。在流行病学的研究中主要以Ⅰ型和Ⅱ型糖尿病为主。

糖尿病是目前世界上发病率最高、增长速度最快的疾病之一，成为仅次于心脑血管疾病和肿瘤的第三大非传染性疾病。WHO1997年报告全世界约有1.35亿糖尿病患者，美国、日本等发达国家Ⅱ型糖尿病患病率高达10%。我国近年来Ⅱ型糖尿病的发病率已由10年前的0.6%上升到2%，有的地区已超过4%。糖尿病已经成为严重威胁人类健康的世界性公共卫生问题。

（二）病因及病理

1. 病因　糖尿病的发生与多种因素如遗传、病毒感染、自身免疫以及胰岛组织的破坏有关。除此之外，环境因素如不良的饮食习惯、缺少运动和心理社会应激等也是诱发糖尿病不可忽视的重要原因。

2. 病理　Ⅰ型糖尿病患者常有明显的胰岛病理改变，由于胰岛 β 细胞被异常的自身免疫反应选择性破坏，体内数量减少，只有正常的10%，α 细胞相对增多，胰岛内毛细血管旁纤维组织增生，严重者可见广泛纤维化，血管内膜增厚。Ⅱ型糖尿病患者胰岛病变较轻，在光学显微镜下约有1/3病例没有组织学上肯定病变。

多数糖尿病患者出现全身小血管和微血管病变，称为糖尿病性微血管病变，常见于视网膜、肾、神经等。糖尿病性神经病变以周围神经最为常见，神经纤维呈轴突变性，继以节段性或弥漫性脱髓鞘改变。

（三）临床表现与诊断

1. 临床表现　糖尿病的症状可概括为"三多一少"，即多饮、多食、多尿和体重减轻。但Ⅰ型和Ⅱ型糖尿病又有其不同的特点：Ⅰ型糖尿病可发生在任何年龄，以儿童和青少年为多见，一般起病急，常突然出现多尿、多饮、多食、明显消瘦等症状，容易发生酮症酸中毒，合并各种急慢性感染，必须依赖外源胰岛素维持生命，即须终身接受胰岛素治疗。Ⅱ型糖尿病多见于 35 岁以后中老年人，起病缓慢、隐匿，大部分患者体重超重或肥胖，没有显著的多食，部分患者甚至没有明显症状，是在健康检查或检查其他疾病时发现。多数患者在饮食控制及口服降糖药治疗后可稳定控制血糖，无明显酮症酸中毒倾向。

随糖尿病患病时间的延长，体内代谢紊乱如果得不到很好控制，可导致多种并发症，如眼、肾、神经、心脏以及周围血管等并发症，严重者致残，甚至危及生命。

2. 常见并发症　糖尿病有三大急性并发症，即酮症酸中毒及昏迷、非酮性高渗昏迷、低血糖昏迷。随着胰岛素的广泛应用，这三大急性并发症已明显减少。慢性并发症已成为致残和导致患者死亡的主要原因，常见的慢性合并症有：①大血管病变，包括冠心病、脑血管病、肾动脉硬化、肢端坏疽等；②微血管病变，如糖尿病肾病和视网膜病变；③神经病变，以周围神经病变最常见，表现为对称性肢端感觉异常；④其他病变，如青光眼、白内障、糖尿病足（足部疼痛、皮肤溃疡、肢端坏疽）等。

3. 诊断　1980 年以来，国际上通用 WHO 的诊断标准，1997 年美国糖尿病协会（ADA）提出修改糖尿病诊断标准为：症状（多尿、多饮、多食和体重减轻）＋随机血糖≥11.1mmol/L（200mg/dl）或空腹血糖（FPG）≥7.0mmol/L（126mg/dl），或口服葡萄糖耐量试验（OGTT）中，2小时血糖≥11.1mmol/L（200mg/dl）。症状不典型者，需另选时间再作证实。

二、康复问题

糖尿病未出现并发症之前，患者的日常生活活动一般不受任何影响，在治疗中以控制血糖、防止酮症酸中毒、延缓并发症出现为主。一旦出现各种慢性并发症，则会伴有相应的器官功能障碍，影响患者的日常生活活动和社会活动，常出现以下康复问题：

1. 视力障碍　合并白内障、青光眼及视网膜病变时出现视力减低，严重者甚至失明。

2. 肾功能障碍　糖尿病合并肾脏病变，可出现蛋白尿，甚至导致肾功能不全，严重影响患者的生活质量，甚至危害患者的生命。

3. ADL 能力降低　当患者合并周围神经及自主神经损害时，常常出现感觉异常、肌肉萎缩、体位性低血压及排尿异常，严重影响患者的日常生活活动能力。

4. 心血管功能障碍　高血压、冠心病是糖尿病常见的合并症，患病之后患者体力活动减少，导致心血管系统的适应能力降低，循环功能减退。

5. 步行障碍　合并外周血管病变和足坏疽，影响患者的步行能力，需要穿戴矫形支具，严重者需截肢。

6. 心理障碍　糖尿病患者常常伴有不良生活习惯、自我管理能力降低及心理障碍，对患者日常生活和治疗产生严重的不良影响。

三、康复评定

（一）血糖监控

糖尿病治疗的目的在于尽可能长时间的保持无合并症及相对正常的生活，为此在全部时间内维持血糖在正常范围，并控制各种危险因素，是评价糖尿病控制的重要指标之一，其控制目标见表 21 - 1。

（二）糖尿病足的评定

糖尿病足是指糖尿病患者踝关节以下部位的皮肤溃疡、肢端坏疽或感染，是由于长期神经和血管病变所致。

表 21 - 1　　　　　　　　　　　　糖尿病控制目标

项目	理想	尚可	差
空腹血糖（mmol/L）	4.4~6.1	≤7.0	>7.0
餐后血糖（mmol/L）	4.4~8.0	≤10.0	>10.0
糖化血红蛋白（%）	<6.2	6.2~8.0	>8.0
血压（kPa）	<17.29/10.64	>17.29/10.64~21.28/12.64	>21.28/12.64
体重质量指数（kg/m²）　男	<25	<27	≥27
女	<24	<26	≥26
甘油三酯（mmol/L）	<1.5	<2.2	≥2.2
HDL - C（mmol/L）	>1.1	1.1~0.9	<0.9
LDL - C（mmol/L）	<2.5	2.5~4.4	>4.5

1. 神经检测

（1）SWME 检测：用尼龙单丝探针对足部进行刺激，评估足部的感觉。正常足部的保护性感觉阈值是 5.07，感觉低于此阈值水平有发生足部溃疡的危险。

（2）痛觉检查：针刺足底 9 个不同部位和足背 1 个部位，2 个以上部位无感觉表明痛觉显著丧失。

（3）振动觉试验：使用生物振动阈测定仪进行足部检查，振动感觉阈值 >25V 者，提示足部发生溃疡的危险性明显增加；或使用有刻度的音叉在拇趾末关节处检查，可诊断患者有无振动觉减退，如检查 3 次中有 2 次答错，提示音叉振动感觉缺失。

2. 足部供血评定

（1）间歇性跛行：糖尿病周围血管病变导致足部供血不良，患者常出现间歇性跛行，同时足部动脉搏动减弱或消失。若踝 - 肱血压指数（ABI）<0.9 提示有糖尿病周围血管病变存在，ABI≤0.5 提示有严重的糖尿病周围血管病变（ABI = 踝动脉收缩压/肱动脉收缩压）。

（2）经皮氧分压（$TcPO_2$）：是反映皮肤微循环状态的指标，$TcPO_2$ <30mmHg 提示足部有发生溃疡的危险，$TcPO_2$ <20mmHg 则患者的溃疡几乎无愈合的可能，提示有截肢的危险。

3. 足部损害评估　采用 Wagnei's 足部损害分类可以预测足部溃疡的愈合潜力，它根据局部皮肤组织坏死的深度和范围将足部溃疡分为 6 级，并提出了相应的治疗方案，见表 21 - 2。

表 21 – 2   **Wagnei's 足部损害分类**

级别	评定标准	治疗措施
0	皮肤完整	
1	皮肤局部表浅溃疡	1 级或 2 级：有感染者给予紫外线与超声波配
2	溃疡扩展到肌腱、骨、韧带或关节	合治疗，无感染者用激光或红外线治疗
3	深部脓肿或骨髓炎	3 级：行外科清创配合抗生素静脉点滴，同时 用超声波、紫外线、直流电抗生素导入治疗
4	1 个或多个足趾或前足坏疽	4 级：实施血管再造或血管成形术
5	全足坏疽	截肢

四、康复治疗

（一）康复治疗目标

糖尿病的治疗目标是使血糖达到或接近正常水平；纠正代谢紊乱，纠正糖尿病引起的症状；防止或延缓并发症的发生，防止引起心、脑、肾、眼、血管和神经等病变；肥胖者积极减体重，维持较好的健康和劳动能力；儿童保持正常的生长发育；提高老年人的生活质量，延长寿命，降低病死率和致残率。

（二）康复治疗原则

1. 遵循早期治疗、长期治疗、综合治疗和个体化治疗的原则。

2. 强调综合治疗的五方面：即饮食控制、运动疗法、药物治疗、糖尿病教育及血糖自我监测。I 型糖尿病以胰岛素治疗为主，配合饮食和运动疗法；II 型糖尿病治疗以改善患者生活方式，控制饮食和运动锻炼为重点。

（三）康复治疗方法

1. 饮食疗法 由于糖尿病患者的代谢紊乱和机体能量调节障碍，需要依靠人为地调节能量物质的供给，才能保持机体能量代谢的平衡。饮食调理是药物治疗的基础。

（1）饮食量的控制：糖尿病患者每天食物摄入量应根据患者每天对热量的需要供给。每日需要总热量与体重和工作性质有关，应该为：标准体重 × 每天每公斤体重所需热量。这些热量由食物中的三大营养物质碳水化合物、蛋白质、脂肪提供，其中碳水化合物应占总热量的 60% ~70%，蛋白质占 10% ~20%，脂肪占 30%，据此可以计算出三大营养物质每天的摄入量。一日三餐热量分配可按早 1/5、中 2/5、晚 2/5 为宜。

（2）饮食调理的注意事项：①制定饮食处方前，应先对患者个人的饮食习惯、经济条件等进行调查，考虑不同患者的个体差异；②计算基本固定主食量，在相对稳定后调整副食，使副食品种富于变化，满足生活要求，定期根据血糖、尿糖变化、体重和工作生活耗能进行调整；③主食应多摄入粗粮，如荞麦面、玉米面等，增加纤维素的摄入，豆制品含丰富的蛋白质，且具有降低胆固醇和甘油三酯的作用，也是糖尿病患者的良好食物；④避免食用糖和甜食，水果只在病情控制较好的情况下少量摄入，避免富含胆固醇和甘油三酯的食物；⑤不宜饮酒。

2. 运动疗法 运动不足是Ⅱ型糖尿病发病的重要环境因素，长期规律的运动可以减少Ⅱ型糖尿病的发生，提高胰岛素的敏感性，有利于控制血糖和预防糖尿病并发症。

（1）适应证：Ⅱ型糖尿病肥胖者和空腹血糖在 16.7mmol/L 以下者，以及Ⅰ型糖尿病稳定期的患者。

（2）禁忌证：严重的Ⅰ型糖尿病患者，伴有肾病、眼底病变、以及合并严重高血压、缺血性心脏病者，不适于进行运动治疗。老年糖尿病患者伴有严重感染、肝肾功能衰竭、心衰、血管栓塞等，应禁止运动治疗。

（3）运动的风险：运动有潜在的危险性，特别是已有糖尿病并发症的患者，可使冠心病加重，运动中血压升高，视网膜出血，尿蛋白增加，足溃疡加重，退行性关节病变加重以及发生低血糖等。但只要严格选择适应对象，加强监护和指导，这些危险是可以防止的。

（4）运动处方：①运动强度：糖尿病患者适宜的运动强度为中等强度，可以根据运动中靶心率确定，也可根据运动试验确定，常取运动试验中最高心率的70%~80%作为靶心率。②运动量：运动量=运动强度×运动时间，体重正常的患者，运动所消耗的热量应与其摄入的热量保持平衡，但对肥胖和超重的人要求运动消耗的热量大于摄入热量。③运动项目：行走、慢跑、骑自行车、游泳、登山、上下楼梯、乒乓球、篮球、网球等运动，可以改善心血管功能和代谢功能；散步、太极拳、健身气功、保健体操等可起到放松精神、消除疲劳的作用，都适合糖尿病患者长期进行，其中步行是国内外最常用的运动项目。④运动时间：运动时间可自 10min 开始，逐渐延长至 30~40min，如果运动时间过短达不到体内代谢的效果，但运动时间过长，易产生疲劳，加重病情；⑤运动频率：一般认为每周运动 3~4 次较为合适，如果身体较好，每次运动后不感觉疲劳者，可坚持每天 1 次，运动锻炼不应间断。

（5）注意事项：①进行运动治疗前应先对患者身体状况进行全面的检查，充分了解糖尿病的程度和并发症的情况，以便选择合适的运动方式、运动强度和运动量；②运动应循序渐进、持之以恒，切忌操之过急或半途而废；③观察运动后的尿糖和血糖水平，据此确定运动量和强度是否合适，运动后尿糖阴性、血糖平稳，说明运动的方法和强度基本适合，否则，应考虑改变运动方法和运动量；④运动量应控制在中等，即全身出汗、心率＜每分钟 130 次，持续 20～30min，最长可延长至 1h；⑤为避免运动中低血糖发生，训练应安排在餐后 1～2h 为宜，注射胰岛素的患者在药物作用高峰期间应避免运动，以防止低血糖；⑥运动期间应注意安全，注意防止皮肤损伤和骨折。

3. 自我检测血糖（SMBG） SMBG 是近 10 年来糖尿病患者管理方法的主要进展之一。要求患者应用便携式血糖计经常观察和记录血糖水平，为调整药物剂量提供依据。

4. 糖尿病教育 通过对糖尿病患者及其家属的宣传教育，使他们了解糖尿病基本知识，积极配合医护人员，自觉执行康复治疗方案，改变不健康的生活习惯，自我管理，可有效预防和控制并发症的发生发展。

5. 药物治疗 药物治疗包括口服降糖药，如磺酰脲类（格列齐特、格列吡嗪）、双胍类（二甲双胍），以及胰岛素治疗。

6. 物理治疗 主要用于减轻症状和治疗并发症。

在治疗糖尿病、控制血糖的基础上配合电刺激疗法、低频脉冲电刺激、脉冲磁疗法、超声波及紫外线治疗，可明显缓解症状。

（1）感觉异常：糖尿病周围神经病变引起的感觉异常，如肢体疼痛、麻木或感觉过敏，可选用超短波微热量或温热量，每次 15～20min，10～20 次为 1 疗程；脉冲磁疗强度 0.6～0.8T，每天 1～2 次，每次 10～20min，10～20 次为 1 疗程；紫外线红斑量照射，一般小腿 10～20MED，足背 20～30MED，每日 1 次，4～6 次为 1 疗程。

（2）运动神经受累：如肌张力减低、肌力减弱、肌肉萎缩等，可用正弦调制中频电流或方波刺激，一般频率 10～30Hz，调制度 100%，每次治疗 10～20min，10～20 次为 1 疗程。

7. 糖尿病足的治疗 在严格控制血糖（使用胰岛素），控制感染，改善局部血液循环和抗凝药物治疗的基础上，联合物理疗法治疗糖尿病足，可以取得较好的效果。

（1）改善下肢血液循环：负压吸引装置、干扰电疗法、超短波、磁疗等可以促进下肢或局部血液循环，加快溃疡愈合。

（2）促进创面愈合：He－Ne 激光或弱能半导体激光照射创面。

（3）消炎：创面感染、分泌物较多，可用紫外线照射。

（4）降低血液黏度：He－Ne 激光照射能降低血黏度，抑制血栓形成，改善微循环。

（5）减轻足压力：使用治疗性鞋袜、拐杖或轮椅减轻足溃疡部压力。

（6）外科治疗：足深部感染时，住院接受切开排脓或截肢手术。

五、中医康复治疗

（一）中药治疗

1. 辨证用药　①燥热伤肺：烦热多饮，口干咽燥，多食易饥，小便量多，大便干结。舌红，苔薄黄，脉细数。治则：清热润肺，生津止渴。沙参麦冬汤加减：天花粉、麦冬、知母、沙参、黄连、生地、藕汁、甘草。②胃热伤津：消谷善饥，大便秘结，口干欲饮，形体消瘦。舌红苔黄，脉细滑。治则：清胃泻火，养阴增液。玉女煎加减：生石膏、知母、熟地、麦冬、黄连、黄芩、栀子、石斛、沙参、甘草、大黄。③肾阴亏虚：尿频量多如脂膏，头晕目眩，耳鸣，视物模糊，口十唇燥，失眠心烦。舌红无苔，脉细弦数。治则：滋阴补肾，润燥止渴。七味都气丸加减：熟地黄、山茱萸、山药、丹皮、泽泻、茯苓、知母、五味子；困倦乏力、舌质淡者，加黄芪、党参。④阴阳两虚：尿频，饮一溲一，色浑如膏，面色黧黑，耳轮枯焦，腰膝酸软，消瘦显著，阳痿或月经不调，畏寒面浮。舌淡苔白，脉沉细无力。治则：补肾固摄，调和阴阳。金匮肾气丸加味：附子、肉桂、熟地、山萸、山药、丹皮、泽泻、茯苓、覆盆子、桑螵蛸、胡芦巴。⑤阴虚阳浮：尿频量多，烦渴面红，头痛恶心，口有异味，形瘦骨立，唇红口干，呼吸深快，或神昏迷蒙，四肢厥冷。舌质红绛，苔灰或焦黑，脉微数疾。治则：滋阴回阳。生脉散加味：人参、麦冬、五味子、附子、山萸肉、龙骨、牡蛎。

2. 对糖尿病慢性并发症的治疗　①糖尿病性周围神经病变：若其主要病机为气阴两虚，血瘀痹阻，治疗当以化瘀通络，益气养阴为主；若为燥热伤阴阻络所致，治宜甘寒养阴通络，切忌甘温和苦寒，以免伤阴损络；若为瘀血阻络，治宜活血化瘀、通络止痛、祛瘀生新，常选用延胡索、赤芍、川芎、苏木、鸡血藤等。②糖尿病性腹泻：脾肾阳虚兼瘀血者，治当温补脾肾、化瘀通络，佐以益气养阴，常选用附子、炮姜、人参、白术、大黄、香附、玄参、川芎、熟地、当归等；脾胃虚弱，肾阳虚衰，治疗宜温补脾肾，涩肠止泻，常选用补骨脂、诃子、巴戟天、菟丝子等。③糖尿病性胃病：多以化瘀通络、益气养阴、行气导滞治之，常选用大黄、赤芍、川芎、香附、木香、人参、茯苓、槟榔片、生地、半夏等。④糖尿病性肾病：其病机多为脾肾阳虚，兼有血虚血涩，脉络不畅，治以温补脾肾、化瘀养血、益气通络，常选用黄芪、附子、白术、茯苓、赤芍、大黄、血竭、生地、牛膝、泽兰等，并用大黄、黄连、附子、半夏等煎汤灌肠。⑤糖尿病性眼病：有阴血虚损、瘀血阻络、虚热内生等证型，以六味地黄汤为主加减治疗。

3. 中成药 如糖尿乐胶囊、降糖丸、消渴丸、玉泉胶囊等。

（二）针灸治疗

1. 毫针法 上消，取肺俞、大椎、鱼际、尺泽、金津、玉液；中消，取脾俞、胃俞、中脘、足三里、内庭、曲池、合谷、丰隆；下消，取肾俞、肝俞、关元、三阴交、太溪、照海。皆用平补平泻或补法，每天1次，留针30min，10次为1疗程。并发夜盲、视网膜病变者，取承泣、四白、巨髎、三阴交、足三里、内庭，留针10min，隔日1次；并发痈疽者，取曲池、尺泽、三阴交、足三里，留针15min，隔日1次；疮口久不愈合者，取关元、气海、足三里、肾俞、脾俞，以灸法为主，每次灸20min，隔日1次。

2. 电针法 同毫针法选穴。每次选2～3穴，针刺得气后通电，密波，每次15～20min，隔日1次。

3. 耳针法 取胰（胆）、内分泌、肺、脾、胃、肾、膀胱。每次选3～4穴，施以轻、中度刺激，留针20～30min，隔日1次。或耳穴埋针，压丸。

4. 穴位注射法 取肺俞、脾俞、胃俞、三焦俞、肾俞、曲池、足三里、三阴交。药物：复方当归注射液、红花注射液或小剂量胰岛素。每次选2～3穴，每穴注射0.5～2ml，隔日1次，10次为1疗程。

（三）推拿治疗

一般可推脊柱两侧，并由上而下摩擦背部，揉背部腧穴，捏捻脚趾。并发眼疾者，可按、推、摩上丹田，点按双眼内眦部，轻揉上、下眼睑。有条件作自我按摩者，可嘱其经常按摩承浆、中脘、关元、期门及肾俞。每穴按摩18～36次，并配合腹式呼吸。

（四）气功及传统体育康复法

1. 气功 分别选练内养功或太极气功，并可配合做放松功、强壮功。每天做1～3次，每次15～30min。以晨起、午后二时或夜间为宜。姿势取卧式或坐式，以腹式呼吸为主。

2. 传统体育 以练太极拳或八段锦为主，每天2次。

（五）药膳疗法

1. 瓜粉羹 冬瓜200g、鲜天花粉200g。先将冬瓜刮去皮，去籽切成片；将天花粉洗净，削去皮，切成片，一起用水煮熟，加入调味品，盛出即可。佐餐食。用于糖尿病之见烦渴多饮者。

2. 山药饼 山药粉 100g、面粉 100g、鸡蛋 1 个。先将山药粉与面粉用水调和，打入鸡蛋，调入甜叶菊糖（不含糖），做成圆饼状，上笼蒸 20min，盛出即可。佐餐食。用于糖尿病之多食善饥者。

3. 蒜酱拌田螺 大蒜 10g、芝麻酱 50g、大田螺 500g。先将大蒜剁成茸状，将田螺用清水养去泥沙，入沸水中烫熟，挑出田螺肉，切片盛盘，拌入蒜茸、芝麻酱及食盐等调味品即可。

4. 枸杞山药炖白鸽 枸杞子 30g、山药 50g、白鸽 1 只。先将白鸽洗净，鸽腹内放入枸杞子、山药片，置于砂锅内，加入清汤、姜、葱及食盐，隔水炖 2h，盛出即可。佐餐食。用于糖尿病之饮水无度、小便无度者。

5. 淡菜海参炖猪胰 淡菜 100g、海参 50g、猪胰 1 具。先将猪胰洗净切片，将海参浸泡发透切片，将淡菜用清水浸泡 30min，洗净，放砂锅内用水煮 10min，再入海参片与猪胰片，用小火炖热，加入姜、葱、食盐及调味品，盛出即可。佐餐食。

6. 参芡炖老鸭 沙参 30g、玉竹 30g、芡实 50g、老鸭 1 只。先将鸭子洗净，在沸水中氽过，切成块，再入油锅内炸干水分，与沙参、玉竹、芡实一起放入砂锅，加入葱、姜及调味品，先用大火煮沸，再用小火炖 2h，至鸭肉酥烂，盛出即可。佐餐食。用于糖尿病之尿频量多者。

7. 清蒸虫草玉竹鸽 冬虫夏草 3g、玉竹 30g、鸽子 2 只。先将冬虫夏草与玉竹用清水洗净，将鸽子洗净，在沸水中氽过，放入蒸锅内，鸽面上放冬虫夏草、玉竹及葱、姜、香菇、调味品，加入清汤，隔水蒸 2h，至鸽肉酥烂，盛出即可。佐餐食。用于糖尿病之尿频量多者。

六、康复注意事项

1. 重视对糖尿病患者及家属的健康教育。

2. 重视饮食疗法和运动疗法指导：包括目的、意义、具体方法及注意事项。

3. 建立糖尿病日记，记录每天饮食、运动、精神状况和胰岛素注射、血糖、尿糖等情况。

4. 鼓励患者正确认识疾病，树立战胜疾病的信心。

第二节 肥胖症的康复

一、概述

(一) 定义及流行病学

肥胖症 (obesity) 是指由于机体摄入热量长期多于消耗热量，从而导致体内脂肪积聚过多，体重增加的病证。目前认为，当一个人的体重超过理想体重的 20% 以上，或体重质量指数 (体重与身高之比，BMI) $>24kg/m^2$ (国外以男性大于 $27kg/m^2$、女性 $>25kg/m^2$ 为指标)，即定为肥胖症。2001 年 6 月在北京召开的 "中国人群肥胖与疾病研讨会"，将体重质量指数 >24 定为超重，>28 定为肥胖；男性正常腰围应在 85cm 以内，女性腰围应在 80cm 以内，否则也算肥胖。

肥胖已成为危害人类健康的世界性问题之一。据世界卫生组织统计，全球目前有 10 亿人超重，2.5 亿人患肥胖症，占全球人口的 7%。预计到 2025 年，肥胖症患者将是 1995 年的两倍。亚洲国家肥胖问题最严重的是日本、韩国和中国，现在我国的肥胖者已经超过 7000 万。

(二) 病因

肥胖症可分为单纯性肥胖和继发性肥胖两类，前者被认为是无明显原因可寻者，后者指继发于其他疾病 (如丘脑 - 垂体的肿瘤、内分泌疾病、营养失调等) 者。单纯性肥胖与以下因素有关：

1. 热量摄入过多、消耗减少 肥胖的出现通常是在一个人的能量摄入超过了能量消耗时出现，摄入过多主要由于食欲亢进，消耗减少则由于活动减少。

2. 遗传因素 大约有 1/3 左右的人与父母肥胖有关。调查发现：双亲体重正常，其子女肥胖发生率为 10%；双亲中一人肥胖，其子女肥胖发生率为 50%；双亲均肥胖，其子女肥胖发生率高达 70%。

3. 情绪因素 许多研究证明：心理应激和各种消极的情绪反应，如焦虑、恐惧、愤怒、忧郁等，也能促进人们对某种食物的强烈食欲。

4. 饮食习惯 欧洲人过多食肉及奶油，游牧民族大量食肉等都可以导致肥胖。

5. 内分泌因素 肥胖常与高胰岛素血症并存，高胰岛素血症性肥胖者的胰岛素释放量约为正常人的 3 倍。除此之外，肾上腺皮质功能亢进、甲状腺功能低下等也与肥胖密切相关。

（三）临床表现与诊断

1. 临床表现 肥胖症的临床表现随不同病因而异，继发性肥胖者除肥胖外，具有原发病症状。

（1）脂肪堆积：男性脂肪分布以颈项部、躯干部和头部为主，而女性则以下腹部、大腿及臀部为主。

（2）肺泡低换气综合征：患者因胸腹部脂肪较多，腹壁增厚，横膈抬高，使呼吸运动受限，换气困难，常导致 CO_2 潴留，患者可发生肺动脉高压、心衰和睡眠呼吸暂停综合征。

（3）心血管系统综合征：肥胖者常伴有高血压、动脉粥样硬化，加重心脏负担，同时心肌内外有脂肪沉着，更易引起心肌劳损，以致左心扩大与左心衰竭。

（4）代谢紊乱：常合并高脂血症及高胰岛素血症（胰岛素抵抗），成为动脉粥样硬化、冠心病、胆石症等病的基础。

（5）消化系统综合征：食欲亢进，善饥多食，便秘腹胀较常见。肥胖者可有不同程度的肝脂肪变性而肿大，伴胆石症者有慢性消化不良。

（6）心理表现：肥胖者常常存在着悲观、焦虑、抑郁、负疚感等不良心态，这些心理负担常可表现为某些躯体症状，如头痛、腹痛、失眠等。

（7）其他：肥胖者嘌呤代谢异常，血尿酸增加，使痛风发病率明显增高。

2. 诊断 依据体重质量指数（BMI）、腰围与臀围比，以及通过视诊观察身体外形，可确定肥胖。

（1）BMI $< 35 \text{kg/m}^2$ 的轻、中度肥胖者，伴有合并症时，均诊断为肥胖症。

（2）BMI $> 35 \text{kg/m}^2$，或内脏性肥胖（高危肥胖者），就诊时虽未出现脏器损害，但预计不久将出现并发症者，也诊断为肥胖症。

二、康复问题

肥胖是一种慢性疾病状态，是诱发多种严重疾病的危险因素。大量临床实验证实，肥胖至少会影响到人体九个系统或脏器病变，如高脂血症、Ⅱ型糖尿病、高血压、冠心病、骨关节病、不孕症、睡眠呼吸暂停综合征、胆结石、肿瘤及抑郁症等。常见的康复问题有：

1. 代谢异常 主要表现为糖尿病和血脂异常，其原因主要是能量物质摄入过多而运动不足。

2. 心血管功能障碍 高血压、冠心病、体重增加以及运动减少，均可引起循环系统功能降低。

3. 呼吸功能障碍 肥胖患者颈部脂肪堆积，阻塞气流可引起阻塞性睡眠呼吸暂停综合征，加之肥胖使得胸壁顺应性减低，肺泡通气不足，肺泡通气血流比值降低，气体交换不足，引起缺氧。

4. 骨关节炎 肥胖不仅导致关节负重增加，也可引起姿势、步态的改变，常引起膝关节炎，多呈膝内翻畸形。

5. 运动耐力降低 由于体重增加、缺乏运动、心肺功能减退等因素常导致患者全身运动耐力减退。

6. ADL 障碍 上述肥胖的并发症常影响患者的日常生活活动和工作学习。

7. 心理障碍 肥胖患者常因其体形、外观、性功能障碍等因素而出现抑郁、自卑、饮食行为异常等心理障碍。

三、康复评定

（一）肥胖的判定

1. 体重测定 根据标准体重值及脂肪层所占的百分比，可将肥胖分为轻度、中度和重度。

标准体重（kg）＝［身高（cm）－100］×0.9

肥胖度（%）＝（实际体重－标准体重）÷标准体重×100%

肥胖度 >20% 为轻度肥胖；>30% 为中度肥胖；>40% 为重度肥胖。

2. 体质指数 又称体重质量指数，简称 BMI，是衡量人群肥胖水平常用的标准。WHO 将 BMI≥25 规定为超重，BMI≥30 规定为肥胖，分类方法见表 21-3。

表 21-3   **BMI 的体重分类（成人）**

体重分类	BMI	发生肥胖及相关疾病的危险
体重过低	<18.5	低（但发生其他临床问题的危险增加）
正常范围	18.5~24.99	一般
体重超重	≥25	
肥胖前期	25~29.99	增加
I 级肥胖	30~34.99	中度增加
II 级肥胖	35~39.99	重度增加
III 级肥胖	≥40	极度增加

BMI＝体重（kg）/［身高（m）］^{2}，国内标准 >28 为肥胖，国外多采用 >

30 为肥胖，其中 30~34.9 为I级肥胖，35~39.9 为II级肥胖，≥40 为III级肥胖。

3. 腰围与臀围比　腰围是反映脂肪总量和脂肪分布的综合指标，测量方法是：被测者直立，双足分开 25~30cm，从肋下缘与髂前上棘连线中点的水平位置进行测量，皮尺要紧贴皮肤，但不能压迫软组织，在正常呼气末测量，读数准确到 0.1cm。肥胖可以分为苹果形肥胖和梨形肥胖两种，男性腰围 >85cm，女性腰围 >80cm 为苹果形肥胖。臀围是水平测量臀部最大的周径。腰臀比（WHR）男性超过 0.90，女性超过 0.85，则考虑为苹果形肥胖，又称腹部型肥胖。患者患冠心病、脂肪肝和糖尿病的危险性要比梨形肥胖大得多。梨形肥胖者的脂肪主要沉积在臀部以及大腿部。

（二）儿童肥胖标准

正常范围为标准体重 100%±10%，轻度肥胖 <120%~130%，中度肥胖 <130%~150%，重度肥胖在 150% 以上。

四、康复治疗

（一）康复治疗目标

1. 控制饮食，加强运动锻炼，降低体重，纠正代谢紊乱。
2. 指导呼吸训练，改善缺氧症状。
3. 采用作业疗法，提高患者 ADL 能力。
4. 注意保护负重关节，避免损伤。
5. 做好心理治疗，帮助患者树立康复治疗的信心。

（二）康复治疗原则

1. 控制饮食，减少能量物质的摄入。
2. 运动锻炼，增加能量的消耗，使机体持续地保持能量的负平衡状态，促进脂肪的分解。
3. 纠正不良的饮食行为和生活习惯，使患者能在体重减轻到理想状态后防止反弹。
4. 根据患者的病情适当选择药物或手术，以增加减肥的效果。

（三）康复治疗方法

1. 饮食疗法　是通过限制能量摄入，动员体内储存能量的释放，减少体内脂肪，减轻体重的方法。

（1）饮食治疗原则

1）控制总热量：长期控制能量的摄入和增加能量的消耗是肥胖症的基础治疗，应对原有的不良生活和饮食习惯进行彻底改变。膳食中应根据患者的年龄、体重、活动量，按照能量的负平衡的原则，控制摄入饮食的总热量，使长期多余的能量被消耗，直到体重恢复到正常水平。对能量的控制要循序渐进，逐步降低体重，如成年轻度肥胖者，按每月减轻体重 0.5kg ~ 1.0kg 为宜，中度肥胖者每周减轻体重 0.5 ~ 1.0kg。

2）营养平衡：合理安排蛋白质、脂肪和碳水化合物，保证无机盐和维生素的充足供应。①适量供给蛋白质：控制在总热量的 20% ~ 30%，即每千克体重 1g 左右。②限制脂肪摄入量：脂肪产热能最多，是碳水化合物的 2 倍，限制过多脂肪，应占总热能的 25% ~ 30% 以下。③限制糖类摄入量：以占总热量的 40% ~ 55% 为宜，尤其应控制单糖食物如蔗糖、麦芽糖、果糖、蜜饯及甜点心等，因为这类食物容易引起脂肪沉积。④鼓励患者多摄入新鲜蔬菜和低糖水果。

（2）饮食治疗的方法：常用的饮食治疗方法有饮食限制疗法、低热量疗法、超低热量疗法以及绝食疗法。

1）饮食限制疗法：适用于超重或轻度肥胖者。总热量控制在每天 1200 ~ 1800kcal，可采用高蛋白（40% ~ 50%）、低脂肪（20%）、低糖类（20% ~ 25%）饮食，也可以是高糖类、低蛋白（35g/d）、低脂肪（10%）的饮食。前一方案有生酮作用，使机体脱水造成体重下降的假象。后一方案强调食用水果、蔬菜、谷类，是医院较多采用的饮食方案。

2）低热量饮食疗法（LCD）：适用于中度肥胖的患者。总热量控制在每天 600 ~ 1200kcal，饮食设计中适当提高蛋白质的比例（25%），每天 60g，并给予高生物价蛋白质，糖类占 20%，脂肪占 20%，这种饮食可保证常量元素和微量元素的供给。此疗法具有抗生酮作用，可在较长时间内达到减重效果，患者较易接受。

3）超低热量饮食疗法（VLCD）：是一种快速减肥的饮食控制方法，仅适用于重度肥胖及采用 LCD 法加运动治疗无效的肥胖患者。总热量控制在每天 600kcal 以下，选择蛋白质 25 ~ 100g，糖类 30 ~ 80g，脂肪 3g 以下的液状食物。此种疗法初期效果好，以后逐渐减缓，停止后可发生反弹，配合行为治疗可以维持减肥的疗效。VLCD 引起组织蛋白分解增多，可引起不良反应，因此应严格掌握适应证，严重心脑血管病变、造血功能障碍、肝肾功能障碍等不能使用此疗法。

4）绝食疗法：仅适用于重度肥胖采用 VLCD 法加运动治疗无效的肥胖患者。可分为间歇绝食疗法和完全绝食疗法。前者是指在 LCD 的基础上，每周完全禁食 24~48h，后者是连续绝食 1~2 周，禁食期间饮水不限。其缺点是不仅丢失脂肪，而且也大量丢失蛋白质，不良反应较大，因此实际应用很少。

2. 运动疗法 单纯控制饮食仅可以使轻度肥胖的患者达到减肥的目的，而长期的饮食控制可导致机体诸多不良反应而影响患者的身体健康，使减肥难以持久。近年来，运动治疗肥胖的方法越来越受到重视，运动可纠正因饮食控制所引起的不良反应，能增进心肺功能，减少心血管危险因素，增加能量消耗。

（1）运动处方

1）运动方式：选择大肌群参与的动力性、节律性有氧运动，如步行、慢跑、健身操、骑车和游泳等，其中骑车和游泳尤其适合肥胖者。配合力量性练习，在减少脂肪的同时还可以增强肌力，改善体形，方法有仰卧起坐、下蹲起立、用哑铃或拉力器锻炼等。

2）运动强度：以最大耗氧量的 50%~70% 或 60%~80% 的最大心率为宜，训练强度由低到高，逐渐增量。

3）运动时间：有氧训练每次运动时间应持续 30~60min，其中包括准备活动时间 5~10min，运动时间 20~40min，放松时间 5~10min。

4）运动频率：每周至少 3 次，5~7 次最好；如果患者情况允许，也可每天早、晚各一次。

（2）注意事项

1）运动疗法应与饮食治疗配合进行，以增强减肥的疗效。

2）靶运动前后应有充分的热身运动和放松运动，以防止心脑血管意外的发生。

3）运动要循序渐进，充分注意安全。

3. 药物治疗 当饮食及运动治疗未能奏效时，可以采用药物进行辅助治疗。减肥药分为六类：食欲抑制剂、营养吸收抑制剂、脂肪合成阻滞剂、胰岛素分泌抑制剂、代谢刺激剂和脂肪细胞增殖抑制剂。

4. 外科治疗 吸脂术是新兴起的一项减肥技术，它利用负压吸引器连接特制的金属管在皮下脂肪层反复抽吸，去除皮下堆积的脂肪。吸脂术具有出血少、操作简单、脂肪吸出率高的优点，但只适合于局部皮下脂肪堆积的轻、中度肥胖者。超声碎脂术是利用超声波将皮下脂肪乳化，再用负压吸引器将乳化液吸除，吸脂效果更佳。

五、中医康复治疗

（一）针灸治疗

1. 毫针法 以祛湿化痰、通经活络为治则，主穴选曲池、天枢、阴陵泉、丰隆、带脉、三阴交、太冲。配穴：腹部肥胖者，加归来、下脘、中极；便秘者，加支沟、天枢。毫针泻法。

2. 耳针法 选胃、内分泌、三焦、脾。毫针刺或用王不留行籽贴压，每次餐前 30min 压耳穴 3～5min，有灼热感为宜。

（二）中药治疗

辨证施治：①痰湿壅阻型：治宜化痰渗湿，药用陈皮 10g、法半夏 10g、茯苓 15g、苍术 10g、泽泻 15g、莱菔子 15g；②胃热滞脾型：治宜清泄胃热、通腑化浊，药用生大黄 5g、枳实 9g、泽泻 15g、山栀 10g、泽兰 12g、生山楂 30g、朴硝（冲）6g、白蒺藜 12g；③脾虚湿阻型：治宜健脾益气化湿，以参苓白术散加减，药用人参（另煎）10g、苍术 10g、白术 10g、猪苓 12g、茯苓 12g、泽泻 15g、厚朴 10g、薏苡仁 10g、砂仁（后下）3g、石菖蒲 10g；④气滞血瘀型：治宜疏肝理气、活血化瘀，以柴胡疏肝散加减，药用柴胡 10g、枳实 15g、赤芍 10g、白芍 10g、川芎 12g、石决明 15g、生山楂 30g、紫丹参 20g、桃仁 10g。⑤疏肝消肥汤：柴胡 12g、枳实 12g、当归 12g、香附 12g、郁金 12g、泽泻 12g、丹参 30g、生山楂 50g、荷叶 10g、水蛭 6g、大黄 6g，随证加减治疗，总有效率 88%。

第三节 骨质疏松症的康复

一、概述

（一）定义及流行病学

骨质疏松症（osteoporosis，OP）是指以人体代谢异常所导致的骨量减少，骨组织微细结构破坏，骨脆性增高及易发生骨折为特征的全身性疾病。

骨质疏松症的发病情况与地区环境、食物结构、营养水平以及种族有关，并且随着年龄的增长而增加。目前全世界已有 2 亿多人患有骨质疏松症，其中绝经后妇女和 65 岁以上的老年人占多数。我国流行病学调查报告，60 岁以上的男性发病率约为 10%，女性约 40% 左右，为男性的 3～5 倍。随着人口的逐渐老龄化，骨质疏松症目前已成为越来越严重的公共性健康问题。

（二）病因及病理

骨质疏松症主要可分为原发性骨质疏松症和继发性骨质疏松症两大类。前者由于妇女绝经后或老年人骨组织的病理生理变化所致；后者可见于各种年龄，由某些原因和疾病引起。常见致病因素有：

1. 内分泌紊乱　与体内激素（雌激素和雄激素）、降钙素、甲状旁腺素等调节紊乱而导致骨代谢的异常有关。

2. 营养不良　主要与钙的供给不足（食物缺钙）或钙的摄入受限（小肠对钙的吸收不良），微量元素以及维生素类缺乏有关。

3. 不良嗜好　吸烟可降低雌激素水平，影响钙吸收；酗酒可损害肝脏，不利于维生素 D 在肝内活化而影响钙的吸收。

4. 缺乏日光照射　日光照射不足，使体内 7 - 脱氢胆固醇转化成维生素 D_3 的数量减少，可影响人体对钙的吸收。

5. 其他因素

（1）骨密度峰值：20～39 岁时骨密度达到最高值，称为骨密度峰值。如骨密度峰值降低易发生骨质疏松。

（2）性别和年龄：女性较男性容易发生，尤其是绝经期女性。

（3）家族史：阳性家族史者较阴性家族史发病率明显增高。

（4）运动缺乏：运动缺乏对骨强度的影响非常大，甚至超过了与骨代谢相关的激素、钙、维生素 D 的影响。

骨质疏松症的病理变化主要是患者全身性、进行性的骨组织减少，骨的微细结构退化，表现为骨小梁变细、变稀，骨强度下降。

（三）临床表现与诊断

1. 症状　主要表现为疼痛、身长缩短、驼背、骨折等。

（1）疼痛：以腰背疼痛是最常见的症状，其次为肩背部和四肢疼痛。疼痛性质有酸痛、剧痛等，常在清晨睡醒时加重，或者在长时间保持固定体位时出现疼痛，而在活动后疼痛缓解。

（2）身长缩短、驼背：由于椎体内部骨小梁萎缩，数量减少，导致椎体缩短，出现驼背，一般女性到 65 岁时平均身高缩短 4cm，75 岁时缩短 7cm。

（3）骨折：由于骨脆性增加，在受到轻微外力或无外力的情况下均可发生骨折，骨折好发于脊柱、股骨近端、桡骨远端等。此时疼痛较为剧烈和持久，且多局限在发生骨折的部位。

2. 体征　在身材矮小的妇女中常可见到不同程度的驼背，常为保护性体位所致，没有其他明确的体征。如发生了压缩性骨折，则在相应的椎体局部出现明显的压痛。两侧腰肌或臀部亦可出现压痛。

3. 检查方法

（1）X线检查：观察椎体的影像学改变，可根据骨骼密度、骨皮质厚度、骨小梁的粗细及数量等来判断。根据程度不同和X线表现可将骨质疏松分为轻、中、重3种。轻度骨质疏松表现为骨密度轻度降低，骨小梁变细、中断，骨皮质轻度变薄或无明显改变；中度骨质疏松表现为骨密度降低，骨小梁变细或部分缺失，骨皮质变薄；重度骨质疏松表现为骨密度明显降低，骨皮质变薄，骨小梁稀少，髓腔扩大，可合并有骨折。

（2）双能X线骨密度检测：双能X线检测是目前骨质疏松症诊断的金标准，能快速准确地测定全身骨矿物质的含量，并对检测结果做出自动定量分析。具有精确度高，辐射量少，稳定性大等优点。

（3）定量CT法（QCT）：可以分别测量松质骨和皮质骨的三维检测方法，可对骨小梁结构的改变进行观察。其缺点是受检者接受X射线量较多。

（4）超声诊断法：利用超声波在不同介质中的传播速度及其衰减系数的差异，用以测定骨密度和强度，它不仅可以早期显示骨量的变化，而且在估计骨折的危险性方面具有独特的优势。

（5）临床生化检查：目前临床上采用的生化指标主要有血清钙、磷和碱性磷酸酶等。骨质疏松患者血清中的骨碱性磷酸酶水平显著增高、血清钙和血清磷含量下降。

4. 诊断标准

骨质疏松症的诊断应结合患者的性别、年龄、是否绝经、有无家族史、临床表现、影像学及临床生化检查等多项指标进行综合分析（见表21-4）。

表21-4　　　　　　　　　　骨质疏松症综合分析评定指数

指标	诊断指数	评分	指标	诊断指数	评分
骨量减少	低1个标准差	2	临床表现	腰背部等症状	1
	低2个标准差	3	血 Ca、P、AKP	正常	0
骨折	脊椎	2		1项异常	1
	股骨上部	3		2项以上异常	2
	桡骨	2	诊断标准	无骨质疏松症	<4
年龄	女 >56 岁	1		可疑	5
	>70 岁	2		I度	6
	男 >72 岁	1		II度	7
	>88 岁	2		III度	8

二、康复问题

1. 运动障碍

骨质疏松所引起的疼痛常常影响患者的活动，从而导致肌肉萎缩、关节运动障碍等。

2. ADL 能力受限 疼痛、运动障碍极易发生损伤，常常影响患者的日常生活、工作及学习。

3. 易发生骨折 骨质疏松的患者常常受到轻度损伤或未受损伤时导致骨折，给患者生活带来极大不便和痛苦。

三、康复评定

（一）临床评定

1. 骨痛分级评定 可以用目测类比定级法，让患者根据自己感受疼痛的程度在线段上画出位置，进行测量。

2. 腰背叩/压痛评定法 0 分为无叩/压痛；1 分为轻叩/压痛；2 分为明显叩/压痛；3 分为重度叩/压痛（叩/压痛时出现退缩反应）。

（二）ADL 能力评定

可采用 Barthel 法评定，详见第三章第八节。

四、康复治疗

（一）康复治疗目标

1. 近期目标 缓解或控制疼痛；改善患者生活质量；抑制过快的骨吸收，减少骨量丢失；降低骨折发生率。

2. 远期目标 改善骨质量，增加骨小梁；防治废用综合征；减低骨丢失，控制骨质疏松引起的骨痛。

（二）康复治疗原则

骨质疏松症治疗收效很慢，因此，要特别强调系统性的预防和康复治疗，其治疗原则是：①早诊断，早治疗；②补钙为主，止痛为辅；③物理治疗为主，药物治疗为辅；④长期运动治疗与饮食营养相结合。

（三）康复治疗方法

1. 运动治疗 运动治疗、补钙与饮食调节并称为防止骨质疏松三大措施。运动治疗具有促进性激素分泌，促进钙吸收，增加骨皮质血流量，促进骨形成的作用。同时还可以纠正患者驼背畸形，防止或减少由于肌力不足而导致的容易跌倒，改善症状，增强全身体力，提高生活质量。

（1）增强肌力练习：增强肌力可以保护关节免受损伤，从而避免骨折的发生。常用方法有等张抗阻训练，如举哑铃、沙袋等重物，或使用专门的肌力训练器械和利用自身体重作为负荷练习等。四肢肌力练习还可采用肌肉等长训练；腰背部肌肉可以采用等张、等长练习，如在俯卧位下进行上胸部离床的抬高上体练习，以及髋部离床的抬高下体练习。

（2）纠正畸形的练习：骨质疏松症患者常出现驼背畸形，使身材明显变矮。纠正的方法是作背伸肌肌力练习，同时对屈肌群进行牵张练习，如扩胸、牵张上肢、腹肌和下肢肌群。训练时应注意循序渐进，一次不应牵张次数过多、时间过长，以免发生损伤。此外，在日常生活中注意保持正确的姿势。

（3）防止跌倒：跌倒是引起骨折的最常见原因。防止跌倒的方法除了多作增强下肢肌力的练习外，还宜进行脊椎灵活性练习和增强平衡协调性的练习。若出现骨折时，可针对骨折进行相应的训练。还应当进行增强全身健康状态的训练，通常采取有氧训练法，以提高整体健康水平。

（4）关节活动度练习：应鼓励患者进行主动的关节活动练习；对于昏迷、截瘫、偏瘫、神经损伤等患者，须进行被动的关节活动训练，以防止关节挛缩和骨质疏松。

2. 理疗　疼痛是骨质疏松的主要症状，对大部分老年患者非甾体类抗炎药不能长期使用，理疗就成为缓解骨质疏松所引起的慢性疼痛的首选方法。此外，理疗还具有减少组织粘连，改善局部血液循环，促进骨折愈合，促进钙磷沉着，增强肌力，防止肌肉萎缩的作用。常用方法有：超短波、微波、红外线、磁疗、超声波及人工紫外线等疗法。

3. 饮食补钙　补钙应该以饮食补充为主，如增加乳制品的摄入，建议每天至少饮用 500ml 鲜牛奶，另外要多食用含钙量高的食品，如鱼、虾、豆制品等。如果食物中的钙摄入不足或骨质疏松较重，可直接补充钙剂，最好选择酸性钙。

4. 使用支具、腰围　在治疗中配戴合适的腰围、支具可以缓解疼痛，矫正姿势，预防骨折。如弹性腰围，既可以限制脊柱的过度伸屈，又可以起到预防椎体发生压缩性骨折的作用。

5. 药物治疗　一般可分为骨吸收抑制剂和骨形成促进剂两大类。常用的药物有：钙剂、二磷酸盐、降钙素、活性维生素 D 制剂、维生素 K_2 制剂、雌激素、异黄酮类。

五、中医康复治疗

（一）中药治疗

1. 原发性骨质疏松症治疗　①从肾论治：从"肾主骨，生髓"的理论出发，补益肾精、调理阴阳，肾阴不足者，则滋补肾阴、益精养骨；肾阳不足者，则补肾壮阳、强筋健骨；阴阳两虚者，则补肾益精、阴阳并调。常用方有右归丸、左归丸、六味地黄汤等。②脾肾同治：补肾健脾：坚骨汤，熟地黄、淫羊藿、巴戟天、肉苁蓉、骨碎补、杜仲、菟丝子、黄芪、炒白术、茯苓、丹参、鸡血藤、制附片等。③活血养血：肾虚脾虚致瘀，瘀血阻络者：骨康方。补骨脂、淫羊藿、黄芪、肉苁蓉、丹参等。

2. 绝经期骨质疏松症治疗　基本方为补肾壮骨汤。药用鹿角胶、当归、熟地黄、仙茅、淫羊藿、知母、黄柏、龙骨、牡蛎。肾精亏损型：基本方加巴戟天、菟丝子、覆盆子、莲须，以大补肝肾，益精壮骨；肾寒血瘀型：基本方加三棱、莪术、制川乌、牛膝，以补肾活血，祛瘀散寒；肾热骨痿型：基本方加龟板、鳖甲、女贞子、山茱萸，以滋阴清热，生髓壮骨；肾衰骨折型：基本方加血竭、川续断、狗脊、骨碎补，以补肾壮骨，续断生新。

（二）针灸治疗

1. 毫针法　以补肾、健脾、养骨增髓、祛瘀生新为治则，穴位选取足三里、肾俞、脾俞、关元、太溪、三阴交、大椎、命门、悬钟、气海、腰阳关等。毫针补法。气虚、阳虚加用灸法。

2. 耳针法　选子宫、肾、内分泌、卵巢、脾、胃等穴，毫针刺，或用王不留行籽贴压。

（三）推拿治疗

针对患者腰背酸痛、两膝酸软的症状，可行推背揉膝法。让患者俯卧，医生在脊椎两侧用拇指平推或用指揉法，由上及下反复数次，然后在同部位行滚法多遍，直至患者感到酸胀；其次对膝部行揉、搓等手法，局部发热后再缓慢活动膝关节。此外，还可推按有关穴位，如足三里、三阴交、中脘、身柱、筋缩、脊中、悬枢、命门、腰阳关、肾俞、志室、膝眼、犊鼻、阴陵泉、委中等穴。一般用一指禅推法，并着重推肾俞、志室、足三里、命门、委中等穴。长期腰痛者，亦可让患者以两手经常自摩肾俞、命门穴等。

（四）气功及传统体育康复法

1. 气功　食玉泉法，即口中唾液，食法以舌舔上腭，漱口中唾液，使其渐盈满口，灌至舌根，然后分 3 次咽下，如此 3 遍（咽 9 次）。吞津的时间宜在早晨未起床时，也有主张一日一夜吞 7 次，或配合咀嚼新鲜芡实及在导引过程中服食者。食玉泉法，为古人所重视。

2. 传统体育疗法　①五禽戏：对本病较为适合。当以外功型为主，即主要模仿"五禽"动作，着重练"外"。根据体质和病情，可练整套五禽戏，亦可选练某一式。运动量的掌握以身体微微出汗为宜，每天练 2 ~ 3 次，每次约 20min。若病情较重者，可由人搀扶进行锻炼。长久坚持可使关节灵活，肌肉丰满。②洗髓易筋法：本法是站立练功，若能在练习之前跑步 10min，则更有效。根据不同情况，可练整套十二式或选练某几式，运动量可通过逐渐增加每式动作的重复次数来调节。其中以摘星换斗、倒拖九牛尾、九鬼拔马刀、三盘落地、饿虎扑食、打躬等几式对本病作用较为明显。③太极拳可先练单个动作，逐渐过渡到练习全套动作。

六、康复注意事项

1. 积极治疗原发病（肾病、甲亢、糖尿病），慎重使用激素。

2. 改变不良嗜好，加强运动锻炼。

3. 多做户外活动，促使人体接受日光照射，更多吸收维生素 D。

4. 注意平衡膳食，合理调整营养。

5. 对具有骨折潜在危险的人群（如绝经后妇女、老年人）可给予药物防治。

6. 运动疗法应有计划地循序渐进，注意不要超过患者的耐受量，禁止选用负重训练。

第二十二章

癌症的康复

第一节　概　述

一、定义及流行病学

癌症是一组以不受控制的异常细胞生长和扩散为特征的疾病。据 WHO 统计，全世界现有癌症患者约 1400 万，每年新发癌症病例 700 万。我国癌症发病率约为 100/10 万以上，且呈逐年上升趋势。癌症发病率高、病死率高、致残率高，是危害人类生命和健康的严重疾病。癌症已跃居城市居民死因的第一位，农村居民死因的第二位。

二、病因及病理

癌症的病因尚未完全清楚。据估计约 80% 以上的癌症与环境因素有关。同时机体的内在因素在癌症的发生、发展中也起重要作用。致癌过程是机体内外因素长期共同作用的结果。

（一）外界因素

1. 化学因素　动物实验证明的致癌性化学物质已达 1000 多种，如亚硝酸类可致消化道癌，多环芳香烃类可引起皮肤癌和肺癌，其他还有烷化剂、氨基偶氮类、真菌毒素、植物毒素及镍、铬、砷等金属均可致癌。

2. 物理因素　电离辐射、紫外线可引起皮肤癌。

3. 生物因素　某些病毒与癌症有关，如 EB 病毒与鼻咽癌有关，乙型肝炎病毒与肝癌有关。

（二）内在因素

1. 遗传因素　癌症具有遗传倾向性，即遗传易感性，如乳腺癌、胃癌等。

2. 内分泌因素　如雌激素和催乳素与乳腺癌有关，雌激素与子宫内膜癌也有关。

3. 免疫因素　先天或后天免疫缺陷者易发生癌症，如艾滋病患者易患癌症。

4. 胚胎残存组织　残存的胚胎细胞在某种因素作用下可发展成肿瘤，如畸胎瘤、胚胎癌。

（三）病理

良性肿瘤为膨胀性生长，与原有组织的形态相似，分化成熟，异型性小，无病理核分裂；恶性肿瘤为滋润性生长，与原有组织的形态差别大，分化程度低，异型性大，可见病理性核分裂。根据肿瘤细胞的分化程度，在病理学上以四级法或三级法确定其恶性程度。

1. 四级法　Ⅰ级：未分化癌细胞占 0～25%；Ⅱ级：未分化癌细胞占 25%～50%；Ⅲ级：未分化癌细胞占 50%～70%；Ⅳ级：未分化癌细胞占 75%～100%。

2. 三级法　分为高度分化，中度分化和低度分化。

三、临床表现与诊断

癌症的临床症状取决于肿瘤发生的组织、所在部位以及发展程度。

（一）局部症状

1. 肿块　部位较浅者易发现，可单发或多发，其硬度、移动度及有无包膜可因肿瘤性质不同而表现不同。

2. 疼痛　早期不明显，中晚期由于肿瘤生长、破溃等刺激或压迫神经末梢，可出现隐痛或放射痛，尤以夜间明显。根据疼痛原因分为肿瘤压迫性疼痛、肿瘤浸润性疼痛和肿瘤治疗损伤性疼痛。

3. 破溃、出血　若肿瘤生长过快，血供不足，可继发感染而发生溃烂、出血。如肺癌可并发咯血；子宫颈癌可有血性分泌物或阴道出血。

4. 远处转移　多为晚期癌症，并出现相应的转移症状。

5. 梗阻　空腔脏器肿瘤可导致阻塞，如胃癌伴幽门梗阻可致呕吐，支气管癌可致肺不张。

（二）全身症状

癌症早期多无明显的全身症状，中、晚期可出现不明原因的贫血、低热、消瘦、乏力等，甚至出现全身衰竭的表现，如恶病质。

（三）实验室及影像学检查

1. 实验室检查　包括常规化验、血清学检查、免疫学检查、血清肿瘤标志物检测及基因诊断等。

2. 影像学检查　包括 X 线检查、电子计算机断层扫描（CT）、超声显像、放射性核素显像、核磁共振成像（MRI）等。必要时行穿刺或手术切取病变组织，进行病理形态学检查。

（四）诊断

结合病史、体检及各种实验室、影像学检查的综合诊断，可以确诊。

第二节　康复问题

癌症导致的功能障碍表现在以下几方面：

一、原发性功能障碍

由于癌症对组织的压迫，病灶周围可产生水肿及出血，由此而导致功能障碍。例如骨肉瘤导致疼痛和骨关节破坏，使患者的行走或肢体活动显著受限；脊髓肿瘤导致下肢瘫痪；颅内肿瘤导致运动、感觉及认知等功能障碍。

二、继发性功能障碍

癌症压迫除直接引起原发性功能障碍外，还可影响到身体其他部位功能，例如小脑肿瘤导致共济失调；骨肉瘤导致患侧肢体活动受限，肌肉萎缩和肌力减退；长期不运动会引起疼痛、压疮、肺部感染、泌尿系感染、关节挛缩、血栓性静脉炎及性功能障碍等。

三、治疗的不良效应所致功能障碍

主要指手术、放射治疗和药物治疗所产生的不良反应。例如乳腺癌手术后的肩关节活动障碍；鼻咽癌放射治疗导致下颌关节功能障碍；化疗所致的黏膜炎、神经毒性作用和心肺毒性作用等。

四、心理障碍

癌症患者由于恐惧、愤怒、沮丧等心理问题，不仅加重症状，并且影响患者日常生活活动和治疗的信心。

第三节　康复评定

一、残疾评定

根据 Raven 的分类法，将癌症残疾分为以下四类：

第一类：肿瘤已控制，无残疾。

第二类：肿瘤已控制，但遗留因治疗引起的残疾。包括：

1. 器官的截断或切除　如截肢、乳房切除、子宫切除等。

2. 器官切开或术后缺损　如结肠造口、气管切开、面颌根治术后缺损、软组织术后缺损等。

3. 腺体切除后的内分泌替代　如甲状腺切除、肾上腺切除、卵巢切除、垂体切除等。

4. 心理变化　心理反应、精神、信念的改变等。

第三类：肿瘤已控制，因肿瘤而出现残疾。

1. 全身性反应　营养不良、贫血、恶病质、疼痛、焦虑等。

2. 局部性残疾　软组织与骨的破坏、病理性骨折、膀胱直肠功能障碍、周围性瘫痪、偏瘫、四肢瘫等。

第四类：肿瘤未控制，因肿瘤与治疗而出现残疾。

二、心理评定

正确的心理评定是进行有效心理治疗的前提，癌症患者的心理反应过程大致可分为五个阶段。

1. 否认期　几乎所有被确诊为癌症的患者都有短暂的否认期，患者感到震惊，有的表现出极度的怀疑或否认病情诊断，有的也会出现绝望和心灰意冷。

2. 愤怒期　当否认难以维持，患者对癌症的威胁及可能带来的残疾表现出明显的忧郁，产生愤怒与敌对情绪，甚至有攻击行为。

3. 协议期　患者开始接受患病事实，能积极配合治疗，对病情抱有希望，心存幻想，希望奇迹出现。

4. 忧郁期 随着病情进展，出现并发症或难忍的疼痛时，表现出忧郁与悲哀，尤其是手术后形体外貌的缺陷和某个器官的功能障碍，可产生很强的失落感，甚至有轻生念头。

5. 接受期 晚期癌症患者身心极度虚弱，显得平静安详。

对癌症患者的情绪变化，可采用汉密尔顿焦虑量表和抑郁量表来进行评定（见表 22 - 1、22 - 2）。

表 22 - 1 　　　　　　　　　　汉密尔顿焦虑量表（HAMA）

圈出最适合患者情况的分数			
1. 焦虑心境	0 1 2 3 4	8. 躯体性焦虑：感觉系统	0 1 2 3 4
2. 紧张	0 1 2 3 4	9. 心血管系统症状	0 1 2 3 4
3. 害怕	0 1 2 3 4	10. 呼吸系统症状	0 1 2 3 4
4. 失眠	0 1 2 3 4	11. 胃肠道症状	0 1 2 3 4
5. 认知功能	0 1 2 3 4	12. 生殖泌尿系症状	0 1 2 3 4
6. 抑郁心境	0 1 2 3 4	13. 自主神经症状	0 1 2 3 4
7. 躯体性焦虑：肌肉系统	0 1 2 3 4	14. 会谈时行为表现	0 1 2 3 4

注：0　无症状；1　轻微；2　中等；3　较重；4　严重。

总分 <7 分为无焦虑；>7 分为可能有焦虑；>14 分为肯定有焦虑；>21 分为有明显焦虑；>29 为可能有严重焦虑。

表 22 - 2 　　　　　　　　　　汉密尔顿抑郁量表（HRSD）

圈出最适合病人情况的分数			
1. 抑郁情绪	0 1 2 3 4	13. 全身症状	0 1 2
2. 有罪感	0 1 2 3 4	14. 性症状	0 1 2
3. 自杀	0 1 2 3 4	15. 疑病	0 1 2 3 4
4. 入睡困难	0 1 2	16. 体重减轻	0 1 2
5. 睡眠不深	0 1 2	17. 自知力	0 1 2
6. 早醒	0 1 2	18. 日夜变化 A 早	0 1 2
		B 晚	0 1 2
7. 工作和兴趣	0 1 2 3 4	19. 人格或现实解体	0 1 2 3 4
8. 迟缓	0 1 2 3 4	20. 偏执症状	0 1 2 3 4
9. 激越	0 1 2 3 4	21. 强迫症状	0 1 2
10. 精神性焦虑	0 1 2 3 4	22. 能力减退感	0 1 2 3 4
11. 躯体性焦虑	0 1 2 3 4	23. 绝望感	0 1 2 3 4
12. 胃肠道症状	0 1 2	24. 自卑感	0 1 2 3 4

注：0　无症状；1　轻微；2　中等；3　较重；4　严重。

此表反映了疾病的严重程度，总分越高，病情越重。总分 <8 分者为无抑郁症状；>20

分者可能是轻度或中度抑郁；>35 分者可能为严重抑郁。

三、癌痛评定

（一）口述言词评分法（VRS）

根据患者主诉的疼痛性质，将疼痛程度分为四级：

0 级：无痛；

1 级（轻度疼痛）：可忍受，能正常生活，睡眠不受干扰；

2 级（中度疼痛）：疼痛明显，不能忍受，要求服用止痛剂，睡眠受到干扰；

3 级（重度疼痛）：疼痛剧烈，不能忍受，需要止痛剂，睡眠受到严重干扰。

标准：每级为 1 分，如为重度疼痛，评分为 4 分。

（二）视觉模拟评分法（VAS）

使用视觉模拟法评定疼痛。见第二十四章第六节。

（三）数字分级法（NRS）

使用数字分级法评定疼痛。见第二十四章第六节。

（四）疼痛评定及应用镇痛药评定量表

根据患者应用镇痛药的情况，将癌痛分为五级（见表 22 - 3）。

表 22 - 3　　　　　　　　　　　　癌痛评定表

级别	应用镇痛药情况
0 级	不痛
1 级	需非麻醉性镇痛药
2 级	需口服麻醉剂
3 级	需口服与（或）肌肉注射麻醉剂
4 级	需静脉注射麻醉剂

四、各系统器官功能的评定

各系统器官癌症及其致残的评定内容，根据所属的系统器官而定。

第四节　康复治疗

一、康复治疗目标

1. 预防性康复　在对癌症患者进行治疗的前、中期，尽可能减轻癌症或可能发生的残疾对患者精神上的打击，减轻功能障碍的发生。

2. 恢复性康复　完善系统康复治疗方案的制定与执行，可将患者的伤残降到最低程度，为患者重返社会与家庭创造条件。

3. 支持性康复　尽可能控制和延缓癌症的发展，预防合并症，延长生存期，提高生命质量。

4. 姑息性康复　对病情及残疾程度仍继续发展或恶化的晚期患者，尽可能给予精神上、心理上的支持与安慰，减轻或消除合并症，减轻痛苦。

二、康复治疗原则

1. 全面康复　癌症的康复治疗应包括心理康复、功能康复、体能康复、残缺功能康复、形体外貌的康复及职业适应的康复等。

2. 综合措施　应采取心理治疗、物理疗法、运动疗法、作业疗法、整形治疗、康复工程、言语矫治、营养支持疗法及康复护理等综合措施。

3. 早期开始、长期坚持　癌症一经确诊，即开始康复治疗，并在治疗的每个阶段坚持长期的康复。

4. 密切配合　癌症患者的康复治疗需要由临床科、康复科、矫形外科、康复工程部门的人员以及患者的家属亲友、工作单位、社会福利部门等共同配合。

三、适应证和禁忌证

（一）适应证

病情稳定、现存或预示会有功能障碍的癌症患者。包括癌症所涉及的脏器本身的原发性功能障碍、癌症本身及治疗所造成的继发性功能障碍者。

（二）禁忌证

病情不稳定者。

四、康复治疗方法

（一）心理治疗

由于癌症治愈率低，治疗过程中有不同程度器官系统的损害，甚至形体的缺损，一旦被确诊为癌症，患者就会表现为不同程度的恐惧、忧郁、压抑、愤怒等。医务人员要以高度的同情心与耐心，在充分了解患者心理状态的基础上，应用各种心理学方法或通过仪器及一定的训练程序，帮助患者正确认识自己的疾病，树立战胜疾病的信心，积极配合治疗，重返社会。心理治疗应针对患者不同阶段的心理变化特点，进行心理安抚。

1. 适应诊断 医护人员应针对不同患者的心理特点，使患者渐渐接受、适应癌症的诊断。多给患者以理解与关心，使其情绪稳定下来，尽早配合治疗。

2. 适应治疗 在进行某些破坏性、毁容性较大的手术（如全喉切除术、截肢术、腹壁造瘘术等）前，应使患者本人有思想准备，了解手术的必要性，以取得合作。

3. 树立信心 良好的情绪，可提高机体免疫力，进而提高疗效。医务人员可有针对性地介绍有关疾病的康复知识，使患者了解疾病的规律，克服盲目悲观情绪；也可介绍成功的康复事例，让康复成功的患者现身说法，使患者看到希望。

4. 争取家庭及社会的关心支持 心理康复工作不仅要由医务人员来进行，也应有患者家属、亲友、同事的参与，他们对患者的亲切和积极态度，会使患者产生希望和增加勇气，使之感到不是孤立无援，而是处在一种温暖、关怀和同情的人群中。

（二）癌性疼痛治疗

疼痛不仅加重癌症本身带给患者的心理负担，影响患者的生活质量，还影响机体免疫功能而促进肿瘤生长和转移，故疼痛的康复对癌症患者尤为重要。

1. 药物治疗 观察疼痛的性质、部位及持续时间，帮助癌症患者选择最有效的止痛方法，目前 WHO 推荐使用世界疼痛学会所提出的"癌性疼痛三阶段疗法"控制疼痛。第一步选用非麻醉镇痛药止痛，第二步选用弱麻醉镇痛药止痛，第三步选用强麻醉镇痛药止痛。如果选择恰当的药物、合适的剂量、适当的间隔、最佳用药途径，可使85%～90%的癌性疼痛获得满意缓解。

2. 放、化疗和激素治疗 这三种方法都是治疗癌症的方法，同时也可以用作晚期癌症止痛的一种手段。放疗、化疗用于对其敏感的肿瘤，可使肿瘤缩小，使神经受压引起的疼痛减轻。放射疗法对于骨转移的疼痛有较快、较好的止痛效果。激素疗法用于一些对激素依赖性肿瘤，如乳腺癌、前列腺癌，能起到止痛的作用。

3. 物理治疗 常用的有电疗、光疗、磁疗、热疗、冷疗、针灸、按摩、夹板固定等物理疗法。对缓解继发性疼痛有良好作用。

4. 手术止痛 在各种止痛措施无效时，可以进行神经松懈、选择性神经切断、脊神经根切断等外科手术止痛。

5. 心理治疗 疼痛本身是一种主观感觉，通过心理治疗可以适当减轻癌症疼痛。支持疗法、催眠疗法、暗示疗法、放松疗法以及生物反馈法等均为有效的辅助治疗方法。

（三）饮食疗法

癌症患者体内的癌细胞生长需要消耗大量的脂肪、蛋白质、糖类和维生素等成分，同时患者食欲不振，食物摄入困难，导致患者出现体重减轻、身体虚弱、免疫力低下，严重者出现恶病质。改善营养是抗癌治疗中的重要措施。根据癌症患者的需要制定合理的食谱，合理调配饮食中营养素，保证患者每日足够的营养摄入，增强抗病能力，延长生命。可供给充足的热量和蛋白质，维持机体氮平衡，多摄取优质蛋白质食物，如牛奶、鸡蛋、鱼类、家禽、豆制品等。对咀嚼或吞咽困难者，可采用半流质或流质饮食，或用要素饮食，必要时静脉补充营养物质。对抵抗力下降的患者，可多食用能增强机体免疫功能的食物，如香菇、蘑菇、木耳、银耳等。多食用富含维生素 A、维生素 C 和维生素 E 的食物。

（四）理疗

理疗对癌症有一定辅助治疗作用，对于一些较小的体表肿瘤有根治作用。可用于治疗癌症的方法包括加温疗法、冷冻疗法、光敏疗法、激光疗法、电化疗法、直流电抗癌药物导入、毫米波穴位治疗等。用于辅助治疗的方法，包括高温疗法、磁疗法等。

（五）运动治疗

运动训练的基本原则是较小强度、较短时间、多次重复，以不产生明显疲劳和症状加重为度。可以选择小强度的耐力和力量性训练、牵张训练及关节活动度训练。活动方式可采用渐进抗阻运动、弹力带运动、步行和医疗体操、中国传统的拳操等。训练内容应根据癌症患者机体功能障碍的情况选择。

1. 体能康复 主要适用于经过手术、放、化疗后，机体消耗较大、体能明显下降的患者，如步行、气功及保健体操等有利于患者病体的恢复和提高。

2. 术后功能康复　如乳腺癌患者术后上肢功能训练；肺癌患者术后呼吸功能训练及患侧肌力训练；喉癌患者术后的语言、吞咽功能训练等。

活动时一般要避免涉及肿瘤侵犯的部位以及手术切口。在开始恢复运动时，要注意防止直立性低血压，必要时可以用起立床过渡。对于不能下床的患者，至少要在床上进行肢体的活动，并尽可能自理个人生活活动。对于有关节活动障碍的患者，应该进行关节活动度的训练。

（六）职业康复

职业康复即对可以恢复工作的癌症患者进行必要的职业康复训练。当身体恢复到一定程度，可以通过功能锻炼和必要的辅助具的应用，以及合理的环境改造，恢复原先的工作或力所能及的工作。

五、中医康复治疗

中医历代对恶性肿瘤均有一定认识，自《内经》以来的中医文献中就有关于噎膈（即食管癌及贲门癌）、乳岩（即乳腺癌）等病证的记载，并总结出不少的治疗经验，以改善症状、带瘤生存为特点，其整体辨证的独特思路和确切的治疗效果日益受到重视；另外在防止或减轻手术、放疗、化疗副作用的发生、增强疗效等方面亦有独特的疗效，达到祛邪又不伤正的目的。

（一）中药治疗

大量研究证实，在中药治疗肿瘤的过程中充分发挥整体与辨证的特点，立足于治病求本，同时发挥患者在治疗中的主动作用，治疗以活血化瘀、清热解毒、祛痰软坚、疏肝解郁、养阴柔肝、理气消滞为主；以温肾健脾、扶正固本为辅，内治与外治、辨病与辨证相结合等，有较好的增效解毒作用，尤其在改善患者生存质量、延长晚期患者的生存期方面，有着较为显著的优势。

1. 手术前的中药治疗　手术前的中药调理，可以改善患者营养状况，扩大手术适应证，减少术中出血及血压降低等副反应，降低术后并发症。一般应根据患者全身阴阳、气血的虚实状况及肿瘤的部位等具体情况，分别选用健脾益气、补养气血、滋肝补肾的方药，如四君子汤、八珍汤、保元汤、十全大补汤、六味地黄汤等，并适当配以活血化瘀、清热解毒、软坚散结等治法，可获得较好的效果。

2. 手术后的中药治疗　手术创伤常致脏腑组织缺损，气血亏虚。另外麻醉刺激、疼痛、进食困难等都会给患者机体带来一定程度的损耗，因而会出现各种不同的证候，诸如脾胃失调、营卫不和、阴津耗损等。①脾胃虚弱者，常以六君子汤加减，佐以理气之品。药用党参、黄芪、白术、当归、茯苓、甘草、陈皮、山楂、鸡内金等。②术后营卫不和、表虚失固者，常用益气固表的玉屏风散加味治之。药用白术、生黄芪、防风、五味子、麻黄根、浮小麦、党参、白芍、当归、甘草等。③阴津亏耗者，应使用大量养阴生津之品调理，以改善症状，增强疗效。药用西洋参、玉竹、知母、石斛、沙参、麦冬、生地、白芍、茅根、茯苓、猪苓、黄精、五味子等水煎服。

3. 手术后的长期中药调理 早期恶性肿瘤，一般其病理改变仅限于黏膜下层，在没有转移至周围淋巴结及组织的情况下，经过根治手术之后，一般可少作或不作放疗或化疗，而以中药为主，长期观察治疗。此时，应从整体辨证的角度出发，针对性治疗与全身调理相结合、扶正与祛邪相结合。扶正时如阴虚型肺癌应以滋阴润肺为主，而痰湿型肺癌则以化痰散结为主；驱邪以解毒清热、活血化瘀、软坚散结、化湿祛痰等为原则，两者结合，目的是既提高患者抵抗疾病的能力，又在一定程度上控制残余癌细胞活动，以防复发和转移，提高5年生存率。手术后因各种原因无法接受其他治疗者，亦应以中药长期维持治疗，对于Ⅰ～Ⅲ期的癌症患者，除了运用首选的治疗方法外，还要配合多种手段的综合治疗，特别要坚持较长时间的中医扶正培本与辨证康复，以增强体质，提高免疫功能，减少复发或延缓复发时间，提高远期生存率。

4. 放射疗法结合中药治疗 放疗是目前临床上治疗恶性肿瘤的主要方法之一。但放疗在对肿瘤起控制和杀灭作用时，也会对全身健康组织产生破坏作用，如杀伤白细胞，引起骨髓抑制，甚至还会导致全身反应等。临床实践证明，放疗与中药治疗相结合，既可以增强放疗的效果，又可防止和减轻副作用。对于因放疗引起的全身性副反应，大多数属肝肾阴虚证，表现为头晕、耳鸣、口干、咽燥、五心烦热、盗汗、纳差、舌红、苔少或无苔、脉细数等，治宜滋肾养肝，以参须麦冬汤加味：参须、生地、元参、麦冬、天冬、玉竹、白茅根、知母、白花蛇舌草、白术、茯苓、丹参等。脾胃气虚加黄芪、大枣；气血两虚加当归、熟地、黄芪、川芎；发热加黄芩、青蒿、板蓝根等。放疗期间每天1剂，每剂煎3次，代茶饮。放疗结束后，再服60～90剂，同时还要长期适当地给予抗肿瘤中草药以继续巩固疗效，预防复发及转移。

5. 化学疗法结合中药治疗 影响化疗药物作用发挥的主要障碍是正常细胞和癌细胞同时受累，因而降低机体的抗癌能力。化疗与中药辨证治疗相结合，能预防、减轻和纠正化疗的副作用，增强化疗的疗效，增进食欲，增加体重，提高机体的细胞免疫能力。化疗的常见全身副反应多属气血亏虚，主要表现为头晕、乏力、关节酸痛、发热、少寐、口干、口苦、恶心、食少、贫血等。治宜补益气血、祛邪解毒，可选用四君子汤加味。药用黄芪、党参、白术、茯苓、杞子、首乌、黄精、女贞子、生地、麦冬、山药、白花蛇舌草等。

（二）针灸治疗

手术、放疗和化疗是目前治疗肿瘤的常见方法。但手术创伤、组织缺损、麻醉刺激、术后疼痛、进食困难等都会给患者机体带来较大的损耗，而绝大多数的放、化疗药物选择性不高，在抑制和杀伤肿瘤细胞的同时对机体内正常的细胞亦有毒害作用，使得治疗过程中出现胃肠反应、骨髓抑制、免疫抑制、全身反应、脱发等副作用，严重影响了临床疗效，降低了患者的生活质量。由于针灸的双向调节作用，能够激发和诱导机体的调节系统，使异常的功能趋于正常化，对延长生存期有独特的作用，且针灸疗法安全简便，无副作用，不会损伤机体，因此近年来运用针灸进行辅助治疗，以提高临床疗效，缓解因手术、放、化疗引起的毒副作用，取得了很好的进展。

1. 胃肠反应 ①针灸或电针：内关、曲池、足三里、合谷、三阴交、中脘、神阙、脾俞、胃俞，亦可配合隔姜灸，每天 1 次。②穴位注射：在化疗前30min，于双侧足三里穴注入654 – 2 注射液2ml，异丙嗪50mg；肝癌术后呃逆患者，用氯丙嗪注射液于双侧内关穴各注入 0.3 ~ 0.5ml，每天 1 次；放、化疗后呕吐，于足三里穴位注射胃复安 10mg，同时肌注苯海拉明 20mg，每天 1 次，连续3 ~ 5天。③耳穴疗法：于神门、脾、胃、交感等穴位进行针刺或用王不留行籽贴压。

2. 骨髓抑制 ①刺灸疗法：温针足三里、三阴交、曲池、合谷，隔姜灸脾俞、肾俞、胃俞、膈俞，每天 1 次；亦可艾条灸大椎、足三里、三阴交、身柱、至阳、命门等，每天 1 次。治疗白细胞减少症。②穴位注射：双足三里穴注射地塞米松5 ~ 10mg，每天 1 次，连续 5 ~ 7 天。③穴位贴敷：人参15g、补骨脂10g、当归 10g、红花 10g、附于6g、干姜6g、血竭6g。共研末，用生理盐水调匀，敷于双脾俞、胃俞、肾俞等。

（三）药膳疗法

癌症患者的饮食，应根据患者个体的差异和病情不同而取舍。按照中医理论，疾病有寒、热、虚、实之分，各种食物也有寒、热、温、凉之别。临床上应注意辨证选食。热盛阴虚证，宜选清热养阴之品，如绿豆、冬瓜、藕汁、水果、银耳、白萝卜等。脾胃虚寒证，应用温阳助热之品，如桂圆、大枣、牛、羊肉等。总之，饮食宜清淡，可选用一些滋阴生津之品如西瓜汁、梨汁、绿豆汤等。如白细胞及血小板下降，可用大枣、山药、杞子、芝麻等补气养血之品。黄芪、大枣粥能健脾益气，促进正气的复元。此外，可配合服用有助病体康复、软坚散结及抗癌作用的食品，如香菇、蘑菇、木耳、海带、海蜇、紫菜等。

（四）气功及传统体育康复法

传统体育和气功疗法常作为肿瘤患者自我锻炼方法，可以增强体质，调理气血、阴阳、脏腑功能，在形体和精神方面均能起到较好的调节作用，尤其是在改善主观症状和某些功能紊乱方面有一定的作用，达到辅助治疗和增强其他疗法效果的目的。气功疗法对癌症患者适应范围很广，不分病期的早晚及病情的轻重，只要患者行动自如，生活可以自理，都可参加传统体育、气功疗法，如太极拳、易筋经、五禽戏等；在练气功过程中，可选择适应自己精神、体力的功法，对于病情较重者，可练"坐式"或"卧式"的放松功，也可采用以排除杂念为主的"数息"功；病情较轻者，叮视情况选择行动功 500 步、太极气功、床上或站式八段锦、按摩拍打功等。

六、康复注意事项

1. 注意观察患者情绪变化，及时做好心理护理。

2. 注意患者体形缺陷的康复，增强其生活的信心。

3. 注意对患者及家属进行癌症康复知识的教育，指导并教会他们康复治疗方法，出院后在家中继续康复。

4. 定期复查病情，进行功能评定、职业咨询和职业技能培训。

第二十三章

烧伤的康复

第一节 概 述

一、定义及流行病学

烧伤是由于热力（火焰、高温气体、液体或固体）、化学物质（强酸、强碱）、光、电及放射能等引起的组织损伤。烧伤是一种常见的外伤，其烧伤的面积越大、深度越深，引起机体各组织的损害越大，被烧伤肢体的功能障碍也越严重。

我国烧伤平均每年发生率为总人口的 5‰~10‰，一般以热力烧伤为主，约占各类烧伤的 85%~90% 以上，化学和电击伤也呈增多趋势。男女比例为 3:1。烧伤发生的场所，家庭环境约占 76.1%，工业场所占 18.3%，公路包括车祸烧伤占 1.5%，其他占 4.1%。

二、病因及病理

根据病理生理和临床特点，将烧伤的临床过程大致分为三期。

（一）体液渗出期（休克期）

大面积烧伤后由于烧伤区血管的通透性增高，大量血浆从血管内渗出，引起有效循环血量的锐减，易发生低血容量性休克。由于严重的低血容量和大量红细胞破坏，常并发急性肾功能衰竭。

（二）感染期

烧伤后皮肤屏障被破坏，烧伤坏死组织的创面和富含蛋白质的渗出液均有利于细菌繁殖，严重的烧伤致组织缺血、代谢障碍，使人体的抗感染因素（如白细胞、抗感染药物等）难以到达局部，调节机制受抑制，使人体的抵抗力下降，容易发生创面感染甚至烧伤败血症。

（三）创面修复期

在伤后 5～8 天创面出现炎性反应就开始进入创面修复期，较浅的创面可自行愈合，创面较大时难于自愈。此期与感染期并行存在，防治感染和促进创面愈合是此期治疗的关键。

三、临床表现与诊断

（一）临床表现

1. 烧伤后的局部反应 轻度烧伤局部毛细血管扩张、充血、水肿；烧伤稍重时毛细血管壁损伤，微血管通透性增加，形成水疱、组织水肿；严重烧伤时引起局部组织蛋白凝固或炭化，最终形成焦痂。

2. 烧伤后的全身反应 烧伤后主要的全身反应是急性低血容量表现，如口渴、尿少、脉率增快、血压偏低。大量体液外渗，可引起休克，呼吸改变主要表现为过度通气，并明显增加耗氧量。由于上呼吸道极易灼伤，有害气体直接损伤呼吸道黏膜，可发生呼吸道水肿性阻塞，以及继发性感染如肺炎。

（二）诊断

烧伤的严重程度与烧伤的面积和深度密切相关。依据病史、临床表现以及烧伤面积和深度，就可作出明确诊断。

第二节 康复问题

烧伤后由于组织器官的损害、长期制动带来的影响、并发症的出现、心理状态的改变等，常会带来一系列的康复问题。

一、关节挛缩和活动障碍

患者长期处于不适当的体位、因维持舒适体位或制动时间过长，均会出现关节内外纤维组织的挛缩或瘢痕粘连；植皮和皮肤的收缩可形成永久性关节挛缩，进一步加重肢体活动障碍；在儿童中，烧伤后瘢痕组织通过关节，导致骺板部分或全部提早闭合、骨生长障碍或畸形生长，造成关节活动障碍。

二、肌肉萎缩和肌力下降

烧伤后患者全身情况差、惧怕疼痛及植皮等原因长期卧床或制动，而引起失用性肌萎缩；部分患者的深度烧伤损伤周围神经，出现所支配的肌肉失去神经营养作用，发生神经源性肌萎缩。

三、压疮

患者长期卧床可使局部持续或反复受压，造成局部血液循环障碍、局部组织缺血坏死，而出现压疮，使用矫形器的患者也有可能因局部受压而造成压疮。

四、心肺功能障碍

长期卧床，缺少主动活动，导致安静心率增快，每搏量减少，心肌收缩做功效率降低；由于呼吸量不足，大量呼吸道分泌物不易排出，易并发坠积性肺炎；患者在烧伤过程中由于吸入性损伤，表现为会厌水肿、气道阻塞，出现气短、气促等阻塞性通气障碍的表现；胸部环行烧伤的患者，由于焦痂收缩和水肿，可造成限制性通气障碍。

五、瘢痕

深达皮肤真皮层的烧伤，会在烧伤部位遗留增生性瘢痕，具有毁容和丧失功能的危害。

六、ADL 和职业能力障碍

较大面积或深度烧伤可严重影响患者肢体功能，出现关节活动障碍、肌力下降，并伴有心肺功能下降和心理障碍，导致患者的日常生活活动能力和职业能力障碍。

七、心理障碍

烧伤后，患者由于疼痛、隔离、不能自理、毁容和身体畸形、损伤时的惊恐场面、经济上的压力等原因感到极度痛苦，产生强烈的情绪反应。早期患者表现为焦虑、恐惧、失眠、头痛等；随后进入恢复心理平衡，控制情绪紊乱的安定阶段；之后患者将自己的注意力转向设法处理烧伤对自己的影响上。如多集中于创面瘢痕对个人容貌的影响以及烧伤对肢体功能、生活能力和工作、社交能力的影响。由于存在不同程度的躯体和精神创伤，患者自尊心、自信心都会受到一定的损害，常会丧失生活信心，有很强的依赖心理。

第三节 康复评定

一、烧伤面积的评定

烧伤面积的估计是指烧伤范围占全身体表面积的百分数，我国一般采用中国新九分法和手掌法来表示。

（一）中国新九分法

该方法将人体全身体表面积划分为若干9%的等份，主要用于成人，对儿童应加以修改（见表23－1）。

表23－1　　　　　　　　　　中国新九分法

部位	成人面积（%）	儿童面积（%）
头颈部	9%（1×9）	9%＋（12－年龄）%
发部	3%	
面部	3%	
颈部	3%	
双上肢	18%（2×9）	18%（9×2）
双手	5%	
双前臂	6%	
双上臂	7%	
躯干	27%（3×9）	27%（9×3）
躯干前面	13%	
躯干后面	13%	
会阴	1%	
双下肢、双臀	46%（5×9＋1）	46%（9×5＋1）－（12－年龄）
双足	7%	
双小腿	13%	
双大腿	21%	
双臀	5%	

注：成人头颈部体表面积为1个9%；双上肢为2个9%；躯干为3个9%；双下肢、双臀为5个9%＋1%（男性双臀5%、女性双臀6%、女性双足6%、男性双足7%、男女双大腿均为21%、双小腿均为13%）；共11个9%＋1%＝100%。儿童头部面积相对较大，双下肢面积相对较小，实际烧伤面积应根据年龄计算，一般以12岁作为年龄分界线。

（二）手掌法

以患者手掌大小来计算烧伤面积，五指并拢时，一手掌面积相当于自身体表面积的1%，适用于计算小面积烧伤。

二、烧伤深度的评定

根据烧伤深浅，常用三度四分法。

1. Ⅰ°烧伤（红斑型）　仅损伤表皮的角质层，局部皮肤红、肿、热、痛，感觉过敏，疼痛明显，无水疱，3~5天可痊愈，无瘢痕。

2. Ⅱ°烧伤（水疱型）

（1）浅Ⅱ°烧伤：损伤达表皮全层及真皮浅层，部分生发层健在。水疱较大，去表皮后基底潮湿，均匀发红，水肿明显，剧痛，感觉过敏，不合并感染者2周痊愈，无瘢痕，有色素沉着。

（2）深Ⅱ°烧伤：损伤达真皮深层，有皮肤附件如毛囊、汗腺、皮脂腺残留。水疱较小，基底潮湿，微红或红白相间，有小出血点，疼痛，不合并感染者3~4周愈合，有瘢痕。

3. Ⅲ°烧伤（焦痂型）　损伤皮肤全层，甚至可达皮下组织、肌肉、骨骼，皮损处蜡白或焦黄，炭化，干燥，无水疱，疼痛消失，2~4周后焦痂脱落，需切痂植皮，一般留有瘢痕。

三、烧伤严重程度的评定

1. 轻度烧伤　总面积在9%以下的Ⅱ°烧伤。

2. 中度烧伤　总面积在10%~29%之间的Ⅱ°烧伤，或Ⅲ°烧伤不足10%。

3. 重度烧伤　总面积在30%~49%之间，或Ⅲ°烧伤在10%~19%之间；或烧伤面积不足30%，但有下列情况之一者：全身情况较重或已有休克者；伴有较重复合伤；中、重度吸入性损伤。

4. 特重烧伤　总面积在50%以上，或Ⅲ°烧伤面积在20%以上。

四、关节活动范围评定

深度烧伤创面愈合后，因瘢痕的过度增生和挛缩，引起关节活动范围减少甚至丧失。通过上下肢主要关节活动范围的测量，判断关节活动障碍的程度，作为选择治疗方法的参考和评定康复治疗效果的手段。

五、ADL 能力评定

可使用 Barthel 指数分级法。

六、烧伤后瘢痕的评定

瘢痕评定的目的是明确瘢痕的部位、大小、厚度、弹性、成熟程度及与周围组织的关系，作为选择整形术的参考。可用超声波测定瘢痕厚度；用激光多普勒测定组织血流量，反映增生性瘢痕的进程；经皮氧分压测定，反映组织代谢状况；通过血、尿羟脯氨酸测定反映胶原蛋白代谢的情况，以判定瘢痕是否成熟。

七、精神情绪评定

可使用国际通用的汉密尔顿抑郁量表和焦虑量表进行评定。

第四节 康复治疗

一、康复治疗目标

大面积烧伤患者的伤情严重而复杂，康复治疗可分为三个时期：第一期（早期）：烧伤时起至Ⅱ°烧伤愈合或Ⅲ°烧伤去痂为止；第二期（制动期）：自植皮时起至移植物皮肤着床时止；第三期（愈合成熟期）：新生上皮或移植皮肤稳定地覆盖创面，有瘢痕形成，此期可持续两年之久。

早期以抢救生命和促进创面愈合为主，其目标为：减轻疼痛，预防休克和控制感染，促进创面愈合，预防关节挛缩，维持肌力和耐力。

制动期康复目标为：保持肢体正确的位置，预防静脉炎、肺炎、挛缩等并发症，纠正患者的心理障碍。

愈合成熟期康复目标为：控制瘢痕增生，恢复肢体功能，恢复肌力和耐力，促使患者早日重返家庭和社会。

二、康复治疗原则

（一）康复早期介入

烧伤患者若无禁忌则越早运动越好，可防止呼吸系统炎症、肺栓塞、肌力减退和关节僵硬的发生，下肢烧伤患者应尽早下地行走，可促进静脉回流，减少血栓性静脉炎和压疮的发生。

（二）综合措施

烧伤的康复应采取心理治疗、物理疗法、运动疗法、作业疗法、整形治疗等综合措施。

（三）多专业密切配合

康复治疗不仅是修复后期帮助患者进行肢体功能训练，而且应该从治疗一开始就注意在精神和功能两方面治疗，减少患者残疾的发生，使其在伤愈后能进入正常的社会生活，治疗需要心理医生、康复医生以及整形外科医生等多专业密切配合。

三、适应证和禁忌证

患者出现休克、严重全身性感染、肺水肿、肺功能不全、脑水肿等不稳定的临床情况时，禁忌进行肌力练习、耐力训练等。手背烧伤、关节或肌腱暴露、关节深部疼痛及皮肤移植 5～7 天内，运动疗法要慎重进行。除此之外，康复治疗措施可在烧伤的不同时期，根据病情选择应用。

四、康复治疗方法

康复治疗按临床表现的不同时期，依据康复评定结果，制定并实施康复治疗措施。

（一）早期康复治疗

1. 体位摆放和矫形器应用　由于烧伤后患者多采取长期屈曲和内收的舒适体位，极易导致肢体挛缩畸形，因此抗挛缩体位多为伸展位，但对不同的烧伤部位，体位摆放也有差异。为减轻水肿，减少疼痛，可将烧伤部位抬高，一般采用枕头、泡沫垫等将肢体维持在伸展和抗重力位置，有条件者可应用矫形器帮助体位摆放。在体位固定和矫形器应用期间，每日至少两次除去矫形器，观察创面愈合情况，并进行运动治疗，每日锻炼时间一般不超过 4h。注意大面积烧伤患者应每隔 2h 变换体位 1 次，需要时可用翻身床、气水混合床等。

常见的体位摆放与矫形器应用如下：

（1）颈部：颈前烧伤时，去枕，头部充分后仰；颈后或两侧烧伤时，取颈部中立位，口部闭合。矫形器可选用软的颈围或低温热塑颈围。

（2）肩部：上肢外展 60°～90°，腋下烧伤时，肩外展 90°和外旋。可采用上肢牵引或腋部矫形器。

（3）肘部：上肢屈侧烧伤时取肘伸展位，可采用肘伸展位矫形器。伸侧烧伤时保持肘屈70°，前臂中立位。

（4）手部：全手烧伤时，腕关节背伸20°～30°，掌指关节屈曲80°～90°，拇指外展对指位，指间关节伸直，手指单独包扎。可采用手功能位矫形器。

（5）脊柱：保持脊柱成一直线，以预防脊柱侧弯，尤其是身体一侧烧伤者。

（6）髋部：髋关节中立伸展位，大腿内侧烧伤，髋外展15°～30°。可采用两膝间加撑的髋外展矫形器。

（7）膝部：膝后侧烧伤取伸直位，夜间用膝伸直位矫形器；前侧烧伤取膝微屈10°～20°。

（8）踝部：踝关节背屈位，防止跟腱挛缩。可采用防足下垂矫形器。

2. 理疗　对烧伤创面除进行清创、去痂、抗生素应用外，配合适当的理疗，有助于促进创面愈合，防治感染。常用的方法包括：

（1）冷疗法：烧伤后立即用冷水对创面淋洗、浸泡或冷敷，以减轻疼痛，防止热力继续损伤、减少渗出。中、小面积和较浅的烧伤，尤其是四肢烧伤，可进行冷疗，温度以5℃～10℃为宜，持续30min以上。

（2）水疗：可根据患者具体情况选择淋浴、盆浴或水中运动，以清洗坏死组织和分泌物，保持创面清洁，减轻感染。利用水的浮力做水中运动，能增加关节活动范围和增强肌力。水温以37℃～39℃为宜，每次治疗时间30～60min，每日或隔日1次。

（3）紫外线疗法：当创面脓性分泌物或坏死组织多，肉芽生长不良时，用中或强红斑量照射；分泌物较少或脱痂露出新鲜肉芽组织时，减至阈红斑量；浅而新鲜的创面可用亚红斑量照射，每日1次，直至创面愈合。

（4）电光浴、红外线疗法：可促进创面干燥结痂，预防和控制感染，大面积烧伤可用此法，温度30℃～33℃或更高些，每日1次，每次20～30min。小面积烧伤用红外线照射。

（5）超短波：采用并置法或对置法，微热量，每次10～15min，可用于小创面的治疗，达到消炎、镇痛、促进组织再生作用。

3. 运动疗法　宜少量多次进行。具有增加关节活动度、改善血液循环、减轻水肿作用。对瘢痕部位关节进行牵引治疗，可有效地预防瘢痕挛缩。对患者各关节做全范围被动活动练习，每天至少3～4次，每一关节活动至少10次，要求达到全关节活动范围。能自行活动的患者可进行主动活动和助力活动，身体情况允许的患者鼓励早期下床和做最大范围的主动活动，必要时给予辅助具，如助行器、踝矫形器等。还可进行等长、等张和抗阻训练，着重提高肩关节周围肌群和股四头肌力,以提高患者上肢活动范围和下肢支撑能力。对长期卧床、尤其是有呼吸道损伤的患者,应指导患者进行呼吸练习,重点训练腹式呼吸,一日多次,并配合体位引流、胸部颤摩和叩拍,躯干的伸屈、旋转练习等,以促进排痰,减少肺部并发症。

4. 心理治疗　向患者及家人介绍烧伤康复的有关知识,安慰、开导患者,克服急躁情绪,积极配合治疗。

(二)制动期康复治疗

1. 矫形器　自体皮植皮期间,植皮部位及其远端和近端一个关节需停止活动。可利用矫形器进行上述部位的固定,直至移植皮肤着床为止。

2. 运动疗法　植皮后矫形器一般应持续固定5~7天,术后7~9天可在辅助下做主动活动,9~12天可做被动伸展活动,并逐步增加活动范围。每日需检查植皮区,注意有无意外损伤。其余非制动肢体的活动不受影响。

3. 心理康复　向患者及家人介绍正常伤口的愈合过程,植皮后局部皮肤和关节功能的发展和转归,鼓励患者战胜伤痛,积极主动地进行功能训练。

(三)愈合成熟期康复治疗

1. 理疗　采用激光、超声、冷冻、磁疗、音频、蜡疗等方法可止痒、止痛、松解粘连、减轻和软化瘢痕。

2. 运动疗法　当患者能自主活动时,尽早进行最大限度的主动活动,可改善血液循环,减轻水肿和炎症反应,保持肌肉力量和功能,保持关节活动度,防止关节挛缩。

(1)按摩:可以缓解挛缩,从而改善患肢的功能。开始用轻手法的按压法,随瘢痕组织的老化,按摩手法可逐渐加重。

(2)徒手体操运动:按肢体关节轴位方向进行逐步扩大活动范围的主动练习,如肩关节的上举、外展、外旋、后伸;肘关节的屈伸;腕关节的背屈;手指的握拳、伸指、分指、对指;下肢髋膝关节的屈伸;踝关节的背屈等。徒手运动要循序渐进,逐渐加大运动量,每天多次练习。

(3)温水中的主动和被动运动:对肢体功能明显障碍者,每天进行1次。

(4)牵伸瘢痕组织的被动运动:被动伸张时应固定患肢近侧端,握住肢体远侧端进行牵伸。牵伸力量要逐渐加大,牵伸到一定范围时稍停顿再放松。持续牵引可使瘢痕逐渐变软、伸长,使关节挛缩得到纠正。此法与按摩配合效果更好。

(5)器械运动:对挛缩的瘢痕可采用滑轮重锤牵伸及砂袋加压牵伸,对手指屈曲和握拳障碍可采用握力练习器、捏橡皮球；对手指伸直障碍可采用分指板；对于肩肘关节功能障碍可采用滑轮装置运动，或使用划船器、举重器械进行锻炼；对髋膝关节功能障碍可采用固定自行车运动；对踝关节功能障碍可采用半圆形滚动器，练习踝关节的屈伸运动。

（6）关节松动术：可改善关节活动范围、止痛。对僵硬、挛缩关节有效。

3. 矫形器 由于运动或牵张后瘢痕仍紧缩，应用矫形器可以保持已获得的活动度。应按患者的需要设计成各种类型矫形器。

4. 压力治疗 肥厚性瘢痕是烧伤的常见后遗症之一，是烧伤创面愈合后遗留的高出于周围皮肤、发红坚硬的病理结构。其病理改变为：血管扩张，胶原纤维增生，排列杂乱，呈螺旋状或结节状，瘢痕仅限于创伤范围内。通常发生在烧伤后的一年内，其肥厚的程度与个体体质有关。压力治疗是目前最有效的方法，理论依据是施以与肥厚性瘢痕内毛细血管内压约 3.33kPa（25mmHg）压力相当，或略大于此压力的外加压力，可减少局部血液供给，造成组织缺血，阻碍胶原纤维的形成，并使螺旋状胶原纤维束重新排列，从而减轻瘢痕的增生，软化甚至消除瘢痕。伤后 10 天以内，愈合的烧伤部位不需给予预防性加压疗法。10～21天，愈合的烧伤部位考虑给予预防性加压疗法。加压疗法必须持续进行，除了洗漱、涂润滑剂、进食等外，每天均需加压 23h 以上。持续 6 个月至 3 年，直至瘢痕成熟（变白、变软、平坦）为止。

肢体和躯干可使用加压绷带、烧伤压力衣等方法。对于高低不同的部位，如头部、腋窝、会阴、手足等部位，加压绷带和压力衣不能有效加压，需使用轻薄而可塑的弹性物，塑成体表形态，用于上述部位。

5. 作业疗法 对大面积烧伤后创面愈合的患者，进行日常生活活动、恢复功能以及恢复职业的作业疗法，提高患者的生活、工作能力。

（1）ADL 训练

1）翻身训练：大面积烧伤创面愈合的患者往往需要长期卧床，首先进行翻身训练。先练习自己翻身，让患者仰卧位做挺胸和抬臀动作，掌握后再练习向床边移动身体，然后训练患者由仰卧向俯卧位的翻身。训练由俯卧位向仰卧位翻身时，先练习俯卧撑起上半身，并向床边移动身体，最后由外向里翻身成仰卧位。

2）洗漱和吃饭动作训练：手的创面愈合，肘关节的屈曲功能达到 90°左右，即开始训练患者自己洗漱和吃饭。训练吃饭时先训练用患手握匙、叉吃饭，然后再训练用筷子吃饭。主要训练左手拿碗，右手将饭送到口中。如右手残疾时，主要训练左手吃饭。

3）离床活动：长期卧床的患者在下地活动前，先进行适应性训练，如床上坐起、两下肢下垂于床边，每日数次。2～3 天后原地站立和病房内行走，然后逐渐过渡到病室走廊内行走。

4）上厕所训练：下肢关节功能障碍，上厕所不能自理，需进行专门训练。先坐椅上训练，随关节功能的改善而逐渐降低坐椅的高度，直至患者能自己坐、蹲而独立上厕所为止。

（2）功能性作业疗法：恢复患者手和上肢的功能与技巧。简单操作如手持锤子敲打、手持钳子的钳工操作、洗菜、切菜的家务劳动等。

（3）职业前作业疗法：恢复患者的与原有职业相近的活动功能和技巧。应根据患者原职业性质来选择操作训练，如脑力劳动者训练书写、绘画和计算机键盘操作；电工训练安装电灯；妇女训练织毛衣、编织等。

6. 心理治疗　烧伤后患者不仅在身体上遭到巨大的创伤，而且在精神上也遭到更大的打击。因烧伤的部位、程度、阶段不同，也表现出不同的心理状态，烧伤早期，由于突然的创伤，患者常表现出恐惧、失望和烦躁不安，因而产生抵触和不合作行为，对治疗不利。继之，出现情绪低落，对事业和前途丧失信心，对治疗效果表示怀疑，从而不配合治疗。此时医务人员要耐心做好患者的心理工作，开导患者正确地对待病情和困难，争取较好的治疗效果以改善患者的心理状态，向患者介绍疗效好的典型病例，让患者间相互鼓励，相互说服，树立信心，同时要做好患者家属的思想工作，动员患者家属给患者以无微不至的关怀，使患者得到温暖，鼓励患者建立战胜疾病的信心，积极地配合治疗。严重烧伤创面愈合后，患者对面部烧伤毁容、瘢痕增生和挛缩、关节功能障碍等严重的问题，使思想负担沉重，自卑、悲观、甚至厌世，处于一种悲观、抑郁情绪之中。最后是害怕出院，担心出院后会受到不公正的待遇，不愿重返工作岗位，不愿参加社交活动，甚至不愿上街购物。针对患者的这种心理状态，应及时疏导，进行行为矫正治疗。

五、中医康复治疗

（一）中药治疗

1. 辨证用药　①热毒炽盛：多见于烧伤早期，局部水肿、红斑或水疱，糜烂，疼痛，发热甚或高热，大便干，小便黄。舌红，苔干黄，脉数。治则：清热解毒。白虎汤、黄连解毒汤、清营汤三方合用。石膏、知母、银花、连翘、紫花、地丁、丹皮、夏枯草、黄连、甘草、生地、蒲公英等。若疮面水疱破溃，渗液多，或尿少、口干者，加芦根、天花粉、六一散；大便秘结者，加大黄。②热毒伤阴：见于重度和烧伤中期患者，局部创面红肿、水疱及大量渗液，灼痛，发热，烦躁不安，口渴，皮肤及口唇干燥，尿少色赤。舌质红绛而干，脉细而数。

治则：清火解毒，养阴生津。清火养阴汤加减。生地、玄参、蒲公英、金银花、连翘、天冬、麦冬、石斛、天花粉、芦根、丹皮、甘草、黄连等。小便不利者，加竹叶、滑石、赤茯苓；尿血者，加小蓟、蒲黄炭、白茅根；咳吐痰血者，加桑白皮、桔梗、茅根、沙参。③阴伤胃败：多见于烧伤后期，口干少津，口舌生疮糜烂，嗳气呃逆，纳呆食少，或有腹胀便泄。舌红无苔或光剥，脉细数等。治则：养阴益胃。益胃汤加减。生地、北沙参、麦冬、石斛、陈皮、薏苡仁、淮山药、谷麦芽等。腹胀便泻者，加扁豆衣、茯苓。④气血两虚：多见于烧伤后期，神疲乏力，精神萎靡，懒言少气，纳食不思，创面新肉不长，日久不能收口。舌质淡，苔薄白，脉细或细数无力。治则：双补气血。十全大补汤加减。党参、黄芪、当归、白术、丹参、茯苓、白芍、熟地、砂仁、甘草、陈皮、谷芽等。口干者，加麦冬、玉竹；大便干结者，加玄参、麻仁。

2. 外治　中药烧伤油主要适用于 I°和 II°烧伤，对烧伤、烫伤具有清热解毒、抑菌、保护创面、防止感染、促进新生肉芽组织生长等功效。①龙虎烧伤油：地龙、丹参各 20g，虎杖、黄连、黄柏、紫草各 30g，冰片 5g，将上药（冰片除外）加植物油 1000ml，浸泡 2 周后煎熬去渣，加冰片即成。②紫草 300g、生地榆 300g，放入麻油 3000ml 内浸泡 24h，慢火煎熬至药材变黑，滤出药渣，药油装入无菌瓶中备用。将灭菌纱布在药油中浸透，用双层纱布敷在创面上，部分深 II°及 III°烧伤有液化灶及分泌物者可换药，换药时揭去油纱，去除坏死组织及脓液后重新敷油。③三黄油（黄连、黄柏、黄芩各 60g，优质花生油 500ml）于锅中加热至冒青烟，用双层灭菌纱布过滤即得。④乳香 20g、没药 20g、紫草 20g、当归 30g、黄柏 20g、生地 30g、白芷 20g、冰片 2g，诸药共研细末，加麻油适量调匀成糊状后涂于创面。⑤黄芩、黄柏、儿茶各 100g、冰片 500g，加入酒精 1000ml，冰片后下，浸泡 1 周，制成烧伤喷剂，常规清创后喷洒患处，局部暴露。⑥烧伤涂膜剂：紫草、黄连、忍冬藤加西药磺胺嘧啶、盐酸克罗达宁及硫酸庆大霉素等采用茶油制成复方紫草油乳，但对磺胺过敏者禁用。⑦未破溃的 I°烧伤创面，还可酌情选用下列药膏：如獾油、紫草膏、烫伤膏、清凉油等外涂患处。

（二）推拿治疗

适用于烧伤瘢痕组织影响关节或肢体功能活动者。推拿可以促进瘢痕软化，改善功能。方法主要采用推、揉、摩、提、捏等手法。一般推拿用细腻的滑石粉为介质，开始阶段，运用拇指腹或两手鱼际部，以轻柔的按压进行按摩，随着瘢痕组织的老化，手法可逐渐加重，但注意不要损伤表皮。推拿可以活血舒筋，对瘢痕组织的按摩能使其软化，从而改善肢体功能。

还可采用浴中推拿方法：如大面积瘢痕，可配合全身温泉浸浴，或用普通温水，在室温28℃~30℃的条件下，水温38℃~39℃，水量以浸没躯干为宜，采用浴中推拿。

（三）传统体育康复治疗

烧伤愈合后，部分患者可因瘢痕组织形成而影响功能活动，甚至有的患者可因部分肢体或组织器官的缺损而失去正常的生理功能。因此，在修复缺损或装配假肢的前后，均需进行自我锻炼，以便达到最好的康复程度。我国传统的五禽戏、八段锦、太极拳等，可根据患者的具体情况酌情选用，也可采用其中的几节进行锻炼，可灵活应用。自我锻炼配合按摩疗法效果更好。

六、康复注意事项

1. 告知患者及家属关于创面的愈合过程及植皮和瘢痕的表现。

2. 锻炼要按制定的程序进行。应特别注意患者的不适，不宜反复进行使患者感到痛苦的动作。

3. 植皮期间停止活动的关节必须固定在功能体位，并配合其他的运动锻炼。

4. 注意有无发生意外损伤，特别要注意预防压疮。

第二十四章

临床常见症状的康复

第一节 压疮的康复

一、概述

（一）定义

压疮（pressure sores）是身体局部持续受压时间过长，组织血液被超过毛细血管压（3.99~5.33kPa）的持续压力所阻断，局部血运障碍，导致组织不同程度的缺血性溃疡和坏死。

压疮不仅仅发生在长期卧床的患者受压部位，对于行动不便，长期依靠轮椅生活的患者，以及夹板、矫形器固定等部位受到压迫，也随时可能发生压疮。

（二）病因及病理

久病卧床患者，由于皮肤血管、神经长期受压，影响局部血运，发生营养障碍，引起组织缺血性溃疡或坏死。除持续压迫时间过长之外，全身因素如营养不良、贫血、浮肿、神经麻痹、关节挛缩，局部因素如皮肤不卫生、破损、感染等，都能促使压疮的发生。

（三）临床表现与诊断

压疮好发于长期受压的、局部肌层较薄的骨突出部位，多见于经久卧床不能自动翻身的患者。如仰卧位好发于枕骨部、肩胛部、肘部、脊柱棘突、骶尾骨和足跟；侧卧位好发于耳部、肩峰、肘部、髋部、股骨大转子、膝关节内外侧、踝关节内外侧；俯卧位好发于额部、颊部、耻骨、髂前上棘、膝部及足趾等。长期依靠轮椅生活的患者坐骨结节是好发部位。

局部受压后,起初皮肤呈红色,边缘清楚,中心颜色较深。若继续受压,病势急速发展,并于表面发生水疱,破裂后形成溃疡。若不及时处理,创面可蔓延扩大,并向深部侵犯,甚至侵及肌肉、骨骼,形成坏死。易继发感染或血行播散而引起败血症。创面覆有腐烂组织及脓性渗出液,周围皮肤可出现潜行性腔隙。此外,亦有呈干性坏死而无水疱者。自觉疼痛,常伴有精神萎靡。

根据患者长期卧床、受压部位以及溃疡的特点等,不难诊断。有时需与结核性溃疡相鉴别。

二、康复评定

(一)压疮临床分期

根据压疮病变发展的不同阶段,临床上一般分为四期:

1. 瘀血红润期 局部皮肤红、肿、痛或麻木,短时间内不消失。

2. 炎性浸润期 红肿部位继续受压,静脉血液回流受阻,局部静脉瘀血,皮肤表面呈紫红色,易出现水疱,发生皮下渗出,水疱易破溃。

3. 浅度溃疡期 静脉回流受阻进一步加重,局部瘀血导致血栓形成,组织缺血缺氧,浅层组织坏死,形成浅度溃疡,若继发感染,局部出现脓性分泌物。

4. 坏死溃疡期 此期为压疮严重期,组织进一步坏死,脓性分泌物增多,有臭味。正常组织与坏死组织明显分离,溃疡向周围及深部扩展,可达到骨膜或关节,如细菌侵入血液循环可引起败血症,造成全身性感染,危及患者生命。

(二)压疮分度

根据压疮对组织破坏的严重程度可分为四度:

Ⅰ度:有红斑出现,但皮肤完整。

Ⅱ度:皮肤有破坏,累及表皮或真皮。

Ⅲ度:皮肤破坏深达皮肤全层,但未穿透皮下组织,在筋膜之上。

Ⅳ度:深达肌肉或骨骼。

三、康复治疗

(一)全身性治疗

1. 西药治疗 加强营养、补充大量维生素,还可给予输血等。有继发感染时,给予抗生素治疗,积极抗感染。

2. 中药治疗 主要针对原发病的具体情况，进行辨证论治，积极改善患者的全身情况，如合并染毒发热者，宜清热解毒，和营活血。药物可用：黄芪、白术、党参、茯苓、当归、赤白芍、丹参、银花、蒲公英、甘草等。

（二）局部治疗

1. 瘀血红润期

（1）避免压力造成损伤：以各种方法消除局部压力。

①体位变换：可防止患者同一部位受到长时间的持续压力，体位变换时间每2小时1次，夜间每3小时1次为宜。

②减少骨突出部位的压迫：用软枕、泡沫塑料块、海绵等物品架空骨突出部位。

③支撑训练：对截瘫、截肢等需长期依靠轮椅生活的患者，为了减少对臀部的压迫，练习双手支撑床面、椅子扶手等将臀部抬离椅面以减轻局部压力。如双手无力，可先向一侧倾斜上身，让对侧臀离开椅面，再向另一侧倾斜。

（2）红外线照射：受损局部每日照射1次，每次10~15min。

（3）中草药外敷：用如意金黄散加浓茶和醋或香油调敷，每日1次，促其消散。

（4）针灸：一般在压疮周围或邻近部位取穴，每日1次，留针15min，用补的手法，也可艾灸局部，每日2次，以温通气血。

2. 炎性浸润期 关键是处理好水疱，防止破溃感染。可在无菌操作下抽出水疱内液体，表皮不要除去，留以覆盖创面，防止感染。如皮肤已擦破而尚未化脓时，可用生理盐水棉球擦净，涂2%龙胆紫，或用如意金黄散调敷。硬结部位定期按摩，并保持局部干燥。如创面湿润，可每日照射红外线2次。

3. 浅度溃疡期 应强调创面换药，有针对性的抗感染，以促进局部组织的生长。在全身治疗的基础上，清除创面的分泌物及坏死组织，难以清除时可用去腐生肌散2号，注意保持引流通畅。在清洗时，可用生理盐水、0.2%呋喃西林液或复方秃毛冬青溶液清洗创面和周围皮肤，洗后外敷生肌玉红膏，以去腐生肌。待创面肉芽生长无分泌物时，改用生肌橡皮膏，隔日1次，促进肉芽和皮肤生长。

4. 坏死溃疡期 此时如治疗不及时或护理不当，可引起败血症，甚至危及生命。故要注意处理好局部和整体、内治与外治的关系。

（1）选择换药：创面脓性分泌物多，伴有炎症反应时，用复方秃毛冬青溶液清洗后，外敷鱼肝油纱条或涂鸡蛋黄油，每日1次。坏死组织清除后，有肉芽生长时可用白糖纱布外敷局部，每日1次。肉芽组织生长接近表皮时，局部可用蛋壳内膜覆盖，隔日1次。有窦道者可用中药捻引流（用探针外卷脱脂棉，棉上涂生肌膏，窦道口撒生肌散）。

（2）红外线照射。

（3）支持疗法。

（4）及早植皮：根据情况予以游离植皮、皮瓣转移或行带血管皮瓣移植术。

四、康复注意事项

1. 宣传教育　向患者及家属解释预防压疮的重要性，积极配合预防压疮的各项工作。

2. 避免外伤　缺乏神经支配或营养不良时，即使是很轻的皮肤损伤，也会发生感染，演变成与压疮相似的创面。因此要特别注意清除床面、座椅上的异物。康复训练中要注意防止外伤。

3. 注意营养　营养不良的患者因皮肤对压力损伤的耐受力下降，容易发生压疮，而且治疗也困难。所以要注意高蛋白、高热量饮食，防止出现贫血和低蛋白血症。

第二节　痉挛状态的康复

一、概述

（一）定义

痉挛（spasm 或 spasticity）是由于上运动神经元受损后下行抑制减弱或消失，脊髓和脑干的反射亢进，牵张反射兴奋性升高，使肢体局部对被动运动的阻力增大的一种状态。痉挛是中枢神经系统疾病或受损后的常见并发症。

（二）病因及病理

目前认为痉挛的原因是由于上运动神经元受损后引起牵张反射兴奋性升高所致，导致骨骼肌张力升高。皮质、脑干、脊髓等部位的损害均可引起痉挛。临床上多见于脑卒中、颅脑外伤、脑瘫、脊髓损伤、多发性硬化和侧索硬化症等。

痉挛的机制目前仍不十分明确，一般认为与牵张反射增强有关。上运动神经元损伤以后，下行抑制减弱或消失，由于脱抑制、去神经超敏、轴突侧支长芽和（或）其他一些尚未明了的因素使脊髓和脑干的反射增强甚至过剧，并通过最后的共同通路（脊髓前角里的 α 运动神经元是所有运动输出传递的最后共同通路）

作用在肌肉上，使肌肉发生不自主的较强的收缩，对被动运动呈现出不同的阻力而形成痉挛。

（三）临床表现

1. 痉挛症状　痉挛是一种运动障碍，是上运动神经元损害的基本表现，痉挛有阳性与阴性症状之分。肌张力高、腱反射活跃或亢进，出现阵挛等属于阳性症状，这是抑制作用减弱所致。而缺乏敏捷性、选择性运动控制的丧失以及耐力的降低等属于阴性症状，则是由于以中枢神经系统为基础的特殊技能丧失所致。

2. 痉挛表现形式　痉挛有两种临床表现形式，即脑型痉挛和脊髓型痉挛。

（1）脑型痉挛：脑型痉挛患者肌痉挛的程度可随患者体位变化而起伏。常表现为抗重力姿势模式，常见于脑卒中患者，通常患者的上肢屈肌群和下肢伸肌群肌张力占优势，这种"典型的偏瘫痉挛模式"是抗重力肌运动神经元活动增强的结果，在被动检查中表现为痉挛。

（2）脊髓型痉挛：脊髓型痉挛患者的屈肌和伸肌可能同时高度兴奋，相比较脑型痉挛患者而言，脊髓型痉挛的反射活动增强的速度相对较慢，数次牵张反射后才达到高峰活动。脊髓损伤后的初期，由于脊髓休克，患者肌张力可为弛缓性，受损平面以下的肢体出现屈曲和内收张力，随时间推移，出现伸肌紧张并在下肢逐渐占主导地位。不完全性脊髓损伤的痉挛较重，脊髓性肌痉挛可为反复发作性的肌肉痉挛。与其他类型肌痉挛不同的是，该类肌肉痉挛对于抗惊厥类药物反应良好。脊髓型痉挛可见于脊髓损伤、脊髓缺血、退行性脊髓病、横贯性脊髓炎、脊髓肿瘤、颈椎病、多发性硬化或四肢瘫痪。

二、康复问题

1. 残损（impairment）　长期痉挛可引起受累肌肉僵硬、萎缩和纤维化，邻近关节挛缩，妨碍患者肢体体位与运动的正常控制。

2. 失能（disability）　由于运动控制的减弱或丧失，患者可出现行走与转移困难，异常坐姿与平衡障碍，吃饭、穿衣等日常生活活动受限制，个人卫生差。

3. 残障（handicap）　痉挛对患者的身心健康将有严重的不利影响；痉挛所致的尴尬可能使患者与社会隔离；痉挛引起的慢性疼痛可致抑郁。

三、康复评定

（一）手法快速被动关节活动痉挛检查法

由检查者进行关节的被动活动范围（passive range of motion，PROM）检查，根据感觉到的阻力来判定痉挛程度。检查时，应从被检肌肉最短的位置开始，如要检测肱二头肌，应先从最大屈肘位开始，将关节快速打开。评定标准见表24-1。

表 24 - 1   手法快速被动关节活动痉挛检查法评定标准

级别		评定标准
I	轻度	在 PROM 的后 1/4，即接近肌肉最长位置时出现阻力
II	中度	在 PROM 的 1/2 时出现阻力
III	重度	在 PROM 开始的 1/4，即在肌肉最短的位置时已出现阻力，使 PROM 难以完成

（二）改良 Ashworth 分级法

此法原则与手法快速被动关节活动范围痉挛检查法相仿，但分级较细，且已在临床上广泛应用，其内容见表 24 - 2。

表 24 - 2   改良 Ashworth 分级法

等级	评定标准
0 级	无肌张力升高
I 级	肌张力轻度升高，受累部分被动屈伸时在 ROM 之末出现突然卡住，然后释放或出现最小的阻力
I + 级	肌张力轻度升高，受累部分被动屈伸时在 ROM 后 50% 出现突然卡住，然后在 ROM 的后 50% 范围内始终呈现一定的阻力
II 级	肌张力较明显升高，受累部分被动屈伸时通过 ROM 的大部分范围均有阻力的增加，但受累部分仍易活动
III 级	肌张力严重增高，被动活动困难
IV 级	受累部分僵硬于屈曲或伸展位

（三）Penn 法

此法主要通过痉挛发作的频率来区分痉挛的严重程度，其内容见表24 - 3。

表 24 - 3   Penn 法

分级	评定标准
0 级	无痉挛
I 级	中度痉挛可由刺激引发
II 级	每小时痉挛发作 1 次或少于 1 次
III 级	每小时痉挛发作多于 1 次
IV 级	每小时痉挛发作多于 10 次

（四）踝阵挛（Zierski）分级法

此法通过引发踝阵挛并记录踝阵挛持续的时间来区分痉挛的严重程度（见

表 24 – 4）。

表 24 – 4	Zierski 痉挛分级法
分级	评定标准
0 级	无踝阵挛
1 级	踝阵挛时间持续 1 ~ 4s
2 级	踝阵挛时间持续 5 ~ 9s
3 级	踝阵挛时间持续 10 ~ 14s
4 级	踝阵挛时间持续超过 15s

四、康复治疗

（一）康复治疗目标

1. 减少疼痛、痉挛。
2. 增加关节活动度，改善关节功能受限，减少挛缩。
3. 改善不良姿势，预防或减少与肌张力异常有关的并发症。
4. 增加矫形器配戴的合适程度，改善矫形位置，提高耐力。
5. 改善活动能力、ADL 和个人卫生。
6. 延迟或避免外科手术。

（二）康复治疗原则

1. 因人而异　痉挛的表现在不同患者之间差异很大，制定治疗方案时必须针对每个特定患者，因人而异地作出判断和决定治疗方法。

2. 综合性治疗　痉挛的治疗应是综合性的，包括预防性刺激、早期良好体位、运动疗法、理疗、药物及手术等。

（三）康复治疗方法

1. 运动疗法

（1）被动牵拉：被动牵拉是处理痉挛最基本的方法。该方法不但可以起到缓解痉挛、保持痉挛肌群肌纤维的长度，而且还可以维持关节的活动范围，防止关节挛缩变形。被动牵拉可以由治疗师徒手实施，也可以通过器械进行。例如，对小腿三头肌痉挛的患者进行楔形板站立，是十分有效的缓解痉挛的方法。也可使用悬吊及滑轮系统等器械进行持续牵拉。一般认为，持续 30min 的手法治疗可使不同程度的痉挛缓解 30min 到数个小时不等，因而每日至少进行 2 次手法治疗。

（2）关节负重：关节负重可使关节间隙变窄，从而激活关节内的感受器，引起关节周围的肌肉收缩，达到稳定关节的目的，而长时间的关节负重又有缓解痉挛的作用。临床上，常利用起立床、站立架等，被动地让患者长时间站立，一般30min左右，可以较好地抑制下肢痉挛。还经常利用一些肢体局部负重的体位来缓解痉挛，如坐位时偏瘫患者的患侧上肢负重训练，就是一种有效的缓解患侧上肢痉挛的方法。

（3）其他手法：临床上还利用一些特殊的手法进行局部痉挛的缓解。例如：肌腱挤压、轻刷和振动等。对痉挛肌群的肌腱进行长时间的挤压，可以降低其张力；利用徒手或毛刷等器具轻刷刺激拮抗肌收缩，从而交互抑制主动肌的痉挛；振动是一种快速的、连续的刺激，作用于痉挛肌肉的拮抗肌肌腹或肌腱部位，引起拮抗肌的收缩，来缓解主动肌的痉挛。

2. 物理治疗

（1）冷疗：在温度降低时，对肌梭有镇静作用，可使肌张力下降以缓解肌肉痉挛。具体操作方法：把冰块与水混合，水温为0℃。让患者将治疗部位浸入冰水中，10s左右取出，反复多次；也可将毛巾浸于冰水中，然后取出并立即敷于难以浸入冰水的身体部位；也可用冰块按摩需治疗的部位。这些方法均可迅速降低皮肤温度和缓慢地降低肌肉温度，肌肉温度下降的速度与皮下脂肪的厚度密切相关，较瘦者一般需15min，而较胖者则需30min左右。一旦肌肉被冷却到足以解除痉挛状态时，其效果常可持续1~2h。

（2）热疗：可以缓解疼痛，软化结缔组织纤维，使之易于被牵拉，并且可短时间地缓解肌肉的痉挛。如热敷、红外线、超短波等温热疗法。

（3）电刺激疗法：采用神经肌肉电刺激（NMES）、功能性电刺激（FES）或通过电流直接刺激痉挛肌肉，对降低痉挛肌群的肌张力均有较好的疗效。

（4）生物反馈疗法：生物反馈疗法是根据仪器上的声、光或仪表的反馈信号，尽量让患者尝试放松痉挛的肌群后，努力依据反馈指示进行主动活动的训练。

3. 矫形器　在肌肉痉挛的情况下，矫形器能在一定程度上通过对肌肉的牵伸，骨骼、关节的固定，达到减缓肌肉痉挛、疼痛，预防和（或）矫正畸形，防止关节挛缩，促进正常运动模式建立的作用。

常用的矫形材料有低温热塑板材、高温热塑板材和石膏。低温热塑板材通常用于较轻的痉挛治疗中，具有预防关节畸形、固定和辅助痉挛康复治疗的作用；高温热塑板材的强度较高，主要用于大关节、下肢的较重的痉挛治疗；石膏则用于痉挛手术后的固定。除了通过矫形器治疗外，还可选用弹性绷带、石膏矫正固定和充气夹板（袋）·等方法。

4. 药物治疗

（1）巴氯芬（baclofen）：是一种肌肉松弛剂。应用时从每次5mg，一日用3

次起，每隔 1 周每次服药量增加 5mg，直到痉挛缓解为止。每日最大量可达 120mg。副作用有恶心、头晕、呕吐、嗜睡、无力等。如不能耐受，应减量或停药，但应逐步递减。

（2）替扎尼定（tizanidine）：是相对选择性的肾上腺素能受体激动剂，有脊髓及脊髓上的降低张力和抑痛作用，疗效类似于巴氯芬和安定，但较少有镇静作用。应用时从每次 1mg，一日 3 次起，每隔 1 周每次服药量增加 1mg，通常 12 ~ 24mg/d（分 3 ~ 4 次服）的用量已可获得良好的疗效，每天总量不能超过 36mg。

5. 运动点或肌肉神经阻滞术　其最大优点是可根据每个患者功能障碍的情况，通过控制阻滞点或药物注射量去除不需要的非自主痉挛，而同时恢复特定肌肉适当的功能。阻滞后痉挛的松弛时间为 3 ~ 12 个月，平均 6 个月。对于去除踝阵挛、髋关节内收、手和腕屈肌痉挛非常有效。注射后可立即进行日常生活活动和步行。

最常进行阻滞的神经和肌肉是：闭孔神经、胫神经、肌皮神经；小腿三头肌、胫后肌、腘绳肌、肱二头肌、旋前圆肌、腕屈肌。

运动点或肌肉神经阻滞的适应证如表 24 - 5，禁忌证如表 24 - 6。

表 24 - 5	运动点或肌肉神经阻滞的适应证
1. 影响功能的局部痉挛：如脑卒中、脊髓损伤患者出现的腓肠肌痉挛	
2. 严重的髋关节内收肌痉挛：使双下肢呈剪刀交叉状，影响了会阴部卫生、尿道膀胱的护理和性交	
3. 难以克服的非自主活动：如上、下肢突发的痉挛和自发的踝关节阵挛	
4. 脑卒中后偏瘫患者的膝反张：为了防止腓肠肌痉挛和短缩而导致的膝关节过伸	
5. 为便于压疮患者采取需要的体位：特别是手术修补术后的患者，突然的髋关节屈肌痉挛可牵张臀部皮肤和影响附近的皮瓣，使得愈合延迟	
6. 治疗偏瘫、脑瘫或多发性硬化患者手和腕的痉挛	

表 24 - 6	运动点或肌肉神经阻滞的禁忌证
1. 全身状态差，有严重过敏史	
2. 痉挛肌肉存在严重挛缩，因为此方法不能明显改善挛缩	
3. 对能步行或可利用下肢痉挛做支撑进行转移的患者不能做股四头肌阻滞。尽管患者坐下时下肢仍然伸直，但股四头肌痉挛对这些患者站立是有益的	

常用的神经阻滞方法包括：

（1）苯酚神经阻滞：2% ~ 10% 苯酚溶液 0.5 ~ 2ml，于周围神经和肌肉的运动点做局部封闭，可阻断痉挛达 3 ~ 12 个月，平均 6 个月。

（2）A 型肉毒毒素神经肌肉阻滞：将有效剂量的 A 型肉毒毒素注射到痉挛肌的运动点上，阻止神经肌肉的传递，缓解痉挛，3 ~ 6 个月可重复使用。

6. 手术治疗　当痉挛不能用其他方法缓解时，可考虑用手术解除。常用手术方法有：周围神经切断术、选择性脊神经后根切断术和肌腱切断松解术。

第三节　挛缩的康复

一、概述

（一）定义

挛缩（contracture）是由各种原因导致的关节周围的软组织、韧带和关节囊的病理变化，造成关节活动受限。关节挛缩是致残率高，严重影响生存质量的常见并发症。

（二）病因及病理

1. 皮肤组织挛缩　因烧伤、创伤、炎症等造成挛缩。

2. 结缔组织性挛缩　皮下组织、韧带、肌腱等挛缩。如掌腱膜挛缩。

3. 肌性挛缩　因肌肉长期不动、肌肉疾患、创伤等造成肌肉短缩挛缩。

4. 神经性挛缩　如疼痛引起的保护性反应、痉挛性挛缩（因中枢神经疾患所致）及弛缓性挛缩（因末梢神经疾患所致）。

不论何种原因造成的关节挛缩，制动是主要因素，其病理基础是由于制动引起应力的丧失，导致胶原纤维的结构和组合方式发生变化，造成结缔组织的性质改变，即由疏松结缔组织转为致密结缔组织，局部弹性降低。如果在损伤后能早期活动，这种改变可以预防；即使已经出现挛缩，尽早活动，致密结缔组织也有可能逆转为疏松结缔组织；若长期不运动，则这种改变不可逆转。

（三）临床表现与诊断

主要表现为关节活动范围的受限。同时，挛缩还常伴随关节疼痛、肿胀、肌肉萎缩、肌力下降等症状。但检查中如发现关节活动范围减少，被动运动时末端阻力大，应注意与痉挛鉴别。可用神经干阻滞法进行鉴别，例如要鉴别是小腿三头肌痉挛还是挛缩，可用 2% 利多卡因 15～20ml 行胫后神经阻滞，观察 0.5～1.5h，如踝背伸关节活动范围改善则为痉挛，反之则为挛缩。

二、康复评定

被动关节活动范围检查是评定挛缩的最常用的方法。

三、康复治疗

（一）康复治疗目标

通过各种治疗措施，尽早促使致密结缔组织逆转为疏松结缔组织，增大被动和主动关节活动范围，同时减轻或消除因关节挛缩造成的肌肉萎缩、肌力下降、关节屈伸不利、疼痛等症状，最大限度地保留或恢复关节的功能，减轻残疾的程度；对于不能避免手术治疗的严重挛缩者，应在手术治疗前后使用一切康复手段，减小手术的规模，增加手术的效果。

（二）康复治疗原则

1. 康复治疗应尽早介入 预防挛缩的出现比治疗挛缩要容易得多，也更为重要。有实验证明，肩关节固定 7 天所形成的挛缩，完全治愈需要 52 天；如固定 2 周，治愈需 121 天；如固定 3 周，治愈需要 300 天，说明短期静止不动可致关节挛缩，时间越长越难于治愈。因此，一旦出现挛缩，要及早治疗。

2. 合适的治疗方法与强度 制动可促进组织创伤的修复，同时，制动也可导致关节周围的结缔组织和肌肉的粘连和挛缩，使关节功能障碍，这是一对不可能完全避免的矛盾。要解决好这一矛盾，就要进行个体化的治疗，选择好治疗的时机、方法和治疗的强度，避免出现新的损伤或使原发病加重。

（三）康复治疗方法

1. 保持功能位 有的情况下挛缩难以避免，或者在一定的疾病发展阶段难以避免，如严重烧伤的增生性瘢痕形成早期或者侵及关节面的骨折。为了减轻挛缩，或者减轻挛缩的后果，必须使关节保持在"功能位"。

各关节的功能位：①肩关节功能位为：外展、前屈、内旋；②肘关节为屈曲 90°～100°、前臂中立位；③腕关节为背伸 20°～30°，桡偏；④掌指关节及近、远端指间关节为屈曲 45°～60°；⑤拇指与小指为轻度对掌位；⑥下肢的髋关节为前屈 10°～15°；⑦膝关节为屈曲 5°～10°；⑧踝关节为中立位，保持足底与胫骨成 90°。

2. 运动疗法

（1）被动运动：早期被动运动是预防和治疗挛缩的最重要手段。

1）连续被动运动：应用下肢 CPM 仪防治挛缩，使用时注意由慢到快，角度逐渐增加，一般每日持续 5～16h，连续 2～4 周，对已能离床活动的患者来说，可中断下床活动，但中断不宜超过 2 日以上。

2）间歇性被动运动：间歇性被动运动是通过治疗师的手法操作治疗，活动的强度视病情而定。如手屈肌腱术后，早期的被动运动并不在于牵伸肌腱，而在于周期性的松弛肌腱，以预防挛缩；如已出现明显的挛缩时，被动运动的操作就必须使关节活动范围尽可能达到最大，但是以不引起患者严重疼痛为限。挛缩较轻的每次运动反复 10 次。但每个运动都要在关节活动最大的范围位置停留 8～10s，对于较重的挛缩每次被动运动需连续 20～30min，被动运动前可进行热疗，使组织加温到 40℃～43℃，以改善结缔组织的黏弹性，增加牵伸的效果。对于有肌肉跨越两个关节的挛缩，应当同时牵伸两个连带关节。

（2）主动运动：可采用徒手和利用器械训练，保持关节活动范围，促进局部血液循环。

1）徒手训练：可以选择步行、关节体操及日常生活活动，达到改善关节活动范围、防止关节挛缩的目的。

2）阻力训练：可使用 PNF 技术中的主动抑制技术如保持—放松技术、保持—放松—拮抗肌收缩及拮抗肌收缩的技术；也可利用机械训练。训练分为等长、等张、等速训练以及向心与离心训练，目的均为增加肌肉的收缩力、耐久力和做功的能力。

3. 夹板　包括动态和静态两种类型的夹板。动态夹板是一种持续牵引的夹板。利用黏弹性组织蠕变的原理（即当生物组织受到一恒定的力作用后，随着时间的变化，组织将继续发生变形，这一现象称为生物组织的蠕变现象）逐渐降低结缔组织的抵抗，增加其可塑性和关节活动范围。此种夹板由于力量有限，只适于上肢的肘、腕和指关节；静态夹板和矫形器，可以对抗成纤维细胞的收缩，防止瘢痕挛缩。

4. 系列塑型　适于阻力极大的膝踝挛缩。其方法是先行热疗以增加结缔组织的黏弹性，然后用力强制关节达到活动的限度。在此极限位置予以石膏或低温热塑材料塑型。每 2～3 日更换 1 次。

5. 牵引　对于已经挛缩的关节，可以通过滑轮进行重力牵引。此法简单，作用力可以很强，适用于髋、膝等大关节。牵引一般可以持续较久，从 0.5～24h 不等。必须注意牵引力的大小，牵引力过小为无效治疗，牵引力过大则可能造成骨关节的损伤。一般中度挛缩可以每日牵引 2 次，每次 20～30min。

6. 热疗　通常在主动或被动运动之前进行热疗，目的在于镇痛、松弛肌肉、减少胶原的黏弹性。包括传导热（水疗、蜡疗、泥疗），辐射热（红外线与热空气浴），内生热（高频电疗与超声）。

7. 手术治疗　对于严重的挛缩应行手术治疗。常用的手术有瘢痕切除与植皮术、粘连松解术、肌腱延长术等。

四、康复注意事项

1. 被动运动不可用力过大，以免造成新的损伤。

2. 被动运动应根据关节的解剖生理特征进行相应的训练。

3. 对于心血管疾病患者和老年人不作等长训练和抗阻力训练，防止加重心脏负荷。

4. 对于骨质疏松症患者不作负重和抗阻运动，以免骨折。

第四节　吞咽障碍的康复

一、概述

（一）定义

吞咽障碍（dysphagia）是食物从口腔运送到胃的过程出现困难的一种表现。除口、咽、食道疾患以外，脑神经、延髓病变、假性延髓麻痹、锥体外系疾病及肌病均可引起吞咽障碍。其中脑卒中是造成吞咽困难的最常见的原因之一。

（二）病因及发病机制

1. 病因　从病因上，吞咽障碍可分为器质性吞咽障碍和功能性吞咽障碍。前者主要发生在口腔、咽、喉部的恶性肿瘤手术后，由于解剖构造异常引起的吞咽障碍。如口腔、咽部肿瘤术后、食管病变等。后者则多由于中枢神经系统、末梢神经系统障碍、肌病及心理性障碍（癔病）引起，在解剖构造上没有问题，为运动异常引起的障碍，如脑卒中、脑外伤、帕金森病、多发性硬化症、格林 –巴利综合征、重症肌无力症等。

2. 发病机制　正常的吞咽过程分为以下四个期：

（1）准备期：食物由唇、齿、颌、舌、颊肌、硬腭、软腭分别嚼碎和操纵。

（2）口腔期：通过舌肌及颊肌运动推动食团向后以触发吞咽反射。

（3）咽期：吞咽反射引起咽喉活动使食团通过咽部。

（4）食道期：食道蠕动把食团通过颈胸食道到胃部。

第 V ～ XII对脑神经及 C_1 ～ C_4、T_1 ～ T_2节段的脊神经分别支配参与吞咽活动的相关肌肉，因此，当其受损时可引起吞咽障碍。

二、临床表现

有吞咽障碍的患者可能在准备期、口腔期、咽期及食道期中的任何一期发生吞咽障碍，多数是几个期同时发生障碍。

（一）准备期和口腔期障碍

主要表现为开口闭唇困难、流涎、食物从口中漏出、咀嚼费力、食物向口腔后部输送困难等。口腔控制食物能力降低的患者，食物可在吞咽发生前被吸入咽部、进入气管，发生"吞咽前吸入"，引起呛咳。

（二）咽期障碍

主要表现为吞咽时食物逆流入鼻腔，或吸入、误咽至气管，发生"吞咽期吸入"，引起呛咳；进食之后，滞留在咽壁、会厌谷和梨状隐窝的食物残渣可吸入气管，导致"吞咽后吸入"，表现为餐后呼吸道分泌物增多、咳嗽、痰中混有食物等。食物被误吸入后，若喉部及声门下的感觉尚存在，可通过反射性的咳嗽清理被吸入或误咽的食物；若感觉缺失，吸入的食物残渣则不会引起咳嗽，称无症状性吸入。脑卒中后约27%的患者可有无症状吸入，极易导致这部分患者发生脱水、肺部感染，甚至死亡。

（三）食道期障碍

由于食管平滑肌蠕动障碍、环状咽肌和食管、胃括约肌迟缓，引起吞咽后胸部憋闷或咽下的食物返流至口咽部。从而引起喉炎、声音嘶哑或喉痉挛。如果大量的返流物吸入，则很容易发生严重的肺部并发症，其病死率高达50%。

三、康复评定及诊断

（一）反复唾液吞咽测试

反复唾液吞咽测试（repetitive saliva swallowing test，RSST）是一种观察引发随意性吞咽反射的简易方法，具体操作步骤是：

1. 患者取坐位，卧床患者应采取放松体位。
2. 检查者将食指横置于患者甲状软骨上缘，嘱做吞咽动作。当确认喉头随吞咽动作上举、越过食指后复位，即判定完成一次吞咽反射。当患者诉口干难以吞咽时，可在其舌上滴注少许水，以利吞咽。

3. 嘱尽快反复吞咽，并记录完成吞咽次数。老年患者在30s内能达到3次吞咽即可。一般有吞咽困难的患者，即使第1次吞咽动作能顺利完成，但接下来的吞咽动作会变得困难，或者喉头尚未充分上举就已下降。

（二）洼田饮水试验

洼田饮水试验是另一种常用的吞咽功能检查方法。检查时患者取坐位，水杯内盛温水30ml，嘱患者像平常一样饮下，注意观察患者饮水经过，并记录时间，进行评价，结果可分为五种情况（见表24-7）。

表24-7 洼田饮水试验

评分	吞咽功能
1分	5s内饮完，无呛咳、停顿
2分	1次饮完，但超过5s，或分2次饮完，无呛咳、停顿
3分	能1次饮完，有呛咳
4分	分2次以上饮完，有呛咳
5分	呛咳多次发生，全部饮完有困难

判断标准：1分为正常；2分为可疑；3分以上为异常。

（三）吞咽造影录像检查（video fluorography，VF）

吞咽是一种瞬间发生的反射动作，应用造影录像可反复观察、分析吞咽活动的经过，有助于对吞咽功能作出全面评估。分别于垂直坐位、30°及60°坐位对患者进行VF检查。注意观察软腭、舌骨、舌根的活动，有无吞咽反射减弱、喉闭合不良及环咽肌张力过低的表现；梨状隐窝、会厌谷是否有食物滞留等。VF检查除了可以确定有无吸入或误咽之外，还可以提示患者吞咽最佳的体位、食物放入口中的最佳部位、患者所能适应的食物种类及物理性质等。

（四）洼田吞咽能力评定法

评定条件是：①帮助的人；②食物种类；③进食方法及时间。该评定法将吞咽能力分为6级：1级：任何条件下均有吞咽困难或不能吞咽；2级：3个条件均具备则误吸减少；3级：具备2个条件则误吸减少；4级：如选择适当食物，基本上无误吸；5级：如注意进食方法和时间，基本上无误吸；6级：吞咽正常。

（五）其他评定方法

如内镜检查、超声波检查及吞咽压检查等。除此之外，还应常规对患者进行高级脑功能检查（包括失语、失用、失认、智力等），因为认知功能低下等高级脑功能障碍，同样可以导致吞咽困难。

根据患者主诉、问诊及仔细观察进食情况，一般即可作出吞咽障碍的诊断。如怀疑咽期及食道期吞咽障碍，则通过吞咽造影录像或内镜等特殊检查，可进一步明确诊断。

四、康复治疗

（一）康复治疗目标

1. 尽量减少不经口喂饲。如鼻管、咽造瘘、食道造瘘、胃或空肠造瘘等。
2. 改善对不同稠度食物的吞咽。
3. 恢复或提高患者吞咽能力，改善身体营养状况。
4. 改善因不能经口进食所产生的恐惧与抑郁。

（二）康复治疗原则

1. 功能恢复训练　其目的是全部或部分恢复患者的吞咽功能，改善口、面部肌肉及舌肌、喉肌的随意运动能力，刺激或激活咽部肌肉的收缩，以强化吞咽反射。

2. 代偿技术　包括调整头位及特殊的吞咽技术。其目的在于使残存的功能获得新的行为模式。代偿技术是在主观意志控制下所进行的头部位置及吞咽技术的改变，要求患者有良好的认知功能与参与意识，治疗师的技术指导更是训练能否成功的关键。

3. 适应干预　包括改变食物的稠度，采用特殊的饮食器具和选择正确的喂食方法，以改善吞咽效果，预防或减少误吸的发生。

（三）康复治疗方法

可分为不用食物、针对吞咽功能障碍的间接训练（功能性训练）和在进食的同时，通过调整体位及食物种类，应用辅助吞咽动作练习等的直接训练（摄食训练）。

1. 间接训练　间接训练从预防废用性功能低下、改善吞咽相关器官的运动及协调动作入手，为经口腔摄取营养做必要的功能性准备。由于间接训练不使用食物，安全性好，因此适用于从轻度到重度的各类吞咽困难患者。间接训练一般先于直接训练进行，直接训练开始后仍可配合间接训练。常用的间接训练方法有：

（1）口唇闭锁训练：口唇运动训练可以练习口唇闭拢的能力和对称性，改善食物或水从口中漏出现象。让患者面对镜子，独立进行紧闭口唇的练习。对无法主动闭锁口唇的患者，可予以辅助。当患者可以主动闭拢口唇后，可让患者口内衔一个系线的大纽扣，治疗师牵拉系线，患者紧闭口唇进行对抗，尽量不使纽扣脱出。其他练习包括口唇突出与旁拉、嘴角上翘（作微笑状）及抗阻鼓腮等。

（2）下颌运动训练：可促进咀嚼功能，做尽量张口，然后松弛及下颌向两侧运动练习；对张口困难患者，可对痉挛肌肉进行冷刺激或轻柔按摩，使咬肌放松，通过主动、被动运动让患者体会开合下颌的感觉；为强化咬肌肌力，可让患者做以白齿咬紧压舌板的练习。

（3）舌运动训练：可以促进对食团的控制及向咽部输送的能力。可让患者向前及向两侧尽力伸舌，伸舌不充分时，可用纱布裹住舌尖轻轻牵拉，然后让患者用力缩舌，促进舌的前后运动；通过以舌尖舔吮口唇周围，练习舌的灵活性，用压舌板抵抗舌根部，练习舌根抬高等。

（4）冷刺激：冷刺激能有效地强化吞咽反射，反复训练，可使之易于诱发且吞咽有力。将冰冻棉棒蘸少许水，轻轻刺激软腭、腭弓、舌根及咽后壁，然后嘱患者做吞咽动作。如出现呕吐反射即应终止刺激；如患者流涎过多，可对患侧颈部唾液腺行冷刺激，每日3次，每次10min，至皮肤稍发红。

（5）构音训练：吞咽困难患者常伴有构音障碍，通过构音训练可以改善吞咽有关器官的功能。

（6）声带内收训练：通过声带内收训练，以达到屏气时声带闭锁，防止食物进入气管的目的。具体方法是，患者深吸气，两手按住桌子或在胸前对掌用力推压，闭唇、憋气5s。

（7）咳嗽训练：吞咽困难患者由于肌力和体力下降、声带麻痹，咳嗽会变得无力。强化咳嗽有利于排出吸入或误咽的食物，促进喉部闭锁。

（8）声门上吞咽训练：声门上吞咽又称"屏气吞咽"，具体做法是由鼻腔深吸一口气，然后屏住气进行空吞咽，吞咽后立即咳嗽。这一方法的原理是：屏住呼吸使声门闭锁，声门气压加大，吞咽时食团不易进入气管；吞咽后咳嗽可以清除滞留在咽喉部的食物残渣。

（9）促进吞咽反射训练：用手指上下摩擦甲状软骨至下颌下方的皮肤，可引起下颌的上下运动和舌部的前后运动，继而引发吞咽。此方法可用于口中含有食物却不能产生吞咽运动的患者。

2. 直接训练 直接训练的适应证是：意识状态清醒、全身状态稳定、能产生吞咽反射、少量吸入或误咽能通过随意咳嗽咳出的患者。

（1）体位：由于口腔期及咽期同时存在功能障碍的患者较多，因此开始训练时，应选择既有代偿作用且又安全的体位。开始可先尝试 30°仰卧、颈部前倾的体位，该体位可利用重力使食物易于摄入和吞咽，颈部前倾可使颈前肌群放松，有利于吞咽。

（2）食物的选择：一般容易吞咽的食物具有下述特征：①柔软、密度及性状均一；②有适当的黏性、不易松散；③易于咀嚼，通过咽及食道时容易变形；④不易在黏膜上滞留等。应根据患者的具体情况及饮食习惯进行选择，兼顾食物的色、香、味等。口饲食物的顺序一般是软食、半固体、固体，最后是液体。患者常用的流质和固体饮食见表 24 – 8。

（3）每口进食量：即最适于患者吞咽的每次喂食量。如果一口量过多，食物易从口中漏出或引起咽部滞留，增加误咽的危险；一口量过少，则难以触发吞咽反射。应从小量（1~4ml）开始，逐步增加，掌握合适的一口量。

表 24 – 8　　　　　　患者常用的流质和固体饮食表

液体类	固体类
稀：清汤、咖啡、牛奶、果汁、茶 稠：稀粥汤、花蜜、奶油汤、蛋奶酒 更稠：米粉糊、谷类、粥浆、酸奶	面包、蛋糕、馒头、米饭、面条、肉泥、土豆泥、豌豆泥、蛋沙拉、烤鱼、鸡沙拉、香蕉、瓶装水果

（4）调整进食速度：指导患者以较常人缓慢的速度进行摄食、咀嚼和吞咽。一般每餐进食的时间控制在 45min 左右为宜。

（5）咽部滞留食物的去除法：可训练患者通过以下方法去除滞留在咽部的食物残渣。①空吞咽：每次吞咽食物后，再反复做几次空吞咽，使食块全部咽下，然后再进食；②交互吞咽：让患者交替吞咽固体食物和流食，或每次吞咽后饮少许水（1~2ml），这样既有利于激发吞咽反射，又能达到去除咽部滞留食物的目的；③点头样吞咽：颈部后仰时会厌谷变窄，可挤出滞留食物，随后低头并做吞咽动作，反复数次，可清除并咽下滞留的食物；④侧方吞咽：梨状隐窝是另一处吞咽后容易滞留食物的部位，通过颈部指向左、右侧的点头样吞咽动作，可去除并咽下滞留于两侧梨状隐窝的食物。

3. 其他治疗

（1）物理治疗：可应用低中频电疗法、肌电图生物反馈疗法等，增强吞咽相关肌肉的肌力，促进吞咽动作的协调性，达到改善吞咽功能的目的。

（2）针灸治疗：常用穴位有风池、翳风、廉泉、人迎、合谷、内关、金津、玉液等。

五、康复注意事项

1. 下列疾病不适宜进行吞咽训练：运动神经元病、中、重度老年痴呆症、严重弱智、早产婴儿、脑外伤后有严重行为问题者。

2. 当患者进行吞咽训练时，必须时常注意发生误吸性肺炎和窒息的危险。特别是"无症状误吸"，往往容易忽略。

3. 训练时，应注意脱水和营养不良的问题，充分补给营养和水分。检查经口腔摄取的营养量，不足的部分通过适当的胃肠道营养法或输液来保证。

第五节　膀胱、直肠功能障碍的康复

一、概述

（一）定义

神经源性膀胱（neurogenic bladder）或神经源性直肠（neurogenic bowel）是因控制膀胱或直肠的神经系统疾病或外伤、药物、认知障碍、减少活动等因素所引起的排尿或排便功能减弱或丧失，最终表现为尿失禁或尿潴留或排便失控。大多数情况下，膀胱、直肠括约肌功能障碍同时存在或以其中一种损害为主。这将严重妨碍患者的日常生活，使其生活质量严重下降，如果康复和护理不当，由此造成的感染等并发症会危及患者的生命。

（二）病因及病理

1. 常见病因　神经源性膀胱或神经源性直肠既可是先天性的，如脊髓发育不良，也可是后天损伤或疾病所引起，常见原因如下：

（1）颅内损害：颅内损害如血管病变（脑血管意外、动脉硬化性缺血）、颅内增生物、多发性硬化和帕金森病既可影响皮质中枢，也可影响上节段的传导径路。轻症通常引起无抑制性膀胱，重者往往导致反射性膀胱。

（2）高位脊髓损害：在脊髓排尿中枢以上的脊髓病变、脊髓损伤、脊髓肿瘤、椎间盘疾病和多发性硬化等导致所有至脊髓排尿、排便中枢的脊髓传导径路均遭破坏时，引起反射性神经源性膀胱或神经源性直肠。

（3）前角细胞损害：这些损害引起膀胱、直肠收缩无力。前角细胞受损往往是由于脊髓灰质炎。

（4）外周神经病损：脊髓后根和脊髓感觉传导路经的损害往往导致低反射或无反射性膀胱，造成大容量膀胱。常见原因为糖尿病、脊髓结核等。外伤和肿瘤使马尾受累时引起膀胱功能障碍，通常为自主性膀胱。

（5）药物副作用：各种不同的药物对植物神经系统所产生的影响不同，如三环抗抑郁剂、抗组胺和苯妥英钠均可引起排空不全，可导致膀胱、直肠功能障碍，尤其是处在排尿病理边缘患者，药物不利作用更为显著。患者长期应用抗胆碱能药物，则会产生巨结肠症。

2. 病理生理 高位中枢损害，如前叶损害，特别是多发性硬化的脱髓鞘病变、侧脑室积水的尾状核病变等将会导致中枢性膀胱、直肠功能障碍；脑桥中心到脊髓之间的通路损害也会导致膀胱、直肠功能亢进（逼尿肌痉挛等）或抑制（逼尿肌无力），引起尿失禁或尿潴留。

当然，下传通路也有协调尿道外括约肌和逼尿肌的作用，导致"逼尿肌失调"，这意味着逼尿肌收缩时，括约肌无法适当的松弛，这将引起膀胱内高压的危险后果，使尿液逆流致上尿路扩张，肾脏压力增高，从而增加了逆行性感染的机会。尿流通畅与否取决于逼尿肌产生的使尿液排出的压力和括约肌引起的控制尿液压力之间的压力差。逼尿肌功能不全可能会导致膀胱不完全排空，这会引起残余尿的增多，特别是有协同失调的时候。骶 2～4 脊神经的损伤通常会导致下运动神经元功能障碍，出现膀胱、直肠感觉丧失，膀胱张力降低而失去依从性。通常由于膀胱颈部组织有弹性，对排尿有部分控制力，但在一定的压力作用下，尿道外括约肌也能够松弛，常会发生压力性尿失禁，表现为紧张、咳嗽、打喷嚏等腹压突然升高时尿液漏出。

（三）临床分型

膀胱障碍的临床分型如下：

1. 传统的神经源性膀胱的分类 包括感觉麻痹性膀胱、运动麻痹性膀胱、反射性膀胱、无抑制性膀胱和自律性膀胱。

2. 采用尿流动力学结合膀胱和尿道功能分类 包括四种组合：

（1）逼尿肌和括约肌均过度兴奋，常导致较大膀胱容量和充盈性尿失禁，通常为反射性膀胱。

（2）逼尿肌兴奋，括约肌松弛，使膀胱储尿能力下降，导致小膀胱或膀胱挛缩。

（3）逼尿肌松弛，括约肌兴奋，导致大膀胱容量或尿潴留，严重时损害肾脏，通常为运动麻痹性膀胱。

（4）逼尿肌和括约肌均松弛，导致无抑制性膀胱，在临床上治疗最困难。

尿失禁主要由于膀胱无抑制性收缩，容量减少，顺应性降低，膀胱颈压下降，外括约肌压力下降所致；尿潴留主要由于膀胱逼尿肌反射消失，容量大/顺应性高，高排出压伴低尿流率，内括约肌协调不良，外括约肌协调不良，括约肌过度活跃（括约肌或假性括约肌协调不良）所致。

尿潴留和尿失禁主要由膀胱无抑制性收缩合并逼尿肌活动下降所致。即使正常膀胱也可因认知、运动等问题引起尿潴留和尿失禁。Wein分类法作为一种以尿流动力学为基础的功能分类方法（表24-9），是一种较实用的方法，在临床上得以广泛的应用。

表24-9　　　　　　　　　尿流动力学和功能分类（Wein分类）

失禁	A. 由膀胱引起
	无抑制性收缩
	容量减少
	顺应性低
	（膀胱正常因认知、运动等原因引起）
	B. 由流出道引起
	膀胱颈压下降
	外括约肌压下降
潴留	A. 由膀胱引起
	逼尿肌反射消失
	容量大/顺应性高
	（膀胱正常因认知、运动等原因引起）
	B. 由流出道引起
	高排出压，伴低尿流率
	内括约肌协调不良
	外括约肌协调不良
	括约肌过度活跃（括约肌或假性括约肌协调不良）
潴留和失禁	由膀胱引起，无抑制性收缩合并逼尿肌活动下降

二、康复问题

1. 尿失禁或尿潴留　为神经源性膀胱的主要表现，早期多为尿潴留。介于尿失禁和尿潴留的中间类型是充盈性尿失禁。

2. 排便困难或排便不能控制　为神经源性直肠的主要表现。脊髓损伤患者腹泻有可能并发肠道粪便梗阻，肠道有慢性中度扩张的倾向。若结肠粪块高位梗阻，其症状可表现为类似急腹症，且伴发自主反射障碍，出现血压升高，心动过缓，伴有出汗和头痛，临床上应极为小心。

3. 伴发感染和肾功能减退　可以出现膀胱刺激症状（尿急、尿频、尿痛）以及全身感染症状（发热等）。一般把中段尿样本菌数多于10万称为泌尿系感染，若在无症状者中则无意义。至于脓尿，约96%患者伴随感染症状，显微镜下观察白细胞≥10个/mm^3。泌尿系感染症状为尿急、尿频、尿痛，同时肢体寒颤、发热和白细胞升高。由于SCI患者膀胱感觉消失，因此，下尿道感染常表现为尿混浊、异味、腹部和下肢痉挛，新发生尿失禁与潴留以及 T_6 以上损伤者自主神经反射障碍。除急性下泌尿系感染（膀胱炎）和上泌尿系感染外，还应注意其他潜在疾患，如因下泌尿系感染而发生附睾炎、前列腺炎、阴囊脓肿、败血症和上行感染；因上泌尿系感染导致慢性肾盂肾炎、肾瘢痕形成、渐进性肾功能障碍、感染；因分解尿素的变形杆菌还可发生肾结石、肾或后腹膜脓肿等；其他因膀胱内高压而流出道梗阻引起的肾盂积水、膀胱、输尿管返流、肾结石、肾功能减退以至衰竭等。

三、康复评定

（一）膀胱功能评定

1. 临床一般功能检查　出现泌尿系统症状时，筛查上尿路是否有问题很重要。在一些脊髓损伤没有泌尿系统症状的患者中筛查是否有上尿路问题同样重要。可以进行静脉造影或简单的肾功能生化检查（如血清肌酐）。泌尿系统超声检测可用于鉴别诊断，了解伴发损害和测定残余尿量（residual urine）。尿路感染可以通过尿常规、中段尿样本菌数培养确定。有些脊髓损伤患者感觉丧失，症状表现不明显，因此需密切注意泌尿系感染状态，作出及时正确判断。采用生理盐水 50ml、冲洗 20 次的改良膀胱冲洗法，同时冲洗后即刻和 90min 后收集尿样本进行半定量计数，比较冲洗前后细菌浓度和总数变化。既有诊断价值，又有治疗价值。

2. 尿流动力学检查　是运用流体力学、电生理及神经生理学原理和方法，评估膀胱功能最重要的方法，指标包括：

（1）尿流率：单位时间排出的尿量（单位 ml/s）。主要反映排尿过程中逼尿肌与尿道括约肌相互作用的结果，即下尿路的总体功能情况。主要参数有：最大尿流率、尿流时间及排量等。尿流率受性别、年龄和排尿等因素的影响。

（2）膀胱压力容积：包括膀胱压、直肠压（腹压）及逼尿肌压（膀胱压减去直肠压）。正常压力容积为：①无残余尿；②膀胱在充盈期内压力维持在 $15cmH_2O$ 以下，顺应性良好；③逼尿肌没有无抑制性收缩；④膀胱充盈过程中，最初出现排尿感觉时容量为 100～200ml；⑤膀胱总容量 400～500ml；⑥排尿及中止排尿受意识控制。

（3）尿道压力分布：用以了解尿道功能，反映贮尿期尿道控制排尿能力和排尿期尿道压力变化。主要参数包括最大尿道闭合压 50～130cm H_2O（女性 60～70cm H_2O）；功能性尿道长度男性 5.4±0.8cm，女性 3.7±0.5cm。

（4）括约肌肌电图：可用表面电极置入肛门测定肛门括约肌肌电活动或用

针电极经会阴部直接插入尿道外括约肌，记录肌电活动，从而了解在逼尿肌收缩时尿道外括约肌的协调性活动。正常排尿周期中膀胱充盈期间，尿道外括约肌呈持续活动，排尿时肌电活动突然中止。排尿完毕，肌电活动重新出现。病理情况可见：①逼尿肌收缩时，括约肌肌电活动同时增强，即逼尿肌－括约肌协同失调；②膀胱充盈过程中，突然出现括约肌肌电活动静止，患者出现不自主漏尿。

（5）尿流动力学、B超或X线联合检查：用稀释的碘溶液代替生理盐水充盈膀胱，可在做尿流动力学检测时同步获得尿流动力学及膀胱尿道形态等各项资料，可收集较全面的资料。

（二）直肠功能评定

1. 临床肠道功能评估　主要依据病史和对肠道功能的描述，如饮食情况（日常进食、补液与纤维素摄入等），排便功能（排便量、次数、排便时间、排便习惯等），腹部症状和体征（腹胀、便秘、腹泻等），体位对排便的影响，肠道治疗（大便软化剂或药物使用情况）和护理。另外，应注意自主反射，腹肌痉挛，发热以及体重变化与症状的相关性。患者损伤程度、损伤平面、工作和外出活动能力，均需加以记录，最后还应进行仔细的体格检查。X线腹部平片较易发现肠道扩张。直肠镜检查和结肠触诊可发现肠梗阻。

2. 直肠动力学检查　尚处于研究阶段，其实际价值和对康复治疗的相关性还有待进一步的探讨。

四、康复治疗

（一）康复治疗目标

神经源性膀胱所致排尿障碍最终治疗目标为：控制或消除感染；保持或改善上尿路状况；使膀胱贮尿期保持低压并适当排空；尽量不使用导尿管和造瘘，以避免异物体内结石形成，造成膀胱内部防御机制下降；能更好地适应社会生活，并尽可能满足职业需要。

（二）康复治疗原则

1. 神经源性膀胱的治疗原则　控制或消除尿路感染、结石、肾盂积水引起的肾功能损害，保持良好的泌尿系统功能；恢复和改善膀胱控制能力，减轻膀胱尿潴留和尿失禁程度；最大程度使膀胱尿动力机制恢复正常，使膀胱贮尿期保持低压，膀胱在低压下能适当排空，具有适当控尿能力；提供方便于患者的排尿方式，使患者在日常生活、社会活动和工作中达到自立。

2. 神经源性直肠的治疗原则 饮食上调整和建立规律性排便，避免大便失禁，尽量少用灌肠和刺激剂。或在恰当时间利用胃结肠反射等各种内、外有利的影响因素进行排便。

（三）适应证和禁忌证

1. 适应证 神经源性膀胱所致的尿失禁或尿潴留、神经源性直肠所致的大便失禁及便秘的神志清楚并能够主动配合康复治疗的患者。

2. 禁忌证 严重损伤或感染、神志不清或不能配合的患者；伴有全身感染或免疫力极度低下、有显著出血倾向的患者。

（四）康复治疗方法

1. 基本治疗方法

对于神经源性膀胱和神经源性直肠患者，可采用的基本治疗方法有以下几种：

（1）留置导尿：通常采用普通导尿管或 Foly 导尿管，但容易引起感染，需每隔 1~2 周更换 1 次。应争取早日去除导尿管（2~4 周）。导尿管引流早期以持续引流为主，以后要注意夹放导尿管的时机，一般 1 周后每 3~4h 开放 1 次，每次排出的尿量在 300~400ml，有利于膀胱自主功能的恢复，防止膀胱挛缩。注意记录液体出入量，每天的进水量必须达到 2500~3000ml，增加对膀胱的冲洗，减少尿沉淀，避免尿液中细菌的繁殖增长。在导尿管持续引流时期必须保持会阴部和尿道周围的清洁。必要时可以进行膀胱冲洗，采用冲洗液为生理盐水和 1：5000呋喃西林溶液。

（2）集尿器的使用：集尿器常用于各种类型的尿失禁患者。可代替留置尿管。男用外部集尿器是阴茎套型装置，女用集尿装置还很不理想，往往仍需使用尿垫，可以戴一些吸附剂制成的管带。若使用不当可引起感染、溃疡、坏死及皮肤过敏等并发症。

（3）清洁间歇性导尿：适用于充溢性尿失禁患者。清洁导尿又称为间歇导尿，是指患者在膀胱残余尿量增多（＞100ml）或尿潴留时，可以由非医务人员（患者、亲属或陪护者）进行的不留置导尿管的导尿方法，以减少患者对医务人员的依赖性，提高患者的生活独立性。操作程序包括：①用 0.9% 氯化钠溶液或其他无黏膜刺激的医用消毒液（新洁尔灭等）清洗导尿管备用。②局部用肥皂或清洁液清洗患者会阴部。清洗操作者本人（可以为患者或陪护者）的双手。③手持导尿管插入尿道，并徐徐插入，直到尿液从导尿管排出，尽量清除膀胱底部的尿沉渣。男性患者注意尿道口朝腹部方向以避免尿道峡部的损伤。插入前可在导尿管外部涂搽润滑油（例如石蜡油）以减小插入阻力。④导尿完成后立即将导尿管拔除。⑤导尿管拔除后用清水清洗，再放入无黏膜刺激的医用消毒液或0.9%氯化钠溶液内保存。也可以采用煮沸消毒的方法。⑥使用频率：如果患者完全不能自主排尿，使用频率可以为每日3～4次；如果能够部分排尿，使用频率可以为每日1～2次。每次导出的尿液一般以400ml左右（生理性膀胱容量）为宜。残余尿量少于80ml时可停止清洁导尿。

采用无菌性间歇导尿技术，使得膀胱周期性扩张与排空，大大减少了感染的发生机会。开始由医护人员指导进行操作，以后对手功能正常的患者应指导其自行导尿。在间歇性导尿开始阶段，需每周检查尿常规、定期尿培养。若出现尿路感染征象，应立即使用抗菌药物，并根据具体情况，酌情进行膀胱冲洗。

（4）膀胱训练：膀胱训练是通过各种手法或物理刺激提高膀胱排尿功能，达到自行排尿的常用方法。训练时应采取循序渐进、逐渐增加的方法，每2～5h训练1次，每次10～15min。

常用的膀胱训练方法如下：①耻骨上区轻叩法：常用于逼尿肌反射亢进患者，通过逼尿肌对牵张反射的反应，经骶髓排尿中枢引起逼尿肌收缩。用手指轻叩耻骨上区，引起逼尿肌收缩而不伴有尿道括约肌同时收缩，即产生排尿。②屏气法（Vasalval法）：用增加腹内压的方法增加膀胱压力，使膀胱颈开放而引起排尿的方法。患者身体前倾，快速呼吸3～4次，以延长屏气增加腹压的时间。作1次深吸气，然后屏住呼吸，向下用力做排便动作。这样反复间断数次，直到没有尿液排出为止。痔疮、疝气患者慎用此法。膀胱输尿管返流患者禁用此法。③扳机点法（triggering voiding）：常用于骶髓以上神经病变。在腰骶神经节段区寻找扳机点，利用皮肤－膀胱的反射作用，通过反复挤捏阴茎（阴蒂）、牵拉阴毛，或在耻骨上区、会阴部和大腿内侧持续有节奏的轻敲等刺激，诱导反射性膀胱排尿。④声音刺激：患者进行排尿时配合流水或口哨声音刺激。⑤肛门刺激：通过手指刺激肛周皮肤和牵拉肛门括约肌，对改善膀胱、直肠协调功能有积极作用。

（5）肠道功能训练：对于便秘患者训练时，利用胃结肠反射，规定早餐或晚餐后30～60min内排便，结合手法刺激直肠内壁，诱发肠道蠕动，以利排便。卧床期间患者每天或隔天定时用手掏大便，并指导患者饮食控制以利大便成形。坐位时利用重力帮助排便，从右至左按摩腹部。另外，每天站立和肌肉活动非常重要，可防止便秘，增加肠道蠕动。但四肢瘫患者活动明显受限，对排便很不利。

（6）肛门牵张技术：食指或中指戴指套，涂润滑油，缓缓插入肛门，把直肠壁向肛门一侧缓慢持续地牵拉，可以有效地缓解肛门内外括约肌的痉挛，同时扩大直肠腔，诱发肠道反射，促进粪团排出。

（7）理疗：①电刺激法：可采用经皮电刺激或直肠内电刺激。还可以对骶神经根（$S_2 \sim S_4$）进行刺激，使骶神经兴奋，促使逼尿肌收缩，引起排尿。②磁刺激法：为近年来实验用的方法。也是通过刺激骶神经达到排尿的目的。但它较电刺激具有无创伤、相对无痛等优点。③超短波治疗：有缓解膀胱炎症，减轻膀胱痉挛的作用。④反馈治疗：采用肌电生物反馈改善膀胱、直肠以及盆底部肌肉功能，放松痉挛肌肉，提高无力肌收缩。

（8）直肠灌肠和排气：一般不用灌肠通便，除非在通便药效不佳，用开塞露3天后仍不解大便，大便干结排除困难时，可用肥皂水灌肠。若肠道积气过多，可插肛管排气，缓解腹胀。

（9）行为治疗：建立良好的排便习惯（排便时间、频率、排空量、排便体位、排便环境）。建立良好的饮水、饮食习惯，一次饮水量适当，不要过饮或少饮。伴有认知障碍患者要建立定时排尿，每隔2～5天排尿间隔时间增加10～15min，直至达到合理的间隔时间为止。注意调节粪便稠度（主要增加日常纤维素饮食），养成每天肠道排空（栓剂和手指刺激）的习惯。避免口服泻药。杜绝不良饮食习惯（脂肪、巧克力、柑橘、果汁、咖啡）。

（10）心理治疗：对于这类患者应注意心理疏导和治疗，减轻患者由于排便困难带来的精神紧张和心理压力，学会情绪的自我调控，配合治疗师顺利完成膀胱、直肠功能训练和一些相关的膀胱、直肠清洁护理。以乐观的态度正确对待日常生活和工作中的排便处理。

（11）药物治疗：分为尿失禁型障碍和尿潴留型障碍的治疗。①尿失禁型障碍：为了抑制逼尿肌收缩，增加膀胱容量，可选用抗胆碱能类药物（如羟丁酸）；为了增加膀胱出口阻力，选用α-肾上腺素能药物或β-肾上腺素能阻滞剂（如麻黄素、丙米嗪或普萘洛尔）。②尿潴留型障碍：为了加强逼尿肌收缩，增加膀胱内压，促进膀胱排尿，可选用胆碱能制剂（如氨基甲酰甲基胆碱）；为了抑制膀胱括约肌收缩，降低尿道出口阻力，可选用α-肾上腺素能阻滞剂（如酚卞酮、高特灵），或选用具有松弛平滑肌、骨骼肌作用的药物（如氯苯氨丁酸），也能降低尿道外括约肌阻力，减少残余尿量。如需要扩容，则采用抗利尿激素。

神经源性直肠功能障碍出现便秘者，一般情况下，可服用中西药缓泻剂及大便软化剂，8～10h后再排便。如大便干结者可使用栓剂、润滑剂（开塞露），或以手指戴指套，抹润滑油插入直肠做环形运动，以刺激直肠排空。软化剂如磺琥辛酯钠、麻仁九，可防止大便干结。对于大便失禁者，可给予较缓和的收敛剂，如次碳酸铋、活性炭等。

（12）外科手术：经以上治疗无效者，可考虑外科手术治疗。如耻骨上膀胱造瘘、膀胱功能重建术、经尿道膀胱颈切开术、经尿道外括约肌切开术等。

2. 常见障碍的具体治疗方法

（1）尿失禁型障碍：此型相当于传统分类的无抑制性膀胱、部分反射膀胱，尿流动力学分类中逼尿肌反射亢进、括约肌协同失调、逼尿肌无反射、外括约肌失神经。其主要治疗原则为促进膀胱贮尿。方法包括：①抗胆碱能制剂抑制膀胱收缩、减少压力刺激感觉传入与增加膀胱容量，如羟丁酸 10～15mg/d。青光眼、肠梗阻、妊娠者禁用。②α－肾上腺素能药物和 β 受体阻滞剂增加膀胱出口阻力：如麻黄素 25～100mg/d，丙咪嗪儿童 25mg/d，成人 100～200mg/d，高血压、心绞痛、甲亢者禁用。③抗利尿激素应用。④保持排尿通畅：包括持续性导尿、间歇性导尿和外部集尿器。⑤行为治疗。⑥生物反馈。⑦手术治疗。

（2）尿潴留型障碍：该型相当于传统分类的感觉及运动麻痹性膀胱、自主性膀胱及部分反射性膀胱，尿流动力学分类中逼尿肌无反射、外括约肌痉挛、逼尿肌反射亢进，合并内、外括约肌协同失调或痉挛，其治疗原则在于促进膀胱排空。方法包括：①膀胱训练。②药物治疗：胆碱能制剂氨基甲酰甲基胆碱 40～100mg/d，增加膀胱内压，促进排尿。溃疡病、哮喘、甲亢、肠梗阻者禁用。采用 α 受体阻滞剂，如酚苄酮 10～40mg/d，小剂量起始，逐渐增量，副作用为体位性低血压。高特灵 2mg/d，主要作用降低膀胱出口压力。采用氯苯氨丁酸 30～100mg/d。③间歇或留置导尿管。④电刺激：直接作用于膀胱及骶神经运动支，可采用经皮电刺激或直肠内刺激。⑤阴部神经阻滞。⑥手术治疗。

（3）儿童排尿障碍：①生物反馈用于治疗儿童非神经源性学习障碍的不完全排空和括约肌协同失调。②药物治疗需强调儿童用药剂量。③清洁间歇导尿成功用于排空失败的儿童。尿失禁儿童可使用胆碱能药物，如羟丁酸等。

（4）神经源性肠道病变：包括便秘或大便失禁。便秘的主要康复措施包括肛门牵张技术（缓解肛门肌肉痉挛）、饮食结构控制、神经阻滞技术、缓泻剂、润滑剂、手法治疗、运动治疗。大便失禁的主要康复措施包括盆底肌训练、肠道收敛性药物、肠道动力控制药物、肠道炎症控制药物等。

（五）康复注意事项

1. 间歇性导尿 患者必须有定时定量喝水、定时排尿的习惯，以便合理选择导尿时机。患者每日进水量一般不需要超过 2000ml，每日保持尿量 800～1000ml。尽管导尿管不强调严格消毒，但仍然强调充分地清洗和合理保存，其插入动作必须轻柔，以避免尿道损伤。

2. 膀胱控制训练 开始训练时必须加强膀胱残余尿量的监测，避免发生尿潴留。避免由于膀胱过度充盈或者手法加压过度，导致尿液返流到肾脏。膀胱反射出现需要一定的时间积累，因此训练时注意循序渐进。合并痉挛时，膀胱排空活动与痉挛的发作密切相关，需要注意排尿和解除肌肉痉挛的关系。

3. 直肠训练 肛门功能恢复同样需要一定的时间。训练时应循序渐进，并注意直肠活动与痉挛的关系。

第六节　慢性疼痛的康复

一、概述

（一）定义

根据国际疼痛研究学会的定义，疼痛是一种与实际已经发生的或潜在的机体组织损害相关联或者以这种组织损害进行描述的不愉快的感觉性体验。慢性疼痛（chronic pain）是一种持续的病理过程，在疾病或损伤恢复期过后仍持续的症状。慢性疼痛并不是急性疼痛的简单延续，而是临床上更复杂、更难以控制的最常见的病证。

疼痛不仅是单一的简单感觉体验，其发生涉及生物－心理－社会诸多因素，对人的身心健康影响极大。因此，对于慢性疼痛的处理要全面考虑，包括生理的、情绪的、社会的和经济等方面，才能获得最佳治疗效果。

（二）病因及病理

慢性疼痛综合征的病理生理是多因素的，十分复杂，到目前为止尚无一种被大家公认的关于疼痛的病因病理学模型。根据疼痛的发生机制和理论，对疼痛有一些观点：一些学者认为疼痛与中枢神经的疼痛调节系统、神经活性肽及神经递质的功能失调有关；另一些学者提出疼痛的发生与周围机制，如局部组织持续的病理改变、周围神经功能失调和生物力学方面的异常等有关；还有学者强调疼痛的发生与社会心理因素有关。

慢性疼痛理论包含了与之相关的躯体、情感、动机和认知等多方面的机制，由于伤害性刺激与个人的概念判断、社会文化背景以及动机和情感等因素互相交融，而使疼痛发生机制更为复杂。这些机制的综合即形成了人对疼痛的感受和反应。Power 最近提出，疼痛不仅仅是由躯体障碍所致，更是受到生理、病理、情绪、心理、认知、环境和社会因素的综合影响（见图 24 - 1）。

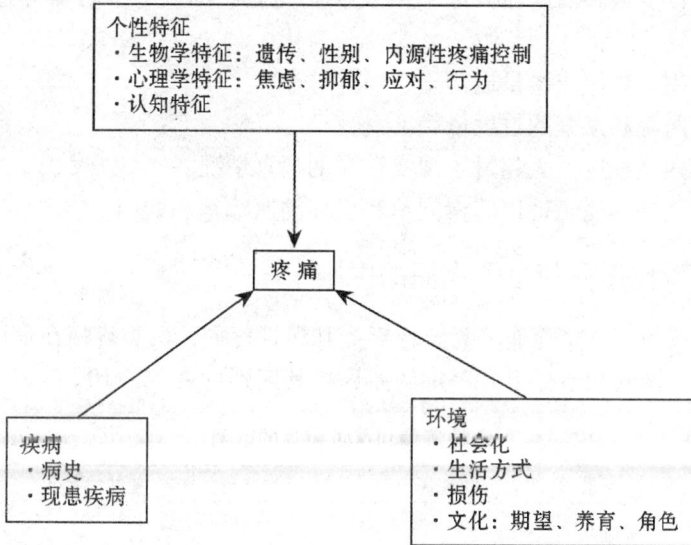

图 24 - 1　影响疼痛体验的生物、心理、社会因素

（三）慢性疼痛的行为界定和特点

1. 慢性疼痛的行为界定

（1）疼痛超过 6 个月或更多，严重限制了躯体活动。

（2）有周身性疼痛，如关节、肌肉和骨骼等多处疼痛，其疼痛削减了躯体的正常功能。

（3）过量服用药品或增加药品用量并不减轻疼痛，即便有效也是轻微的。

（4）不知缘由的紧张、偏头痛、窜痛或慢性头痛。

（5）背部或颈项痛、间质性膀胱炎、糖尿病神经病变。

（6）与风湿性关节炎或肠易激综合征等相关的间歇性疼痛。

（7）因为疼痛使某些活动减少或停止。

（8）整个躯体不适感增强，如疲劳、盗汗、失眠、肌肉紧张、躯体疼痛。

（9）有抑郁指征和临床表现。

（10）常做以下陈述，如"我再也不能像以前那样了"、"没有人理解我"、"我怎么了"、"这一切什么时候才能结束"、"我再也不能忍受这种疼痛了"和"我受不了了"等。

2. 慢性疼痛的特点（Martin，Grabois，1997）

（1）以弥漫性剧痛为主诉。

（2）不良姿势和活动能力低下以及误用支具、围领、步行器等造成的功能障碍。

（3）误用、滥用或过量用药。

（4）对医院和家庭的过度依赖。

（5）其残疾程度大大超过了现实存在的病理情况。

（6）持续的疼痛主诉以获得同情和更多的医疗福利费用。

（四）慢性疼痛与急性疼痛的区别

临床上按照病情将疼痛分为急性疼痛和慢性疼痛，两类疼痛在病因、发生机制、症状学、诊断和治疗上有一定的差异，其区别见表24－10。

表24－10　　　　　　　　急性疼痛和慢性疼痛的区别

	急性疼痛	慢性疼痛
病程	时间短	长期存在，反复发作
性质	是一个生物学症状	本身就是一种疾病，为主要的不适
情绪反应	疼痛伴随焦虑	疼痛伴随抑郁
药物使用	采用需要的药物	最好采用非麻醉性止痛药及抗抑郁药
药物成瘾	少见	多重成瘾性
诊断	单纯	复杂
治愈	易于达到	通常很难达到

二、康复评定

疼痛是一种主观的不愉快的感觉和情绪体验，由于病因复杂且常有相关疾患，难以定性定量，但需设法将其量化，以进行客观判断与对比。

（一）压力测痛

压力测痛适用于肌肉系统疼痛的评测。压痛检查时，首先在找出受试者体表的痛点，将压力测痛计的测痛头平稳对准痛点逐渐施加压力，听取受试者的反应，根据所施压力的强度及反应程度，判断疼痛的性质与程度。压力测痛计给出压力定量，患者出现疼痛反应时（压力测痛计达到一定压力强度）为痛阈，继续加力至不可耐受时的压力强度为耐痛阈。记录测痛区的体表定位、痛阈、耐痛阈的数值及测试时间等。

（二）视觉模拟评分法

视觉模拟评分法（visual analogue scale，VAS）是目前广泛使用的临床评测法，简便可靠。通常在纸上或尺上划 10cm 长的直线，按 mm 划格，以 0～100 之间的某点表示疼痛程度，在直线左端附注"无痛"，右端附注"极痛"（图 24 - 2）。让受试者目测后在直线上用手指，笔画或移动评分尺上的游标，然后，在线上或尺上某一点标示出自己疼痛的相应位置以表示疼痛的程度。

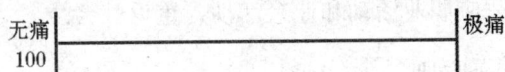

无痛 |——————————————| 极痛
100

图 24 - 2　疼痛的视觉模拟评分

0 为无痛，100 为极痛，0～100 之间的某点为疼痛程度。

（三）口述描绘评分法

口述描绘评分法（verbal rating scales，VRS）的特点是列举一系列从轻到重依次排列的关于疼痛的描述性词语，让受试者从中选择最适合的能够形容自身疼痛程度的词语。目前，有不同的 VRS 评级分，如 4 级评分、5 级评分、6 级评分、12 级评分和 15 级评分 5 种方法（表 24 - 11）。

表 24 - 11　　　　　　　　　各种疼痛强度口述描绘评分法

4 级评分法	5 级评分法	6 级评分法	12 级评分法	15 级评分法
1. 无痛	1. 无痛	1. 无痛	1. 不引人注意的痛	1. 无痛
2. 轻度痛	2. 轻度痛	2. 轻度痛	2. 刚刚注意到的痛	2. 极弱的痛
3. 中度痛	3. 中度痛	3. 中度痛	3. 很弱的痛	3. 刚刚注意到的痛
4. 严重痛	4. 严重痛	4. 严重痛	4. 弱痛	4. 很弱的痛
	5. 剧烈痛	5. 剧烈痛	5. 轻度痛	5. 弱痛
		6. 难以忍受痛	6. 中度痛	6. 轻度痛
			7. 强痛	7. 中度痛
			8. 剧烈痛	8. 不适性痛
			9. 很强烈的痛	9. 强痛
			10. 严重痛	10. 剧烈痛
			11. 极剧疼痛	11. 很强烈的痛
			12. 难以忍受的痛	12. 极剧烈的痛
				13. 很剧烈的痛
				14. 不可忍受的痛
				15. 难以忍受的痛

三、康复治疗

（一）康复治疗目标

1. 寻找摆脱疼痛的途径，减少疼痛行为。

2. 缓解或控制疼痛反应，恢复功能。

3. 提高活动水平和日常生活活动的独立性。

4. 避免或减少不必要的镇痛药。

5. 提高患者及其家庭的心理适应技术。

6. 使患者重新适应职业活动和业余活动，重返社会。

（二）康复治疗原则

1. 强调个体化治疗　由于每一类疼痛以及每一个患者都有其本身的特异性，所以需要详细的检查，了解患者疼痛的主要部位、特点、触发点及患者本身的心理状态，因人而异地选择最佳治疗方案，有针对性的进行治疗。

2. 综合性治疗　在明确诊断以后，一般是将药物、调节感觉输入、心理疗法和运动疗法结合起来，并尽可能同步进行，以发挥其协同作用，争取在最短时间内使疼痛缓解，应强调病变部位的适当活动，避免药物依赖性。

3. 随时调整治疗　在治疗时，对每一疗法也应随时按照患者的反应及时调整药物剂量、仪器参数、训练方法和强度，才可能取得较理想的疗效。

（三）康复治疗方法

1. 药物治疗　临床上常用的药物有两类，止痛药和非止痛药。

（1）止痛药：阿片类止痛药（如吗啡、可待因、哌替啶等）；非阿片类止痛药（如阿司匹林、消炎痛、布洛芬等）。

（2）非止痛药：三环类抗抑郁药（如阿米替林、多虑平）；抗惊厥药（如卡马西平、苯妥英钠）；钙通道阻断剂（如硝苯吡啶）；肌肉松弛剂（地西泮、美索巴莫）；代谢类药（维生素 B_1、维生素 B_{12}）。

2. 物理治疗　在慢性疼痛患者的功能恢复和缓解疼痛中具有重要作用。

（1）电刺激镇痛疗法：电刺激的强度一般为感觉阈，有舒适感，但无疼痛和明显肌肉收缩。

1）经皮神经电刺激疗法：以特定的低频电疗作用于皮肤，刺激感觉神经而达到镇痛。用一对或多对电极安放在疼痛区或神经径路表面，也可放在针灸穴位处。

2）经皮脊髓电刺激疗法（TSE）：为近年发展的一种新方法，将电极安放在相应脊髓的外部，进行高频率、短时间的电流刺激，使上行神经传导径路达到饱和，从而难以感觉疼痛。

3）脊髓刺激疗法（SCS）：用导管针经皮或椎板切除术时在相应脊髓节段的硬膜外间隙安置电极，导线引出体外。硬膜外弱电流可以兴奋后索粗神经纤维，抑制痛觉传入而达到止痛。

4）其他电疗法：如干扰电疗、音频电疗、正弦调制及脉冲调制电疗等中频电疗；超短波、微波等高频电疗以及药物离子导入疗法也有不同程度的止痛作用。

（2）热疗和冷疗

1）热疗：是治疗疼痛的常用方式，一般认为在疾病过程的亚急性和慢性阶段采用热疗最好。热疗可提高痛阈，降低肌梭兴奋性，缓解肌肉痉挛；热疗通过使血管扩张，增加血液循环，降低组织张力，加速致痛物质清除，促进炎症吸收等作用，而使疼痛减轻。常用的浅表热疗法如热水袋、热水浸泡、热水浴、电光浴、热敷、红外线等；深部热疗法可用超短波、微波及超声波等治疗方法。

2）冷疗：冷可以降低肌张力，可使神经传导速度降低，故有明显的镇痛作用。可采用冰袋或冰块刺激，一般损伤的初期（48h 内）使用冷疗，能明显减轻疼痛，预防和减少出血与肿胀。一些手术后应用冷疗有助于止痛。头痛、牙痛、轻度烫伤、早期肱骨外上髁炎都可以应用冷疗。

3. 注射疗法　注射疗法是通过药物的麻醉和消炎作用，达到消除肿胀、松弛组织、消除炎症、松解粘连和缓解疼痛目的。药物可选用镇痛药、麻醉药、激素及维生素 B_1、维生素 B_{12} 等。常用方法如下：

（1）经皮用药：用稀释局麻药在疼痛部位周围的真皮和皮下组织浸润，治疗带状疱疹后神经痛等，对亚急性期效果更佳。

（2）痛点及激痛点注射：适用于局部非特异性炎症所致的疼痛。注射部位常选用痛点、腱鞘内、关节腔、肌肉起止点、横突等处。激痛点是指体表敏感部位，一般比较表浅，位于肌腹中。

（3）椎管内硬膜外封闭：多用于由脊神经根受压引起的腰腿痛等。将药物注入椎管内硬膜外腔中，可以消肿，减轻炎症反应，解除对神经根的压迫，使疼痛缓解。

（4）神经根封闭：神经根注射药物以缓解由神经根受压产生的疼痛。

另外，根据情况还可选用神经轴给药、外科神经破坏技术、手术植入刺激器等方法治疗慢性疼痛。

4. 运动疗法和手法治疗　现代康复医学的基础之一是生物力学。其基本观点是：一些骨骼肌肉疾患的慢性疼痛的发生主要是由于长期维持某一不良姿势，或反复进行某一动作造成局部慢性劳损，以致骨骼肌肉的力量关系不平衡所引起。PT 中所用的医疗体操及手法治疗等主要是纠正紊乱和止痛。

康复治疗的特点是强调主动参与，在慢性疼痛的治疗中，一般也认为主动疗法的效果优于被动疗法。只要病情允许，尽早进行运动疗法，依据不同情况选用适当的手法治疗，促进肌肉骨骼关节正常的生物力学关系的恢复，待有一定改善后教给患者专门的医疗体操，采用特定的体位、姿势进行主动训练，改善关节肌肉状态，缓解疼痛。如颈椎病患者的颈功操，对其手法治疗多用关节松动技术。

5. 认知行为治疗 认知行为的修正能够帮助患者学会自我处理、自我解决问题的认知过程。一些慢性疼痛患者经常有消极情绪和认知，例如怀疑某部位疼痛是由癌症所致，还有一些患者认为只要有疼痛，就要卧床休息，不敢做任何活动。因此，应帮助慢性疼痛患者在疾病过程中改变不合理的认知和不良情绪，正确认识疾病，保持乐观精神等。可教给他们一些放松的方法，以增加活动，减少疼痛的心理压力。用以缓解紧张、放松减压活动时，可在卧位或坐位下进行。

（1）放松（呼吸）法：教给患者以一种放松的方式，学习用膈肌进行缓慢的呼吸。在缓慢呼气之前，先屏气几秒钟再吐气。

（2）深部肌肉放松法：教给患者收缩单组肌群，然后放松，再活动下一组肌群，最后使得整个身体放松。

1）头部：咬紧上下颌，闭紧双眼，舌头顶住上颚，然后放松；

2）前额和颈部：上抬双眉，颈后仰，然后放松；

3）上肢：两手紧握，然后放松，接着屈曲肘关节，然后伸展，接着放松整个手臂；

4）肩部：用力耸肩，然后放松；

5）下肢：脚趾向前，两腿伸直，同时膝关节锁住，然后放松；

6）背部：腰部后弯，臀肌收紧，然后放松；

7）腹部：腹肌绷紧，然后放松，接着深吸一口气，屏气片刻，然后放松呼气。可以重复整个练习系列。

（3）自我催眠法：自我催眠法可以结合放松练习一起进行。在舒适安静的房间里，患者取仰卧位，两手放在腹部，开始深呼吸，同时注意呼吸时自己两手的上抬和下压，并应用想象、数数的方法来增加感觉和放松思想。

四、中医康复治疗

中医对疼痛的病因病机有较多论述，如《素问》曰："痛者，寒气多也。""脉泣则血虚，血虚则痛。"《素问》将其病机解释为："经脉流行不止，环周不休，寒气入经而稽迟，泣而不行，客于脉外则血少，客于脉中则气不通，故卒然而痛"。《灵枢》有更详尽的论述："虚邪之中人也，始于皮肤⋯⋯邪从毛发入，入则抵深⋯⋯故皮肤痛。留而不去，则传舍于络脉，在络之时，痛于肌肉⋯⋯留而不去，传舍于经，在经之时，洒淅喜惊。留而不去，传舍于输，在输之时，六经不通；留而不去，传舍于伏冲之脉，在伏冲之时，体重身痛。"后世医家则还有久痛多虚，久痛多瘀之说。

（一）中药治疗

1. 辨证论治 可分以下两型：①气血瘀阻：病位胀痛、刺痛等，痛势绵绵，常无明显诱因引起即刻发作，疼痛难忍，脉细，舌质暗淡有瘀斑，苔薄白，治以活血化瘀通络法，方用加味丹参通脉汤，药用丹参、鸡血藤、赤芍、当归、三棱、莪术、乳香、没药、香附、川芎、蜈蚣等。②寒凝经脉：肢端发凉，受凉或情绪变化时常常即刻引起发病，脉微细，舌质淡，苔薄白，治以温经散寒，活血化瘀，以当归四逆汤加味。药用桂枝、细辛、桃仁、红花、当归等。

2. 中成药 ①透骨丹可缓解剧痛，治疗痛入骨髓者。②中药外敷可用镇痛膏、定痛膏烘热外贴患处。

（二）针灸治疗

针刺有关穴位及痛区局部阿是穴，对慢性疼痛有很好的疗效。针灸可减轻或缓解疼痛，可以激活神经元的活动，从而释放出5－羟色胺、内源性鸦片样物质、乙酰胆碱等神经递质，加强镇痛作用。如在激痛点进行针刺，对治疗肌肉疼痛有效。针灸治疗可以用体针、耳针，也可以用电针。①头针：健侧选运动区和感觉区。采用强刺激。②巨刺：先根据病位属何经，然后在对侧肢体相应经脉的部位取穴，采用强刺激。同时取双侧内关、神门。③耳针：神门、皮质下、肾上腺，以及相应部位的痛觉敏感点。

（三）按摩推拿

按摩推拿既可对关节或脊柱进行刺激，有助于最大限度的牵伸肌肉，改善异常收缩，减轻活动时的疼痛；又可在局部调节肌肉的收缩舒张功能，解除痉挛，促进血液循环，达到养血、活血、化瘀之功效，还可通过经络促进全身气血的正常运行，调整内脏功能。此外，按摩使用不同强度手法的刺激，可兴奋或抑制感觉传入，起到一定的镇痛作用。

（四）气功疗法

通过练习气功可以调身、调意、调神，克服患者心理障碍而达到止痛的作用，此处强调的是患者的自练功。

五、康复注意事项

1. 疼痛教育 对患者进行有关的教育是治疗的基础，让患者了解治疗计划，教育患者知道他们能做什么，不应该做什么等。应针对不同患者的需要进行，如腰背痛的患者需要了解如何弯腰，如何抬重物，应保持怎样的坐姿和站姿等，才不会使疼痛加重。

2. 锻炼和健身 慢性疼痛患者的一个主要问题就是缺乏健身活动。应根据患者情况给予进行锻炼的建议或方法指导。

3. 睡眠 给予患者有针对性的睡眠建议，如合适的枕头、床垫的硬度、睡眠的姿势等。

4. 身体支持和支具的应用 可以用一些减轻疼痛支具，包括关节支具、腕部支具、颈围、脊柱支具等，以稳定和支持关节，减轻疼痛。要注意合理使用支具和配戴支具的时间。不合适的使用不仅可能会影响患者的功能康复，还会给患者增加负担。

第七节　视力障碍的康复

一、概述

（一）定义及流行病学

视力障碍是指由于各种原因导致双眼视力障碍或视野缩小，而难以承担一般人所能从事的工作、学习或其他活动。常为中心视力减退或消失。包括盲和低视力两类。狭义盲，是指无光感；广义盲，是指双眼失去识别环境的能力。低视力是指患者虽经过治疗或标准的屈光矫正后仍有视功能损害，其视力 <0.3 者。对于儿童，应强调近视力和功能视力，即包括了对比敏感度、暗适应下降而致残的低视力。

据 WHO 统计，全世界有盲人 4000 万~4500 万，低视力是盲人的 3 倍，约 1.35 亿人，其中 75% 患者可以通过手术及屈光矫正得以恢复或提高视力，还有 25% 的低视力患者需要低视力保健，如需配戴助视器等。近年来我国进行了视力残疾人的抽样调查，有视力残疾患者近 1310 万，其中盲人约 670 万，低视力约 1200 万。

（二）病因

1. 眼局部疾病因素

（1）先天性眼发育异常：如小眼球、圆锥角膜、晶状体混浊及黄斑变性等。

（2）后天性眼部疾病：如各种角膜炎、巩膜炎、色素膜炎、老年性白内障及视神经网膜的各种病变。

（3）眼外伤：眼及临近组织的物理、化学及机械性损伤。

2. 全身性疾病因素 如白血病、恶性贫血、败血症及糖尿病等所致眼底病变；尿毒症、药物中毒及出血性疾患所导致的视力减退等，均可导致急性视力障碍。

（三）临床表现与诊断

视力障碍者由于低视力，导致不能进行一般人所从事的工作、学习和其他活动。

1987 年我国残疾人抽样调查中，关于视力障碍规定如下：

1. 急性视力障碍 是指短时间内视力发生显著的减退或消失。分为功能性和器质性两类：功能性多为双眼一过性视力障碍，不伴有明显的眼局部及全身症状；器质性可引起单眼或双眼视力不可逆的损害，同时还伴有眼痛、畏光、流泪、恶心、呕吐、发热等局部和全身症状。

2. 进行性视力障碍 指视力随时间进行性减退。可同时或先后出现眼痛、头痛、流泪、结膜充血等症状。屈光及眼底检查可发现异常变化。

3. 固定性视力障碍 是指视力障碍处于暂时相对静止状态，不伴有眼及全身不适症状。

4. 盲、低视力标准 规定双眼中好眼的最佳矫正视力 <0.05 时为盲，好眼的最佳矫正视力 <0.3，但 >0.05 时为低视力。

根据病史、临床表现及视力检查（远视力、近视力、屈光、视野及眼底等）可明确诊断。

二、康复评定

1. 远视力检查 成人采用国际标准远视力表；儿童适合用图形视力表检查且应时常变换图形，引起小儿兴趣以求合作。测得双眼的矫正视力仍 <0.3 者，查无可治疗的进行性眼病，即是康复的对象。

2. 近视力检查 鉴定患者能否适应近距离工作，或是否有必要配戴助视器。

3. 眼科常规检查 包括裂隙灯、眼底镜等检查。重点在于决定诊断及确定病变是否活动，是否还有药物或手术治疗的机会。

4. 屈光检查 了解低视力患者屈光状况，是否可通过屈光矫正提高部分视力。角膜曲率计可用于某些低视力患者的屈光检查，以确定散光轴及屈光度。

5. 视野检查 视野检查不仅对眼底病与视路病的诊断有重要意义，而且可以区分一个患者属于盲还是低视力，同时对低视力患者视功能的评估及康复训练也都是重要的。视力残疾标准参见第三章第一节。

三、康复治疗

（一）康复治疗目标

康复治疗目标是指导低视力患者配戴合适的助视器，发挥自己的最大残余视力，享有看得见的权利，提高其生活、学习和工作的能力；对无法恢复视力的盲人，配置行走导盲器，进行适应性训练和特殊技巧学习，逐步做到生活自理。

（二）康复治疗原则

1. 早期训练，循序渐进。
2. 持之以恒，方法得当。
3. 儿童需边游戏边训练，父母共同参与治疗。

（三）康复治疗方法

老年低视力者的康复训练包括日常生活能力的训练、行动定向和活动的训练、助视器的使用与保养。低视力儿童的康复训练包括视觉训练、听觉、触觉或触－运动知觉、嗅觉与味觉、自我照顾或独立生活能力、运动发育等方面的训练。

1. 助视器的使用训练方法 能改善或提高低视力患者视觉及活动能力的任何一种装置或设备称为助视器。助视器的选择要首先解决看近问题（如看书、写字、做针线活等），再解决远视力问题（看电视、标志）。常用助视器包括光学助视器、非光学助视器和非视觉性的辅助设备或装置。

（1）光学助视器：光学助视器分为远用助视器（眼镜式望远镜、单筒手持望远镜及夹式望远镜等）和近用助视器（手持放大镜、眼镜式助视器等）两种。

（2）非光学助视器：包括①接近观察材料；②照明灯；放置阅览资料支架；③大字体印刷品；④用于阅读裂口器、指导书写的有槽塑料卡片导向器；⑤毛毡笔和线条宽的格子平板；⑥大沿太阳帽或墨镜（为控制强光刺激的辅助器）。

（3）非视觉性的辅助设备或装置：包括专用长手杖、电子行动工具（超声波或激光装置）、导盲犬、触觉阅读器、水杯报警器及自动穿线器。

2. 日常生活能力的训练方法 通过使用助视器，能使低视力患者提高学习、生活能力，但只有配用助视器与训练相结合，才能达到较好地康复效果。由家属帮助患者进行训练。

3. 行动定向和活动的训练方法 行动定向和活动是指低视力患者独自行走或在他人帮助下通过室内或室外环境的过程。主要针对活动有困难的低视力患者，能有效地的利用残余视力和其他感觉或使用助视装置，独立行走或使用公共交通工具以及安排日常的基本生活。治疗师可根据低视力患者视功能情况，对其活动潜力作出评价，并订出训练计划。定向和活动的训练是定向行走中十分重要的内容。包括方向辨别法、阳光定向法、时钟定向法、路标定向法、建筑物定向法、街道门牌编号系统定向法以及触觉地图、六点盲文定位法等训练。

第八节　言语障碍的康复

言语治疗（speech therapy，ST）又称言语矫治，是对人类交流及其有关障碍进行评定和矫治训练，以改善其交流能力的康复治疗方法。言语障碍常见于脑神经科及老年病科的患者。

一、概述

（一）语言和言语的基本概念

"言语"和"语言"这两个名词在汉语里经常混用，但严格地讲，两者是有区别的。语言（language）是指人类社会约定俗成的符号系统，它是以字形和语音为要素，以词汇为基本单位，以语法结构为规律组成的体系。言语（speech）是人类运用语言表达思想、感情和影响他人的过程，也就是通过呼吸、咽喉、鼻、口腔、舌等器官的协同运动，用说话的形式表达出来。总之，语言是言语的材料，言语是语言的外在表现，是语言最简便的形式。除言语之外，语言还可以通过文字、动作、表情来表达。言语－语言障碍是人类极为重要的功能缺陷，严重影响日常生活活动能力。

（二）语言交流的基本要素

语言交流有两大基本要素：一是接受、理解词汇，即通过听觉、视觉和触觉等将信息传至中枢，进行综合分析，以理解词汇的内涵；二是表达词汇，即作出反应，这个过程需要首先组织好要表达的概念，然后将其转化成输出信息，再通过发音器官构成合适的语言或通过书写、手势或表情表达。以上过程中任何一个环节发生损伤或疾病均可导致言语－语言障碍，通常表现为以下五个方面：

1. 接受器官 主要依靠眼、耳、完整的神经功能以及良好的大脑整合分析能力。受损后会出现先天性或获得性听觉障碍。如婴儿时期丧失听力，严重地妨碍言语的学习和交流。视觉障碍则可影响非言语能力的学习。

2. 发声器官　发声功能与肺活量、声带和咽喉部有关。呼吸气流量小，不足以引起声带的振动，就不能发声。声带麻痹、声带小结也可导致发声障碍。喉头水肿、咽喉部肿瘤也影响发声。

3. 构音器官　包括口腔、鼻咽腔、舌及表情肌。最常见的构音器官异常有唇裂、腭裂及舌部病变。构音器官异常常表现为发音含糊不清，有时即使对某些先天异常进行修补，也不能使发音很快得到纠正，必须进行长期训练。

4. 语言中枢　语言中枢在大脑优势半球。任何原因如外伤、出血、梗死、肿瘤压迫损伤语言形成部位均可导致失语症。

5. 精神因素　高度精神紧张常可引起不同程度的交流障碍，如口吃，纠正的方法应着重于精神治疗。

（三）言语障碍的临床表现

言语障碍主要表现为理解和表达障碍，临床常见的言语障碍有失语症和构音障碍等。

1. 失语症的分类和临床特征

（1）失语症分类：失语与脑损害有关，语言中枢主要位于大脑优势半球，大多数人的优势半球为左侧。常见的失语症类型及病灶部位如下：

①运动性失语或称表达性失语（Broca 失语）的病灶部位在优势半球额下回后部；②感觉性失语或称接受性失语（Wernicke 失语）的病灶部位在优势半球颞上回后部；③传导性失语（CA）的病灶部位在优势半球弓状束及缘上回；④经皮质运动性失语（TCMA）的病灶部位在优势半球 Broca 区上部；⑤经皮质感觉性失语（TCSA）的病灶部位在优势半球顶颞分水岭区；⑥经皮质混合性失语（MTCA）的病灶部位在优势半球分水岭皮层广泛区域；⑦完全性失语（GA）的病灶部位在优势半球额、颞、顶广泛区域；⑧命名性失语（AA）的病灶部位在优势半球颞顶枕结合区。

（2）临床特征

1）听觉理解障碍：听觉理解障碍是失语症患者常见的症状，是指患者对口语的理解能力降低或丧失。根据失语症的类型和程度不同，表现不同水平的理解障碍。①语音辨认障碍：患者能像常人一样听到声音，但在听对方讲话时，对所听到的声音不能辨认，给人一种似乎听不见的感觉。患者可能会说听不懂你的话或不断地反问或让对方重复。②语义理解障碍：此种情况在失语症中最多见，患者能正确辨认语音，但存在着连续的音义的中断，以致部分或全部不能理解词意。

2）口语表达障碍：表现在①发音障碍：失语症的发音障碍与构音障碍不同，多由于言语失用所致。重症时可以发声，中度时可见到随意说话和有意表达的分离现象，即刻意明显表达不如随便说出。模仿语言发音不如自发语言，且发音错误常不一致，可有频率失调和四声错误。②说话费力：一般常与发音障碍有关，表现为说话时费力，言语不流畅，患者常伴有叹气、面部表情和身体姿势费力的表现。③错语：有语音错语、词意错语和新语三种。语音错语是音素之间的置换，如将"苹果"说成"病故"。词意错语是词与词之间的置换将"桌子"说成"椅子"。新语则是用无意义的词或新创造的词代替说不出的词，如将"铅笔"说成"磨小"。④杂乱语：在表达时，大量错语混有新词，缺乏实质词，以致说出的话难以使对方理解，称为杂乱语；⑤找词困难：患者在谈话过程中，欲说出恰当词时有困难或不能，多见于名词、动词和形容词。⑥刻板语言：常见于重症患者，可以是刻板单音，如"爸爸"、"爸爸"，这类患者的言语仅限于刻板语言，即任何回答都以刻板语言回答。有时会出现无意义的声音。⑦言语的持续现象：在表达中持续重复同样的词或短语，特别是在找不到恰当的表达方式时出现，如有的患者在看图描述时，已更换了图片，但仍不停地说前图的内容。⑧模仿语言和复述：一种强制性的复述检查者的话，称模仿语言，如检查者询问患者"今天几号"，患者重复"今天几号"。多数有模仿语言的患者还有语言的补充现象，检查者说"一、二"，患者可以接下去数数。有时补充现象只是自动反应，实际患者并不一定了解内容。有复述障碍者，不能准确复述检查者说出的内容。⑨语法障碍：主要表现在缺乏语法结构，不能很完整地表达意思；用词错误，结构及关系紊乱等语法错乱。⑩言语的流畅性与非流畅性：根据患者谈话的特点将失语分为流畅型和非流畅型。⑪复述：患者不能准确复述检查者说出的内容，严重者只能发出刻板言语。

3）书写障碍：书写不仅涉及到语言本身，而且还有视觉、听觉、运动觉、视空间功能和运动参与其中，所以在分析书写障碍时，要判断是否是失语性质，检查项目应包括自发性书写、系列书写、看图写词、写句、描述书写、听写和抄写。书写障碍的书写常有以下几种表现：①书写不能：其中完全性失写症，可简单划一或两划，构不成字形，也不能抄写。②构字障碍：所写出的字看起来像该字，但有笔画错误，表现为笔画增添或缺少，或者写出的笔画全错。③镜像书写：见于右侧偏瘫用左手写字患者，即笔画正确，但方向相反，写出的字与镜中所见相同。④书写过多：类似口语表达中的言语过多，书写中混杂一些无关字、词或造字。⑤惰性书写：写出一字词后，让其断续写其他词时，仍不停地写前面的字词，与口语的持续现象相似。⑥象形书写：不能写字，但可以图表示。⑦错误语法：书写句子时出现语法错误，常与口语中的语法障碍相同。

4）阅读障碍：因大脑病变导致阅读能力受损。阅读包括朗读和文字的理解，这两者可以出现分离现象。表现：①形、音、义失读：患者既不能正确朗读文字，也不能理解文字的意义，表现为词与图的匹配错误，或完全不能将词与图或实物配对。②形、义失读：能正确朗读，却不理解文字的意义，失读患者对文字的阅读理解也表现在词句的层次上，如能正确朗读文字，将文字与图正确匹配，但组成句子后却不理解。③形音阅读障碍：表现为不能正确朗读文字，但却理解其意义，可以将字词与图或实物配对。失语症的常见症状及临床特征概括如下（表 24 – 12）。

表 24 – 12　　　　　　　　　　　　失语症常见症状

分类	症状
听觉理解障碍	语音辨认障碍、语意理解障碍
口语表达障碍	发音障碍、说话费力、错语（语音错语、语意错语、新语）、杂乱语、找词困难（包括迂回现象）、刻板语言、言语持续现象、模仿语言、语法障碍（失语法、语法错乱）、言语流畅性异常、复述异常
阅读障碍	形音义失读、形音阅读障碍、形义失读
书写障碍	书写不能、构字障碍、镜像书写、书写过多、惰性书写、象形书写、错误语法

2. 构音障碍的分类和言语特征

构音障碍一般分为六种类型，见表 24 – 13。

表 24 – 13　　　　　　　　　　　　构音障碍的类型和言语特征

类型	常见原因	神经肌肉病变	言语特征
迟缓型	延髓性球麻痹，低位脑干卒中，脑干型小儿麻痹症，延髓空洞症，重症肌无力，面神经麻痹	松弛型瘫痪无力，肌张力低下，肌肉萎缩，舌肌震颤	伴有呼吸音，鼻音过重，辅音不准确，单音调，音量降低，空气由鼻孔逸出而语句短促
痉挛型	脑性瘫痪，脑卒中，假性延髓性球麻痹（脑炎、外伤、肿瘤）	痉挛性瘫痪无力，活动范围受限，运动缓慢	辅音不准确，单音调，刺耳音，紧张窒息样声音，鼻音过重，偶尔音调中断，言语缓慢无力，音调低，语句短
共济失调型	脑卒中、肿瘤、外伤性共济失调，脑性瘫痪，感染中毒致 Friedrich 共济失调	不协调运动，运动缓慢，肌张力低下	不规则的言语中断和音调、响度与辅音不规则，发元音不准确，刺耳音，所有音节发同样的重音，音节与字之间的间隔延长

（续表）

类型	常见原因	神经肌肉病变	言语特征
运动减少型	帕金森病，药物中毒	运动缓慢，活动受限，活动贫乏，肌强直，丧失自主运动	单音调，重音减弱，辅音不准确，不恰当的沉默，刺耳音，呼吸音，语音短促，速度缓慢
运动过多型（运动快速或运动缓慢）	舞蹈症，手足徐动症	迅速的不自主运动，肌张力异常，扭转或扭曲运动，运动缓慢，不自主运动	语音不准确，异常拖长，说话时快时慢，刺耳音；辅音不准确，元音延长，变调，刺耳音，语音不规则中断，音量变化过度或声音中止
混合型（痉挛迟缓共济失调）	肌萎缩性侧索硬化，脑外伤，多发性硬化	无力、运动缓慢、活动范围受限，多样化（肌无力、张力高），反射亢进，假性延髓性球麻痹	速率缓慢，低音调，紧张窒息音，鼻音过重，鼻漏（空气从鼻孔逸出）音量控制障碍，刺耳音，鼻音过重，不适当的音调和呼吸音，重音改变

3. 言语失用的特征 言语失用的言语障碍的特征包括语音的省略、替代、变音、增加或重复，患者常常表现为说话费力、不灵活、语音拖长、脱落、置换或不清晰等，这些构音错误通常很不稳定，随着声音的复杂性和词语的长短而改变。患者有意识说话时出现错误，而无意识的说话反而正确，为了防止出现错误，患者常表现为说话速率缓慢，无扬抑顿挫。由于引起言语失用的病灶位于大脑左半球前部语言中枢 Broca 区附近，因此，这类患者常伴有 Broca 失语，也可以和构音障碍同时存在。言语失用与构音障碍言语特征的鉴别见表 24 - 14。

表 24 - 14 言语失用与构音障碍言语特征的鉴别

		构音障碍	言语失用
病变部位		双侧皮质下损伤均可以	多为优势半球 Broca 区周围
发声、构音肌麻痹		有	无
构音错误的种类	歪曲	有	无
	省略	有	无
	置换	无	有
	添加	无	有
构音错误的稳定性		有	无
启动困难、延迟、反复		无	有
发音摸索动作		无	有
共鸣障碍		有	无

二、言语障碍的评定

失语症的评定方法很多，波士顿失语检查法（The Boston Diagnostic -

Aphasia Examination, BDAE) 是目前英语国家应用较为普遍的失语症诊断性测验方法。该检查法设计全面，包括语言功能和非语言功能。检查分两部分，由5个大项、26个分测验组成，能全面测出语言各组成部分的功能，既可确定患者失语症严重程度，又可作出失语症分类，还能定量分析患者语言交流水平，并对语言特征进行分析。北京医科大学汉语失语成套测验（Aphasia Battery of Chinese, ABC）是结合汉语的特点编制的，已经规范化和标准化，包括口语表达、听理解、阅读、书写、其他神经心理学检查和利手等6项。还有中国康复研究中心失语症检查（Chinese Rehabilitation Research Centre Aphasia Examination, CRR-CAE），也已在国内广泛应用。在此重点介绍西方失语成套测验（Western Aphasia Battery, WAB）。此法原是英语语种失语症测定方法，目前广泛用于失语症的检查。一些非英语语种的国家将其翻译后应用，因其内容受语言和文化背景影响较小，稍做修改即可用于我国，其特点是省时，而且提供了失语商，可以区别患者是否有失语症，并可用来衡量训练效果。我国的ABC也是以此为蓝本修订。评定步骤如下：

1. 失语商的计算和意义 计算出各项评分，求出失语商（aphasia quotient, AQ），确定患者有无失语（见表 24 - 15）。

表 24 - 15   失语商的计算和意义

项目	折算	评分
Ⅰ自发言语		
（1）信息量		10
（2）流畅度、语法能力和错语		10
Ⅱ听理解		
（1）是非题	60	
（2）听词辨认	60	
（3）相继指令	+80	
Ⅲ复述	$200 \div 20 =$	10
	$100 \div 10 - =$	10
Ⅳ命名		
（1）物体命名	60	
（2）自发命名	20	
（3）完成句子	10	
（4）反应性命名	+10	10
	$100 \div 10 =$	共50

AQ 的计算：AQ = 右项评分之和 ×2 = 100

AQ 的意义：正常 AQ = 98.4 ~ 99.6，AQ < 93.8 可评为失语，AQ 在 93.8 以上和 98.4 以下时，可能为弥漫性脑损伤、皮质下损伤。

2. 确定失语症的类型　主要类型的失语症评定结果见表 24 - 16。

表 24 - 16	主要类型失语症的 **WAB** 评分			
项目	流畅	理解	复述	命名
Broca 失语症	0 ~ 4	4 ~ 10	0 ~ 7.9	0 ~ 8
Wernicke 失语症	5 ~ 10	0 ~ 6.9	0 ~ 7.9	0 ~ 9
传导性失语症	5 ~ 10	7 ~ 10	0 ~ 6.9	0 ~ 9
命名性失语症	5 ~ 10	7 ~ 10	7 ~ 10	0 ~ 9
经皮质运动性失语症	0 ~ 4	4 ~ 10	8 ~ 10	0 ~ 8
经皮质感觉性失语症	5 ~ 10	0 ~ 6.9	8 ~ 10	0 ~ 9
经皮质混合性失语症	0 ~ 4	0 ~ 3.9	5 ~ 10	0 ~ 6
完全性失语症	0 ~ 4	0 ~ 3.9	0 ~ 4.9	0 ~ 6

3. 根据评分特点建立失语症诊断流程　在 WAB 中根据评分结果，建立失语症鉴别流程（图 24 - 3）。在图 24 - 3 中，首先根据流畅度的检查结果将所有失语症分为两大类，括号内为该类的可能性；然后在两大类下，根据听觉理解检查结果各分为好和差的两类；最后依据复述的好坏区分出常见和较常见的失语症，共 8 种类型。

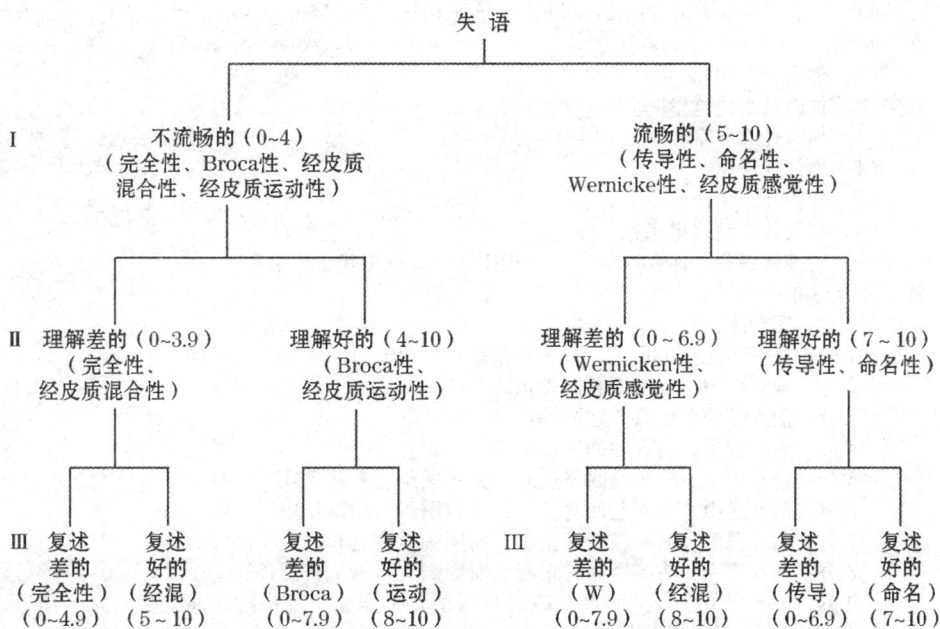

图 24 - 3　失语症鉴别流程

注：各括号内为其评分值。

4. 各分项测验的方法

（1）自发言语：含信息量、流畅度、语法能力和错语。信息量的检查，需用图 24 - 4。检查的详细方法见表 24 - 17。流畅度、语法能力和错语的检查（以下简称流畅度）内容和方法见表 24 - 18。

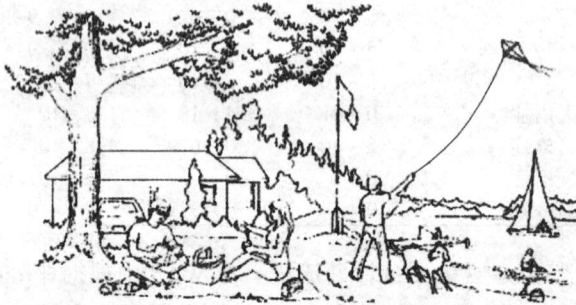

图 24 - 4　自发语言中信息量检查用图

表 24 - 17　　　　　　　　自发言语中的信息量检查

Ⅰ　用品
　　问题 7 个，图画 1 幅（图 24 - 4），录音机 1 个，录音带若干，记录用纸、笔
Ⅱ　问题
　　（1）你今天好吗？
　　（2）你以前来过这里吗？
　　（3）你叫什么名字？
　　（4）你住在哪里？
　　（5）你做什么工作？
　　（6）你为什么到这里来？
　　（7）请你告诉我，你在这画中看见些什么？试试用句子说给我听。
Ⅲ　评分标准
　　0 分：完全无信息
　　1 分：只有不完全的反应，如仅说出姓或名等
　　2 分：前 6 题中，仅有 1 题回答正确
　　3 分：前 6 题中，仅有 2 题回答正确
　　4 分：前 6 题中，有 3 题回答正确
　　5 分：前 6 题中，有 3 题回答正确，并对图画有一些反应
　　6 分：前 6 题中，有 4 题回答正确，并对图画有少许反应
　　7 分：前 6 题中，有 4 题回答正确，对图画至少有 6 项说明
　　8 分：前 6 题中，有 5 题回答正确，对图画有不够完整的描述
　　9 分：前 6 题中，全部回答正确，对图画几乎能完全地描述，即至少能命名出人、物或动作共 10 项，可能有迂回说法
　　10 分：前 6 题回答完全正确，有正常长度和复杂的句子来描述图画，对图画有合情合理的完整描述

表 24 – 18	自发言语中流畅度、语法能力和错语的检查

Ⅰ　用品

　　同表 24 – 17

Ⅱ　问题

　　同表 24 – 17

Ⅲ　评分标准

　　0 分：完全无词或仅有短而无意义的言语

　　1 分：以不同的音调重复刻板的言语，有一些意义

　　2 分：说出一些单个的词，常有错语、费力和迟疑

　　3 分：流畅反复的话或咕哝，有极少量奇特语（jargon）

　　4 分：踌躇，电报式的言语，大多数为一些单个的词，常有错语，但偶有动词和介词短语，仅有"噢，我不知道"等自发言语

　　5 分：电报式的、有一些文法结构的较为流畅的言语，错语仍明显，有少数陈述性句子

　　6 分：有较完整的陈述句，可出现正常的句型，错语仍有

　　7 分：流畅，可能滔滔不绝，在 6 分的基础上可有句法和节律与汉语相似的音素奇特语，伴有不同的音素错语和新词症

　　8 分：流畅，句子常完整，但可与主题无关，有明显的找词困难和迂回说法，有语义错语，可有语义奇特语

　　9 分：大多数是完整的与主题有关的句子，偶有踌躇和或错语，找词有些困难，可有一些发音错误

　　10 分：句子有正常的长度和复杂性，无确定的缓慢、踌躇或发音困难，无错语

（2）听理解的检查：又分为是非题、听词辨认和相继指令三个亚项。

1）回答是非题的检查：检查按表 24 – 19 进行。

2）听词辨认的检查：检查按表 24 – 20 进行。

3）相继指令的检查：检查按表 24 – 21 进行。

（3）复述的检查：检查方法见表 24 – 22。

（4）命名的检查：分物体命名、自发命名、完成句子和反应命名四个亚项。

1）物体命名：检查按表 24 – 23 进行。

2）自发命名：检查按表 24 – 24 进行。

3）完成句子：检查按表 24 – 25 进行。

4）反应命名：检查按表 24 – 26 进行。

表 24 – 19		听理解检查（1）回答是/非题			
Ⅰ　问题、答案、表达方式与评分			表达方式		
问题	正确答案	言语	手势	闭眼	评分
（1）你叫<u>张明华</u>吗？	否				3
（2）你叫<u>李飞翔</u>么？	否				3
（3）你叫××（患者真实姓名）吗？	是				3

（续表）

I 问题、答案、表达方式与评分		表达方式			
问题	正确答案	言语	手势	闭眼	评分
（4）你住在乌鲁木齐吗？	否				3
（5）你住在（患者所在地址）吗？	是				3
（6）你住在郑州吗？	否				3
（7）你是男（女）人吗？	是				3
（8）你是医生吗？	否				3
（10）这房间有灯吗？	是				3
（11）门是关着的吗？	是				3
（12）这是旅馆吗？	否				3
（13）这是医院吗？	是				3
（14）你穿着红睡衣吗？	否				3
（15）纸能在火中燃烧吗？	是				3
（16）3月比6月先来到吗？	是				3

I 问题、答案、表达方式与评分		表达方式			
问题	正确答案	言语	手势	闭眼	评分
（17）香蕉不剥皮就能吃吗？	否				3
（18）7月份下雪吗？	否				3
（19）马比狗大吗？	是				3
（20）你用斧子割草吗？	否				3

II 说明

告诉患者他将要用"是"或"否"回答一些问题，若难于用言语或手势回答，可用闭眼表示"是"，在测验时如有必要可重申此说明，将患者实际回答的方式在相应项下打"√"

III 评分方法

每答对1题得3分；经自我修正后正确者亦为3分；如回答模棱两可，可再问一次，如仍模棱两可，给0分（此项满分为60分）

表 24-20　　　　　　　　听理解检查（2）听词辨认

I 说明

将实物随机地放在患者面前，若患者有偏盲要确保物品放在他的视野之内，向患者出示物品的卡片，让他指向相应的物体，可重复出示1次，共60分

如患者指向1项以上的物体，给0分

能自我修正后正确者仍给1分

II 内容

（1）实物	（2）图画上的物体	（3）形状	（4）汉语拼音字母	（5）数字
杯子	火柴	正方形	J	5
火柴	杯子	三角形	F	61
铅笔	梳子	圆形	D	500
花（鲜花、	螺丝刀	箭头	K	1867

（续表）

塑料花、	铅笔	十字	M	32
纸花均可）	花	圆柱体	D	5000
梳子				

（6）颜色	（7）家具	（8）身体部分	（9）手指等	（10）身体左右部分
蓝	窗	耳	拇指	右肩
棕	椅子	鼻	环指	左膝
红	书桌	眼	食指	左踝
绿	台灯	胸	小指	右腕
黄	门	颈	中指	左肘
黑	天花板	颊	右耳	右颊

表 24－21　　　　　　　　**听理解检查（3）相继指令**

Ⅰ　说明

　　在患者前方桌上按一定顺序放上笔、梳和书，并向患者说"看看这支笔、这把梳子和这本书，我将要你按我说的去指出它们和用它们进行一些活动，准备好了吗?"进行中若患者要求重复或表现出迷茫，可将整个句子重复一次，各部分的评分在指令右侧的括号内，总评分在右方，共计 80 分

Ⅱ　指令和评分	评分
（1）举起你的手（2）	2
（2）闭上你的眼睛（2）	2
（3）指向椅子（2）	2
（4）先指向窗（2），然后指向门（2）	4
（5）指向笔（2）和书（2）	4
（6）用笔（4）指书（4）	8
（7）用书（4）指笔（4）	8
（8）用笔（4）指梳（4）	8
（9）用书（4）指梳（4）	8
（10）将笔（4）放在书的上面（6）然后给我（4）	14
（11）将梳（5）放在笔的另一侧（5）并将书（5）翻过来（5）	20

表 24－22　　　　　　　　　　**复述的检查**

Ⅰ　说明

　　让患者复述下面词和句，然后记录答案。假如患者要求重复或患者似乎未听懂的话可以复重一次。1~5 题以单词为单位，每复述对 1 个词给 2 分；6~15 题以单字为单位，每复述对 1 个单字给 2 分。假如复述不完全，有轻微的构音错误或口语发音错误不扣分。词序错误或每 1 个语音性错语均各扣 1 分

Ⅱ　问题	评分
（1）床	2
（2）鼻子	2
（3）香烟	2
（4）窗户	2

（续表）

（5）香蕉	2
（6）雪球	4
（7）40	4
（8）百分数	6
（9）62.5	10
（10）电铃在响	8
（11）他不回来了	10
（12）师傅很高兴	10
（13）一门野炮	8
（14）假如或但是	10
（15）给我的箱子装6瓶涂料	20
	患者最高分 100

表 24-23　　　　　　　　命名的检查（1）物体命名

Ⅰ　说明

按Ⅲ的顺序向患者出示物体让他命名，若无正确反应可让他用手摸一下物体，若仍无正确反应而物体各为一个词的，给以词的偏旁或部首提示，若为复合词的，给以首词提示，每项不得超过 20 秒

Ⅱ　评分

每项正确给 3 分，有可认出的音素错语给 2 分，若同时需触觉和音素提示的给 1 分

Ⅲ　内容记录

物体	反应	触觉提示	音素提示	评分
（1）枪				
（2）球				
（3）刀				
（4）杯				
（5）别针				
（6）锤子				
（7）牙刷				
（8）橡皮（擦铅笔字用的）				
（9）挂锁				
（10）铅笔				
（11）螺丝刀				
（12）钥匙				
（13）纸夹子				
（14）烟斗				
（15）梳子				
（16）橡皮筋				

（续表）

（17）汤匙

（18）透明胶纸卷

（19）叉

（20）火柴

患者最高分 100

表 24－24　　　　　命名的检查（2）自发命名

I　说明

让患者在 1 分钟内尽可能多地说出动物的名称，若有迟疑时，可用"请想想马等家畜或者老虎等野生动物"等的方式给予提示，在 30 秒时要对他进行催促

II　评分

除举例的外，说出每种动物给 1 分，即使有语义错语也给 1 分，最高 20 分

表 24－25　　　　　命名的检查（3）完成句子

I　说明

让患者完成我们说出的不完整的句子

II　评分

每句正确给 2 分，有音素错误给 1 分，合情合理的替换词按正确计，满分为 10 分

III　句子和答案

句子	答案
（1）草是……的	绿
（2）糖是……的	甜或白
（3）玫瑰是红的，紫罗兰是……的	蓝紫
（4）他们打架打得像猫和……一样	狗
（5）腊八是在农历……月	12 月

表 24－26　　　　　命名的检查（4）反应性命名

I　说明

让患者用物品等的名字回答问题

II　评分

每题正确给 2 分，有音素错误给 1 分，满分为 10 分

III　问题及答案

问题	答案
（1）你用什么写字？	钢笔或铅笔、毛笔
（2）雪是什么颜色的？	白色
（3）每个星期有几天？	7 天
（4）护士在哪里工作？	医院
（5）你在哪里买邮票？	邮局或商店

上述所有检查完成后，将各项分值按表 24－15 中的方法统计，并评出失语商（AQ）。

构音障碍和言语失用的评定参见言语评定章节。

三、言语障碍的康复治疗

（一）失语症的治疗

失语症是指大脑的器质性损伤，使原已习得的言语－语言功能丧失，可表现为对语言符号的感知、理解、组织运用或表达等某一或某几个方面的功能障碍。

1. 失语症矫治目标　主要是提高患者的语言理解和表达能力（包括提高听觉，阅读理解力和语言表达，手势表达以及语言书写力），并将已修复和恢复的语言能力应用到现实生活中去，最终恢复患者的言语交际能力。

2. 失语症治疗的原则

（1）综合评定：治疗要有针对性，治疗前先进行全面言语功能评定，了解言语障碍的程度与种类，针对不同类型的失语症，根据患者的实际情况，制定相应的治疗方案并实施。

（2）循序渐进：根据患者的具体情况，先易后难，先简后繁，由浅入深，循序渐进。给患者以适当的刺激，反复强化，采取多种途径的语言刺激，每次训练多安排几项内容，并将标准定在患者刚好感到困难，但通过训练后能保证完成的水平上，过易的标准失去意义，过难的则影响患者学习的信心和积极性，甚至拒绝进行治疗。

（3）医院治疗与家庭训练相结合：在医院由康复治疗师一对一指导训练，此外治疗师还将制定的治疗计划介绍给患者家属，并教会家属掌握训练技巧，以便在家中练习。治疗师必须定期上门复查评估，调整内容，并告知注意事项。

（4）多种形式练习：可采用小组训练、家庭训练，形式上实物教学、电化教学，内容上选用讲故事、提问、抢答、绕口令等形式，提高趣味性。

（5）加强心理护理：在执行新的训练内容出现错误时，治疗师不应直接纠正错误，而应提供正确答案或进行下一项训练内容，以防损伤患者的自尊心，影响治疗。

3. 失语症的治疗方法

（1）失语症治疗的组织形式

1）一对一训练：即一个治疗师单独对一个患者进行训练。要求有一个安静、稳定的环境。这种形式容易使患者注意力集中，情绪稳定，内容针对性强。训练开始时多采用这种方式。

2）小组训练：这种形式接近日常交流的真实情景，不仅有利于患者的言语功能恢复，而且能够使患者减少孤独感，增强信心。

3）家庭训练：将治疗计划和方法交给患者家属，教会家属训练技巧，以便于患者能够由医院治疗过渡到家庭治疗，治疗时定期上门给予评估和指导。

（2）失语症矫治的方法

1）听理解训练：①听词指物、指图、指词：准备一定数量的实物、图片或词卡，让患者根据指令指出相应物品，指令应由易到难，从物品名称到物品功能或属性特征。②执行指令：治疗师发出的指令，如"指指鼻子"、"点点头"，让患者执行。③回答是非：治疗师提出问题，如"这是桌子吗?""五星红旗是中国的国旗，对吗?"让患者回答是与否，逐渐过渡到让患者根据短文的内容回答"是"或"不是"。不能口头回答者，可用字卡或手势。

2）阅读理解训练：①视知觉障碍的训练：用于视野缺损及认知障碍的视知觉和图形辨别障碍。训练时可在患者面前摆出数张图片或字卡，让患者把相应的图片和字卡放在一起，逐渐增加卡片数量。②词、句理解的训练：治疗师出示多张图片，让患者根据阅读的单词或句子找出相应的图片；也可以让患者阅读句子，指出语义和语法错误，这是一个很有价值的治疗方法，因为患者必须认真阅读，进行语法分析，才能发现错误。③短文理解的训练：让患者根据阅读短文的内容，从多个与相关的备选答案中选择一个正确答案。④功能性阅读理解的训练：让患者指出各种公共场所标志的意义，如出口、厕所、街道号码等。

3）口语表达训练：①单词表达训练：可以通过让患者复述单词，视物（或图）说出名称，完成词组（如治疗者说"老师和……"，让患者接着说"学生"）以及选择回答（如出示妇女头像图片，问患者是妻子还是丈夫?）进行训练。②语句表达训练：进行语法训练可以首先出示以不同颜色表示不同词性卡片，如名词均标以红色，动词标黄色，形容词标绿色，词卡放在图片的上方，让患者朗读全句，然后移开词卡，再复述语句，回忆正确的语法结构。成功之后可以只出示三张图片（表示主语、谓语、宾语），让患者说出完整的语句。再连续出示两张图片，一张图片代表主语，另一张图片代表宾语，箭头代表谓语，让患者说出任何一种有关的动作，使语句完整。③实用化训练：与患者讨论一些身边的人、物品、新闻事件，让患者自由发表意见，锻炼言语表达能力。

4）书写训练：①抄写阶段：先将词进行分类书写，有助于患者理解语义，然后让患者进行词组和语句的完成。患者在多项答案中选出一项答案，使词组或句子完整。如，一杯……（水）；工人在……（劳动）。逐渐增加语句的长度和难度。②过渡阶段：让患者按照偏旁部首随意书写，或让患者根据给出的字组词；还可以对患者进行视觉记忆训练，将单词在患者面前呈现数秒，然后移开，让患者根据记忆写出单词。③自发书写阶段：书写训练一般从写姓名开始，而后是抄写和听写单词和句子；出示图片、物品写出单词；给出一些不完整的句子，填写适当的词，使句子完整；自发书写句子和短文。

（3）康复注意事项

1）治疗过程中必须建立良好的医患关系，失语症的康复是一个漫长的过程，治疗期间建立相互信任的医患关系是完成治疗的前提。为此，在治疗中应注意创造良好的气氛，每时每刻注意患者的感受。

2）治疗方案要有一定的进取性。

3）训练作业的内容要适合患者的文化水平及生活情趣，应先易后难，由少到多。

4）坚持发音器官训练与说话相结合。

5）坚持"听、视、说、写"并重。

6）形式多样，提高趣味性。

7）坚持集体训练和个别辅导相结合，医院治疗和家庭训练相结合。

（二）构音障碍的康复训练

构音障碍是指因皮层下的语言中枢和周围神经损伤而引起的发音器官肌力减弱或协调不良引起的语音形成障碍。也就是说，患者对言语的理解和大脑皮层对语言的应答是完好的，但由于发音器官的肌力减弱或肌肉之间不协调，使发音不准，吐字不清或语速、节奏等方面发生异常。一般与失语症同时发生。因此，构音障碍的治疗应与失语症的治疗同时进行。

1. 构音障碍的康复训练目标

（1）对于严重的构音障碍者，其训练目标是建立交流的功能方式。

（2）对于中度的构音障碍者，其训练目标是达到最佳的言语可懂度。

（3）对于轻度的构音障碍者，其训练目标是在保持言语可懂度的同时，要达到最佳的交流效果，说话很自然。

2. 构音障碍的康复训练原则

（1）应根据患者的病史、临床表现、临床诊断及构音障碍评定的结果选择训练方法。训练方法一定要正确，以免长时间的错误训练效果不佳而影响患者的自信心。

（2）训练应及早进行，以防止肌肉长期废用造成萎缩。

（3）训练应在患者意识清醒，情感和心理状态正常的情况下进行。

3. 构音障碍的康复训练方法

（1）呼吸训练：呼吸是发音的动力，呼吸达到一定的气流量和对气流量的恰当控制是构音的基础。构音障碍的患者由于肌张力异常，常不能进行充分的呼吸运动。要增大呼吸的气流量，除了鼓励患者进行腹式呼吸，平时发声时应在吸足气后用最大的气力发声外，还可以作如下训练，取卧位或坐位，让患者先用力吸气，在呼气末时治疗师双手在两侧季肋部适当挤压，以帮助患者将残气量排出。对呼气的控制不仅是正确发音的基础，也是语调、重音、音节、节奏形成的先决条件。训练应包括鼻吸气和嘴呼气，呼气时尽可能长地发摩擦音"S"、"F"并变换其强度、长短。尽可能长时间地交替发元音、摩擦音。

（2）发音器官的运动功能训练：包括：①口唇训练：训练患者双唇张开，紧闭，噘起，嘴角尽量向后展；让患者反复发"五"、"一"、"颇"等需要口唇动作的声音。②软腭训练：让患者用力叹气、重复发元音、爆破音使软腭抬高。③喉部功能训练：可以进行鼻吸气、口呼气训练以及鼓腮、吹气和鼻音等训练。④舌功能的训练：可以练习伸舌、缩舌、舌上抬、向后卷舌、舔上唇及口角；也可以练习舌的顺时针或逆时针旋转运动；练习向两侧抵腮运动。

（3）发音训练：原则是先发元音，后发辅音，再过渡到单词、句子的训练。其方法是深吸一口气，呼气时咳嗽，然后将这一发音动作改为发元音"O"，大声叹气以启动发音；根据不同构音部位练习发"ba"、"ta"、"ka"等音；数数字，不断变换音量大小，训练音量控制。

（4）言语清晰度的训练：可以改善患者说话时的语调和声音的表达能力。方法是让患者用不同的方式说一短句，例如，分别以愤怒地、急躁地、惊讶地、高兴地方式说："你在干什么？"

（5）言语节奏的训练：能够改善患者言语的表达效果。可以进行：①重音练习：患者朗读时，在朗读材料上标明重音；②语调练习：反复练习高升调、曲折调、平直调语句；③停顿练习：把一句话分成若干小段，根据意群朗读，使语义鲜明。

第九节 智力－精神障碍的康复

精神疾病给患者造成精神残疾，使其日常生活能力、学习能力、社会交往能力及劳动能力不同程度障碍，甚至完全丧失；患者失去了参与和体验正常人生活的能力，给家庭、亲人和社会都带来巨大的精神和经济负担，甚至是伤害。智力－精神障碍康复是精神科临床工作的重要组成部分，经研究与实践表明，通过一定时期的康复治疗，能够对社会功能缺损与精神残疾的患者有明显效果，为智力－精神障碍患者带来了希望。

一、概述

（一）定义及流行病学

智力－精神障碍是指在各种生物学、心理学以及社会环境因素影响下，大脑功能失调，导致认知、情感、意志和行为等精神活动出现不同程度障碍为临床表现的疾病。精神疾病康复的对象包括各类精神疾病患者，但重点是针对那些长期患病后遗留明显精神功能损害的慢性疾病，如慢性精神分裂症、精神发育迟滞和老年期精神障碍。本节重点介绍慢性精神分裂症和精神发育迟滞的康复。

慢性精神分裂症是一种常见的病因未明的精神病。具有特征性的感知、思维、情感和行为等多方面的障碍。一般无明显的意识和智能障碍。多起病于青壮年，病程迁延。约50%的患者发病年龄在20～30岁，在住院精神分裂症患者中发病年龄在16～35岁者居多，约占81.0%左右，女性患病率高于男性。

精神发育迟滞（亦称智力落后）是指个体在18岁之前的生长发育期，无论什么原因引起，以智力明显低下以及社会适应能力缺陷为主要临床特征的一组疾病。精神发育迟滞是一种十分常见的疾病，是导致人类残疾的主要原因，给父母、亲人带来了极大的痛苦。在我国817万残疾儿童中，智力残疾占539万，为其总数的66%。80%的智力残疾儿童生活在经济、文化尚不发达的农村。

（二）病因及病理

1. 精神障碍的病因及病理 病因到目前仍不十分明确，其致病因素错综复杂，下列任何一种因素的存在，都可使精神障碍的发病率显著增加。

（1）遗传因素：通过精神障碍家系调查，证实患者亲属中发生同类精神疾病者，比正常人口中复查所得的发病率明显增高，而且血缘越近，发病率越高。有关双生子同病率的调查研究显示，单卵孪生的同病率远高于双卵孪生的同病率。资料说明遗传因素在本病发生中起一定作用。

（2）素质性因素：指人的内在的躯体素质与心理素质。心理素质本身不是致病因素，但不良的或敏感的心理素质，如脆弱、过敏与内向的性格，在有害的外界致病因素的影响下，易出现精神障碍；而稳定、坚强与外向的性格，在同样外界有害致病因素影响下，则表现出较高的耐受能力，可不出现精神障碍。躯体素质与机体的代谢类型、内分泌系统功能及遗传因素相关，也与后天生活经历相关，当人面临后天生活经历中的有害因素，如感染、中毒、外伤等以及困难处境时，根据具体条件，可以消弱某一方面的躯体素质，形成特殊易感性躯体，从而诱发精神障碍。

（3）理化、生物性因素：中枢神经系统的感染、中毒、外伤、癌症、缺氧、代谢障碍与内分泌疾病、营养缺乏、血管与变性疾病等，以及高温、放射线损伤均可因直接或间接地损害人脑的正常结构和功能，引起精神障碍。

（4）心理社会因素：家庭成员与同事之间的纠纷，事业上的挫折，经济破产，个人美好理想在严峻现实前的破灭，重病伤残，生离死别，政治冲击与法律纠纷，被歧视、侮辱、虐待、冤屈，长期的精神紧张与抑郁、焦虑情绪，均能出现生理心理反应，其中少数人迁延不愈，促发心身疾病、神经症、人格障碍或心因性精神障碍；也可通过削弱机体防御功能，诱发其他的功能性与器质性精神障碍。

（5）机体的功能状态：当机体处于不良的功能状态，如饥饿、过度疲劳、长途跋涉、分娩难产造成体力耗竭、睡眠缺乏、精神紧张，或酗酒、药物依赖所削弱的功能状态，均可诱发躯体感染以及心因性精神障碍。

2. 精神发育迟滞的病因及病理　精神发育迟滞的病因复杂，任何生物学因素、社会心理因素都可影响儿童的智力发展。世界卫生组织将造成精神发育迟滞的病因分为十大类。

（1）感染和中毒；

（2）外伤和物理因素；

（3）代谢障碍和营养不良；

（4）出生后的大脑疾病；

（5）由于不明的出生前因素和疾病；

（6）染色体异常；

（7）未成熟儿；

（8）重度精神障碍；

（9）心理社会剥夺；

（10）其他和非特异性的病因。

（三）临床表现与诊断

1. 慢性精神分裂症的临床表现与诊断

（1）临床表现：精神分裂症的临床症状复杂多样，不同类型、不同阶段的临床表现可有很大差别。但它具有特征性的思维和知觉障碍、情感、行为不协调和精神活动脱离现实环境。精神症状主要表现为思维联想障碍；情感淡漠、情感不协调；意志活动减退或缺乏；幻觉和妄想；紧张症候群；人格解体；自知力一般均受损害等。常见的临床类型有单纯型、青春型、紧张型、偏执型。

（2）诊断：具有较特征性的思维和知觉障碍，情感不协调及意志活动缺乏症状；病程有缓慢发展迁延的趋势；无特殊阳性体征，绝大多数患者无意识及智能障碍。

2. 精神发育迟滞（亦称智力落后）的临床表现与诊断　判断一个儿童是不是智力落后，必须从三方面考虑，即智力、社会适应能力及年龄，三者缺一不可。

（1）临床表现：精神发育迟滞的主要症状是智力活动低下以及相应的社会适应能力缺陷，不同程度地表现在日常生活、学习、工作和社会交往中。临床通常以智商（IQ）作为评定精神发育迟滞分级的指标，并将精神发育迟滞分为4个等级。以韦氏智力量表为准，智商70或70以下为智力低下。①轻度精神发育迟滞：IQ为50~70，智力和社会适应能力低于正常水平，无语言障碍，但学习能力较正常人为差；情感还算丰富，遇不良刺激易产生反应状态；能从事简单技术性操作和简单劳动；躯体一般无异常。②中度精神发育迟滞：IQ为35~49，智力和社会适应能力明显低于正常水平，有语言障碍；理解力及计算能力很差；能部分自理日常简单的生活，可从事简单的家务劳动；少数患者伴有躯体发育缺陷或神经系统异常体征。③重度精神发育迟滞：IQ为20~34，智力和社会适应能力明显缺陷，语言发育明显障碍；不能接受学习教育；生活不能自理；运动功能发育受限，严重者不能行走或坐立；常伴有癫痫或先天畸形。④极重度精神发育迟滞：IQ<20，语言功能及社会适应能力丧失；完全缺乏生活自理能力，终生需人照料；大多出生时就有明显先天畸形。

（2）诊断：智力明显低于平均水平，智商70或70以下；适应能力不足，表现为个人适应社会环境的日常生活需要的能力和履行社会职责有明显的缺陷；症状发生在发育年龄阶段，一般发生在18岁以前。

二、康复问题

精神障碍、精神发育迟滞、自理能力缺乏、焦虑、恐惧、抑郁、孤独感。

三、康复评定

智力-精神障碍的康复评定是对精神残疾者的功能状况进行评定，是精神疾病康复的重要组成部分。

（一）慢性精神分裂症的康复评定

1. 精神症状的评定　依据精神症状的评定结果，比较康复治疗前后精神症状的改变，评价康复治疗的效果，做出康复计划，定出康复目标。常见的精神症状评定包括抑郁和焦虑。

（1）抑郁量表：流行病学调查抑郁症自评量表（CES-D），是美国国立精神卫生研究院的流行病学研究中心 Sirodff 编制的抑郁量表。适用于正常人群中抑郁症状的筛选，了解精神障碍患者的抑郁症状在康复过程中的发展变化等。

（2）焦虑量表：常用的有汉密尔顿焦虑量表和 Zung 于 1971 年编制的焦虑自评量表。汉密尔顿焦虑量表内容有抑郁心境、罪恶感、自杀、睡眠障碍、工作和活动迟钝、焦虑、躯体症状、体重减轻、人格解体、妄想、强迫、失望、孤立无援、无价值等 24 个项目。由测评者根据观察，将符合患者情况的描述圈出，总分可达 74 分。焦虑自评量表用于了解自评者是否有焦虑倾向及其严重程度，并用于焦虑康复治疗前后效果对比，该量表由 20 个项目、4 个等级构成。

（3）大体评定量表：大体评定量表（GAS）是总体评定量表，是评价康复疗效和指导康复工作正确进行的重要依据。为同类的量表中应用最广泛的一种。

（4）90 项症状自评量表（SCL-90）：能较好地反映患者的现状及变化。该量表包含 90 个项目，5 个等级。

2. ADL 评定　通过对患者的自理能力评定，制订和调整康复计划，评定康复效果，确定安排回归家庭或就业。常用的 ADL 评定方法有 Barthel 指数分级法。

3. 社会功能缺陷筛选量表　常用 WHO 于 1988 年制定的社会功能缺陷筛选量表（SDSS），主要评定患者的社会功能缺陷程度。由测评者询问被评者社会生活能力方面的 10 个问题，并进行打分，分 3 个等级。

4. 疗效的评定　采用中华神经精神科学学会制定的 4 级疗效评定标准，分为治愈、显著好转、好转及无效。

（二）精神发育迟滞的康复评定

1. 智力测验与评定　目前使用最广泛的是美国心理学家韦克斯勒智力量表，包括韦氏儿童智力量表（WISC-R），韦氏成人智力量表（WAIS-R），韦氏幼儿智力量表（WPPSI）。通过韦氏量表测定最终得出语言智商、操作智商和总智商三个指标。

2. 适应性行为能力水平的评定　所谓适应性行为能力是指参与社会交往和活动的能力。适应性行为能力与个人智力水平存在密切关系，其很大程度上是后天习得的，为弱智教育提供了可能性。

四、康复治疗

（一）康复治疗目标

1. 运用可能采取的手段，防止和减少精神症状的发生，最大限度地恢复适应社会功能。

2. 通过各种康复训练，使已有社会功能缺陷与精神残疾的患者回归家庭，回归社会。

（二）康复治疗原则

康复工作不是孤立地进行，患者的家庭成员、朋友和社会人士及医务人员的密切配合是康复工作顺利进行的关键。对于慢性精神分裂症患者及精神发育迟滞者的康复目的是回归家庭、回归社会。

1. 功能训练 功能训练是康复的方法和手段。认真训练生活、学习、工作等方面的行为技能，辅以适当的维持用药，使患者尽可能恢复参与社会生活的功能。调整患者周围的服务设施和生活条件，并尽可能照顾到心理社会功能障碍康复的要求，最大限度地重建独立生活的能力。

2. 全面康复 全面康复是康复的准则和方针。在生物-心理-社会医学模式理论指导下，建立整体康复理念，充分认识到人是一个整体，人与自然界既相互联系，又相互影响。家庭环境、社区环境、人际关系对患者的康复都有重要影响。智力-精神障碍者必导致身心受损。充分调整患者的周围环境和社会条件，并在生活条件和服务设施上尽量满足患者的身心需要，达到全面康复。

3. 重返社会 尽可能设置各种社会过渡性康复设施，按不同对象采取适当的回归方式，尽最大努力促进重返，并尽量争取社会支持，以解决就业问题。

（三）适应证和禁忌证

智力-精神障碍康复治疗适用于所有的具有社会功能缺损与精神残疾的精神病患者，但重点是针对那些长期患病后遗留明显精神功能损害的慢性疾病，如慢性精神分裂症及精神发育迟滞等。其中精神发育迟滞的康复适用于轻、中度精神发育迟滞者，一般能保持合群交往，参与集体活动，并可能接受康复训练。

（四）康复治疗方法

1. 慢性精神分裂症的康复治疗

（1）药物治疗的自我管理：有效的药物维持治疗是预防疾病复发的重要措

施，尤其慢性精神分裂症康复治疗，导致其复发的重要因素之一就是患者不能按医嘱坚持用药。因此在精神障碍的康复治疗过程中，始终需要恰当的药物治疗与社会心理康复措施相结合，通过患者的积极参与，最大限度显示精神康复的效果。首先要为患者选择合适的药物以及选好合适的维持剂量，使其精神状态处于最佳；其次教给患者怎样管理好自己的药物维持剂量，尤其是慢性精神分裂症患者。Liberman1986 年首先将"药物治疗自我管理训练"分为六个训练程序，①人际交往基本技能的训练；②介绍药物治疗自我管理程序；③学习有关抗精神病药物的知识；④学习正确的自我用药方法；⑤学会识别药物不良反应；⑥学习如何向医生求助的技能。以上程序步骤分明，目的明确，收效显著，可使复发率下降，维持最小用药剂量。

（2）支持性心理问题干预：在实施各项康复措施时，始终结合有效的心理治疗，进行必要的心理教育和干预，避免过高或过低的环境刺激，努力促进心理康复。精神分裂症患者的心理问题中较为突出的是情绪反应，主要的情绪反应有焦虑、恐惧、抑郁、孤独感等。

（3）集中注意力过程的训练：精神分裂症患者具有严重的认知障碍及注意力涣散，多表现为思维凌乱、懒惰、对周围事物冷漠等特点，生活能力部分丧失或全部丧失。患者常难以进行集体的精神康复训练，因此常采用多种的、短时间的训练方式，需多加引导和督促。经常采用的是日常生活训练，如让患者自己铺床、个人卫生、饮食穿衣等，并设计患者与其他病友交谈，若患者出现恰当的言语或行为，则予以表扬或奖励。若患者不出现预期反应，就需治疗师先进行演示，再由患者模仿。坚持训练督导，可使患者养成良好的生活习惯，最终达到生活自理，减轻家庭和社会的负担。

（4）社会技能训练：社会技能一般是指培养患者处理和应付日常生活中实际问题的能力，是个人保持良好的精神状态和适当的健康的行为。社会技能训练是通过矫正错误的假设和消极的动机来建立正性期待，使患者保持应有的社会适应能力，强调主动性、积极性、参与性和操作性相结合，强调各种心理技能的实用性。只有具有了一定的适应工作就业的行为技能，才能为重新回归社会做好准备。技能训练，是对患者进行适当的劳动作业方面的技能训练，在精神医学中称其为"作业疗法"或"工疗"。根据病情、职业、文化水平等特点，尽可能有针对性的对患者进行分组训练。可进行简单操作（如糊纸盒），工艺制作（如纺织、制作美术品、制作玩具、制造饰品等），职业性劳动等训练（抄写或整理文件等），管理家务（烧水做饭、摆餐桌、组织用餐、整理房间）等。作业疗法对心理社会功能的康复有非常大的作用。以上的技能训练，对改善其家庭职能、家庭关系和提高社会适应能力均起着重要的作用。

（5）社交技能训练：有相当数量的精神障碍患者长期住院，由于疾病及环境因素的综合影响，使患者存在严重社会功能缺损及精神残疾，致使无法走出医院、走向社会，住院使患者脱离了正常的社会和家庭环境。社交技能训练的目的在于增加回归社会的机会。住院期间的具体方法是训练之前先对患者的社交技能进行评定，如借阅图书、病友间的交往等。功能评定后，再通过一定的调查方法来了解患者的强化物，以便使用恰当的强化物进行强化。从而使经过社交技能训练的患者能从事力所能及的工作，如在医院内洗衣、打扫卫生、绿化、栽种花卉等工种，从而转变成自食其力的劳动者。当患者经药物治疗精神症状消除后，可重返家庭和社会，能正确面对复杂的人际关系，尽快回归患病前的角色，恢复社交能力，适应工作，被家庭和社会所接受，顺利地达到康复的最终目的——回归社会。

2. 精神发育迟滞的康复治疗　精神发育迟滞的弱智儿童的康复是以照管、训练教育促进康复为主。关键在于早期发现、早期干预。可根据智残程度不同、身体和智力的实际情况不同，有效地补偿其智力和适应行为能力的缺陷。将弱智儿童的潜能最大限度地开发出来，培养成能生活自理，进一步自食其力，成为有益于社会的人。

（1）动作训练：弱智婴幼儿早期要注意动作训练，如翻身、爬行、坐、立、行走、手眼协调训练等。其中爬的训练很重要，因为爬能使大脑新皮层调节四肢协调运动，能锻炼婴儿的身体平衡，能促使大脑新皮层的机能进一步发展。

（2）发声训练：发声是肺、声带、口腔等相关的组织器官协调运动的锻炼，是学习语言的前奏，是促进相关神经中枢发展的重要步骤。

（3）认知活动训练：要培养弱智儿童探索、认识世界的心理需要，引导他们观察，常问他们"这是什么"，常引导他们思考、回答"为什么"。

（4）感知活动训练：发展患儿感觉器官的感受机能和肌肉、关节的活动机能；通过训练促进大脑皮层活动机能的开发、修复和发展。内容包括视觉训练、听觉训练、语言训练、触摸训练、大动作训练、精细动作训练、感情认知训练（喜、怒、哀、乐）等。

（5）生活能力训练：生活能力训练是指着装、饮食、起居和行为训练，以促进患儿身心机能发展，使其掌握最基本的生活技能和技巧，为其独立生活创造条件。

（五）康复注意事项

智力－精神障碍的预防工作还处于探索阶段。目前我国开展三级预防模式，对社区精神病学的实践产生了巨大的影响。

1. 一级预防 一级预防旨在消除或减少病因或致病因素，以防止或减少精神障碍的发生。这是最积极、最主动的预防措施。

2. 二级预防 二级预防的目标是早期发现、早期诊断、早期治疗，争取完全缓解与良好的预后，防止复发。

3. 三级预防 三级预防的目标是做好精神残疾者的康复安排，最大限度地促进患者社会功能的康复，尽可能减少精神残疾的发生，把精神残疾的预防和康复作为重要内容纳入到初级卫生保健系统中去。

参 考 文 献

1. 康复医学．南登昆主编．人民卫生出版社，2004 年

2. 康复医学．纪树荣主编．高等教育出版社，2004 年

3. 康复医学．王茂斌主编．人民卫生出版社，2002 年

4. 康复医学．胡永善主编．人民卫生出版社，2004 年

5. 康复医学．郭学军主编．郑州大学出版社，2004 年

6. 康复医学．李泽兵主编．科学出版社，2004 年

7. 康复医学．王前新主编．人民卫生出版社，2004 年

8. 全科医学系列教材．科学出版社，2004 年

9. 神经康复学．朱镛连主编．人民军医出版社，2003 年

10. 中西医结合内科学．张克敏主编．科学出版社，2003 年

11. 疾病康复学（中专教材）．李忠泰．人民卫生出版社，2002 年

12. 中医康复学．傅世垣．上海科技出版社，1992 年

13. 实用病证康复手册．朱克俭．湖南科技出版社，2002 年

14. 康复医学．沈光宇，杨卫新．东南大学出版社，2002 年

15. 康复医学．励建安，王彤．科学出版社，2002 年

16. 康复医学．陈景藻．高等教育出版社，2001 年

17. 临床作业疗法学．王刚，王彤．华夏出版社，2005 年

18. 临床康复学．关骅．华夏出版社，2005 年

19. 现代康复治疗学．燕铁斌．广东科技出版社，2004 年

20. 康复护理学．李树贞，赵曦光．人民军医出版社，2001 年

21. 康复医学理论与实践．缪泓石主编．上海科学技术出版社，2000 年

22. 中国康复医学．卓大宏主编．华夏出版社，1990 年

23. 实用康复医学．周土枋，范振华主编．东南大学出版社，1998 年